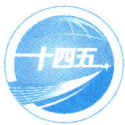

国家卫生健康委员会"十四五"规划教材
全国中医药高职高专教育教材

第五轮　十四五　U0726019

供中医学、针灸推拿、中医骨伤、护理、康复治疗技术等专业用

中医伤科学

第 5 版

主　　编　涂国卿

副 主 编　李明哲　曾朝辉　樊新甫

编　　委　（按姓氏笔画排序）

王惠礼（济南护理职业学院）

邓卫华（江西中医药高等专科学校）

吕武宾（重庆三峡医药高等专科学校）

乔　野（辽宁中医药大学附属医院）

米健国（广东江门中医药职业学院）

李明哲（南阳医学高等专科学校）

杨　琦（大连医科大学附属第二医院）

涂国卿（江西中医药高等专科学校）

黄铭祥（肇庆医学高等专科学校）

韩贤明（漳州卫生职业学院）

曾朝辉（湖南中医药高等专科学校）

樊新甫（安徽中医药高等专科学校附属医院）

学术秘书　邓卫华（兼）

人民卫生出版社
·北　京·

图书在版编目（CIP）数据

中医伤科学 / 涂国卿主编. — 5 版. —北京：人民卫生出版社，2023.12（2025.11重印）

ISBN 978-7-117-34918-5

Ⅰ.①中… Ⅱ.①涂… Ⅲ.①中医伤科学 – 高等职业教育 – 教材 Ⅳ.①R274

中国国家版本馆 CIP 数据核字(2024) 第 003388 号

人卫智网	www.ipmph.com	医学教育、学术、考试、健康，购书智慧智能综合服务平台
人卫官网	www.pmph.com	人卫官方资讯发布平台

中医伤科学
Zhongyi Shangkexue
第 5 版

主　　编：涂国卿

出版发行：人民卫生出版社（中继线 010-59780011）

地　　址：北京市朝阳区潘家园南里 19 号

邮　　编：100021

E - mail：pmph @ pmph.com

购书热线：010-59787592　010-59787584　010-65264830

印　　刷：人卫印务（北京）有限公司

经　　销：新华书店

开　　本：850×1168　1/16　印张：21

字　　数：592 千字

版　　次：2005 年 6 月第 1 版　　2023 年 12 月第 5 版

印　　次：2025 年 11 月第 4 次印刷

标准书号：ISBN 978-7-117-34918-5

定　　价：69.00 元

打击盗版举报电话：010-59787491　E-mail：WQ @ pmph.com

质量问题联系电话：010-59787234　E-mail：zhiliang @ pmph.com

数字融合服务电话：4001118166　E-mail：zengzhi @ pmph.com

修订说明

为了做好新一轮中医药职业教育教材建设工作，贯彻落实党的二十大精神和《中医药发展战略规划纲要（2016—2030 年）》《教育部 国家卫生健康委 国家中医药管理局关于深化医教协同进一步推动中医药教育改革与高质量发展的实施意见》《教育部等八部门关于加快构建高校思想政治工作体系的意见》《职业教育提质培优行动计划（2020—2023 年）》《职业院校教材管理办法》的要求，适应当前我国中医药职业教育教学改革发展的形势与中医药健康服务技术技能人才培养的需要，人民卫生出版社在教育部、国家卫生健康委员会、国家中医药管理局的领导下，组织和规划了第五轮全国中医药高职高专教育教材、国家卫生健康委员会"十四五"规划教材的编写和修订工作。

为做好第五轮教材的出版工作，我们成立了第五届全国中医药高职高专教育教材建设指导委员会和各专业教材评审委员会，以指导和组织教材的编写与评审工作；按照公开、公平、公正的原则，在全国 1 800 余位专家和学者申报的基础上，经中医药高职高专教育教材建设指导委员会审定批准，聘任了教材主编、副主编和编委；确立了本轮教材的指导思想和编写要求，全面修订全国中医药高职高专教育第四轮规划教材，即中医学、中药学、针灸推拿、护理、医疗美容技术、康复治疗技术 6 个专业共 89 种教材。

党的二十大报告指出，统筹职业教育、高等教育、继续教育协同创新，推进职普融通、产教融合、科教融汇，优化职业教育类型定位，再次明确了职业教育的发展方向。在二十大精神指引下，我们明确了教材修订编写的指导思想和基本原则，并及时推出了本轮教材。

第五轮全国中医药高职高专教育教材具有以下特色：

1．立德树人，课程思政 教材以习近平新时代中国特色社会主义思想为引领，坚守"为党育人、为国育才"的初心和使命，培根铸魂、启智增慧，深化"三全育人"综合改革，落实"五育并举"的要求，充分发挥思想政治理论课立德树人的关键作用。根据不同专业人才培养特点和专业能力素质要求，科学合理地设计思政教育内容。教材中有机融入中医药文化元素和思想政治教育元素，形成专业课教学与思政理论教育、课程思政与专业思政紧密结合的教材建设格局。

2．传承创新，突出特色 教材建设遵循中医药发展规律，传承精华，守正创新。本套教材是在中西医结合、中西药并用抗击新型冠状病毒感染疫情取得决定性胜利的时候，党的二十大报告指出促进中医药传承创新发展要求的背景下启动编写的，所以本套教材充分体现了中医药特色，将中医药领域成熟的新理论、新知识、新技术、新成果根据需要吸收到教材中来，在传承的基础上发展，在守正的基础上创新。

3．目标明确，注重三基 教材的深度和广度符合各专业培养目标的要求和特定学制、特定对象、特定层次的培养目标，力求体现"专科特色、技能特点、时代特征"，强调各教材编写大纲一定要符合高职高专相关专业的培养目标与要求,注重基本理论、基本知识和基本技能的培养和全面素质的提高。

4. 能力为先,需求为本 教材编写以学生为中心,一方面提高学生的岗位适应能力,培养发展型、复合型、创新型技术技能人才;另一方面,培养支撑学生发展、适应时代需求的认知能力、合作能力、创新能力和职业能力,使学生得到全面、可持续发展。同时,以职业技能的培养为根本,满足岗位需要、学教需要、社会需要。

5. 规划科学,详略得当 全套教材严格界定职业教育教材与本科教育教材、毕业后教育教材的知识范畴,严格把握教材内容的深度、广度和侧重点,既体现职业性,又体现其高等教育性,突出应用型、技能型教育内容。基础课教材内容服务于专业课教材,以"必需、够用"为原则,强调基本技能的培养;专业课教材紧密围绕专业培养目标的需要进行选材。

6. 强调实用,避免脱节 教材贯彻现代职业教育理念,体现"以就业为导向,以能力为本位,以职业素养为核心"的职业教育理念。突出技能培养,提倡"做中学、学中做"的"理实一体化"思想,突出应用型、技能型教育内容。避免理论与实际脱节、教育与实践脱节、人才培养与社会需求脱节的倾向。

7. 针对岗位,学考结合 本套教材编写按照职业教育培养目标,将国家职业技能的相关标准和要求融入教材中,充分考虑学生考取相关职业资格证书、岗位证书的需要。与职业岗位证书相关的教材,其内容和实训项目的选取涵盖相关的考试内容,做到学考结合、教考融合,体现了职业教育的特点。

8. 纸数融合,坚持创新 新版教材进一步丰富了纸质教材和数字增值服务融合的教材服务体系。书中设有自主学习二维码,通过扫码,学生可对本套教材的数字增值服务内容进行自主学习,实现与教学要求匹配、与岗位需求对接、与执业考试接轨,打造优质、生动、立体的学习内容。教材编写充分体现与时代融合、与现代科技融合、与西医学融合的特色和理念,适度增加新进展、新技术、新方法,充分培养学生的探索精神、创新精神、人文素养;同时,将移动互联、网络增值、慕课、翻转课堂等新的教学理念、教学技术和学习方式融入教材建设之中,开发多媒体教材、数字教材等新媒体形式教材。

人民卫生出版社成立 70 年来,构建了中国特色的教材建设机制和模式,其规范的出版流程,成熟的出版经验和优良传统在本轮修订中得到了很好的传承。我们在中医药高职高专教育教材建设指导委员会和各专业教材评审委员会指导下,通过召开调研会议、论证会议、主编人会议、编写会议、审定稿会议等,确保了教材的科学性、先进性和适用性。参编本套教材的 1 000 余位专家来自全国 50 余所院校,希望在大家的共同努力下,本套教材能够担当全面推进中医药高职高专教育教材建设,切实服务于提升中医药教育质量、服务于中医药卫生人才培养的使命。谨此,向有关单位和个人表示衷心的感谢!为了保持教材内容的先进性,在本版教材使用过程中,我们力争做到教材纸质版内容不断勘误,数字内容与时俱进,实时更新。希望各院校在教材使用中及时提出宝贵意见或建议,以便不断修订和完善,为下一轮教材的修订工作奠定坚实的基础。

人民卫生出版社有限公司

2023 年 4 月

前　言

《中医伤科学》的修订充分汲取了以往各版教材的编写经验,且结合教学实际。既强化了中医伤科理论与技术对临床应用的指导作用,又充分体现了最新的教育教学改革和教材改革成果,既强调优化伤科理论,又强化伤科现代教学,并展示了中西医结合治疗伤科最新成果,且结合了中医执业助理医师资格考试要求,还融入思政教学内容,有利于实现"教书育人"和"立德树人"。

本教材分为上、中、下三篇,有较强的实用性和系统性。上篇第一章阐述了中医伤科学含义、性质、范围及发展历程,介绍了中医伤科学的学习要求与方法,便于学生掌握此门课程的学习方法,拓展思路和兴趣;第二章综述了解剖学基础,中医伤科疾病的病因病机、分类,中医伤科辨证诊断技能、治疗技能,创伤急救技能,中医伤科病历书写,既强化了基本知识,又强化了基本技能。中篇第三至第七章主要介绍了骨折、脱位、筋伤、内伤、骨病等常见病、多发病诊治,充分体现了教材实用性及系统性。下篇主要阐述了技能训练指导及技能考核方法以期提高学生诊疗疾病的技能。本教材还同时附有数字化资源,配套提供了教学大纲、教学 PPT、教学视频、复习思考题、图片等教学资源,以供学生网上学习使用,也可供中医伤科医务人员参考使用。

本教材由主编负责,各编委分工合作共同编写,江西中医药高等专科学校邓卫华老师统稿而完成。教材第一章中医伤科学绪论由涂国卿编写;第二章中医伤科基本知识由涂国卿、李明哲、吕武宾、曾朝辉、樊新甫编写;第三章骨折由樊新甫、米健国编写;第四章脱位由乔野编写;第五章筋伤由王惠礼、邓卫华、黄铭祥编写;第六章内伤由韩贤明、杨琦编写;第七章骨病由李明哲编写。在编撰过程中,各编写单位给予了很大的支持与合作,在此一并表示感谢。同时也感谢历版《中医伤科学》教材的主编和编委为本教材编写所奠定的良好基础,感谢本教材所引用文献、著作及图片的作者们。

本教材力求继承与发展、改革与创新相结合,使教材更加适应新时代、新征途的需要。历代中医伤科医学家为我们留下了许多宝贵的临床经验,目前的伤科临床与科研亦在不断地发展,本教材在编写时虽特别注意传承守正与创新发展相结合,但由于中医伤科学内容极其丰富,科技发展迅速,编写内容难与时代同步,即使各位专家编委认真负责,吸取前人经验及智慧,几易其稿,仍难免疏漏,不当之处敬请各位读者提出宝贵意见,以便再版时修正提高。

《中医伤科学》编委会
2023 年 4 月

目 录

上篇总论　中医伤科学基础

中篇各论　中医伤科临床

下篇　中医伤科学技能训练

上篇总论　中医伤科学基础

第一章 中医伤科学绪论

> ## 学习目标
>
> 掌握中医伤科学的含义、性质及范围;熟悉中医伤科学的发展历程;了解中医伤科学的学习要求与方法,树立继承和发展祖国传统医学的责任感和自信心。

一、中医伤科学的含义、性质及范围

中医伤科学是研究皮肉、筋骨、气血、脏腑、经络损伤及其疾患的病因病机、诊断、辨证治疗和预防的一门临床学科。其主要内容包括中医伤科基本知识,中医伤科临床常见骨折、脱位、筋伤、内伤、骨病等。

伤科古称"疡医""金镞""正体""正骨"等。

1.骨折 古称"折骨""折疡"。是指在外力的作用下,骨的完整性或连续性遭到破坏。骨折多伴有局部肿胀、疼痛、功能障碍、畸形、异常活动和骨擦音等症状体征。

2.脱位 古称"脱臼"或"脱骱"。指损伤后造成关节内各骨关节面相互之间失去正常关系。临床常见关节畸形、弹性固定、关节盂空虚等体征。

3.筋伤 又称软组织损伤。是指各种暴力或劳损等原因导致人体皮肤、筋肉、筋膜、肌腱、关节、软骨、周围神经及血管等组织的损伤。临床常见的有局部疼痛、酸胀、麻木或放射痛等症状。

4.内伤 古称"内损"。是指暴力引起的气血、脏腑、经络功能受损或紊乱,而产生一系列症状者。临床根据受伤机制不同,可出现伤气(包括气滞、气闭、气逆、气脱)、伤血(包括瘀血、亡血、血热、血虚)、气血两伤、伤经络、伤脏腑等病证。

5.骨病 骨病是人体骨骼、关节、筋肉等由于感染、损伤、退变、代谢障碍等因素所导致运动系统疾病。包括范围较广,主要分为骨感染性疾病,如化脓性关节炎、骨关节结核等;非化脓性关节炎,如类风湿性关节炎、痛风性关节炎等;代谢性骨病,如骨质疏松症;骨坏死性疾病,如股骨头缺血性坏死;骨肿瘤等。

二、中医伤科学的发展历程

中医伤科学的形成和发展历史悠久,历代医家在与疾病作斗争的探索实践中积累了丰富的经验,并逐步形成了系统的理论,成为中医学体系的重要组成部分,为中华民族的繁荣昌盛及世界医学的发展做出了不可磨灭的贡献。

(一)萌芽时期(战国以前)

战国时期以前,我们远古的祖先为了生存,用原始的工具进行生产劳动,在抗击猛兽和对付自然界的种种灾难中,不可避免地会造成损伤,伤后人们无意识地用手按压抚摩伤痛部位,用动、植物及矿物粉内服、外敷、包扎及固定肢体,从中获得伤科用按摩、药物、固定治疗的原始疗法，这个阶段就是中医伤科学的萌芽时期。

（二）奠基时期（战国至秦汉时期）

战国至秦汉时期，我国从奴隶社会进入封建社会，政治、经济、文化都有了显著的进步，学术思想十分活跃，出现了"诸子蜂起，百家争鸣"的局面，促进了医学的发展。《黄帝内经》《难经》《伤寒杂病论》等医籍相继问世，奠定了中医药学理论基础，也奠定了中医伤科学的理论基础。

《黄帝内经》阐述的"肝主筋，肾主骨""气伤痛，形伤肿""五劳所伤，久视伤血，久卧伤气，久坐伤肉，久立伤骨，久行伤筋"等基础理论和思想一直指导着骨伤临床实践。

此外，《吕氏春秋·季春纪》记载"流水不腐，户枢不蠹，动也；形气亦然，形不动则精不流，精不流则气郁"，主张用运动锻炼方法治疗足部"痿躄"。汉代著名医家华佗发明了麻沸散，施行于剖腹术、刮骨术，创立了五禽戏，似今练功疗法，可运用于骨伤科疾病康复。

（三）形成时期（两晋至隋唐五代时期）

两晋至隋唐五代时期，随着经济、文化的不断发展，医疗经验的丰富，以及医学理论水平的提高，医学的发展日益趋向专业化。中医伤科学在诊断和治疗方面都有了显著的进步、提高，并形成独立的临床学科。

晋代葛洪著《肘后备急方》，原名《肘后救卒方》，是我国第一部临床急救手册。该书首先记载使用竹片夹板固定骨折和颞颌关节脱位的口腔内复位法，是世界上最早的手法整复颞颌关节脱位记载。书中还在治寒热诸疟方中记载有"青蒿一握，以水两升渍，绞取汁，尽服之"，中国中医科学院屠呦呦研究员受其启发，创制出新型抗疟药青蒿素，为此获得了2015年诺贝尔生理学或医学奖。

隋代巢元方编著的《诸病源候论》是我国第一部中医病理专著，载录证候1 720条，其中有"金疮病诸候"23论，"腕伤病诸候"9论，提出清创疗法四要点：清创要早、要彻底、要正确地分层缝合、要正确包扎，为后世清创手术奠定了理论基础。

唐代蔺道人编著的《仙授理伤续断秘方》是我国现存最早的骨伤科专著。书中系统地分述骨折、脱位、内伤三大类，总结骨关节损伤的诊断、手法复位、夹板固定、功能锻炼和药物内外治疗，介绍用背椅式复位法整复肩关节脱位，用手牵足蹬法整复髋关节脱位。

（四）发展时期（宋金元时代）

宋金元时代很重视医学，制定了完善的医事制度，学术争鸣活跃，加速了医学的发展，也促进了中医伤科学的发展，这一时期中医伤科学无论在基础还是在临证诊疗方面都取得了显著的进步。

宋元时期，骨伤与筋伤结合讨论，一般称为"伤损筋骨""伤损疼痛"等。宋代王怀隐等编著的《太平圣惠方》提出了"补筋骨，益精髓，通血脉"的治疗思想。在治疗方面，元代危亦林《世医得效方》总结了元代以前的骨伤科成就，首创悬吊复位法治疗脊柱骨折，比英国戴维斯（Davis）在1927年所提出这一相同的方法早了近600年。

（五）全盛时期（明清两代）

明清两代，当时由于战争频繁，从事伤科专业的医生较多，且编著的伤科专著比任何朝代都多，中医伤科学的理论及临床实践得到了前所未有的发展。在明代专门设有"跌伤科"，清代设有"正骨科"等专治跌打损伤。如明代薛己《正体类要》指出"肢体损于外，则气血伤于内，营卫有所不贯，脏腑由之不和，岂可纯任手法，而不求之脉理，审其虚实，以施补泻哉"，强调了整体观念与辨证诊治。清代吴谦《医宗金鉴·正骨心法要旨》写到"以手扪之，自悉其情"，将正骨手法归纳为"摸、接、端、提、推、拿、按、摩"八法，提到了用摸法诊断伤科疾患，以"摸、接、端、提"手法治疗骨折、脱位，用"推、拿、按、摩"治疗筋伤。再如清代王清任《医林改错》对人体解剖非常重视，对骨伤气血理论的研究颇为深入，尤其是用活血化瘀的方剂如血府逐瘀汤、身痛逐瘀汤等治疗伤科疾患，至今仍为中医伤科医生所尊崇。

（六）危机时期（晚清至民国时期）

从晚清开始，我国逐步沦为半殖民地半封建社会，外来帝国主义的侵略，加上官僚资本主义、封建主义的压迫，使中华民族处于灾难深重的时期，医学事业的发展受到了严重阻碍，当时国民政府对中医学采取了取缔政策。中医伤科学一度处于被消灭的边缘，中医伤科的诊疗技术依赖师授家传才延续下来。在此期间，中医伤科著作甚少，较有代表性的是赵廷海编著的《救伤秘旨》，收集了少林学派的治伤经验，介绍了损伤各种轻重症的治疗方法。

（七）全新时期（中华人民共和国成立到现在）

中华人民共和国成立后，党和政府大力提倡发展中医事业，全国各地相继建立高等中医药院校和中医院，各地著名的中医骨伤科专家被聘请到学院和医院，从事执教与医疗工作，培养和造就了一大批骨伤专业人才，使过去师授家传的中医正骨疗伤技术得到整理、提高及传播，大量的骨伤科专著得以出版，如四川的杜自明著有《中医正骨经验概述》，上海石筱山著有《正骨疗法》。著名骨伤科专家方先之、尚天裕等虚心学习著名中医苏绍三的正骨经验，博采众长，著有《中西医结合治疗骨折》一书，提出"动静结合""筋骨并重""内外兼治""医患合作"治疗骨折的四项原则，把骨折治疗提高到一个新水平，在国内外产生重大影响。

尤其是现代，中医伤科学在继承和发扬传统骨伤科的基础上，吸收现代科学成果，如 CT、MRI、关节镜等现代科学检查技术，在骨伤基础研究和临床医疗中得到广泛应用。全国各种骨伤学术团体专业委员会及学会等相继成立，所有这些都有力地促进了中医伤科学理论和临床诊疗技术的全面发展和提高，使我国中医伤科学发展进入了一个全新的发展时期。

思政元素

坚定中医药文化自信

中医药学是中国古代科学的瑰宝，也是打开中华文明宝库的钥匙。通过中医伤科学发展历程的学习，可以认识到中医伤科历史悠久，源远流长，特别是如葛洪《肘后备急方》关于治疟疾的记载蕴藏着诺贝尔生理学或医学奖，危亦林《世医得效方》采用悬吊复位治疗脊柱骨折是领先于当时世界的骨伤理论和治疗方法，为中华民族的繁衍昌盛和世界医学的发展做出了不可磨灭的突出贡献。为此，我们要坚定文化自信，努力学习好中医学，学习好中医伤科学，为维护人类健康服务。

三、中医伤科学的学习要求与方法

根据高职高专中医学、针灸推拿、中医骨伤、护理、康复治疗技术等专业教学目标的要求，通过对中医伤科学的学习，应使学生系统掌握中医伤科学的基本理论、基本知识、基本技能操作及骨折、脱位、筋伤、内伤、骨病临床常见病及多发病的辨证论治技巧和能力，为今后从事中医伤科临床奠定基础。

中医伤科学课程分为系统理论学习和临床实践学习两个阶段。系统理论学习包括教学大纲所规定课程中的理论学习。在理论学习阶段，要求学生密切联系伤科专业的前期课程，如解剖学、诊断学、中医基础理论、方剂学等，它们是学习中医伤科学的基础，要温故而知新，才能学好本门课程。在学习过程中，要求学生了解中医伤科学的含义、病因病机、常见分类，熟悉和掌握中医伤科诊断技能及治疗技能、常用试验检查方法，尤其要掌握骨折、脱位、筋伤、内伤、骨病临床常见病、多发病的诊断要点及辨证治疗。应注意重视利用模拟患者示范操作及临床见习和病案讨论的机会，增加感性认识，了解中医伤科诊治的全过程及其方法，为今后进一步参加临床实践学习打好基础。

临床实践学习是中医伤科学的重要学习阶段。此阶段学习分两个方面：一是临床见习，二是毕业实习。不论是见习还是实习，其学习方法不外乎"四勤"。①勤动嘴：多向老师提问、多与患者沟通；②勤动眼：多观察老师接诊临床患者及处理病情的过程和方法；③勤动手：多动手进行实践操作，在老师指导下进行书写病历、临床诊断等；④勤动脑：多动脑筋，善于思维，才能学有所获，学以致用。通过临床实践学习，巩固和加深对理论知识的理解，逐步掌握中医伤科临床基本功，培养正确的临床思维方法，增强处理中医伤科临床常见病及多发病的能力，为今后进入临床奠定扎实的基础。

在整个学习过程中，还应时刻注意培养自己谦虚好学、精益求精、勤奋刻苦的学习、工作态度，培养自己良好的医德医风。只有具有高尚的人格、品德和精湛医术的人，才能成为一代伤科名医。

（涂国卿）

? 复习思考题

1. 何谓骨折、脱位、筋伤、内伤及骨病？
2. 《医宗金鉴》正骨八法是指哪八法？
3. 我国现存最早的骨伤科专著是什么？

ER-1-3

扫一扫，测一测

第二章 中医伤科基本知识

学 习 目 标

　　掌握中医伤科疾病的分类、中医伤科辨证诊断技能及中医伤科辨证治疗技能；熟悉解剖学基础、中医伤科疾病的病因病机；了解创伤急救技能和中医伤科病历书写的要求、格式。

第一节　解剖学基础

一、上 肢 解 剖

（一）上肢主要肌性及腱性标志

　　1.**三角肌**　位于肩部，构成肩部圆隆状外形，从前、外、后侧三方面包绕肱骨的上端。主要功能：外展肩关节。前部肌束使肩前屈、内收和旋内；后部肌束使肩旋外、后伸。

　　2.**肱二头肌**　位于上臂前面，呈梭形。肱二头肌腱可于肘窝中央摸到。主要功能：屈肘关节，长头协助屈肩关节。

　　3.**肱三头肌**　位于上臂后面，包过长头、内侧头、外侧头。三角肌后缘的下方可摸到肱三头肌长头。主要功能：伸肘关节，长头可使臂后伸。

　　4.**前臂屈肌群浅肌**　自桡侧向尺侧依次为肱桡肌、旋前圆肌、桡侧腕屈肌、掌长肌、尺侧腕屈肌和指浅屈肌。

　　5.**前臂伸肌群浅肌**　由桡侧向尺侧依次为桡侧腕长伸肌、桡侧腕短伸肌、指伸肌、小指伸肌、尺侧腕伸肌。

　　6.**腕掌侧横纹**　屈腕时，腕掌侧出现2～3条横纹的皮肤皱纹，即近侧横纹、中间横纹和远侧横纹。

　　7.**手肌**　外侧有大鱼际肌，主要功能：维持屈、收、对掌拇指等动作；内侧小鱼际肌，主要功能：维持屈、外展和对掌小指等动作；中间有蚓状肌，主要功能：屈第2～5掌指关节，伸指间关节。

　　8.**指伸肌腱**　位于手背，浅层可见此肌至2～5指的肌腱，主要功能：伸直手指。

（二）上肢主要骨性标志

　　1.**锁骨**　位于颈根皮下，全长均可触及。内端粗大，与胸骨柄相关节；外端扁平，与肩胛骨相关节。

　　2.**肩胛骨**　位于背外上方，易在皮下触及内侧缘、下角、肩胛冈和肩峰。肩峰点为测量上肢长和上臂长的体表标志。

　　3.**肱骨**　位于上臂，其大结节可在肩部最外侧三角肌下触及，前臂内、外上髁位于肱骨下端两侧皮下。

4. 尺骨　位于前臂内侧，从鹰嘴到茎突全长位于前臂后面内侧皮下。

5. 桡骨　位于前臂外侧，下端茎突易在外侧皮下触及，是测量前臂长度的体表标志。

6. 手骨　位于桡腕关节掌侧面，两侧可摸到大多角骨、豌豆骨；握拳或伸掌时，可摸到各掌骨及指骨。

7. 鼻烟窝　在腕背侧面，当拇指伸直外展时，自桡侧向尺侧可见拇长展肌、拇短伸肌和拇长伸肌等肌腱。窝底为手舟骨和大多角骨。

（三）上肢主要神经、血管体表投影

1. 正中神经　将上肢外展 90° 并稍旋后，由锁骨中点到肘窝中点作一连线，肱二头肌内侧缘以下的部分为正中神经上臂部体表投影；肱骨内上髁与肱二头肌腱连线的中点，向下到腕部桡侧腕屈肌腱与掌长肌腱之间的连线为正中神经前臂部体表投影。

2. 尺神经　从腋窝顶至肱骨内上髁与鹰嘴连线中点（肘后内侧沟）的连线为尺神经上臂部体表投影；从肱骨内上髁与鹰嘴连线中点至豌豆骨外侧缘的连线为尺神经前臂部体表投影。

3. 桡神经　自腋后皱襞的下方经上臂部后方至上臂部外侧中、下 1/3 处，至肱骨外上髁的连线为桡神经上臂部体表投影；自肱骨外上髁至桡骨茎突的连线为桡神经浅支前臂部的体表投影；自肱骨外上髁至前臂背侧中线的中、下 1/3 交界处的连线，为桡神经深支的体表投影。

4. 肱动脉　将上肢外展 90° 并稍旋后，由锁骨中点到肘窝中点作一连线，连线与肱二头肌内侧缘交点以下的部分为肱动脉的体表投影。

5. 尺动脉　由肘窝中点稍下方到豌豆骨桡侧的连线为尺动脉的体表投影。

6. 桡动脉　由肘窝中点稍下方到桡骨远端掌侧面桡动脉搏动处的连线为桡动脉的体表投影。

二、下 肢 解 剖

（一）下肢主要肌性及腱性标志

1. 髂腰肌　髂肌起自髂窝，腰大肌主要起自腰椎体侧面和横突；髂腰肌经腹股沟韧带深面和髋关节的前内侧，止于股骨小转子。主要功能：能使髋关节前屈和旋外，下肢固定时，可使躯干及骨盆前屈。

2. 臀大肌　位于臀部皮下。主要功能：臀大肌是髋关节有力的伸肌，此外尚可使髋关节旋外。

3. 股四头肌　位于大腿前面，全身中体积最大的肌。主要功能：股四头肌是膝关节强有力的伸肌，股直肌还有屈髋关节的作用。

4. 缝匠肌　位于大腿前面，全身中最长的肌。主要功能：屈髋关节和膝关节，并使小腿旋内。

5. 大腿后群肌　半腱肌腱、半膜肌腱位于大腿的后面内侧，构成腘窝的上内界；股二头肌腱位于大腿的后面外侧，构成腘窝的上外界。主要功能：屈膝关节和伸髋关节。

6. 大腿内侧群肌　位于大腿内侧，浅层有耻骨肌、长收肌和股薄肌；中层有短收肌；深层有大收肌。主要功能：是内收大腿，故又称内收肌群。

7. 小腿前群肌　位于小腿骨前方，主要有 3 块肌，自胫侧向腓侧依次为：胫骨前肌、踇长伸肌和趾长伸肌。主要功能：为足的伸肌，可背屈踝关节。胫骨前肌可使足内翻，踇长伸肌和趾长伸肌能伸趾。

8. 小腿外侧群肌　位于腓骨的外侧，包括腓骨长肌和腓骨短肌。主要功能：能使足外翻。

9. 小腿三头肌　位于小腿后面，腓肠肌二个头则构成腘窝的下界。主要功能：屈小腿和上提足跟。

（二）下肢主要骨性标志

1. 髋骨　位于腰腹部侧面，其髂嵴全长易在皮下触及；前端为髂前上棘，是测量下肢长度的体表标志；后端为髂后上棘；坐骨结节位于臀部后下方。

2. 股骨　位于大腿部，是人体骨骼中最大的长骨。其大转子易在皮下触及，是测量下肢长的体表标志。内、外侧髁位于大腿下端两侧皮下。

3. 髌骨　位于膝关节前面，可在膝关节前面皮下触及，是人体内最大的籽骨。

4. 胫骨　位于小腿内侧，胫骨粗隆在膝关节前面下方皮下易触及；内、外侧髁位于上端两侧皮下；在小腿前内侧皮下可触摸胫骨前缘的全长；在胫骨下端内侧皮下的隆凸处可触摸到内踝。

5. 腓骨　位于小腿外侧，在胫骨外侧髁下方皮下可触摸到腓骨头，腓骨外踝可在下端外侧皮下隆凸触及，外踝比内踝略低。

6. 跟骨跟结节　位于足后部，皮下能触及，为直立时足跟最向后突出的一点。

7. 跖骨点　外侧跖骨点，为第 5 跖骨小头向外侧最突出的点；内侧跖骨点，为第 1 跖骨小头最向内侧突出的点。

（三）下肢主要神经及血管体表投影

1. 股神经　位于股鞘外侧，下行约 3cm 即分为多支，其中股神经前皮支分布于股前面下 2/3 的皮肤，隐神经在缝匠肌与股薄肌之间出现于膝关节内后方，肌支支配缝匠肌、股四头肌与耻骨肌。

2. 坐骨神经　位于股骨大转子与坐骨结节连线的中点稍内侧与股骨两髁中点的连线，此线上 2/3 为坐骨神经干，向下分胫神经和腓总神经。

3. 胫神经　为坐骨神经在腘窝上角处的粗大分支，沿中线下行至腘肌下缘，穿比目鱼肌腱弓深面进入小腿后区；其皮支为腓肠内侧皮神经，分布于小腿后侧皮肤。

4. 腓总神经　沿腘窝外上界斜向至腓骨头前下方，绕腓骨颈，穿腓骨长肌分为腓深神经和腓浅神经。腓深神经穿腓骨长肌和趾长伸肌起始部，至小腿前部与胫前动脉伴行，先在胫骨前肌和趾长伸肌间，后在胫骨前肌与拇长伸肌间下行至足背；分布于小腿肌前群、足背肌及第 1、2 趾相对面的背面皮肤。腓浅神经穿腓骨长肌起始部，在腓骨长、短肌和趾长伸肌间下行，分出肌支支配腓骨长、短肌，在小腿下 1/3 处浅出为皮支，分布于小腿外侧、足背和趾背的皮肤。

5. 股动脉　屈髋并稍外展、外旋位，由髂前上棘至耻骨联合的连线中点，画一直线至股骨内收肌结节，此线的上 2/3 为股动脉体表投影。

6. 胫前动脉　胫骨粗隆和腓骨小头之间的中点与两踝之间的中点画一连线为胫前动脉体表投影。

7. 胫后动脉　自腘窝中点正下方 7～8cm 处至内踝与跟腱的中点，两者之间的连线为胫后动脉的体表定位。

8. 足背动脉　是胫前动脉的延续，在伸肌支持带下缘后方出现于拇长伸肌腱及趾长伸肌腱之间，行至第 1 跖骨间隙分为足底深支和第 1 跖背动脉二终支。

三、躯干解剖

（一）躯干主要肌性及腱性标志

1. 胸锁乳突肌　位于颈部两侧，转头向对侧时，可见位于颈前外侧呈长条状的肌性隆起。主要功能：两侧收缩，头向后仰；单侧收缩，使头歪向同侧，面转向对侧。

2. 胸大肌　覆盖胸廓前壁的大部。主要功能：使肱骨内收和旋内；如上肢上举并固定，作用牵引躯干向上，并上提肋骨，协助吸气。

3．背阔肌 位于背下部和胸侧部，为全身最大的阔肌。主要功能：使肱骨内收、旋内和后伸；当上肢上举被固定时，则上提躯干，如引体向上。

4．斜方肌 位于项部和背上部的浅层。主要功能：全肌收缩牵引肩胛骨向脊柱靠拢；上部肌束可上提肩胛骨；下部肌束可使肩胛骨下降。

5．前锯肌 位于胸廓侧面，以肌齿起自上8个或9个肋骨外面，肌束向后内行，经肩胛骨前面，止于肩胛骨内侧缘。主要功能：可拉肩胛骨向前，并使肩胛骨紧贴胸廓。如肩胛骨固定，则可提肋，助吸气。前锯肌瘫痪时，肩胛骨内侧缘翘起，称为"翼状肩胛"。

6．竖脊肌 在脊柱两侧，呈纵形肌性隆起。主要功能：使脊柱后伸和仰头，是强有力的伸肌，对保持人体直立姿势有重要作用。

（二）躯干主要骨性标志

1．椎骨棘突 位于背部正中，皮下能触及。特别是第7颈椎棘突，低头时更明显。两侧肩胛冈内侧缘连线，平第3胸椎棘突。两髂嵴最高点连线平第4腰椎棘突，易于在体表扪及。

2．肋骨 位于胸两侧，除第1肋骨外，所有肋骨都可扪及。第2肋位于锁骨下方皮下。肩胛骨下角平对第7肋或第7肋间隙。

3．胸骨 位于胸前，全长位于胸正中部皮下，其中胸骨角两侧平对第2肋，是计数肋骨的重要标志。

（三）躯干主要神经丛体表投影

1．颈丛 由第1～4颈神经的前支构成，位于胸锁乳突肌上部的深方，中斜角肌和肩胛提肌起端的前方。

2．臂丛 由第5～8颈神经前支和第1胸神经前支的大部分组成，经斜角肌间隙走出，行于锁骨下动脉后上方，经锁骨后方进入腋窝。在锁骨中点后方比较集中，位置浅表，容易摸到，常作为臂丛阻滞麻醉的部位。

3．腰丛 由第12胸神经前支的一部分、第1～3腰神经前支和第4腰神经前支的一部分组成，位于腰大肌深面，除就近发出分支支配髂腰肌和腰方肌外，还发出分支分布于腹股沟区及大腿的前部和内侧部。

4．骶丛 由腰4～5和全部骶神经和尾神经的前支组成，位于盆腔内，在梨状肌前面，髂内动脉的后方。

第二节 中医伤科疾病的病因病机

一、病 因

伤科疾病的发生不外为内因和外因。

（一）外因

外因主要是外力伤害，但与外感六淫或邪毒感染等有密切关系。

1．外力伤害 外力伤害是指外力直接损伤人体的皮肉、筋骨、脏腑、经络，局部出现肿、痛、皮裂、出血、筋断、骨折、脱位等症。重则可伤及血脉、脏腑、髓海导致气血暴脱，神失昏厥等危重病证。而慢性劳损可导致局部气血瘀滞，积劳成疾，如关节退行性疾病、某些职业病等。

2．外感六淫 外感六淫是指外感六淫后，局部经络阻塞，气机不通，发生肌肉筋脉挛缩，或松弛无力，出现疼痛、关节不利、肢体功能障碍等伤科疾病。

3．外感邪毒 外伤后复感毒邪，则可引起局部或全身感染，出现各种变证。如化脓性骨髓炎、败血症、破伤风等。

（二）内因

内因是指患者体内能导致或影响损伤发生变化的因素。除七情内伤外，伤科疾病的发生往往与机体的生理、病理、解剖因素和职业有关。

1. 生理因素　机体的生理状况与伤科疾病的发生和预后都有一定的影响。年龄不同，损伤时常见的病证亦不同，如儿童多见肱骨髁上骨折、青枝骨折，老年人易发股骨颈骨折、粉碎性骨折。体质的强弱与损伤的发生也有密切的关系，如体质强盛者筋骨坚强而不易损伤，体质衰微者筋软骨松容易受伤。

2. 病理因素　损伤的发生与机体皮肉筋骨组织的病变有密切关系。如骨髓炎、骨结核因骨质的病变，患者可在轻微的外力作用下发生病理性骨折。

3. 解剖因素　伤科疾病的发生还与损伤局部的解剖结构有关，如骨折常发生在密质骨和松质骨交界处；肩关节因关节盂小、肱骨头大而易发生脱位等。

4. 职业工种　伤科疾病的发生与职业、工种有一定的关系。如弯腰负重的工种易出现腰部劳损；运动员多发生运动性损伤如网球肘；长期伏案工作者易患颈椎病等。

> **知识链接**
>
> 　　损伤的发生是内外因素综合作用的结果。同样的外因在不同的内因条件下，可出现不同的损伤和不同的预后。因此，在分析损伤发病的因素时应正确理解内因与外因之间的辩证关系，抓住导致损伤疾患发生、发展的主要因素，找到有效的防治措施，提高临床疗效。

二、病　　机

人体是由皮肉、筋骨、经络、脏腑、气血、津液等组成的一个有机整体，各系统密切联系，相互协调，共同维系着机体的动态平衡。局部皮肉、筋骨的损伤，常可导致全身气血、经络、脏腑的功能紊乱，产生一系列的内外病证。伤科疾病的发生和发展与皮肉筋骨、气血津液、脏腑经络等都有密切的关系。

（一）皮肉筋骨损伤病机

1. 皮肉损伤常见病机

（1）皮肉失荣：因气血不足或经络受阻，皮肉失养，筋肉萎缩无力，甚至肌肤麻木不仁等。

（2）皮肉瘀阻：外伤后，血溢脉外，瘀积不散，局部肿痛，或皮下青紫瘀斑，或热盛肉腐，伤口溃破，脓血外溢等。

（3）皮肉破损：外伤可致皮肉破损，络断出血，如外感病邪（如风、火、毒邪等），则可引起局部或全身感染，甚至出现各种变证（如破伤风等）。

2. 筋骨损伤常见病机

（1）伤筋：因闪挫扭掰，跌仆坠堕，则可出现筋断碎裂。若伤后筋骨失营，可见筋弛纵缓，肢体失用，或筋挛拘急。

（2）伤骨：因坠堕、跌仆、撞击、压轧等损伤，导致骨折、脱位、骨错缝发生。

（二）气血津液损伤病机

1. 气血损伤常见病机

（1）伤气：由于负重用力过度，或跌仆闪挫，撞击头、胸等部，可致体内气机运行失常。气滞则局部胀闷疼痛；气闭则可见晕厥、昏迷、窒息、烦躁妄动或昏睡困顿等症；气虚则可致脏腑器官功能不足和衰退，出现疲倦乏力、语音低微、呼吸气短、胃纳欠佳、自汗、脉细软无力等症；重则气脱，出现目闭口开、面色苍白、呼吸浅促、四肢厥冷，或突然昏迷，或醒后又昏迷、二便失禁、脉微弱等气随血脱之证。

（2）伤血：由于跌仆坠堕、辗轧挤压、击打挫撞等，可伤及经络血脉，血溢脉外而出血，或血流不畅出现瘀血。若出血过多，则见血虚。若损伤后积瘀化热，或肝火炽盛则血热，症见发热、口渴、心烦、舌红绛、脉数，严重时可出现高热昏迷等症。

2. 津液损伤常见病机　伤后积瘀生热，灼伤津液，可出现口渴、咽干、大便干结、小便短少、舌苔黄而干燥等症。由于重伤久病，常可严重耗伤阴液，出现舌红而干燥、舌体瘦瘪、舌苔光剥、口干而欲饮等症。

（三）脏腑经络损伤病机

1. 经络损伤常见病机　损伤可使经络阻塞，导致气滞血瘀而发病，出现"气伤痛，形伤肿"、不通则痛及局部肢体功能障碍等症。

2. 脏腑损伤常见病机　人体在受伤过程中，不管是否伤及脏腑，均可导致脏腑功能失常而出现相应脏腑的临床症状。在伤科疾患中，损伤与肝、肾的关系十分密切，肝藏血主筋，肝血不足，筋的作用就会发生异常；肾藏精，主骨生髓，肾虚则腰部易扭闪和劳损，骨虚易伤。脾主肌肉、四肢，为后天之本，生化之源，故伤后要注意调养脾胃功能，脾胃和则病易愈。脏腑虽各有所主，但相互之间紧密相连，一损则俱损，故在伤科的临床治疗中应全面观察，综合分析，辨证施治。

第三节　中医伤科疾病的分类

中医伤科疾病的正确分类，对医生掌握疾病的变化规律、损伤的性质和特点，以及选择治疗方法具有重要的意义。临床上主要有骨折、脱位、筋伤、内伤、骨病等常见的分类方法。

一、骨　折

骨折是由于外力作用造成骨的完整性和连续性中断，又称为折骨、折伤、折疡等。

（一）骨折的病因

骨折可由创伤和骨骼疾病所致，主要分为外因和内因。

1. 外因

（1）直接暴力：多由击打、撞击、压砸等外来暴力直接作用于骨折发生的部位，这种暴力称为直接暴力。直接暴力所致骨折多为横断骨折或粉碎性骨折，若发生在前臂或小腿，两骨骨折部位多在一个平面，骨折处的软组织损伤较严重。如为开放性骨折，则因打击物由外向内穿破皮肤，故易引起感染。

（2）间接暴力：多由传达暴力、扭转暴力、杠杆力等外来暴力作用于远离骨折发生的部位，这种暴力称为间接暴力。间接暴力多在骨质较弱处造成斜形骨折或螺旋形骨折，若发生在前臂或小腿，则两骨骨折的部位多不在一个平面，骨折处的软组织损伤较轻。如为开放性骨折，则因骨折断端由内向外穿破皮肤，故感染机会较少。

（3）肌肉的强烈牵拉力：由于突然发生肌肉急骤地、不协调地收缩和强烈地牵拉而发生骨折。骨折多为撕脱性，发生在肌肉附着处。如跌倒时股四头肌的强烈收缩可导致髌骨骨折。

（4）积累性劳损：某特定部位骨骼在长期、反复、累积的轻微外力直接或间接损伤下发生骨折，称为疲劳性骨折。多发生于长途跋涉或行军途中，以第2、3跖骨骨折常见。其特点是多无移位，骨折愈合缓慢，早期X线不易发现。

2. 内因

（1）年龄与体质：年老体弱者，其骨质脆弱、疏松，遭受外力后容易引起骨折的发生。幼儿骨膜厚、骨胶质多,骨骼弹性好,故易发生青枝骨折。

（2）骨解剖与结构特点：在骨骼的薄弱区、骨骼变形大的部位、骨质疏松部与致密部交界处、脊柱活动段与静止段交接处均易发生骨折。如肱骨髁上骨折、胸腰椎骨折等。

（3）骨骼病变：骨质因本身的病变（如骨髓炎、骨结核、骨肿瘤等）已受到破坏,故可在轻微外力作用下发生骨折。

（二）骨折的移位

骨断端的移位与骨折发生的部位、暴力情况（形式、大小、方向）、肢体的重力作用、肌肉的牵拉及搬运等因素有关,常见的移位有以下五种（图2-1）：

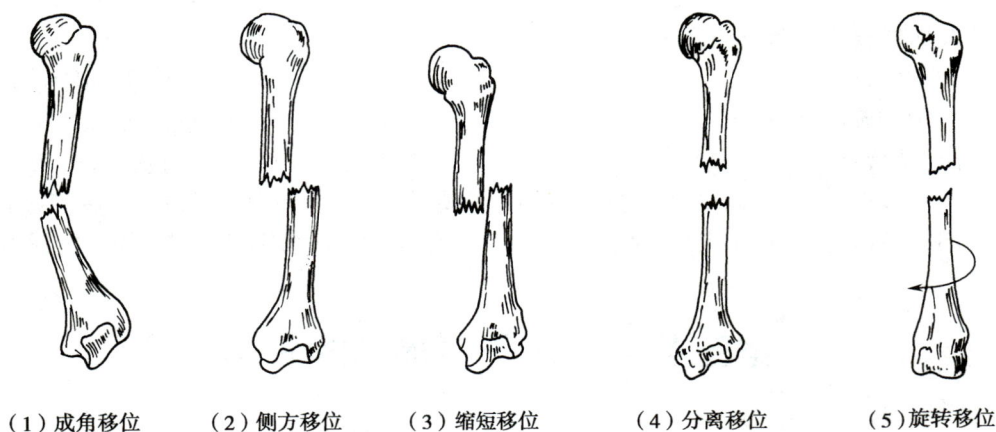

（1）成角移位　　（2）侧方移位　　（3）缩短移位　　（4）分离移位　　（5）旋转移位

图2-1　骨折的移位

1.成角移位　　两骨折段之轴线交叉成角,临床以角顶所指的方向为骨折成角移位的方向。称为向前、向后、向内或向外成角。

2.侧方移位　　两骨折端相对移向侧方。临床常以四肢骨折近段和脊柱下位椎体为判断移位方向的标准,确定骨折远端或脊柱上位椎体骨折时向前、向后、向内或向外侧方移位的情况。

3.缩短移位　　两骨折端互相重叠或嵌插,骨的长度因而缩短。

4.分离移位　　两骨折端互相分离,形成间隙,骨的长度增加。

5.旋转移位　　骨折段围绕骨的纵轴出现旋转的移位。

（三）骨折的分类

1.根据骨折处是否与外界相通分类

（1）闭合性骨折：骨折处皮肤或黏膜完整,骨折断端不与外界相通。

（2）开放性骨折：骨折处皮肤或黏膜破裂,骨折处与外界相通。

2.根据骨折损伤的程度分类

（1）单纯骨折：无并发神经、重要血管、肌腱或脏器损伤者。

（2）复杂骨折：并发神经、重要血管、肌腱或脏器损伤者。

（3）不完全骨折：骨小梁的连续性仅部分中断者,此类骨折多无移位,如裂缝骨折。

（4）完全骨折：骨小梁的连续性完全中断者,此类骨折多有移位。

3.根据骨折线的形态分类（图2-2）

（1）横断骨折：骨折线与骨干纵轴垂直或接近垂直,多为直接暴力所致。

（2）斜形骨折：骨折线与骨干纵轴斜交成锐角（或钝角）,多为传达暴力所致。

（3）螺旋形骨折：骨折线呈螺旋形,多为旋转暴力所致。

（4）粉碎性骨折：骨骼碎裂为3块以上者,多为强烈的直接暴力所致。骨折线呈T形或Y形者又称为T形骨折或Y形骨折。

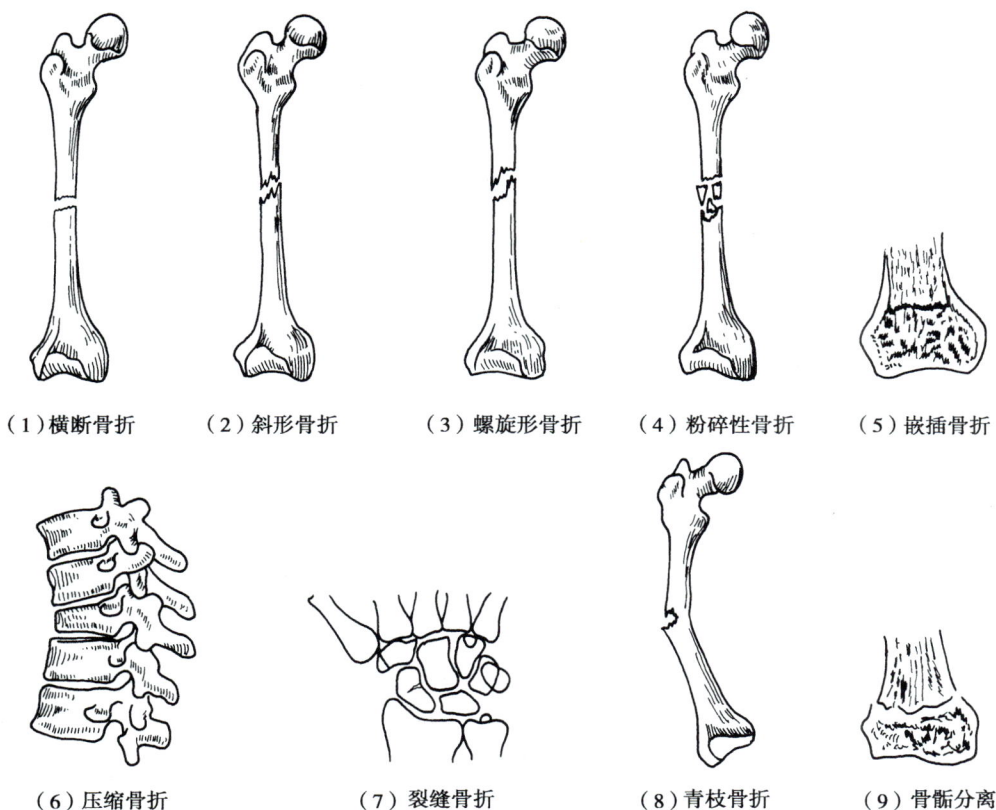

（1）横断骨折　　（2）斜形骨折　　（3）螺旋形骨折　　（4）粉碎性骨折　　（5）嵌插骨折

（6）压缩骨折　　　　（7）裂缝骨折　　　（8）青枝骨折　　（9）骨骺分离

图 2-2　骨折线的形态分类

（5）嵌插骨折：多发生在干骺端的密质骨与松质骨的交界处，骨折后密质骨嵌插入松质骨内。如肱骨外科颈骨折中的嵌插骨折。

（6）压缩骨折：松质骨因压缩而变形，使骨骼的体积缩小、密度增大。如脊椎骨折、跟骨骨折等。

（7）裂缝骨折：或称骨裂，骨折间隙呈裂缝或线状，常见于颅骨、肩胛骨等处。

（8）青枝骨折：仅有部分骨质和骨膜被拉长、破裂或皱折，无移位，骨折处有成角、弯曲畸形，与青嫩树枝被折相似，多发生于儿童。

（9）骨骺分离：发生在骨骺板部位，骨骺与骨干分离，骨骺断端常带有三角形骨片，见于儿童和青少年。

4．根据骨折复位后的稳定程度分类

（1）稳定性骨折：骨折部无移位，或有移位但经复位及适当固定后不易发生再移位者，如裂缝骨折、青枝骨折、嵌插骨折、部分横断骨折等。

（2）不稳定性骨折：复位后易发生再移位者，如斜形骨折、螺旋形骨折、粉碎性骨折等。

5．根据骨折就诊的时间分类

（1）新鲜骨折：伤后 2～3 周以内就诊者，骨折端血肿尚未完全吸收，没有形成纤维骨痂包裹者，称为新鲜骨折。多见于伤后 1～2 周的骨干骨折，或者愈合较慢部位的骨折，如股骨颈骨折 3 周以内也归属于新鲜骨折。

（2）陈旧骨折：伤后 2～3 周以后就诊者，骨折端已由纤维组织或骨痂包裹，称为陈旧骨折。这种类型的骨折较难复位，若时间过久，则容易引起畸形愈合、迟缓愈合或不愈合。

6．根据受伤前骨质是否正常分类

（1）外伤性骨折：骨折前骨质结构正常，纯属外力作用发生骨折者。

（2）病理性骨折：骨质原已有病变，在轻微外力作用下发生骨折者。

（四）骨折的诊断

骨折的临床诊断是通过详细询问受伤经过，全面的体格检查，配合X线摄片，然后对所得资料的综合分析、归纳、判断，即可得出正确的诊断。检查过程中，要防止只注意骨折局部，不顾全身伤情；只看到一处伤，而不注意多处伤；只看到表浅损伤，不注意深部创伤；只顾检查，不顾患者痛苦和增加损伤等情况的出现。

1．受伤史　应了解受伤时间，暴力的方式（坠落、挤压、碰撞等）、性质（直接、间接、肌肉牵拉等）、方向、大小、作用部位，以及受伤姿势，受伤现场情况等，可帮助分析和估计伤情。

2．临床表现

（1）全身情况：轻微骨折可无全身症状。一般骨折，由于瘀血停聚，积瘀化热，常有发热（体温在38.5℃以内），无恶寒，兼有口渴、口苦、心烦、尿赤便秘、夜寐不安、脉浮数或弦紧、舌质红、苔黄腻等症。如合并外伤性休克、内脏损伤或感染时，可见相应表现。

（2）局部情况：

1）一般症状：

疼痛与压痛：骨折后局部疼痛，并出现直接压痛、环形压痛、间接压痛（骨盆、胸廓挤压试验）和叩击痛（纵轴叩击痛）等。

肿胀与瘀斑：骨折后经络损伤，气血离经，滞于肌肤腠理而出现肿胀。血溢皮下，即成瘀斑。肿胀严重时可出现血疱、水疱，甚至可影响肢体的血液循环。

功能障碍：骨折后肢体失去杠杆和支柱作用，以及局部剧烈疼痛、肌肉痉挛、组织损伤等导致伤肢功能障碍。一般来说，不完全骨折、嵌插骨折的受伤肢体功能障碍较轻；完全骨折、有移位骨折的受伤肢体活动功能完全丧失。

2）骨折特有体征：

畸形：有移位的骨折常出现畸形。临床常见缩短、成角、旋转、隆起、凹陷等畸形出现。

骨擦音或骨擦感：骨折后，两骨折断端相互触碰或摩擦而产生的响声或骨擦感。除不完全骨折、嵌插骨折外，一般在局部检查时用手触摸骨折处可感觉到。

异常活动：正常情况下肢体不能活动的部位，骨折后出现不正常的活动，又称为假关节活动。

畸形、骨擦音和异常活动是骨折的特有体征。这三者中只要出现其中一种，在排除关节脱位、肌腱韧带断裂或其他病变引起的肢体畸形时，即可初步诊断为骨折。值得注意的是，裂缝骨折和嵌插骨折，可不出现上述三个典型的骨折特有征，应进行X线摄片检查，以便确诊。另在检查时不应主动寻找骨擦音或异常活动，以免增加患者的痛苦，加重局部损伤或导致严重并发症发生。

3．X线检查　该检查是骨折诊断的重要手段之一。它不仅能对骨折存在与否加以确认，而且还能显示骨折类型、移位方向、骨折断端情况。

X线检查常包括邻近一个关节在内的正、侧位，有时还要加摄特定位置或健侧相应部位进行对比。

知识链接

当X线检查为阴性，但临床检查体征明显，不能排除骨折时，应以临床（四诊资料）为主，作相应诊断和处理，约1～2周内再次摄片复查加以证实或排除。如无移位的腕舟状骨骨折、肋骨骨折、股骨颈骨折或肋软骨骨折，在早期X线检查不易发现。

（五）骨折的并发症

受暴力打击发生骨折的同时可能有全身或局部的各种并发症发生。

1.早期并发症

（1）创伤性休克：详见本章第六节伤科常见危重症的处理技术。

（2）感染：开放骨折如不及时清创或清创不彻底，可引起化脓性感染，严重可导致骨髓炎、败血症等。若发生厌氧性感染如破伤风、气性坏疽等，后果更加严重。

（3）内脏损伤：在外力导致骨折的同时可造成内脏损伤。如肋骨骨折可导致肝、脾破裂形成严重内出血和休克；亦可伤及肺组织和肋间血管，引起气胸和血胸。耻骨或坐骨支骨折发生移位时，易导致尿道或膀胱损伤。

（4）重要血管损伤：多因骨折断端移位较大时刺伤或压迫血管所致（图2-3）。在开放性骨折中可导致大出血；闭合性损伤时易形成局部血肿；重要血管损伤，远端的肢体可出现疼痛、麻木、冰冷、苍白或发绀，脉搏消失或减弱等症。

（5）周围神经损伤：早期可因骨折时神经受牵拉、压迫、挫伤或刺激所致。后期可因外固定压迫、骨痂包裹或肢体畸形牵拉所致。如肱骨髁上骨折可合并桡神经、正中神经损伤。腓骨小头骨折可合并腓总神经损伤。神经损伤后，其所支配的肢体范围即可发生感觉障碍、运动障碍，后期可出现神经营养障碍。

（6）脊髓损伤：较严重的脊柱骨折脱位，可并发脊髓挫伤或断裂（图2-4），从而导致损伤平面以下瘫痪。脊髓损伤多发生在颈段和胸腰段。

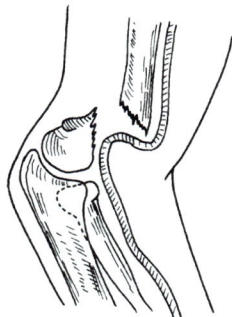

图2-3　伸直型肱骨髁上骨折伤及肱动脉

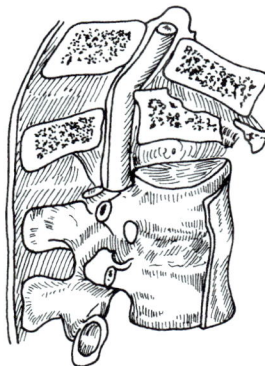

图2-4　脊柱骨折脱位时损伤脊髓

（7）脂肪栓塞：是少见的严重骨折并发症。成人骨干骨折，髓腔内血肿压力过大，骨髓脂肪侵入血流，形成脂肪栓堵塞血管，可引起肺、脑等重要器官缺血，危及生命（详见本章第六节伤科常见危重症的处理技术）。

（8）缺血性肌挛缩：因骨筋膜室内肌肉和神经急性缺血而产生的一系列早期综合征。多发生在前臂掌侧和小腿，如治疗不当，局部可出现缺血性肌挛缩（图2-5），临床表现特有畸形，如爪形手、足（详见本章第六节伤科常见危重症的处理技术）。

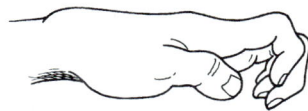

图2-5　缺血性肌挛缩

2.晚期并发症

（1）坠积性肺炎：由于长期卧床不起，活动减少，致肺功能减弱，咳痰困难，逐渐引起呼吸系统感染而患本病。多见于老年患者，常因此可危及生命。故患者在卧床期间应多做深呼吸和主动咳痰。在不影响骨折治疗的情况下，加强上肢和胸部的活动，可避免和减少本病的发生。

（2）压疮：严重损伤或脊柱骨折并发截瘫等长期卧床患者，身体某些骨突部（如骶尾、足跟等）长期受压，局部循环障碍，组织坏死，形成（溃疡）压疮，经久不愈。对可能发生压疮患者，应加强预防护理。对压疮好发部位要保持清洁、干燥，要定时翻身、按摩，或在局部加各种软垫，减少压迫，防止压疮的发生。

（3）下肢深静脉血栓形成：多见于下肢或骨盆骨折。因在治疗中下肢长时间制动，静脉血回流缓慢，加之创伤导致血液处于高凝状态，易形成血栓。应加强肢体活动，预防其发生。

（4）损伤性骨化：又称骨化性肌炎。由于关节内或关节附近骨折（脱位）时，骨和周围软组织损伤严重（包括固定不当，反复施行粗野整复手法或被动活动），致使骨膜下血肿扩散或局部反复出血，渗入被破坏的肌纤维之间，血肿机化后通过附近骨膜化骨的诱导，逐渐变为软骨，并钙化形成骨化性肌炎，严重影响关节活动功能。在 X 线下可见骨化阴影。临床上以肘关节损伤最容易并发本症。

（5）创伤性关节炎：因关节内骨折整复不良的错位愈合，或骨干骨折成角畸形愈合，以致关节面不平或关节面受力不平衡，长期的关节活动使关节软骨面磨损、损伤、退变，发生创伤性关节炎。

（6）关节僵硬：严重的关节内骨折可引起关节骨性僵硬；长期广泛的外固定也可引起关节周围软组织粘连和肌腱挛缩，导致关节活动障碍，发生关节僵硬。因此，对关节内骨折并有积血者，应尽量抽净，固定范围和时间要恰到好处，并早期进行关节练功活动，可防止关节僵硬的发生。

（7）缺血性骨坏死：骨折使某一骨折段因血供障碍而发生缺血性骨坏死。以股骨颈骨折并发股骨头坏死、腕舟骨腰部骨折并发生近侧段坏死为多见。

（8）迟发性畸形：少年儿童因骨骺损伤，影响该骨关节的生长发育，日后（常需若干年）出现肢体畸形。如肱骨外髁骨折可出现肘外翻畸形等。

（六）骨折的愈合过程

骨折的愈合过程就是"瘀去、新生、骨合"的过程，整个过程是持续的和渐进的，一般可分为血肿炎症机化期、原始骨痂形成期和骨痂改造塑形期。

1. 血肿炎症机化期　骨折后，局部形成血肿，断端及邻近组织发生坏死，在骨折区形成急性无菌性炎症反应（时间约 1 周），急性炎症细胞、多形核白细胞和巨噬细胞向骨折处迁移。继之，血肿机化，肉芽组织演变成纤维结缔组织，在 2～3 周，使骨折断端初步形成纤维连接，称为纤维性骨痂期（在本期内为新鲜骨折）。

2. 原始骨痂形成期　骨折后的 24 小时内，骨折断端的外、内骨膜生化层的成骨细胞增生（膜化成骨），产生骨化组织，形成新骨，分别为外骨痂、内骨痂。纤维骨痂则转化为软骨，再经过增生、变性、钙化而骨化成骨（软骨内骨化），形成连接骨痂。当内、外骨痂和连接骨痂会合后形成桥梁骨痂，标志着原始骨痂形成，这些骨痂又经不断钙化，其强度足以抵抗肌肉的收缩、成角和旋转力时，则骨折已达临床愈合，一般需 4～8 周。

3. 骨痂改造塑形期　原始骨痂在生理应力、压力、肌肉收缩力等因素的作用下，成骨细胞增加，新生骨小梁逐渐排列规则、致密，原始骨痂被板层骨所代替，骨折部位经 8～12 周形成骨性连接（骨性愈合）。而骨痂改造持续到原始骨痂逐渐被改造成永久板层骨，骨髓腔重新沟通，恢复骨的原来形状，成人需 2～4 年，儿童则在 2 年以内。

（七）骨折的愈合标准

1. 骨折的临床愈合标准

（1）局部无压痛，无纵轴叩击痛。

（2）局部无异常活动。

（3）X 线片显示骨折线模糊，有连续性骨痂通过骨折线。

（4）功能测定：在解除外固定情况下，上肢能平举重量 1kg 达 1 分钟；下肢能连续徒手步行 3 分钟，并不少于 30 步。

（5）连续观察2周骨折处不变形，则观察的第一天即为临床愈合日期。

注：上述（2）、（4）两项的测定必须慎重，以不发生变形或再骨折为原则。

2．骨折的骨性愈合标准

（1）具有临床愈合标准的条件。

（2）X线显示骨小梁通过骨折线。

附：成人常见骨折临床愈合时间参考表

骨折名称	时间（周）	骨折名称	时间（周）
锁骨骨折	4～6	股骨颈骨折	12～24
肱骨外科颈骨折	4～6	股骨转子骨折	7～10
肱骨干骨折	4～8	股骨干骨折	8～12
肱骨髁上骨折	3～6	髌骨骨折	4～6
桡、尺骨干骨折	6～8	胫腓骨干骨折	6～10
桡骨远端骨折	3～6	踝部骨折	4～6
掌、指骨骨折	3～4	跖骨骨折	4～6

（八）影响骨折愈合的因素

1．全身因素

（1）年龄：不同年龄骨折愈合差异很大，如小儿组织再生和塑形能力强，骨折愈合速度较快，老年人骨质疏松，功能衰减，骨折愈合速度缓慢。如股骨干骨折愈合时间，小儿需1个月，成人往往需3个月左右，老年人则需更长的时间。

（2）体质：凡身体健壮，气血旺盛者，对骨折愈合有利。反之，骨折愈合较慢。若骨折后有严重并发症者，则骨折愈合时间延长。

2．局部因素

（1）断面的接触：断面接触大则愈合较易，断面接触小则愈合较难，故整复后对位良好者愈合快，对位不良者愈合慢，螺旋形、斜形骨折往往也较横断骨折愈合快。若软组织嵌入骨折断端间，或因过度牵引、内固定不恰当而造成断端分离，则妨碍骨折断面接触，愈合就困难。

（2）骨折断端的血供：骨折后，两骨折断端血供良好的骨折愈合快，而血供不良的骨折愈合速度缓慢，甚至发生迟缓愈合、不愈合。如胫骨下1/3骨折，远端血供较差，愈合迟缓（图2-6）。

（3）损伤的程度：骨质或软组织损伤越严重，骨折愈合的速度愈慢。骨痂的形成与骨膜的完

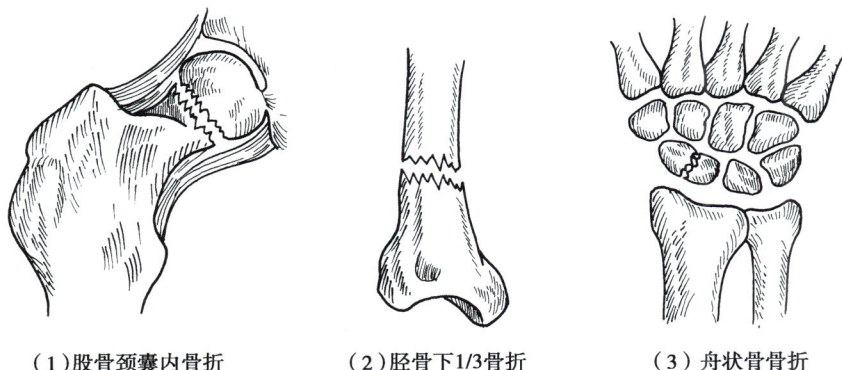

（1）股骨颈囊内骨折　（2）胫骨下1/3骨折　（3）舟状骨骨折

图2-6　因血液供应差而影响骨折愈合的常见部位

整性有关,故骨膜损伤愈重,愈合越难。

(4)感染:感染可引起局部长期充血、脱钙,使骨化过程难以进行,故感染未能控制时,骨折难以愈合。

(5)骨疾病:由骨病或骨肿瘤所致的病理性骨折,在其原发病未处理好前,骨折愈合困难。恶性肿瘤患者,往往预后不良。

(6)固定和运动因素:固定可以维持骨折整复后的良好位置,保证组织修复作用的顺利进行。因固定不牢或不适当的活动可导致骨断端的摩擦、扭动,均可影响骨折的愈合。但固定过紧或使肢体绝对静止不动,则影响局部血运,不利于骨折的愈合。

3.治疗方法的影响

(1)反复多次的手法复位,可损伤局部软组织和骨外膜,不利于骨折愈合。

(2)切开复位中过多地损伤软组织或外骨膜,也可影响骨折段血供,可能导致骨折延期愈合或不愈合。

(3)开放性骨折清创时过多地摘除碎骨片,造成骨缺损,影响骨折愈合。

(4)骨折行持续性牵引力量过大,可导致骨折端骨分离,并可因血管痉挛而致局部血供不足,导致骨折延期愈合或不愈合。

(5)骨折固定不牢固,骨折处仍可受剪力和旋转力影响,干扰骨痂生长,不利于骨折愈合。

(6)过早或不恰当的练功疗法,可妨碍骨折部位的固定,影响骨折愈合。

(九)骨折的治疗

在骨折的治疗中应坚持动静结合、筋骨并重、内外兼治、医患合作四项原则,辨证地运用复位、固定、练功、内外用药四大治疗方法,尽可能做到骨折复位不增加局部组织损伤;固定骨折不妨碍肢体活动,达到患者痛苦轻、骨折愈合快、功能恢复好、不留后遗症的治疗目的。

1.复位　复位是将移位的骨折段恢复到正常或接近正常的解剖关系,重建骨骼的支架作用。复位是治疗骨折的首要步骤,在全身情况许可下,越早越好。

(1)复位标准:

1)解剖复位:骨折的畸形和移位完全纠正,恢复了骨的正常解剖关系,对位(两骨折端的接触面)、对线(两骨折端在纵轴上的关系)良好。对所有骨折都应力争达到解剖复位。

2)功能复位:骨折复位后,仍有某种移位未能纠正,但骨折在此位置愈合后,对肢体功能无明显妨碍者,称为功能复位。其标准是:对线良好,旋转、分离、成角畸形应纠正;长骨干骨折对位至少达 1/3,干骺端骨折对位至少达 3/4;儿童下肢骨折允许短缩 2cm 以内,成人要求短缩在1cm 以内。

(2)复位时间:原则上越早越好。若伤肢肿胀严重,可暂不整复,先做临时固定或持续牵引,同时内服化瘀消肿药,待肿消后尽早进行复位。若患者有休克、昏迷、内脏和中枢神经损伤时,应先抢救生命,待病情稳定后再进行复位。

(3)复位前准备:复位前应根据骨折情况制定好复位方案和手法实施步骤,并准备好需要的各种复位固定器材。复位前还可选用适当的麻醉,减轻患者痛苦。

(4)复位的方法:

1)闭合复位:包括手法复位、针拨复位和持续牵引复位,常用手法复位(详见本章第五节中医伤科辨证治疗技能)。

2)切开复位:在手法复位无效时,可采用切开复位。

2.固定

(1)固定目的:维持骨折整复后位置,防止再次移位,减轻痛苦,有利骨折愈合。骨折复位后,固定起主导作用。

(2)固定疗法:见本章第五节中医伤科辨证治疗技能。

3．练功疗法　其主要目的是通过肌肉收缩和关节活动,加速全身和局部气血循环,化瘀消肿,濡养筋骨关节,增加骨折断面垂直压应力,促进骨折愈合;防止肌肉萎缩、骨质疏松、肌腱韧带挛缩、关节僵硬等并发症,尽快恢复肌肉、关节功能。

（1）练功疗法的要求和原则:

1）根据骨折的情况,选择适当的练功方法。

2）练功要早,在骨折固定后即开始。并随骨折愈合的进程而循序渐进,逐步加大活动量,将练功活动贯穿在整个治疗过程中。

3）以主动活动为主,被动活动为辅。禁忌任何粗暴的被动活动。

4）做到练功不影响固定,防止导致骨折重新移位的现象出现。

5）在练功中应作到医患合作。

（2）练功的时间和方法:

1）骨折早期:伤后1～2周内,练功方法以患肢肌肉舒缩为主,骨折上下关节不活动或稍微活动。

2）骨折中期:2周以后患肢肿胀基本消退,应在医务人员的指导下逐步活动骨折部的上下关节。动作应缓慢,范围由小到大。

3）骨折后期:以加强伤肢各关节的活动为重点,以不引起患肢过度疲劳为度。

4．药物疗法（详见本章第五节中医伤科辨证治疗技能）

在骨折患者的药物疗法中,应以"瘀去、新生、骨合"为治疗原则,指导内外三期用药的原则。

（1）骨折初期:治宜"攻",以活血化瘀、消肿止痛为主。方用活血止痛汤、复元活血汤等方辨证加减治疗。

（2）骨折中期:治宜"和",以和营止痛、接骨续筋为主。方用桃红四物汤、新伤续断汤等辨证加减。

（3）骨折后期:治宜"补",以补益肝肾、强筋壮骨为主。方用壮筋养血汤、六味地黄丸等。

（十）骨折畸形愈合、迟缓愈合及不愈合的处理原则

1．骨折畸形愈合　骨折断端在重叠、旋转、成角状态下愈合,引起肢体功能障碍者,称为骨折畸形愈合。若在骨折后2～3个月内,因骨痂未坚,可在麻醉下,用手法折骨后,重新手法复位。若骨质已坚,则应行截骨矫形术。

2．骨折迟缓愈合　骨折愈合时间已超过该类骨折正常临床愈合时间一倍,骨折端尚未连接,骨折处仍有疼痛、压痛、纵轴叩击痛、异常活动,X线提示骨断处骨痂少,骨折线不消失,但骨折断端无硬化现象者,称为骨折迟缓愈合,或称骨折延迟愈合。只要找出骨折迟缓愈合原因,作出针对性处理,骨痂仍可生长,骨折是可愈合的。如感染或骨折断端分离导致的骨折迟缓愈合,只要控制感染或解决骨折端的分离,骨折就可愈合。

3．骨折不愈合　骨折已超过所需愈合时间三倍,骨折断端仍有异常活动,X线显示骨折断端相互分离,间隔较大,骨端硬化或萎缩疏松,骨髓腔封闭者,称为骨折不愈合,或称骨不连接。常用的有效治疗方法为植骨术。

二、脱　　位

凡关节的骨端关节面相对位置发生改变,越出正常范围,出现功能障碍者称为脱位,多发于活动范围较大,活动较频繁的关节。临床上常见于颞颌、肩、肘、髋关节等。

（一）脱位的病因

关节脱位的原因是多方面的,主要是外因和内因两方面综合作用的结果。

1．外因　损伤性脱位多由直接暴力或间接暴力所致,以间接暴力所致者为多,如跌仆、挤压、扭转、牵拉、冲撞等。当外来暴力的作用超过了维持关节稳定因素的生理保护限度，构成关节的骨端会越出正常范围而发生脱位。暴力性质和作用力方向不同，所引起的关节脱位的类型也不相同。

2. 内因　关节脱位与性别、年龄、职业、生理异常和关节本身的病变等有密切的关系。先天性发育不良、体质虚弱或关节囊及其周围韧带松弛者，较易发生脱位。如治疗不当，致关节囊及其周围韧带修复不良，易发生习惯性脱位；关节和近关节骨质本身的病变，可致病理性脱位。关节局部解剖特点及生理功能与发病密切相关，如肩关节的关节盂小而浅，肱骨头较大，关节囊的前下方较松弛，且肌肉少，加上关节活动范围大，活动较频繁，受伤机会较多，故肩关节较易发生脱位。

某些关节脱位，只是全身性疾病的局部表现，如脊髓前角灰质炎后遗症、小儿脑瘫、中风引起的半身不遂等，由于广泛的肌肉萎缩，患肢关节周围韧带松弛，无力承受肢体的重量，形成关节半脱位或全脱位，常见于肩关节。

关节脱位多伴有关节囊破坏，周围韧带、肌腱和肌肉扭挫撕裂，形成局部血肿；严重者可伴有骨端关节面或关节盂边缘部骨折，合并血管、神经的损伤。若暴力强大还可造成开放性脱位。

（二）脱位的分类

1. 按脱位的病因分类

（1）外伤性脱位：关节因遭受外来暴力作用而致的脱位，临床常见。

（2）病理性脱位：关节结构被病变破坏而产生的脱位。如临床上常见的关节结核、化脓性关节炎、骨髓炎等疾病，在轻微外力或无明显外伤史，即可导致病理性脱位。

（3）习惯性脱位：多次反复发生脱位者。

（4）先天性脱位：因关节发育不良而发生脱位者。如患者出生时，因髋关节囊松弛、伸长，甚至呈哑铃状，股骨头骨骺发育延迟等产生的先天性髋关节脱位。

2. 按脱位的方向分类　可分为前脱位、后脱位、上脱位、下脱位及中心脱位等。四肢及颞颌关节脱位以远端骨端移位方向为准，脊柱脱位则以上段椎体移位方向而定。

3. 按脱位的时间分类

（1）新鲜性脱位：脱位时间在2～3周以内者。

（2）陈旧性脱位：脱位时间超过2～3周者。

4. 按脱位的程度分类

（1）完全性脱位：组成关节的各骨端关节面完全脱出，互不接触。

（2）不完全性脱位：组成关节的各骨端关节面部分脱出，部分仍互相接触。又称为半脱位。

（3）单纯性脱位：系指无合并骨折或血管、神经、内脏损伤的关节脱位。

（4）复杂性脱位：脱位合并骨折，或血管、神经、内脏损伤者。

5. 按脱位是否有创口与外界相通分类

（1）开放性脱位：即局部创口与关节腔相通。开放性脱位易致感染，治疗较困难，如处理不当，常遗留关节功能障碍等后遗症。

（2）闭合性脱位：关节腔不与外界相通。闭合性脱位治疗较易，愈后较佳。

（三）脱位的诊断

关节脱位的诊断，主要根据受伤史、临床一般症状、关节脱位特有的体征、X线摄片检查等。

1. 受伤史　暴力的大小、方向、性质和作用形式，以及受伤姿势状态等，决定着脱位的发生与否及脱位的部位、类型。

2. 一般症状

（1）疼痛和压痛：关节脱位后，关节囊和关节周围的软组织往往有撕裂损伤，局部出现不同程度的疼痛,活动时疼痛加剧。

（2）肿胀和瘀斑：单纯性关节脱位,肿胀多不严重,且范围较局限。合并骨折时,多有严重肿胀,伴有皮下瘀斑,甚至出现张力性水疱。

（3）功能障碍：关节脱位后致关节正常结构破坏,周围肌肉损伤,以及疼痛致肌肉痉挛,造成关节活动功能部分障碍或完全丧失。

3. 特有体征

（1）关节畸形：关节脱位后,关节的骨端脱离了正常位置,可发生特殊的畸形。如肩关节脱位后的"方肩"畸形；肘关节后脱位可呈靴样畸形；髋关节后脱位呈屈曲、短缩、内旋、内收畸形。

（2）关节盂空虚：关节脱位后,构成关节的骨端脱出关节盂,造成关节盂空虚。如肩关节脱位后,肱骨头完全离开关节盂,肩峰下出现凹陷,触摸时有空虚感。

（3）弹性固定：脱位后,关节周围的肌肉痉挛、收缩,将脱位后的骨端固定在特殊位置上,对脱位关节作被动运动时,仍可有一定活动度,但存在弹性阻力,当去除外力后,脱位的关节又回到原来的特殊位置,这种变化称为弹性固定。

（4）异位骨端：关节脱位,使该关节的骨端处在异常位置上,在临床检查时,可在异常位置上,触摸到脱位的骨端。如肩关节前脱位,在喙突或锁骨下可扪及肱骨头；髋关节后脱位,在臀部可触及股骨头。

4. X线检查　应常规拍摄 X 线片,可明确诊断脱位方向和类型及程度,并排除骨折等。脊柱脱位可根据病情需要,增加 CT、MRI 等检查。

（四）脱位的并发症

1. 早期并发症

（1）骨折：多发于临近关节的骨端或关节盂边缘。如肩关节脱位常并发肱骨大结节撕脱性骨折,髋关节脱位常并发髋臼后上缘骨折等,多数在脱位整复后,骨折亦随之复位。

（2）神经损伤：多由脱位的骨端牵拉或压迫而引起。如肩关节脱位时腋神经被肱骨头牵拉或压迫,髋关节后脱位时坐骨神经被股骨头压迫或牵拉等。脱位并发神经干损伤多为挫伤,极少数为神经断裂。

（3）血管损伤：多为强大的暴力和脱位的骨端损伤关节周围重要血管引起,可致肢体远端血运障碍。如肩关节前脱位时的腋动脉挫伤,肘关节后脱位时肱动脉受压,膝关节脱位时腘动脉遭到挤压而致的血运障碍等。

（4）感染：多为开放性脱位未及时清创,或清创不彻底而致。开放性脱位的创口往往带有泥土、碎屑等污物。亦可发生特异性感染,如破伤风、气性坏疽等。

2. 晚期并发症

（1）关节僵硬：由于关节内外血肿机化后形成关节内粘连,关节周围组织粘连,瘢痕挛缩,导致关节运动严重受限,甚者僵硬不能屈伸活动。多因长期固定或不注意患肢练功疗法所致。

（2）骨化性肌炎：脱位时损伤了关节附近的骨膜,并与周围血肿相沟通,随着血肿机化和骨样组织形成,引起骨化性肌炎。尤其是严重损伤或作剧烈被动活动时,更能引起骨膜下血肿扩散,形成广泛的骨化性肌炎。好发的部位是肘关节。

（3）创伤性关节炎：脱位时关节软骨面被损伤,造成关节面不平整,或整复操作不当,关节之间关系未完全复原,日久导致关节面磨损,活动时出现疼痛。后期可发生关节退行性病与骨端边缘骨质增生。多见于膝关节。

（4）缺血性骨坏死：脱位时因暴力致关节囊和关节内、外韧带撕裂,局部血流阻塞或不畅,骨组织血液供应严重不足,发生骨缺血性坏死。其好发部位有股骨头、月骨、距骨等。

（五）脱位的治疗

1.新鲜创伤性关节脱位的治疗

（1）治疗原则：对新鲜脱位的治疗，应遵循以下原则。明确诊断，综合分析；在全身情况允许时，整复愈早愈好；巧妙复位，充分利用解剖特点和生物力学原理，轻巧灵活地施行手法，切忌采用粗暴手法整复，以免加重病情或增加新的创伤；先整复脱位再处理骨折；充分固定，加强练功活动。

（2）治疗：

1）麻醉：一般新鲜脱位，若手法选择、操作适当，不需任何麻醉即可成功复位。有些患者肌肉发达，或属复杂性脱位，为减轻患者痛苦，使痉挛的肌肉松弛，避免因复位造成软组织损伤和骨折，便于复位成功，可选用局部麻醉、臂丛麻醉、硬膜外麻醉等，必要时亦可行全身麻醉，或配合肌肉松弛剂，可增强麻醉效果。

2）复位：脱位早期，局部肿胀不严重，整复容易，功能恢复快而完全，故在可行的情况下，应尽早进行复位。整复的手法最常使用的有牵引、旋转、屈伸、端提、挤按等。复位时，根据脱位关节的类型、关节脱位的部位和局部解剖特点，利用杠杆原理，将脱位的骨端通过关节囊破裂口送回原位，并结合理筋手法理筋顺络，从而达到复位的目的。

手法复位成功的标志，是关节活动恢复正常，骨性标志复原，X线检查显示已复位。若手法复位不成功时，应认真分析，找出复位失败的原因。临床上脱位整复失败常见原因有：手法选择不当，或未掌握手法复位要点，操作不符合要求；麻醉效果欠佳，肌肉松弛不够；撕脱、游离的骨片阻碍复位，或关节囊、肌腱等软组织被夹在关节面之间，影响脱位的骨端回复原位。此时严禁使用暴力，以免加重关节囊和周围软组织的撕裂，甚至发生骨折、血管和神经损伤等严重损伤。

多数新鲜脱位通过手法整复即可获得复位，若脱位不能闭合复位者，可视实际情况考虑切开复位。

切开复位的适应证有：多次手法复位失败者；复杂性脱位，需行血管、神经探查者；脱位并发骨折，骨折碎片潜入关节腔内者；脱位并发较大骨折，复位后关节不稳定可能合并肌腱、韧带断裂需行修复者；开放性脱位需要手术清创者。

3）固定：复位后，将伤肢固定于功能位或可保持关节稳定的位置，可减少出血，有利于软组织的修复，防止发生习惯性脱位与骨化性肌炎。脱位固定常用的有胶布、绷带、托板或石膏等，固定时间2～3周即可，固定时间不宜过长，否则易导致软组织粘连而发生关节僵硬。

4）练功疗法：可以促进血液循环，加快损伤组织的修复，预防肌肉萎缩、骨质疏松及关节僵硬等并发症；并能减少组织粘连，尽快恢复关节功能。练功活动应遵循如下原则，由健康关节到损伤关节，由单一关节到多个关节；活动范围由小到大，循序渐进；持之以恒的自主练功活动。早期以相邻健康关节及肌肉舒缩活动为主；解除固定后，可逐步训练受伤关节，必要时可配合按摩推拿，促进关节功能恢复。练功活动既要尽早进行，又要避免剧烈活动，尤其要避免粗暴的被动活动。

5）药物疗法：关节复位后，应使用药物进行治疗，以促进损伤的愈合，增强体质。早期，伤后1～2周内，关节周围的筋肉与经络受损，血离经脉，瘀积不散，经络受阻，气血不得通畅，故应以活血化瘀为主，佐以行气止痛。内服可选用活血止痛汤、舒筋活血汤、肢伤一方、云南白药等；外用药可选用双柏散、活血散、消瘀止痛膏等。中期，伤后2～3周，此期疼痛瘀肿消而未尽，筋骨尚未修复，故应以和营生新、续筋接骨为主。内服壮筋养血汤、续骨活血汤、跌打养营汤、肢伤二方等；外用药可选用活血散、接骨续筋药膏、奇正消痛贴等。后期，伤后3周以上，外固定亦已解除，筋骨续连，肿痛消退，但因筋骨损伤，肝肾亏虚，气血亏损，体质虚弱，故应养气血、补肝肾、壮筋骨。内服方可选补肾壮筋汤、壮筋养血汤、生血补髓汤、虎潜丸、肢伤三方等；外用以熏洗为主，可选用五加皮汤、海桐皮汤、上肢洗方、下肢洗方、骨伤一方、骨伤二方等。

2. 陈旧性关节脱位的治疗　关节脱位 3 周以上，未复位者，属陈旧性脱位。由于血肿机化，瘢痕形成，关节周围软组织粘连、挛缩，从而造成手法复位困难。

临床应根据患者的年龄、脱位的时间、临床症状和体征及解剖特点，严格掌握手法复位的适应证与禁忌证。

（1）手法整复的适应证：伤后 3 个月以内的青壮年患者；属单纯性陈旧性脱位；对生活工作影响较大；关节尚有一定的被动活动度；关节面软骨正常或接近正常；尚未发生创伤性关节炎者。

（2）手法整复的禁忌证：老年患者，骨质疏松，采用闭合复位易合并骨折；老年人体质衰弱，常伴有其他基础疾病者，如高血压、心脏病等；一般肘关节脱位超过 3 个月，肩关节、髋关节脱位超过 6 个月者，因瘢痕组织较多，关节粘连较重，闭合整复难以成功；关节周围软组织有明显钙化，或已有骨化性肌炎者，或合并骨折且骨折块已畸形愈合者；脱位的关节活动度极小，且异常僵硬，或伴有神经、血管损伤、感染等严重并发症者。

（3）手法整复的步骤：复位前，应做全身和局部的详细检查，根据 X 线片仔细研究其病理变化，确定治疗方法及步骤，充分估计治疗过程中可能出现的问题，做好相应的预防措施。

1）牵引：对脱位时间长，关节活动范围小，关节周围肌肉丰厚或软组织挛缩明显的患者，宜先行牵引一周左右，成人用骨牵引，儿童用皮肤牵引，并在局部配合手法按摩推拿和舒筋活血药熏洗，使挛缩的软组织逐渐松弛，粘连日趋松解，直至脱位的骨端已牵引至关节臼附近时为止。

2）松解：是脱位整复的关键。在充分麻醉下，用手法拔伸牵引，反复旋转摇晃脱位的关节，然后进行屈伸、收展等被动活动，范围由小到大，由轻到重，手法由缓慢到稳健，以松解关节与周围软组织的粘连和挛缩，使其在各个方向的活动功能恢复到正常范围或接近正常范围。在此过程中，切忌动作粗暴，防止发生骨折。

3）复位：经以上处理后，使脱出的骨端关节面重新回到关节囊破裂口的对应位置后，根据不同关节脱位的类型，选用不同的复位方法进行复位。若手法复位不成功，切不可粗暴操作，勉强复位，以防止造成血管、神经损伤等。必要时应考虑切开复位法。

复位后，其固定疗法、练功疗法和药物疗法与新鲜创伤性关节脱位的基本相同。

三、筋　伤

凡各种外来暴力或慢性劳损等因素造成筋的损伤，统称为筋伤，俗称伤筋，包含现代医学所指的软组织损伤。筋相当于现代解剖学的软组织，主要是指皮下组织、筋膜、肌肉、肌腱、腱鞘、韧带、关节囊、椎间盘、关节软骨盘、周围神经及血管等组织。

（一）筋伤的病因

筋伤的发病因素比较复杂，但归纳起来主要为外因和内因两大类。

1. 外因　外来暴力的猛烈撞击、强力扭转、牵拉、压轧、跌仆闪挫等均可引起急性筋伤。受伤后肌肉或损或断，络脉受损，气滞血瘀，轻者肿胀疼痛，重者可发生肌肉纤维部分或完全断裂，或合并撕脱骨折或脱位，引起肢体功能障碍，甚则合并全身症状。急性筋伤失治和误治，迁延日久，则瘀血凝结，气血滞涩，血不荣筋，导致局部软组织变性、肥厚，甚则粘连，形成肌肉挛缩而疼痛、活动受限，转变为慢性筋伤。此外，风寒湿邪侵袭可使急性筋伤缠绵难愈或使慢性筋伤症状加重。

2. 内因　筋伤常与年龄、体质、局部解剖结构和病理因素等内部因素密切相关。不同的年龄,筋伤的好发部位和发病情况不一样,如青壮年活动和运动多,易造成筋的扭挫伤、撕裂伤等;中老年易出现劳损性、退行性疾病。体质强壮,气血旺盛者,承受外界暴力和风寒湿邪侵袭的能力强,不易发生筋伤;而体弱多病者,承受外界的暴力和风寒湿邪侵袭的能力弱,则易发生筋伤。筋伤易发生在解剖结构薄弱的部位,如肩关节关节盂浅而小,关节周围韧带较薄弱,损伤的机会比其他部位大;此外解剖结构异常者容易引起筋伤疾患,如腰骶部有先天性畸形和异常者就容易造成腰部扭伤。病理因素与筋伤的发生亦有密切关系,如内分泌代谢功能障碍、骨关节疾病等,均可引起筋的病变。

(二)筋伤的分类

1.按受伤的性质分类

(1)扭伤:多由于间接暴力使肢体和关节突然发生超出生理范围的活动,使筋膜、肌肉、韧带过度扭曲、牵拉引起损伤。扭伤多发生在关节及关节周围的组织,如踝关节扭伤。

(2)挫伤:系直接暴力打击、撞击或重物挤压肢体引起的闭合性损伤。以外力直接作用于局部皮下或深部组织损伤为主。轻则局部血肿、瘀斑,重则肌肉、肌腱断裂,关节错缝或血管、神经损伤,甚至脏腑损伤。

(3)碾压伤:由于钝性物体的推移挤压与旋转挤压直接作用于肢体,造成以皮下及深部组织为主的碾挫伤或脱套损伤。其特点是肌肉组织与神经、血管俱伤,易造成局部坏死与感染。如上肢被绞入机器内即属于碾压伤。

2.按筋伤的病理变化分类

(1)撕裂伤:由于扭挫、牵拉等强大外力造成筋部分撕裂伤。一般腰部、膝部、踝部及指间关节扭伤等多属于撕裂伤。

(2)断裂伤:断裂伤的机制与撕裂伤同,只是造成筋断裂伤的外力要比导致撕裂伤的外力大,可出现严重的功能障碍和明显的局部肿痛、瘀斑、畸形等临床的表现。

(3)筋出槽:系指外力作用于肢体,造成筋转、筋歪、筋走、筋翻等,局部瘀肿,触摸可发现肌腱、韧带等位置的改变。

(4)骨错缝:是指可动关节和微动关节在外力的作用下发生微细离位,也称关节骨缝错开。多因扭伤、挫伤而并发,可出现关节功能障碍和局部疼痛、肿胀等。

3.按筋伤的病程分类

(1)急性筋伤:是由突然暴力所引起的,不超过2周的筋的新鲜损伤。急性筋伤的特点,一般有明显的受伤史,局部疼痛、肿胀、血肿、瘀斑及功能障碍等症状较明显。

(2)慢性筋伤:是指劳逸失度、姿势不正,外力积累导致筋的慢性劳损。慢性筋伤好发于多动关节及负重部位,如颈、肩、腰部等。此外,急性筋伤失治、误治可发展成慢性筋伤。

(三)筋伤的诊断

1.临床表现

(1)肿胀:筋伤后局部多有不同程度的肿胀。外力小、损伤程度轻、慢性损伤的局部肿胀轻;外力大、损伤程度重的局部肿胀严重。肿胀的形成一方面是肢体受伤后脉络受损,血溢脉外,形成血肿;另一方面是受伤后局部气血流通受阻,运化失常,水湿停留于肢体局部而产生水肿。临证治疗时要注意鉴别。

(2)疼痛:急性筋伤疼痛剧烈,呈锐痛、刺痛等,局部压痛明显而拒按;挫伤积血多呈钝痛、胀痛。慢性筋伤疼痛较缓和,为酸痛、胀痛、隐痛,不拒按;疼痛常与活动牵拉有关,或与天气变化密切相关。神经受刺激时,则可出现神经支配区域内放射性、电灼样疼痛或麻木感等。疼痛部位往往为病灶所在,临证需仔细辨别。

(3)功能障碍:由于肢体肿胀疼痛,大多会出现不同程度的功能障碍,其特点是主动活动受限,被动活动尚可。若是关节主动及被动活动均受限者,一般为损伤后肌肉、肌腱、关节囊粘连挛缩所致。若为神经系统损伤可引起支配区域感觉障碍，或肢体功能丧失。撕裂伤或断裂伤的鉴别，可检查有无超过关节正常活动范围的多余性活动来诊断。

另外，严重筋伤可出现畸形，损伤后期可出现肌肉萎缩等。

2．检查方法

（1）局部检查：是筋伤诊断的主要依据。

1）压痛：损伤局部常有压痛，压痛点又称反应点、应激点，往往是病变所发生部位。检查压痛点时，常用拇指作与肌纤维方向垂直地来回滑动，这样可使压痛点更为明显，用力要由轻到重，患侧与健侧对比，从不痛点到痛点逐步寻找，压痛点大多在肌肉、肌腱、韧带的起止点或受力的交叉点上。

2）畸形：有无畸形和肿胀，应与健侧对比。筋伤畸形往往没有骨折、脱位明显。

3）体位：因疼痛和肿胀，损伤肢体常处于某一保护性位置上。依据体位的变化可作出初步判断，如急性腰扭伤患者身体多向患侧侧屈，且用手撑腰。落枕患者颈部僵硬，转头时常连同身体一起转动等。

4）功能障碍：筋伤的功能障碍往往随肿痛发展而逐步加重，而一般骨折、脱位多是伤后立即功能丧失。临床上应注意检查主动运动及被动运动，以及有无超过正常运动范围的多余运动，以便及时作出正确的诊断。

（2）X线检查：一般对筋伤的诊断意义不大，但可排除骨折脱位和骨病等。

筋伤的 X 线表现主要征象为：①患肢增粗、软组织厚度增加。②局部软组织密度增高。③原有组织正常层次模糊不清。④由于关节内积液、积血引起关节囊膨隆，并导致关节囊外脂肪垫间肿胀、被推压移位或受压变窄。⑤皮下组织内有间质水肿而成网状结构等。

（四）筋伤的并发症

1．撕脱性骨折　　多见于关节附近应力集中的骨突部位，由于肌腱附着点受强烈牵拉而引起骨质撕脱。

2．关节失稳或脱位　　由于伤筋而发生筋脉松弛，可致关节失稳。筋的撕裂或断裂伤可导致关节稳定性遭到破坏，发生关节半脱位或全脱位。

3．血管、神经损伤　　血管损伤或断裂，患肢肿胀明显，出现肢冷，皮肤苍白发绀，肢端动脉搏动减弱或消失等；神经牵拉伤、挫伤、断裂伤或受压，其所支配区域可出现感觉、运动障碍。

4．损伤性骨化　　急性筋伤后局部出血，血肿出现骨化现象，如肘部血肿骨化。此外积累性劳损患处还可以出现韧带钙化，关节缘骨质增生等症。如颈部项韧带钙化、腰椎等关节骨质增生等。

5．骨性关节炎　　关节部位的筋伤，因早期处理不当，后期关节软骨面可发生退行性改变，出现关节疼痛，功能障碍。

（五）筋伤的治疗

临床上筋伤的治疗应根据病情，确定治疗方案，选用恰当的治疗方法，采用综合治疗，达到提高疗效，缩短疗程的目的。

1．理筋手法　　理筋手法为治疗筋伤的主要方法。

（1）常用理筋手法：筋伤常用的治疗手法有单式的擦法、揉法、推法、拿法、拨法等；复式的按揉法、拿揉法和踩跷法等。辅以摩法、擦法、振法、抖法、拍法、摇法、扳法等。通过手法的协调作用，可达到活血祛瘀，消肿止痛，疏经通络，散寒除痹，松解粘连、滑利关节，理筋整复，解除病理状态下肌肉、肌腱、韧带的紧张、痉挛等作用。

（2）理筋手法治疗原则、适应证、禁忌证等（详见本章第五节中医伤科辨证治疗技能）。

2．药物疗法

（1）内治法：筋伤的内治法一般采用三期辨证治疗。筋伤初期气滞血瘀，肿痛剧烈时，采用攻法,治以行气活血、消肿止痛为主,代表方活血止痛汤等加减;中期患部肿痛初步消退,采用和法,治以调和营卫、舒筋活络,代表方舒筋活血汤等加减;后期气血耗损、肝肾亏虚及慢性劳损常兼夹风寒湿邪,采用补法为主,治以补益肝肾、强筋壮骨、温经通络,代表方补肾壮筋汤、麻桂温经汤加减。

（2）外治法:是将药物制成一定剂型,放置体表或损伤部位,使药物通过皮肤渗透发挥作用达到治疗目的一种方法。使用方法很多,有外敷、外贴、熏洗、擦剂等。一般可分为早期消瘀退肿止痛类,如消瘀止痛膏等;中期舒筋活血类,如三色敷药等;后期温经通络类,用温经通络膏等。

3.固定疗法 固定是治疗筋伤的方法之一,主要用于筋伤早期即急性期,其目的是维持损伤治疗后的良好位置,使局部得到休息,达到减轻疼痛,加速肿胀吸收,防止损伤加重或骨错缝再移位,为筋伤的修复创造有利条件,减少或避免并发症和后遗症的发生。一般采用绷带、纸板、托板、胶布固定,严重者如韧带、肌腱断裂伤常采用石膏固定。

固定时应注意选择适当的固定方法和用具,密切观察固定后肢体的血运情况,预防压迫性溃疡发生,适当抬高患肢,掌握固定的位置与时间(一般1～2周),同时指导患者积极练功,只有这样才能达到预期的治疗效果。

4.练功疗法 是通过肢体运动的方法来防治筋伤,促使肢体功能加速恢复的一种方法。它具有活血化瘀,消肿止痛,濡养关节经络,防止肌萎缩,避免关节粘连和骨质疏松的作用。在临床应用时,必须注意辨明伤情,制订合理的练习计划,注意动作的准确性,掌握循序渐进、动静结合的原则。

5.其他疗法

（1）针灸疗法:初期遵循"以痛为腧"的原则,取阿是穴与循经取穴相结合,在最痛点进针,以泻法为主,留针15～30分钟,有消肿止痛、舒筋活血作用。中期采用和法,平补平泻。后期以补法为主,对症施治,以通经活络,促进血脉通畅,恢复肌肉、关节的功能,若针刺后加用艾灸,则收效更为明显。

（2）封闭疗法:是通过局部注射药物,达到抑制炎症的渗出,改善局部营养状况,消肿止痛等作用的一种疗法(详见本章第五节中医伤科辨证治疗技能)。

（3）小针刀疗法:是针刺疗法的针和手术疗法的刀结合的一种闭合性手术疗法。具有剥离粘连,缓解痉挛,松解瘢痕,疏通气血的作用和简、便、廉、效的特点。

1）适应证:主要适用于肌肉、筋膜、韧带等软组织损伤后因粘连而引起的固定性疼痛,韧带积累性劳损,各种腱鞘炎、滑囊炎、跟痛症等。

2）禁忌证:有下列情况者禁用或慎用小针刀治疗。①有发热体征。②有严重心脏病。③施术部位有皮肤感染。④施术部位有重要血管神经或重要脏器而无法避开者。⑤患有血液病。⑥年老体弱或高血压患者。

（4）物理疗法:是利用各种物理刺激作用于机体,引起所需的各种反应,以调节、加强或恢复各种生理功能,影响病理过程,从而达到康复的一种疗法,简称理疗。其具有加速创伤的愈合,减少瘢痕和粘连的形成,镇痛作用,避免或减轻并发症和后遗症。常用种类有电疗法、光疗法、激光疗法、离子透入疗法、磁疗法、蜡疗法等多种,在临床应用时主要根据患者的病情,以及所具备的条件灵活选择应用。

四、内 伤

凡人体内部气血、经络、脏腑受损或功能紊乱而产生一系列症状者,统称为内伤。

（一）内伤的病因病机

1.外因 内伤的发病以外因为主,造成的损伤与致病因素关系密切。其损伤程度决定于作用力的大小和受伤的部位；如直接暴力以伤血为主，间接暴力以伤气为主，受伤处远离外力作用部位。

2．内因 是指从内部影响人体内伤发生的因素，如体质强弱、生理特点等。内伤也可因肌肉紧张收缩造成损伤，如老年人强力咳嗽、打喷嚏等致使肋间肌强烈收缩，可引起肋骨骨折，造成胸部的气血损伤。

内伤往往导致机体皮肉筋骨、经络脏腑、卫气营血，以及津、精、液等产生一系列病理变化，出现相应的临床病证，正所谓"肢体损于外，则气血伤于内，营卫有所不贯，脏腑由之不和"（《正体类要•陆序》）。

（二）内伤的诊断

内伤的诊断根据典型的外伤史、临床表现和必要的实验室检查、影像学检查综合做出诊断。其诊断依据是：

1．外伤史 有典型的头部、胸部、腹部等外伤史。

2．临床表现

（1）疼痛：表现为受伤部位程度不同的疼痛，轻则隐隐，重则难以忍受。疼痛的部位和范围基本固定，可确定最痛的位置。疼痛的范围和程度加重，往往说明病情在进展；而疼痛程度减轻未必是病情好转，要与全身情况相联系；若疼痛程度减轻，而全身情况（包括生命体征）恶化，则说明病情在加重；只有伴随全身情况改善才是病情缓解。

（2）昏愦：是内伤的重要临床表现，昏愦是指昏昏然不知所以，神志可清，而多为不清。临床表现为急性损伤后神志虽清而口不能言，面色苍白，少气无力；也可表现为神志不清的昏迷；还包括损伤脏器内出血加重时表现的神志淡漠。

（3）脏腑损伤：脏腑是维持人体生命活动的主要器官，不同脏腑损伤后，都会产生相应的临床征象。如脑震荡有短暂昏迷，近事遗忘史，伴有头痛、呕吐等。胸部内伤导致气胸、血胸时，有气逆、喘促、呼吸困难、咯血、发绀，甚至休克等。腹部内脏器官破裂时，有持续性疼痛，压痛、反跳痛，腹肌紧张，严重者甚至休克等。

（4）其他症状：内伤后，由于气血瘀滞，经络阻滞，脏腑不和，往往有神疲纳呆，夜寐不安，便秘，舌质紫暗或有瘀斑，苔黄厚腻，脉浮数或弦紧。由于瘀血停聚，郁积化热，多伴有口渴，口苦，心烦，便秘尿赤，舌质红，苔黄厚腻，脉浮数或弦紧。若气逆蕴于肺脏，则胸胁满闷，咳喘少气。若亡血过多，则口渴烦躁，小便短少。若瘀血攻心，则昏愦不省人事。严重内伤甚至可出现面色苍白，神情淡漠，肢体厥冷，汗出如珠如油，呼吸低微，全身战栗，尿量减少，血压下降，脉芤或微细，甚至全无等厥逆现象。

3．实验室检查 在脏器损伤的内伤重症诊断中，实验室有关仪器的检查可直接帮助确诊。血常规检查可以了解病情的轻重及进展。

4．影像学检查 X线检查有助于骨折的诊断，CT和MRI检查可进一步了解是否有颅内和体内出血及其程度。必要时可重复检查以及时判断病情的变化。

（三）内伤的治疗

内伤疾患在明确诊断后，根据病情制定治疗方案，内伤重症以抢救生命为主，其他病症以治伤为主（详见本章第六节伤科常见危重症的处理技术）。

1．急救

（1）及时输血输液，或脱水，或止血等。

（2）慎重而果断地决定是否手术以修补脏器或清除积瘀。

（3）辅以中医治疗。如独参汤大补元气；参附汤回阳救逆；安宫牛黄丸、至宝丹、紫雪丹等开窍、清热和逐瘀等。

2．治伤 内伤必损气伤血，因此临证治疗首先考虑使气滞血瘀得到调和、疏通，并使机体从损伤后的虚损中复原。所以治疗中须认真审核,仔细辨证,有针对性地进行治疗,方能取得良好的疗效。

（1）内治法：是中医伤科治疗内伤疾患的主要手段,并积累了丰富的临床治疗经验。根据损伤的发展过程,按初期、中期、晚期进行辨证论治（详见本章第五节药物疗法）。

（2）外治法：外治法是利用药物、理筋手法或器具等施用于人体体表相应部位或穴位上以达到治疗目的的一种方法。由于损伤多由外及内,所以伤科外治法尤为重要,其作用原理主要为活血祛瘀、行气活血、消肿止痛、舒筋活络、接骨续筋等。伤科外治的方法较多,常用的有敷药、熏洗、推拿、针灸、拔火罐、练功等。

五、骨　病

骨病是指运动系统（骨、关节、经筋）由于先天发育障碍、感染、损伤、肿瘤、退行性变、代谢障碍等因素导致局部骨、关节、经筋的病损和功能障碍,甚至可涉及整个机体的形态与功能破坏的各种筋骨疾病。

（一）骨病的病因病机

1. 外因　多指从外界作用于人体而引起骨关节损害的致病因素。生物性致病因素中,中医学认为由风、寒、暑、湿、燥、火等外感六淫侵袭关节导致骨关节感染性疾病,西医学认为骨关节感染性疾病与病原微生物及寄生虫感染人体有关；物理性致病因素中,外力损伤可引起创伤性关节炎的发生,慢性劳损可引起退行性骨关节病的发生；化学性致病因素中,因职业性质或生活环境问题,各种无机毒物、放射线或重金属超标引起的氟骨症等。

2. 内因　是指先天性发育异常、体质与年龄、营养代谢等人体各种内部因素影响而引起骨关节疾病的发生。如小儿先天性骨关节发育畸形引起的先天性髋关节脱位、马蹄内翻足等；老年人多见骨性关节炎；某些物质代谢紊乱或营养障碍引起骨质疏松、佝偻病等。

骨病的发生与皮肉筋骨、气血、脏腑功能关系密切。在骨病的发病进程中,正邪的相互抗争,阴阳的相对平衡遭到破坏,气血、经络、脏腑功能往往出现失调。同时,机体脏腑亏损,筋络不畅,津液代谢紊乱,则引起气血不调,皮肉失荣,筋骨痿弱的临床表现。

（二）骨病的诊断

骨病的诊断多运用望、闻、问、切、动、量诊检查,结合实验室检查和影像学检查等进行综合分析,作出诊断。

1. 四诊　望、闻、问、切是诊断筋骨疾病的基本方法。望诊内容包括患者神色、体态、步态等全身情况和畸形、萎缩、筋挛、肿胀、肤色、创口,以及肢体运动功能等局部情况；闻诊内容包括听声音和嗅气味两方面检查内容；问诊内容包括性别、年龄、籍贯、住址、职业工种等一般情况,以及患者发病情况等；切诊内容包括脉诊和摸诊两方面内容。

2. 筋骨关节检查（详见本章第四节中医伤科临床检查技能）

3. 实验室检查　在骨关节疾病的诊断中,患者的血液、体液、分泌物及排泄物能够为疾病诊断、治疗提供客观依据。化脓性骨髓炎、化脓性关节炎等骨感染性疾病白细胞计数和中性粒细胞数量增多；骨关节结核、类风湿性关节炎患者红细胞沉降率（简称血沉）多出现加快情况；类风湿性关节炎患者类风湿因子多为阳性；风湿性关节炎患者抗链球菌溶血素"O"抗体多呈增高现象。

4. 影像学检查　X线检查可以了解骨与关节的实质性病变情况,对骨疾病诊断价值较大；CT和MRI检查对脊髓肿瘤、颅内占位性病变、骨质增生及软组织疾病等有重要的诊断意义。

（三）骨病的治疗

骨关节疾病的治疗应以辨证论治为基础,局部与整体兼顾,内外兼治,使机体气血、经络、脏腑功能调和,得以康复,进而取得良好的临床治疗效果。

1．内治法　是通过内服药物使机体局部与整体得以兼治的方法。临床上多根据骨关节疾病的辨证要点,采用具体的治疗方法,如骨痈疽多属热证,可采用清热解毒法;痹证多由风寒湿三气合致,可采用祛邪通络法;代谢性骨病因营养障碍、气血不足致病,可采用补益气血法;骨肿瘤多由瘀血与邪毒内聚致病,可采用清热解毒法。

2．外治法　主要包括药物疗法、理筋手法、针灸疗法、物理疗法、练功疗法、手术疗法等(详见本章第五节中医伤科辨证治疗技能)。

第四节　中医伤科辨证诊断技能

中医伤科辨证诊断技能随着现代科学技术的进步,不断得到更新和发展。对于中医伤科的辨证诊断内容主要包括中医伤科六诊和临床检查(影像学、实验室检查)。

一、中医伤科"六诊"技能

中医伤科"六诊"是指通过望、闻、问、切、动、量等方法来诊察和收集病情资料。

(一)望诊

对伤科患者的望诊中,要重点观察患者的全身及损伤局部、邻近部位情况,初步确定损伤的部位、性质和轻重。可分为望全身、望局部和望舌。

1．望全身

(1)望神色:望患者的精神状态,用以判断患者的体质状况及损伤的程度。如精神爽朗,为正气未伤,或伤情较轻;若患者精神萎靡、面容憔悴,为正气已伤或伤情严重。若损伤后出现神昏谵语、面色苍白、目暗睛迷、瞳孔散大或缩小、四肢厥冷、汗出如油、形羸色败者,则为危候,多见于重度创伤、严重感染或大失血者。

> **知识链接**
>
> 损伤的五色所主为:白色主失血,虚寒证;青色主瘀血气闭,气血运行受阻;赤色主损伤发热;黄色主脾虚湿重,湿热阻滞;黑色主肾虚,或经脉失于温养。

(2)望体态:伤科患者常出现特殊的体态。如上肢损伤者,患者多以健侧的手扶托患侧前臂;下肢损伤者,不能站立行走;颞颌关节脱位时,多用手托住下颌;腰部急性扭伤,身体多向患侧歪斜,且扶腰慢步行走;腰椎间盘突出患者,脊柱常有侧弯,弯腰取物困难。望体态时应结合摸诊、动诊和量诊等其他方法,综合分析才能正确诊断病位、病情。

2．望局部　通过患部情况了解病情变化。

(1)望畸形:畸形是骨折脱位的特有体征之一。骨折后常有成角、倾斜、旋转、肢体缩短或增长等畸形,关节脱位常伴有特殊的畸形。某些特征性畸形可对诊断有决定意义,如桡骨远端骨折的"餐叉"状畸形、肩关节前脱位的"方肩"畸形、斜方肌瘫痪的"平肩"畸形、强直性脊柱炎的后凸强直畸形等。

(2)望肿胀、瘀斑:一般来说肿胀瘀斑的部位就是病变的部位。人体受损伤,多伤及气血,以致气滞血瘀,积滞于肌表,则为肿胀、瘀斑。通过观察肿胀的程度、色泽的变化,可以判断损伤的时间、性质及损伤的轻重。肿胀严重、青紫明显者可能有骨折或筋伤较重;肿胀较轻,稍有青紫者，多属轻伤。肿胀较重，肤色青紫者，为新鲜损伤；肿胀较轻，青紫带黄者，为陈旧损伤；大面积肿胀，青紫伴有黑色者，为严重的挤压伤；肿胀紫黑者应考虑组织坏死。

（3）望创口：根据创面的观察，可判断开放性损伤的程度、污染的状况。若局部有伤口，须仔细观察伤口的形状、大小、深浅、色泽、边缘是否整齐；要查看创口的出血情况，准确快速地判断是动脉或静脉出血，还是创面渗血；查看创口表面的组织及周围的皮肤有无缺损或坏死；查看创口的污染情况，是否有脓性分泌物或气体排出。

（4）望肢体功能：是中医伤科最重要的检查标志之一。观察关节各方向的活动是否正常反映患肢的伤情。例如：肩关节的正常活动有外展、内收、前屈、后伸、内旋和外旋。凡上肢外展不足 90°，同时有肩胛骨一并移动，说明肩外展受限；当肘关节屈曲，正常肩关节内收时，肘尖可接近人体正中线，若肘尖不能接近中线，说明内收受限；若患者抬臂梳发的动作受限制，说明肩关节的前屈和外旋功能受限。关节活动受限时，应进一步与摸诊、动诊和量诊结合，测定其主动运动和被动运动的活动度。

3. 望舌　舌诊是中医诊病的特色之一，也是中医伤科辨证的重要内容，心开窍于舌，为脾胃之外候，与各脏腑均有密切联系，可反映人体的气血盛衰、津液盈亏。望舌分为望舌质和望舌苔。

（1）舌质：舌质主要反映人体正气的变化，正常人舌质淡红而润泽。舌质淡而胖嫩，为气血虚弱、阳气不足；舌质鲜红为里热；深红而绛，是热入营分；由绛而转为紫红是热入血分。舌质润泽为津液尚存，舌质干枯为津伤液耗；舌生芒刺为里热炽盛。舌色紫暗为瘀滞于血、气血运行不畅之候；青紫而滑润为阴寒血凝之证。

（2）舌苔：正常人的舌苔为薄白而润泽。舌苔主要反映人体邪气的盛衰。一般外伤或轻度外感时，舌苔无明显变化。舌苔剥落或舌光红无苔者为津伤液耗，阴虚水涸；苔白而干燥者为寒邪化热；厚白而干燥者为湿邪化热而津液不布；薄黄而干为热邪伤津；淡黄而润为湿重热轻；黄腻者为湿热郁滞。舌苔由薄增厚为病情加重，由厚转薄为病在减退；由白变灰或由灰变黑者是病情恶化的表现。

知识链接

舌诊具有判断正气的盛衰、分辨病位的浅深、区别病邪的性质、推断病情的进退、估计疾病的预后等临床意义。

（二）闻诊

闻诊是通过听患者所发出的声音或躯体检查过程中发出的局部声音，对疾病进行诊断的方法。中医伤科常用闻诊内容如下：

1. 听骨擦音　骨擦音是骨折的特有体征之一。听骨擦音可分辨骨折的性质，如横形骨折，其音低沉重滞；斜形骨折，其音较尖细；粉碎性骨折，其音较杂乱等。在检查中不宜主动寻找骨擦音，以免加重患者的痛苦和损伤。

2. 听骨传导音　用于检查不易发现的长管骨骨折，如股骨颈骨折、转子间骨折等。检查时将听诊器置于伤肢近端的适当部位，或置于耻骨联合部，或放在伤肢近端的骨突起部，用手指或叩诊锤轻轻叩击伤肢远端的骨突起部，可听到骨传导音。正常人的骨传导音呈清脆的共鸣音。骨传导音的改变或消失可诊断骨折的有无，还可判断骨折端的对位情况及骨折的愈合情况。如骨折端完全分离，则骨传导音消失；骨折端有部分接触，则骨传导音减弱；骨皮质断端接触，骨传导音呈清脆感；骨皮质断端未接触，骨传导音呈低沉浊音。在骨折治疗后期骨传导音越好，骨折愈合越佳。在检查骨传导音时，应注意与健侧对比，叩诊时双侧用力大小相同。

3．听入臼声　关节脱位在整复成功时，常能听到"咯嗒"的入臼声，即关节复位成功后，关节头与关节臼相互碰撞时所发生的声音。

4．听筋响声　部分筋伤或关节病在检查时可有特殊的摩擦音或弹响声，最常见的有以下几种：

（1）关节摩擦音：当关节软骨退变达到一定程度或损伤时，有时可听到关节摩擦音，或触到摩擦感。柔和的关节摩擦音常在一些慢性或亚急性关节疾患中出现；粗糙的关节摩擦音在骨性关节炎中听到；在关节运动到某一角度时，关节内出现尖细弹响声，表示关节内有移位软骨或游离体。

（2）肌腱及腱鞘的摩擦音：腱鞘发生炎症时变得粗糙与增厚，在肌腱活动时就会产生摩擦音。最常见于指屈（拇屈）肌腱狭窄性腱鞘炎，手指伸或屈时皆可听到摩擦音或弹响声，称为"弹响指"。

（3）关节弹响声：正常关节可有生理性关节响声但无症状。当关节的结构受到损伤时，关节活动时会发出响声并伴有相应的临床症状。如膝关节半月板损伤或关节内有游离体时，当膝关节做屈伸旋转活动时，可出现较清脆的弹响声。

5．听啼哭声　常用于小儿患者，以辨别受伤部位。检查患儿时，若摸到患者某一部位，小儿啼哭或哭声加剧，则往往提示该处可能是损伤的部位。

6．听捻发音　在检查过程中，常可听到好似捻干燥的头发时发出的声音，称为捻发音。多在有炎性渗出物的腱鞘周围触到，好发于前臂伸肌群、大腿股四头肌和小腿跟腱部。创伤性损伤时，损伤部位皮下组织有大片不相称的弥漫性肿起，检查时手指分开呈扇形，轻轻揉按患部，如感觉到有"捻发音"或"捻发感"为皮下气肿，可见于肋骨骨折后，断端刺破肺脏，空气渗入皮下组织形成皮下气肿。

（三）问诊

问诊是医生与患者进行沟通交流的第一环节，也是关键环节，很多病史资料都是可以通过问诊获得，明代张介宾指出：问诊是"诊治之要领，临证之首务"。伤科诊断过程中，除按中医诊断学问诊内容进行询问外，还需结合伤科疾病重点询问以下几个方面。

1．主诉　即患者就诊主要症状、部位及时间，是提示病变的性质及促使患者前来就医的主要病症。了解患者就诊的主要症状，往往提示病变部位、病性。通过时间了解病情变化过程。

2．受伤或发病时间　问明损伤日期或发病时间，以判断是新伤还是陈旧损伤。如骨折后超过3周未治疗，应诊断为陈旧性骨折，较新鲜性骨折难整复。

3．发病过程　详细询问外伤史或发病的原因及情况。包括受伤发生的经过，暴力的大小、受伤时的体位；受伤后是否有昏厥及昏厥时间，伤后的诊疗或处理的经过，疗效如何；目前症状情况怎样，是否减轻或加重等。对取得正确诊断和选择治疗方案有非常重要的参考价值。

4．伤情

（1）疼痛：询问疼痛发生的部位、时间、范围、性质、程度等。如骨折伤筋为锐痛；化脓性感染呈跳痛；神经根受到刺激出现灼痛或刺痛；骨结核呈隐痛；筋肉劳损呈酸痛；骨肿瘤及软组织肿瘤有胀痛或钝痛。了解疼痛是持续性还是间歇性；是否有窜痛、放射痛及麻木等。

还应询问导致疼痛发生或变化的相关原因，如各种不同的肢体运动（负重、咳嗽、喷嚏、排便及某种肢体运动等）对疼痛的影响；肢体活动或休息时对疼痛的影响；气候变化与疼痛发生、加重的关系等。

（2）肿胀：询问肿胀出现的时间、部位、性质、范围。损伤性疾患多为先痛后肿；感染性疾患多是先肿后痛，并伴有局部发热。如有肿胀包块，应询问发现的时间、发展情况及局部症状等。

（3）肢体功能：如有功能障碍，应问明是受伤后立即发生的，还是受伤后经过一段时间才发生的。一般完全性骨折或脱位后，立即出现功能障碍；软组织损伤则往往是在伤后一段时间，血肿逐渐加重后，才影响到肢体的功能。

（4）畸形：应询问畸形发生的时间及演变过程。外伤引起的肢体畸形，可在伤后立即出现，亦可经过若干年后才出现。无外伤者就应考虑先天性畸形或发育性畸形。

（5）创口：应询问创口形成的时间，出血情况，污染情况，处治经过，以及是否使用过破伤风抗毒血清等。

5. 其他情况　包括既往史，个人史、家族史等情况，了解可能与目前的损伤有关的情况。个人史和家族史对骨肿瘤、先天性畸形的诊断尤有参考价值。

（四）切诊

中医伤科的切诊包括脉诊和摸诊两个方面。脉诊即切脉，通过切脉了解机体内部气血、虚实、寒热等变化；切脉详见中医诊断学相关章节。在此重点讲解摸诊。摸诊又称为摸法，《医宗金鉴·正骨心法要旨》记载："摸者，用手细细摸其所伤之处，或骨断、骨碎、骨歪、骨整、骨软、骨硬、筋强、筋软、筋正、筋断、筋走、筋粗、筋翻、筋寒、筋热……"

1. 摸诊的内容

（1）压痛：临床上常根据压痛的部位、范围、程度来鉴别损伤的性质和种类。直接压痛局部可能有骨折或筋伤，而间接压痛（如纵轴叩击痛和叩击痛等）常表示骨折的存在、椎间盘破裂或突出等。长骨干完全骨折时，在骨折部多有环状压痛。骨折斜断时，压痛范围较为广泛。

（2）畸形：畸形为骨折、脱位的典型表现之一。触摸体表骨突的变化，可以判断骨折和脱位的性质、部位和移位的特点，如呈现重叠、成角或旋转畸形等变化的情况。

（3）肤温：从局部皮肤冷热的变化，来辨别是热证或是寒证；并能了解患肢血运情况。热肿一般表示新伤或局部瘀热，或感染；冷肿表示寒性疾患；伤肢远端冰凉、麻木、动脉搏动减弱或消失，则表示血运障碍。摸肤温时，用手背或小鱼际部位测试较为敏感。

（4）异常活动：在肢体没有关节处出现了类似关节的活动，或关节原来不能活动的方向出现了活动为异常活动，多见于骨折和韧带断裂。但在检查骨折患者时，不要主动寻找异常活动，以免增加患者的痛苦和加重局部的损伤。

（5）弹性固定：关节部位出现脱位时，常保持在特殊的畸形位置，在摸诊时手中有弹力感，常伴有关节盂空虚。

（6）肿块：首先应确定肿块的解剖层次位置（是在皮下、骨骼、肌腱、肌肉等哪层组织中）、质地（是骨性的或囊性的）等；其次还须触摸其大小、形态、硬度、数量，边界是否清楚，推之是否可以移动，以及表面光滑度等。

2. 常用手法

（1）触摸法：常以指腹触摸伤处，了解损伤情况。触摸范围先由远开始，逐渐移向伤处，触摸手法应先轻渐重，适可而止。

（2）挤压法：用手挤压患处上下、左右、前后，根据力的传导作用来诊断有无骨折或炎症。如检查胸部损伤时，常用胸廓挤压试验（手掌前后挤按胸骨及相应的脊骨）来判断是否肋骨骨折；检查骨盆损伤时，常用骨盆挤压法（两手挤压两侧髂骨翼，骨盆处是否疼痛），来鉴别是骨折还是挫伤。还可用于肿胀的判断，如两手指分置肿胀两侧交替按压，有波动应指感者，示有积血或积脓；如手指按压髌骨抬起手指时髌骨也随之浮起（浮髌试验阳性），说明膝关节内有积血或积液。

（3）叩击法：是以掌根或拳对损伤部位或远离损伤部位进行纵向叩击的方法。通过疼痛来判断损伤的部位、程度、性质。是中医伤科常用的诊断方法之一。如检查股骨、胫腓骨骨折，常采用叩击足跟的方法；检查脊椎损伤或颈椎病时，可采用叩击头顶的方法；用手指叩击损伤神经近端检查神经恢复程度；检查四肢骨折是否愈合，也可采用叩击法。

（4）旋转法：用手握住伤肢下端，做轻轻的旋转动作，以观察伤处有无疼痛、活动障碍及特殊的响声。如膝关节的半月板研磨试验。一般情况下旋转法常与屈伸关节的手法配合应用。

（5）屈伸法：用一手握关节部，另一手握伤肢远端，做缓慢的关节屈伸活动。根据屈伸的度数是否正常及是否疼痛来判断关节损伤。若关节部出现剧痛，说明有骨与关节损伤。

临床运用摸诊时，非常重视与健肢的对比，注意"望、比、摸"的综合应用。只有这样，才能正确分析摸诊所获资料的临床意义。

（五）量诊

诊断中医伤科疾病常使用"度量"法，即用带尺、量角器来测量肢体的长短、粗细及关节活动角度等，并与健肢对比观察，为诊断提供客观依据。在健、患肢对比测量时，两者需放在完全对称的部位，测量起止点要一致，并常以骨性标志为准。

1. 肢体长度测量（图2-7）

（1）上肢长度：从肩峰至桡骨茎突尖（或中指尖）。

（2）上臂长度：肩峰至肱骨外上髁。

（3）前臂长度：肱骨外上髁至桡骨茎突尖。

（4）下肢长度：髂前上棘至内踝下缘，或脐至内踝下缘（骨盆骨折或髋部病变时用）。

（5）大腿长度：髂前上棘至膝关节内缘。

（6）小腿长度：膝关节内缘至内踝。

临床意义：长于健肢为脱位或牵引过度；短于健肢为短缩畸形或脱位。

2. 周径测量

（1）测量方法：两侧肢体取相应的同一水平测量，测量肿胀时取最肿胀处；测量肌萎缩时取肌腹部位。如下肢测量大腿周径，取髌上10～15cm处；测量小腿周径取小腿最粗处。通过肢体周径的测量，可了解肿胀或肌肉萎缩的程度。

（2）临床意义：受伤患肢增粗为骨折部出血肿胀（测其周径可以概算增大的体积，间接计算出骨折后出血量）；连续测肿胀可以观察气性坏疽或恶性肿瘤的发展速度。患肢细于健肢为患肢肌肉萎缩，或有神经疾患而致肢体瘫痪。

3. 关节活动范围测量　关节活动的检测在骨伤科具有重要的诊断和治疗意义。可用特殊的量角器来测量关

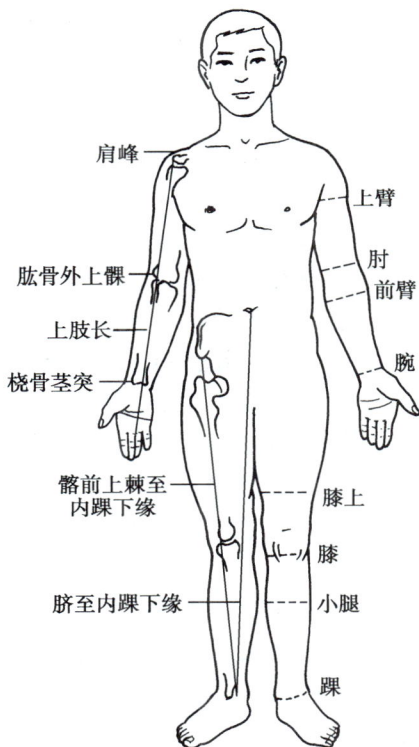

图2-7　肢体长度测量

节活动之范围，并计算角度，记录其旋转、屈伸的度数，与健侧进行对比。如小于健侧，多属关节功能障碍。如没有量角器，也可目测其关节活动度的近似值。常用的测量记录方法有以下两种：

（1）中立位0°法：先确定每一关节的中立位为0°，如肘关节完全伸直时定为0°，完全屈曲时可成140°。

（2）邻肢夹角法：以两个相邻肢段所构成的夹角计算。如肘关节完全伸直时定为180°，完全屈曲时可成40°，则关节活动范围为140°（180°～40°）。

知识链接

为了避免记录混乱，本教材采用中立位 0° 法记录。对不易精确测量角度的部位，关节功能可用测量长度的方法以记录各骨的相对移动范围。例如，颈椎前屈，可测下颌至胸骨柄的距离；腰椎前屈，测下垂的中指尖与地面的距离等。

附一：各关节中立位和功能活动范围

1. 颈部

中立位：为面向前，双眼平视。

功能活动范围：前屈、后伸 35°～45°，左右侧屈 45°，左右旋转 60°～80°。

2. 腰部

中立位：直立，腰伸直自然体位。

功能活动范围：前屈 90°，后伸 30°，左右侧屈 20°～30°，左右旋转 30°。

3. 肩关节

中立位：上臂下垂，靠近胸壁，屈肘 90°，前臂指向前方。

功能活动范围：前屈 90°，后伸 45°，内旋 80°，外旋 30°，外展 90°，内收 20°～40°，上举 90°。

4. 肘关节

中立位：前臂伸直，掌心向前。

功能活动范围：屈曲 140°，过伸 0°～10°，旋前、旋后 80°～90°。

5. 腕关节

中立位：手伸直与前臂呈一条直线，手掌向下。

功能活动范围：背伸 35°～60°，掌屈 50°～60°，桡偏 25°～30°，尺偏 30°～40°。

6. 掌指、指间关节（除拇指外）

中立位：手指完全伸直。

功能活动范围：掌指关节屈曲 60°～90°，近端指间关节屈曲 90°，远端指间关节屈曲 60°～90°。

7. 掌拇、拇指指间关节

中立位：手指完全伸直，拇指并于示指。

功能活动范围：掌拇关节屈曲 20°～50°，掌拇关节内收 45°、外展 40°，拇指指间关节屈曲 90°。

8. 髋关节

中立位：髋关节伸直，髌骨向前。

功能活动范围：屈曲 145°，后伸 40°，内旋、外旋 40°～50°（屈曲膝关节），外展 30°～45°，内收 20°～30°。

9. 膝关节

中立位：膝关节伸直，髌骨向前。

功能活动范围：屈曲 145°，过伸 10°～15°，内旋 10°，外旋 20°（屈曲膝关节）。

10. 踝关节

中立位：足外缘与小腿呈 90°，无内翻或外翻。

功能活动范围：背伸 20°～30°，跖屈 40°～50°。

11. 足部关节

中立位：足与地面平行。

功能活动范围：中跗关节内翻 30°，外翻 30°～35°；跖趾关节背伸约 45°，跖屈约 30°。

附二：人体各关节功能活动范围图示（图2-8～图2-17）

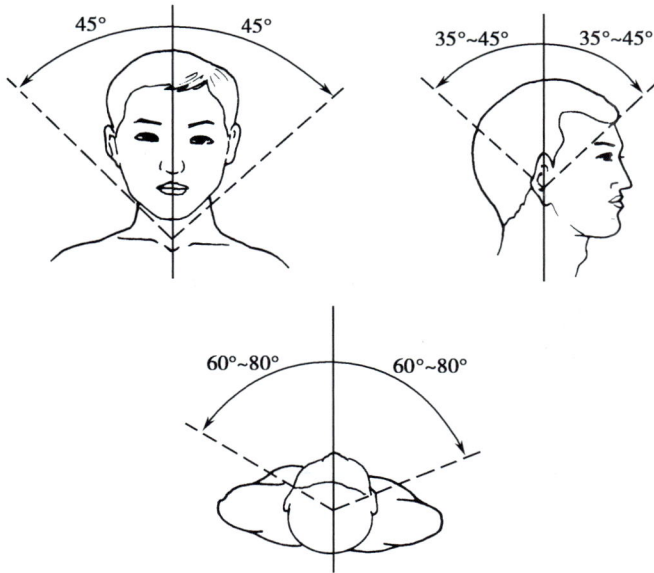

45°　45°

35°~45°　35°~45°

60°~80°　60°~80°

图2-8　颈部活动范围

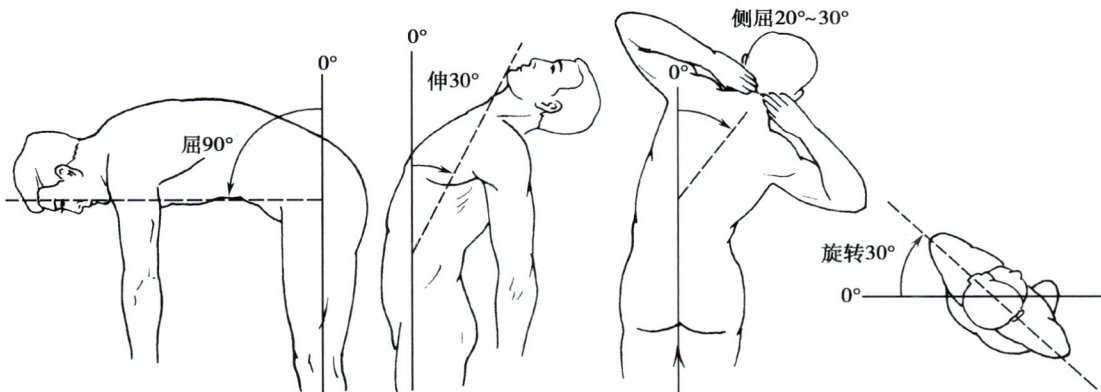

屈90°　0°

0°　伸30°

侧屈20°~30°　0°

旋转30°

0°

图2-9　腰部活动范围

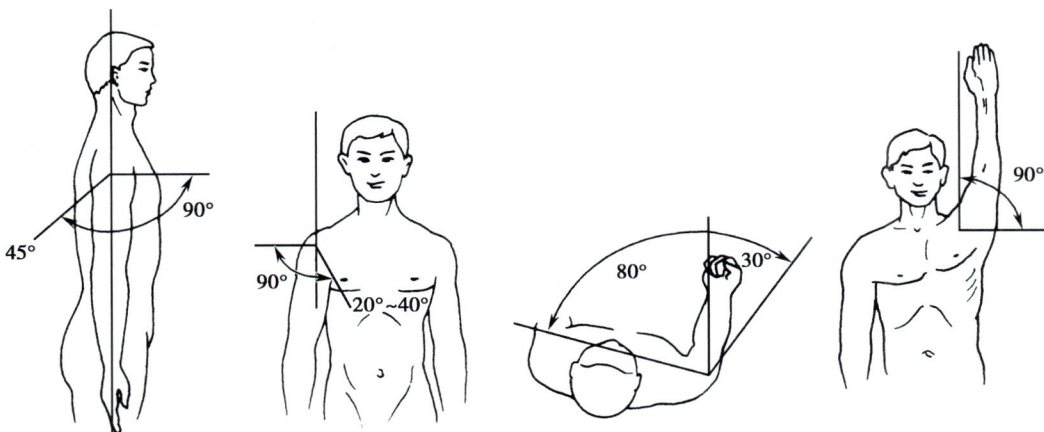

90°

45°

90°

20°~40°

80°　30°

90°

图2-10　肩关节活动范围

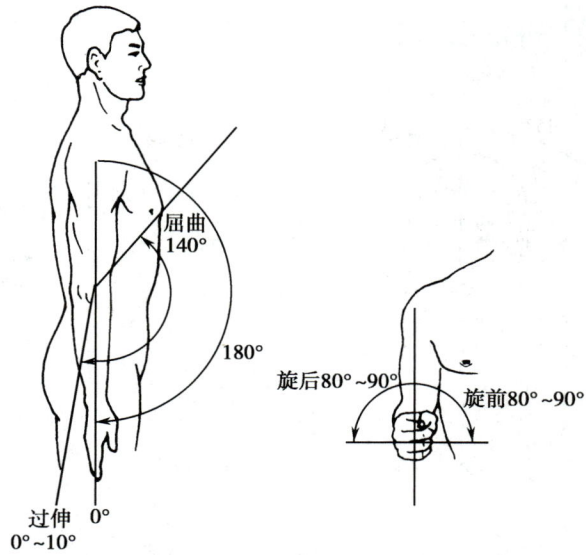

图 2-11 肘关节活动范围

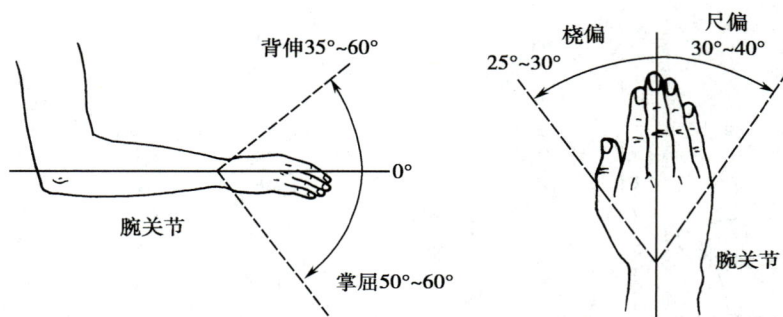

图 2-12 腕关节活动范围

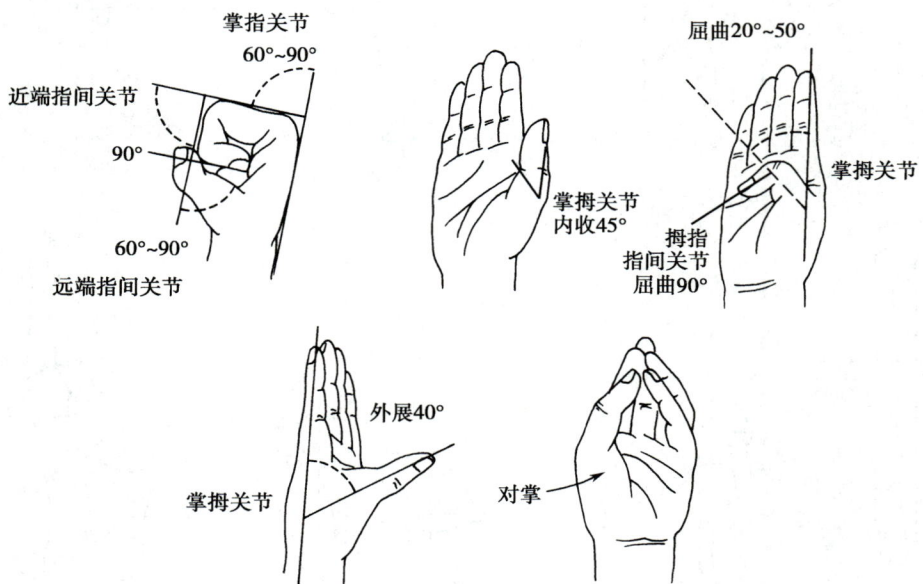

图 2-13 掌指、指间关节活动范围

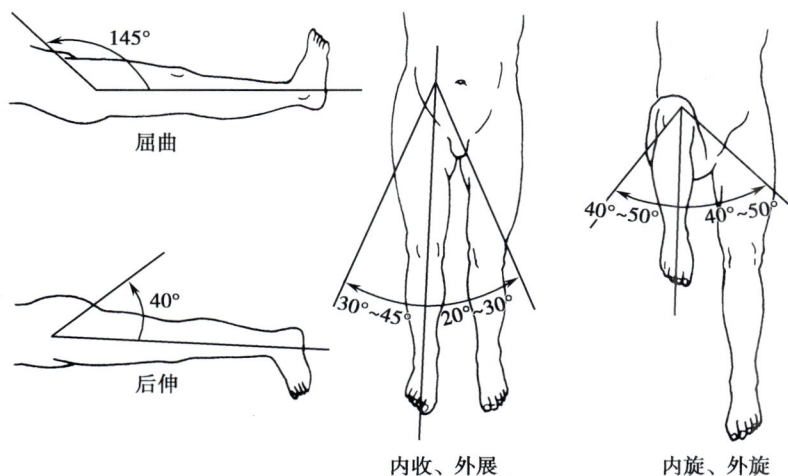

图 2-14　髋关节活动范围

屈曲　145°
后伸　40°
内收、外展　30°~45°　20°~30°
内旋、外旋　40°~50°　40°~50°

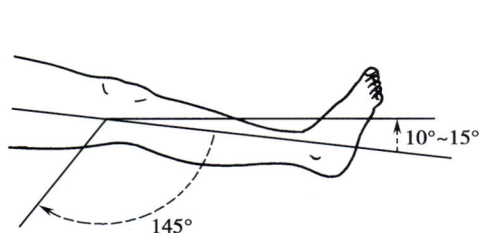

图 2-15　膝关节活动范围

145°　10°~15°

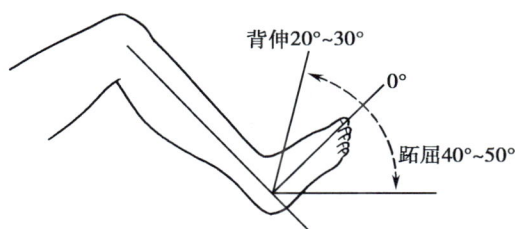

图 2-16　踝关节活动范围

背伸20°~30°　0°　跖屈40°~50°

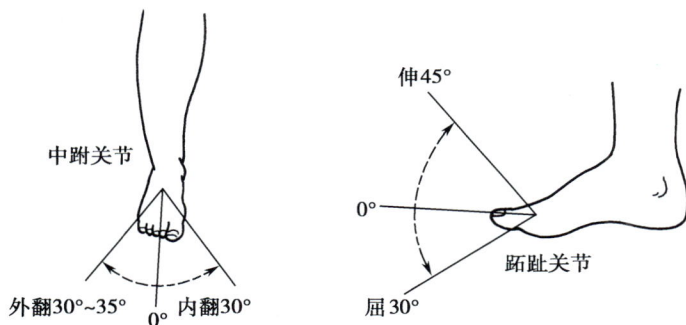

图 2-17　足部关节活动范围

中跗关节
外翻30°~35°　0°　内翻30°
伸45°　0°　跖趾关节　屈30°

（六）动诊

动诊即运动检查，系指检查关节、肌肉在主动运动或被动运动时的功能状况。主要观察活动的姿势、范围，以及活动与疼痛的关系。临床运用时应结合望诊、切诊与量诊进行。

1. 步态　步态是指人行走时的姿态，反映人体肌肉、骨骼、关节运动平衡协调的能力，是运动系统调节高度统一的表现形式。步态与运动系统、神经系统及血管系统等均有密切关系。

（1）正常步态：正常两足行走时分为两个阶段，第一阶段是从足跟接触地面开始，过渡到第5 跖骨头、第 1 跖骨头着地，最后一直到趾离开地面，这段时间称为"触地相"；第二阶段是从趾离开地面直到足跟再接触地面的一段时间，称为"跨步相"。在平常行走的时候，触地相和跨步相的时间不相等，即双足两相的交替不是一个结束后另一个才开始。在一定的时间内，双足同时处于触地相时称为双足触地相（图 2-18）。当从缓步行走改为加速疾走时，双足触地相就愈来愈短；到奔跑，双足触地相可缩短而消失。

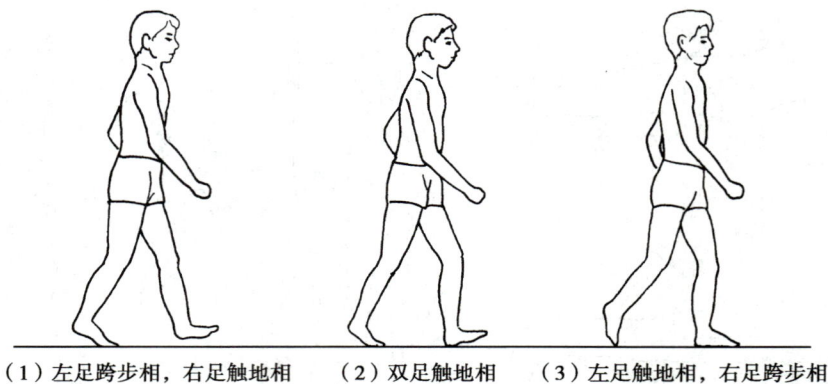

（1）左足跨步相，右足触地相　　（2）双足触地相　　（3）左足触地相，右足跨步相

图 2-18　正常步态

正常跨步时，同侧骨盆向前摆动，使身体重心移到髋关节的前面。在跨步中两侧骨盆保持相对平行，腰椎和腰部肌肉亦参与运动。任何原因改变了上述的一个或几个环节，可引起步态的不正常。

（2）异常步态：

1）疼痛性跛行：为保护性的跛行步态，多见于骨折、关节扭挫及炎症等。当一侧下肢有病变时，患者为了减轻患肢的疼痛，而迅速起步，患肢迈步较小，健肢迈步较大，步态急促不稳。

2）下肢短缩性步态：双下肢的长度差别超过 2cm 就会出现跛行，其特点是下肢触地相正常，短肢侧骨盆上下颠簸，躯干左右摆动明显，患者常用健侧屈膝或患侧马蹄足来弥补跛行。

3）强直性步态：一侧髋关节伸直位强直时，患者需转动骨盆，使患侧下肢向前迈步。双髋关节强直时，除转动骨盆外，还需借助膝、踝关节迈小步行走。膝关节强直于伸直位者，健侧足跟抬高，或患侧骨盆升高，患肢向外画一弧形前进。踝关节强直者，则需借助于身体的前倾或膝后伸来完成行走。

4）剪刀式步态：见于大脑痉挛性瘫痪。双下肢呈内收，内旋、屈曲畸形。行走时，两腿前后交叉，类似剪刀，轮替画圈，两膝相互碰撞摩擦，足落地重心偏移，呈雀跃不稳状（图 2-19）。

5）摇摆步态：见于先天性髋关节脱位或臀中肌麻痹。单侧病变患侧负重时，躯干向患侧倾斜。双侧病变行走时，躯干交替向左右倾斜，则成"鸭步"状行走（图 2-20）。

6）臀大肌麻痹步态：患者以手扶持患侧臀部并挺腰，使身体稍向后倾行走（图 2-21）。

7）股四头肌瘫痪步态：患者行走时因无力屈髋、伸膝，患肢屈曲，不能支持体重站立，行走常用手压住患侧大腿前下方，以稳定膝关节，帮助支持体重，使健肢向前跨进（图 2-22）。

8）偏瘫步态：脑卒中或脑外伤造成中枢神经损伤，导致一侧肢体运动功能障碍，出现异常运动模式。步行时偏瘫侧髋关节处于外展、外旋位，膝僵直，足内收和跖屈，各趾跖屈，迈步时足趾擦地，使患侧下肢经外侧画一个半圆弧将患侧下肢向前迈出，又称画圈步态。

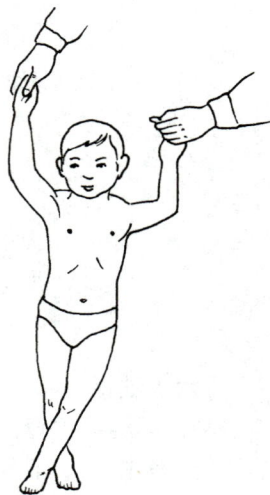

图 2-19　剪刀式步态

2．关节功能的检查　包括关节主动活动和被动活动功能的检查。一般先检查主动运动，再进行被动活动检查，比较两者有无差别。如果运动幅度不足，或运动的方向、幅度超过了正常范围，均应视为异常。

（1）关节功能的主动运动检查：是指患者在无外界干扰下独自活动关节，观察关节活动是否达到正常范围。如未达到，提示关节可能存在疾病。主动活动受限常见原因有关节、软组织、骨

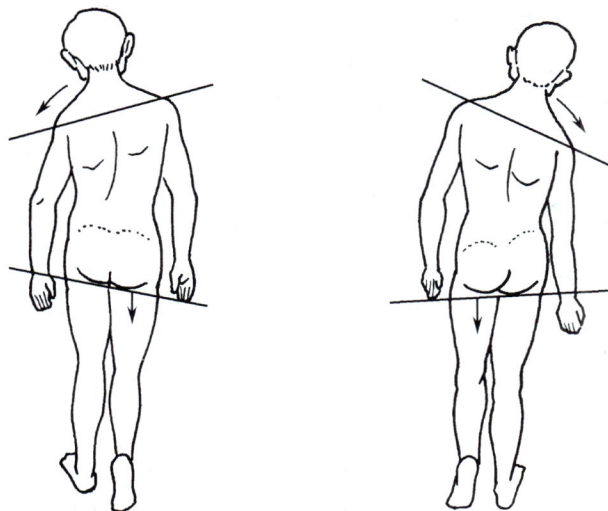

（1）左足跨步相，右足触地相，注意躯干向患侧倾斜，力图提起下沉的左侧骨盆(健侧)而使左足离地

（2）左足触地相及右足跨步相，右侧骨盆升高

图 2-20　鸭步

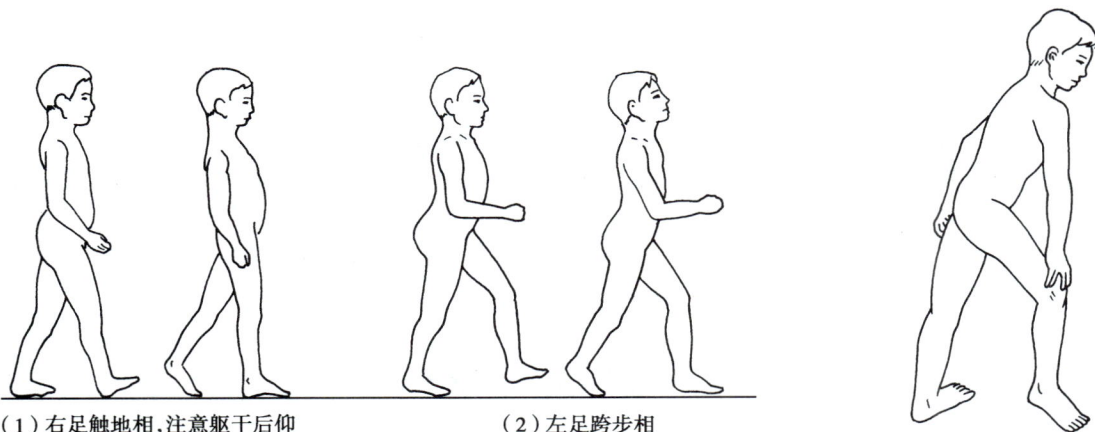

（1）右足触地相，注意躯干后仰　　　（2）左足跨步相

图 2-21　右臀大肌麻痹时的步态

图 2-22　股四头肌瘫痪步态

骼损伤所致的疼痛与肌肉痉挛；关节周围软组织瘢痕与粘连；关节内损伤与积液；关节游离体；关节结构异常；制动及慢性不良姿势等所致的软组织缩短与挛缩；各种病损所致的肌肉瘫痪或无力。注意人体中各关节的运动方式及活动范围，因年龄、性别、锻炼情况等的不同而有所不同，如儿童和杂技演员的关节活动度大。

（2）关节功能的被动活动检查：是指患者处于一种完全放松、舒适的体位，在没有内在阻力的情况下由检查者施力来活动患者的关节，检查者感受活动过程中是否存在阻力，活动范围是否正常。如果患者的关节主动活动受限，可利用被动活动进一步分析活动受限的原因。

关节被动活动分为两类：①是和主动运动方向相同的活动，正常时该方向的被动活动往往比主动运动范围稍大。关节囊、支持韧带、肌肉受损时，关节的被动检查可出现活动范围过大或受限；关节强直时，关节主动和被动活动均受限或丧失。②是沿躯干或四肢纵轴的牵拉或挤压活动及侧方牵拉或挤压活动，以观察有无疼痛及异常活动。被牵拉的组织主要是韧带、肌肉、筋膜、肌腱及关节囊等；被挤压的组织主要是骨与关节及神经根等。

（3）关节活动与疼痛的关系：临床上了解肢体活动与疼痛的关系，对于诊断与鉴别诊断有很大帮助。如劳损性疾患疼痛与活动关系是活动时加重，休息时减轻；膝骨性关节炎则活动之初痛，继续活动可减轻，休息后再活动疼痛更剧；腰椎管狭窄症的重要特征是间歇性跛行，刚开始时走路不痛，走一段时间疼痛，休息立即缓解。而关节在各方向活动受限并伴有疼痛，可见于关节内病损或关节粘连者；仅在某一方向某一范围内的活动受限且伴有疼痛，而其他方向、范围的活动良好且无疼痛，常见于相应局部的肌肉、韧带、筋膜等软组织损伤患者。如肱骨外上髁炎，抗阻力伸腕或被动屈腕牵拉伸腕肌时，可引起肱骨外上髁部疼痛，并在该伸肌总腱附着处有明显压痛。临床上常常由于局部病变疼痛导致肌肉痉挛，关节的主动及被动运动均可受限，甚至不能活动；当疼痛缓解，痉挛解除后，关节功能即可改善。但在中枢神经性疾患（痉挛性瘫痪）和精神异常（如癔症性瘫痪）时，虽然肌肉也有痉挛，但活动时不痛。

3. 肌力检查　肌力检查可以测定肌肉的发育情况和神经损伤的定位，检查时应两侧对比，观察和触摸肌肉的收缩情况。

（1）肌张力：肢体在静止状态时，肌肉保持一定的紧张度称为肌张力。检查肌张力时，在肢体静止状态时触摸肌肉的张力状况。也可让患者肢体放松，做肢体被动运动，测量阻力。肌肉松软、被动运动时阻力降低或消失、关节松弛、活动度增大，为肌张力减低；肌肉紧张、硬度增加、被动运动时阻力变大，为肌张力增强。上运动神经元损伤常引起肢体肌张力增强，下运动神经元损伤常引起肢体肌张力减低。

（2）肌力：各肌肉肌力的检查是让患者主动活动肢体，并给予拮抗力，以测试其肌肉主动运动的力量。手部肌力测定可应用握力器。

肌力的测定标准可定为六级：

0级：肌肉无收缩（完全瘫痪）。

Ⅰ级：肌肉有微弱收缩，但不能移动关节（接近完全瘫痪）。

Ⅱ级：肌肉收缩能带动肢体水平方向的活动，但不能对抗地心吸引力（重度瘫痪）。

Ⅲ级：能对抗地心引力移动肢体，但不能对抗阻力（轻度瘫痪）。

Ⅳ级：能对抗地心引力运动肢体，且能对抗一定强度的阻力（接近正常）。

Ⅴ级：能抵抗强大的阻力运动肢体（正常）。

二、中医伤科临床检查技能

临床上除了运用中医伤科六诊进行诊断外，还应结合病情，做一些针对性的临床检查。

（一）中医伤科特殊检查技能

1. 颈部特殊检查

（1）头部叩击试验：患者正坐，医生以一手掌心置于患者头顶，另一手握拳叩击置于头顶部的手背。若患者感觉颈部不适，疼痛，或向上肢的一侧或两侧放射性痛或麻木，则为该试验阳性。多见于颈椎病或颈部损伤。

（2）椎间孔挤压试验：患者正坐，头稍向患侧的侧后方倾斜。医生立于患者后方，双手交叉放于患者头顶部，沿颈椎纵轴向下施加压力，使椎间孔变小，若出现颈部疼痛，或向患侧上肢放射痛则为阳性征。常见于颈椎综合征、神经根型颈椎病（图2-23）。

（3）臂丛神经牵拉试验：患者坐位，头微屈，医生立于患侧，一手置患侧头部，另一手握患腕做反向牵引。此时若患肢出现窜痛或麻木，则为阳性。提示为神经根型颈椎病（图2-24）。

2. 胸腰部特殊检查

（1）胸廓挤压试验：患者坐位或立位，医生两手在胸廓一侧的前后对称位置或胸廓两侧的左右对称位置做轻轻挤压胸廓动作，若损伤部位出现明显的疼痛即为阳性，提示肋骨骨折。

（2）屈颈试验：患者仰卧，医生一手置于患者头部枕后，另一手置于患者胸前，然后将患者头

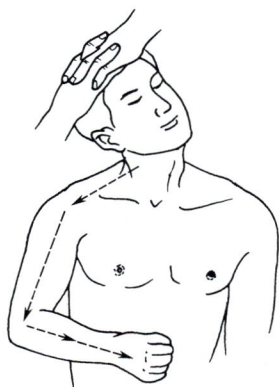

图 2-23 椎间孔挤压试验

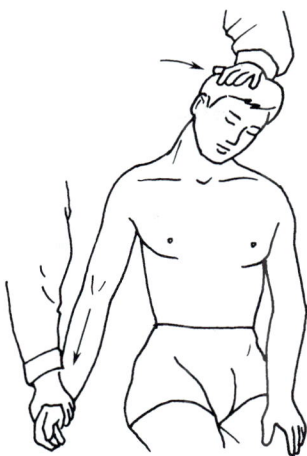

图 2-24 臂丛神经牵拉试验

部前屈,若出现腰痛及坐骨神经痛即为阳性。颈部前屈时可使脊髓在椎管内上移 1～2cm,神经根受到牵拉,可出现放射性疼痛。常见于腰椎间盘突出症。

(3)直腿抬高试验及足背伸加强试验:患者仰卧,两下肢并拢伸直,医生用一手按压患侧膝部,另一手托住足跟抬起患肢,正常下肢可抬高 80° 以上并无疼痛,若抬高不能达到正常高度,且沿坐骨神经有放射疼痛时为阳性(图 2-25),见于坐骨神经根受压。

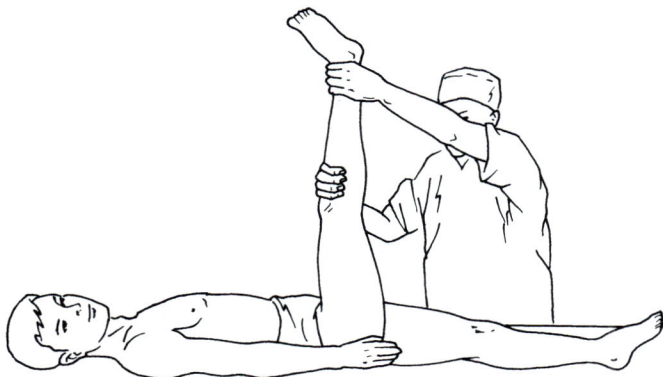

图 2-25 直腿抬高试验

在本试验时,抬腿到疼痛处稍放低,然后突然将足背伸(图 2-26),使坐骨神经受到牵拉,引起放射性疼痛,即为足背伸加强试验阳性。此试验可排除其他因素影响所造成的直腿抬高试验的假阳性。

(4)股神经牵拉试验:患者俯卧,下肢伸直,医生提起患肢向后过度伸展,若腰 3～4 椎间盘突出压迫腰 2～4 神经根,引起沿股神经区放射性疼痛为阳性征。提示腰 3～4 椎间盘突出(图 2-27)。

(5)拾物试验:用于小儿腰部运动的检查。通过小儿拾取放在地上的一件物品,观察脊柱运动是否正常。当腰椎有病变时,小儿下蹲拾物时必须屈曲两侧髋、膝关节,而腰仍是挺直的,且常用手放在膝部做支撑蹲下,则为阳性征(图 2-28)。常见于小儿腰椎结核及其他腰椎疾病。

(6)腰骶关节试验:又称屈髋屈膝试验。患者仰卧位,医生使患者双下肢尽量屈髋屈膝,使臀部离床,腰部被动前屈,若腰骶部出现疼痛则为阳性征(图 2-29)。常见于下腰部的软组织劳损及腰骶椎的病变。而腰椎间盘突出症患者常表现为阴性。

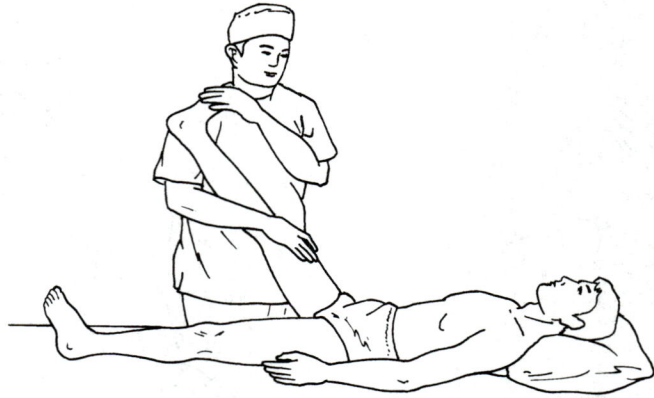

图2-26　直腿抬高试验足背伸加强试验

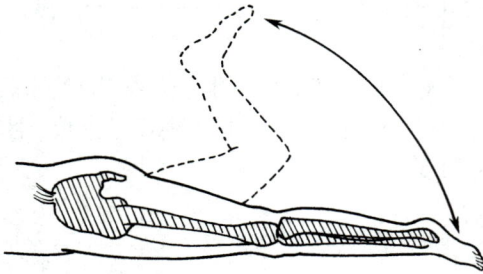

图2-27　股神经牵拉试验　　　　图2-28　拾物试验　　　　图2-29　腰骶关节试验

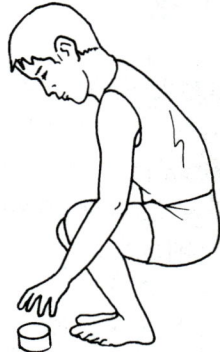

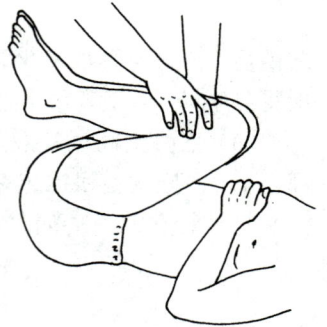

3.骨盆部特殊检查

（1）骨盆挤压与分离试验：患者仰卧位，医生用两手分别压在骨盆两侧髂前上棘，向内相对挤压为挤压试验；两手分别压在骨盆的两侧髂嵴内侧，向外下方做分离按压称为分离试验。若引起损伤部位疼痛加剧则为阳性征（图2-30），常见于骨盆骨折。

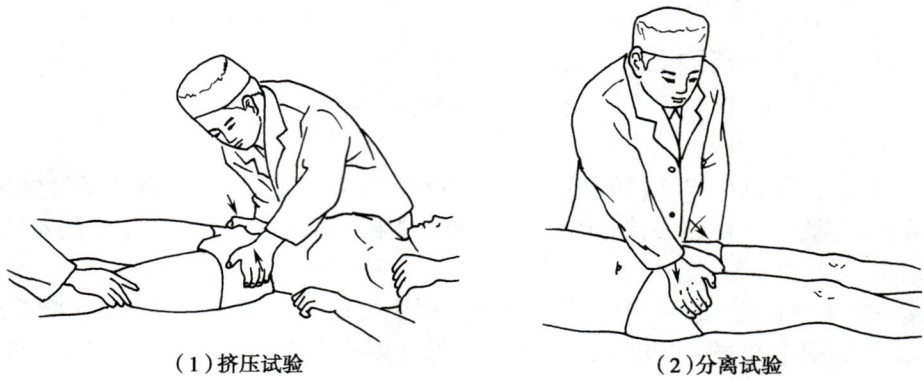

（1）挤压试验　　　　　　　　　　　（2）分离试验

图2-30　骨盆挤压与分离试验

（2）骶髂关节分离试验：又称"4"字试验。患者仰卧位，患侧下肢屈膝屈髋，将患侧下肢外踝放于对侧膝上，做盘腿状。医生一手扶住对侧髂嵴部，另一手将患侧膝部向外侧挤压，若骶髂部出现疼痛时为阳性（图2-31）。做此试验应先排除髋关节的病变。

4.肩部特殊检查

（1）搭肩试验：又称杜加征（Dugas sign）。将患肢肘关节屈曲，患肢手搭在对侧肩部，肘关节能贴近胸壁为阴性。若肘关节不能靠近胸壁，或肘关节贴近胸壁时而患肢手不能搭在对侧肩部，或两者均不能，为阳性征（图2-32），表示肩关节脱位。

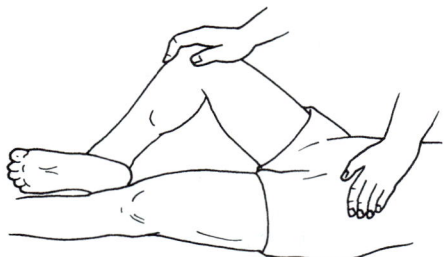

图 2-31　骶髂关节分离试验

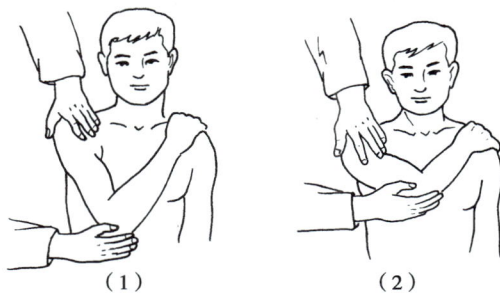

图 2-32　搭肩试验

（1）　　　　　　　　　　（2）

（2）直尺试验：正常人肩峰位于肱骨外上髁与肱骨大结节连线的内侧。用直尺贴在上臂外侧，下端靠近肱骨外上髁，上端如能与肩峰接触则为阳性，表示肩关节脱位。

（3）疼痛弧试验：让患者主动做肩关节外展运动，在肩关节活动60°～120°范围内时，因冈上肌腱与肩峰摩擦，肩部出现疼痛为阳性征，这一特定区域内的疼痛称为疼痛弧（图2-33），见于冈上肌腱炎。

（4）冈上肌腱断裂试验：在肩外展30°～60°范围内时，三角肌用力收缩，但不能外展举起上臂，越外展用力，肩越高耸。但被动外展到此范围以上，患者能主动举起上臂。最初主动外展障碍为阳性征（图2-34），提示冈上肌腱断裂。

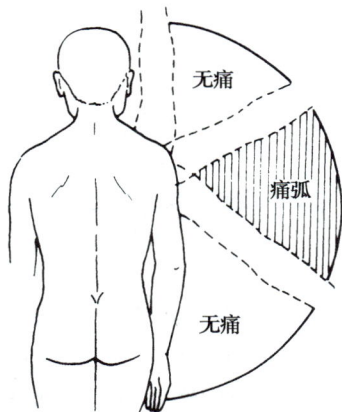

图 2-33　疼痛弧试验

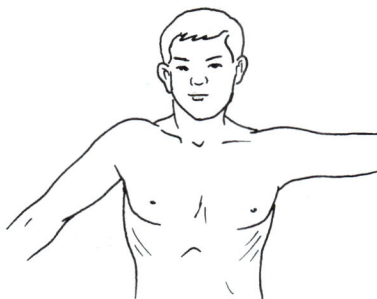

图 2-34　冈上肌腱断裂试验

（5）肱二头肌腱抗阻试验：患者屈肘做前臂抗阻力旋后动作，如引起肱骨结节间沟部位疼痛则为阳性。常见于肱二头肌长头肌腱腱鞘炎。

5.肘部特殊检查

（1）肘三角：正常的肘关节在完全伸直时，肱骨外上髁、内上髁和尺骨鹰嘴在一条直线上。肘关节屈曲时，三个骨突形成一个等腰三角形，称为肘三角（图2-35）。当肘关节脱位时，此三角点关系改变，提示肘关节脱位。

（2）腕伸肌紧张试验：患者肘关节伸直，前臂旋前位，做腕关节的被动屈曲，如引起肱骨外上髁处疼痛者为阳性（图2-36）。见于肱骨外上髁炎。

6.腕部特殊检查

（1）握拳尺偏试验：又称芬克斯坦征（Finkelsein sign），患者拇指屈曲握拳，将拇指握于掌心

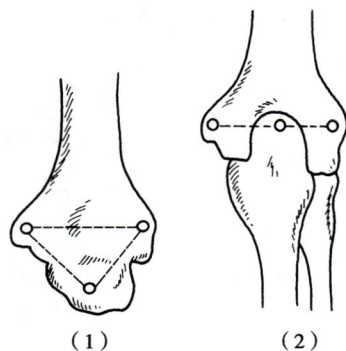

图 2-35　肘三角及肘直线

（1）　　　　　　（2）

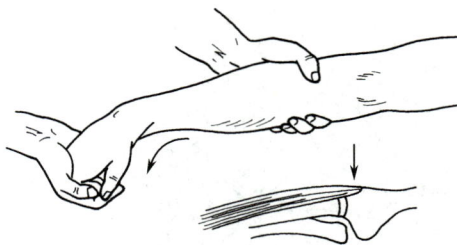

图 2-36　腕伸肌紧张试验

内，然后使腕关节被动尺偏，如引起桡骨茎突处明显疼痛则为阳性（图 2-37）。见于桡骨茎突狭窄腱鞘炎。

（2）腕三角软骨挤压试验：腕关节位于中立位，然后使腕关节被动向尺侧偏斜并纵向挤压，若出现下桡尺关节疼痛为阳性征（图 2-38）。见于腕关节软骨损伤、尺骨茎突骨折。

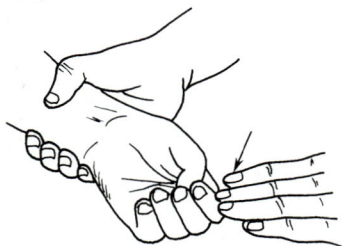

图 2-37　握拳尺偏试验

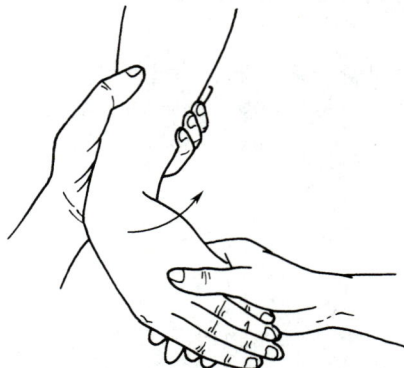

图 2-38　腕三角软骨挤压试验

7. 髋部特殊检查

（1）髋关节屈曲挛缩试验：又称托马斯征（Thomas sign）。患者仰卧将健侧髋膝关节尽量屈曲，大腿紧贴腹壁，使腰部接触床面，以消除腰前凸增加的代偿作用。再让其伸直患侧下肢，若患肢随之跷起而不能伸直平放于床面，即为阳性征（图 2-39）。说明髋关节有屈曲挛缩畸形，并记录其屈曲畸形角度。

（2）膝高低征：又称艾利斯征（Allis sign）。患者仰卧，双侧髋、膝关节屈曲，足跟平放于床面上，正常两侧膝顶点等高，若一侧较另一侧低即为阳性征（图 2-40）。表明股骨或胫腓骨短缩，或髋关节脱位。

（3）望远镜试验（telescope test）：又称套叠征、杜普顿征（Dupuytren sign）。患者仰卧位，医生一手固定骨盆，另一手握患侧腘窝部，使髋关节稍屈曲，将大腿纵向上下推拉，若患肢有上下移动感即为阳性征（图 2-41）。表明髋关节不稳或有脱位，常用于小儿先天性髋关节脱位的检查。

（4）蛙式试验：又称欧特拉尼试验（Ortolani test）。患儿仰卧，将双侧髋、膝关节屈曲成 90° 位，再做双髋外展、外旋动作，呈蛙式位。若一侧或双侧大腿不能平落于床面，即为阳性征（图 2-42），表明髋关节外展受限。用于小儿先天性髋脱位的检查。

（5）股骨头大转子位置的测量：

1）内拉通（Nelaton）线：又称髂坐结节连线。患者仰卧位，髋关节屈曲 45°～60°，由髂前上

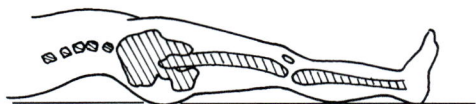

图 2-39　髋关节屈曲挛缩试验

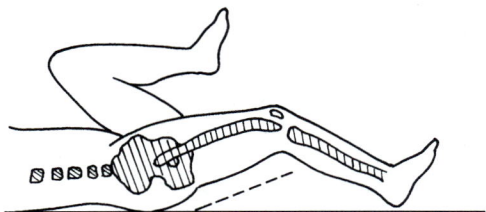

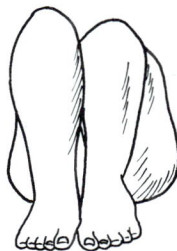

图 2-40　膝高低征

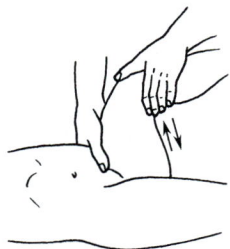

图 2-41　望远镜试验

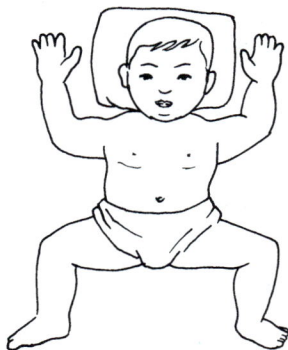

图 2-42　蛙式试验

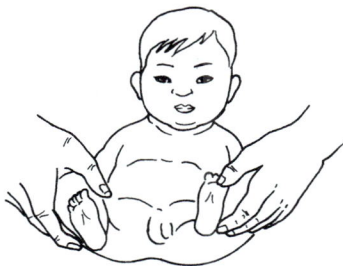

棘至坐骨结节画一连线，正常时此线通过大转子顶部（图 2-43）。若大转子顶部在该线的上方或下方，都表明有病理变化。

2）布瑞安（Bryant）三角：患者仰卧位，自髂前上棘与床面作一垂线，自大转子顶点与垂直线作一水平线，再自髂前上棘与大转子顶点之间连一直线，构成一直角三角形（图 2-44）。对比两侧三角形的底边长度，若一侧变短，表明该侧大转子向上移位。

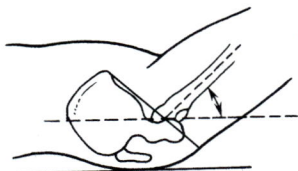

图 2-43　内拉通线

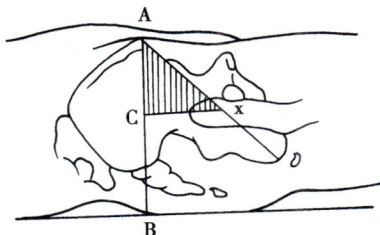

图 2-44　布瑞安三角

3）休梅克（Shoemaker）线：患者仰卧位，双下肢伸直于中立位，两侧髂前上棘在一平面，从两侧髂前上棘与大转子顶点分别连一直线，正常时两线延长交于脐或脐上中线（图 2-45）。若一侧大转子上移，则延长线相交于健侧脐下，且偏离中线。

8.膝关节特殊检查

（1）浮髌试验：患肢伸直，医生一手虎口对着髌骨上方，手掌压在髌上囊，使液体流入关节腔，另一手示指以垂直方向按压髌骨。若感觉髌骨漂浮，并有撞击股骨髁部的感觉，即为阳性征（图 2-46），表明关节腔内有积液。

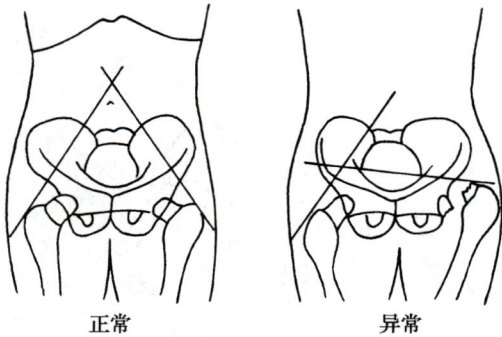

正常　　　　　　　　异常

图2-45　休梅克线

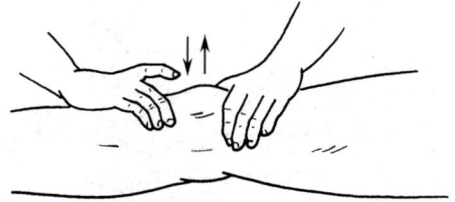

图2-46　浮髌试验

（2）膝关节侧向挤压试验：又称膝关节分离试验。患者仰卧，膝关节伸直，医生一手按住股骨下端外侧，另一手握住踝关节向外拉，使内侧副韧带承受外展张力，若有疼痛或有侧方活动，为阳性征（图2-47），表明内侧副韧带损伤。反之，以同样的方法检查外侧副韧带。

（3）抽屉试验：又称推拉试验。患者坐位，屈膝90°，足平放于床上，医生坐于患者膝前方，双手握住小腿做前后推拉动作（图2-48）。向前活动度增大表明前交叉韧带损伤，向后活动度增大表明后交叉韧带损伤，可做两侧对比检查。

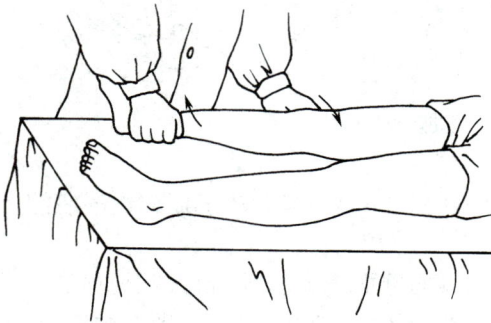

图2-47　膝关节侧向挤压试验

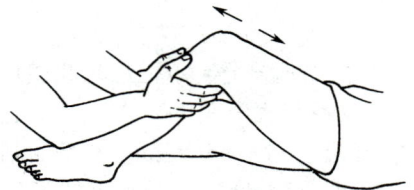

图2-48　抽屉试验

（4）回旋挤压试验：又称麦克马瑞征（McMurray sign）。患者仰卧，患腿屈曲。医生一手按在膝上部，另一手握住踝部，使膝关节极度屈曲，然后做小腿外展、内旋，同时伸直膝关节，若有弹响和疼痛为阳性征，表明外侧半月板损伤；反之，做小腿内收、外旋同时伸直膝关节出现弹响和疼痛，表明内侧半月板损伤（图2-49）。

（5）研磨提拉试验：患者俯卧，膝关节屈曲90°，医生用一小腿压在患者大腿下端后侧做固定，在双手握住足跟沿小腿纵轴方向施加压力的同时，做小腿的外展外旋或内收内旋活动，而有

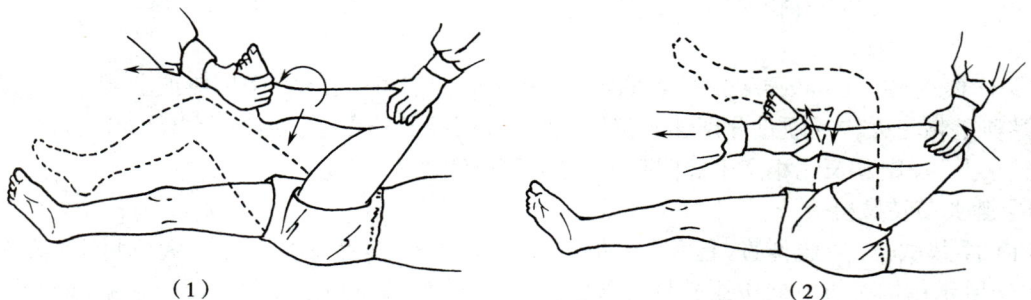

（1）　　　　　　　　　　　　　　　　（2）

图2-49　回旋挤压试验

疼痛或弹响，即为阳性征，表明外侧或内侧的半月板损伤；提起小腿做外展外旋或内收内旋活动而引起疼痛，表示外侧副韧带或内侧副韧带损伤（图2-50）。

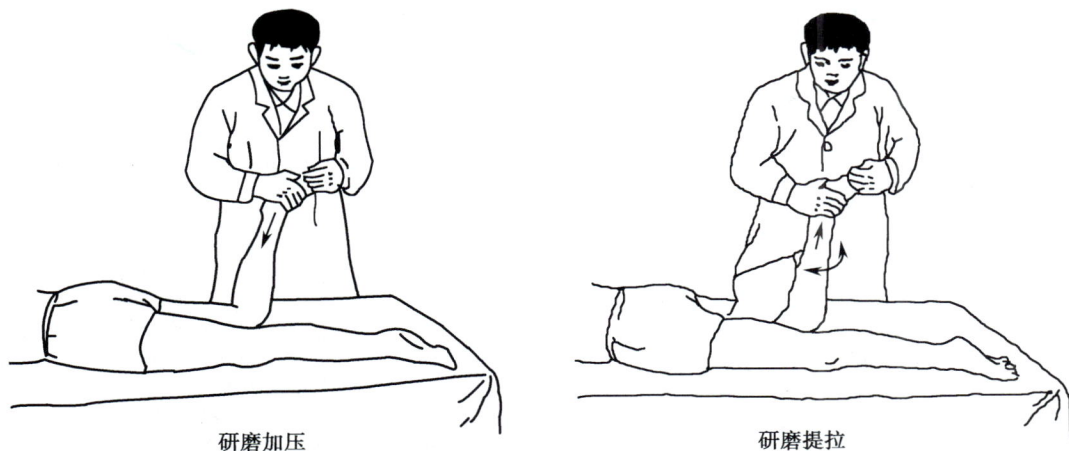

研磨加压　　　　　　　　　　　　　研磨提拉

图2-50　研磨提拉试验

（6）侧卧屈伸试验：又称重力试验。患者侧卧，被检查肢体在上，医生托住患者的大腿，让其膝关节做伸屈活动，若出现弹响，表明内侧半月板损伤；若膝关节外侧疼痛，表示外侧副韧带损伤，同样的方法，被检查的肢体在下做伸屈活动，出现弹响为外侧半月板损伤，出现膝关节内侧疼痛为内侧副韧带损伤。

9. 踝部特殊检查　足内、外翻试验：将踝关节内翻引起外侧疼痛，表示外侧副韧带损伤；踝关节外翻引起内侧疼痛，表示内侧副韧带损伤。

（二）神经功能检查技能

创伤往往伴有神经的损伤，神经功能检查在中医伤科中非常重要，对伤病的诊断、治疗及效果评定具有重要的意义。

1. 感觉　感觉是指受到外在环境理化刺激而产生的感觉。

（1）浅感觉：为痛觉、温度觉、触觉，临床以痛觉检查为主。

痛觉：患者闭目，用针尖轻刺皮肤进行测试，嘱患者说出具体的感受，并指出受刺激区域。

温度觉：患者闭目，用冷水、热水试管交替接触皮肤，嘱患者说出"冷"或"热"的感觉。

触觉：患者闭目，用棉签轻触皮肤，嘱患者每次感觉到时，即说出"有"或说出触到之次数。

（2）深感觉：为位置觉、振动觉，临床以位置觉检查为主。

位置觉：患者闭目，医生用手指轻轻夹住患者的手指或足趾，做伸屈动作，询问被扳动的方向。

振动觉：患者闭目，音叉柄放置于骨突部位，以检查对振动的感觉能力。

2. 反射

（1）浅反射：是刺激皮肤所引起的反射。常检查的浅反射有腹壁反射、提睾反射和肛门反射。一般记录是消失，迟钝，活跃，亢进。

（2）深反射：是指腱反射和骨膜反射。常检查的深反射有肱二头肌反射、肱三头肌反射、桡骨膜反射、膝腱反射和跟腱反射。一般表示反射程度为消失，减退，正常，增强，亢进甚至出现阵挛。

（3）病理反射：在中枢神经损伤才出现的异常反射。常检查的有弹手指征、巴宾斯基征、压擦胫试验、捏腓肠肌试验、踝阵挛、髌阵挛。

3.周围神经损害

（1）桡神经：主要表现为"垂腕"畸形，前臂伸肌群肌萎缩和腕不能背伸、拇指不能外展和背伸。前臂后侧，手背桡侧两个半手指的感觉丧失（图2-51）。

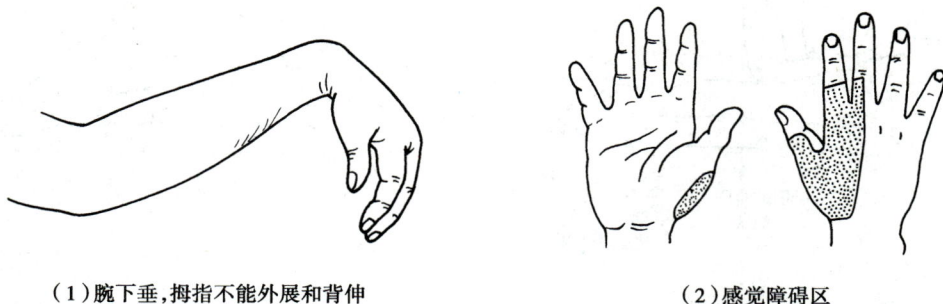

（1）腕下垂，拇指不能外展和背伸　　　　　　　　（2）感觉障碍区

图2-51　桡神经损伤

（2）尺神经：主要表现是"爪形手"畸形，骨间肌萎缩，第4、5指屈曲不全、不能外展和内收（第4、5指不能夹紧纸片）。手尺侧皮肤，掌侧的一个半手指和背侧的两个半手指感觉消失（图2-52）。

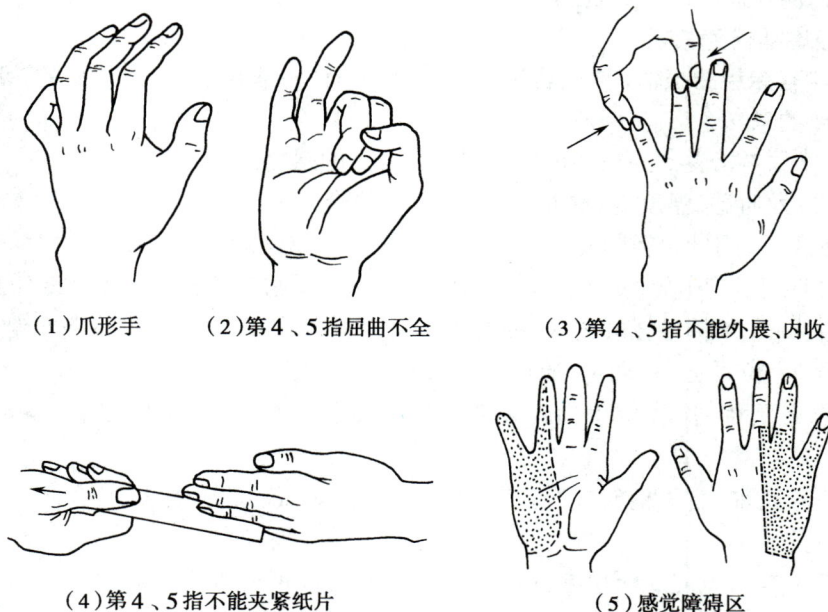

（1）爪形手　　　（2）第4、5指屈曲不全　　　　（3）第4、5指不能外展、内收

（4）第4、5指不能夹紧纸片　　　　　　　（5）感觉障碍区

图2-52　尺神经损伤

（3）正中神经：主要表现是"猿手"畸形，大鱼际萎缩，拇指不能外展、不能向掌侧运动，第1、2指不能屈曲，第3指屈曲不全。手掌的桡侧三个半指和手背桡侧三个指的末节发生感觉障碍（图2-53）。

（4）股神经：主要表现为股四头肌萎缩，不能伸膝，膝反射消失，大腿前侧、小腿内侧及踝部

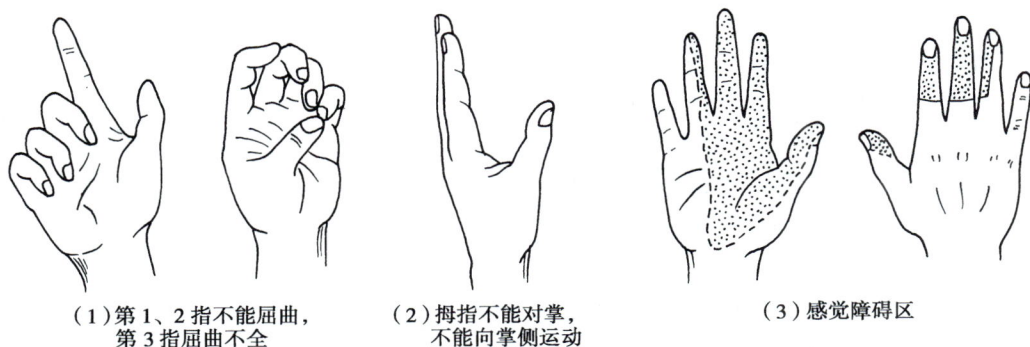

（1）第1、2指不能屈曲，　　（2）拇指不能对掌，　　　（3）感觉障碍区
　　第3指屈曲不全　　　　　　不能向掌侧运动

图 2-53　正中神经损伤

内侧感觉障碍。

　　（5）腓总神经：主要表现为胫前伸肌群萎缩，足下垂，小腿前外侧及足背皮肤感觉障碍（图 2-54）。

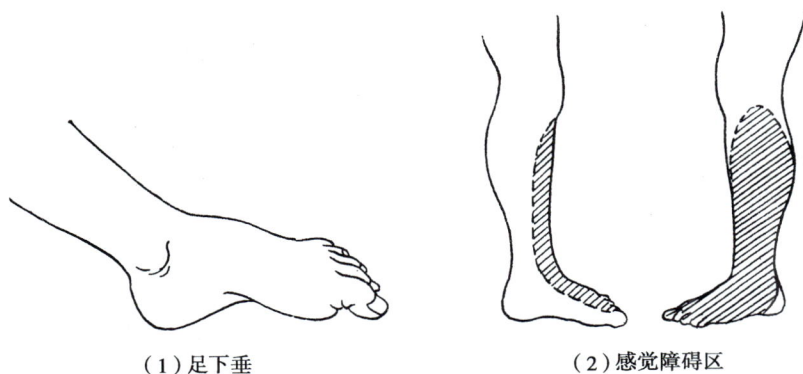

（1）足下垂　　　　　　　　　　（2）感觉障碍区

图 2-54　腓总神经损伤

　　（6）胫神经：主要表现为小腿肌肉萎缩，屈膝功能障碍，足及趾不能跖屈，足及足底感觉障碍。

（三）影像学检查技术

　　1. X 线检查　　X 线检查是中医伤科临床疾病检查、诊断的重要手段之一。X 线检查对骨骼系统的诊断可靠、准确，尽管新的诊断技术不断出现，但是 X 线检查仍然作为最基础、最常用的检查手段，在临床中广泛应用。

　　（1）X 线检查在中医伤科的应用：X 线检查可以清晰地显示骨骼、关节及周围软组织的影像，从而了解损伤的部位、范围、性质及程度，为治疗提供可靠的依据，还可以评价骨折、脱位在治疗后的效果。

　　1）损伤情况：可以明确有无骨折、脱位，以及骨折、脱位的部位、类型、程度和治疗的情况。

　　2）器质病变：可以观察到骨、关节有无器质病变，以及部位、性质、程度、范围、周围软组织的情况。

　　3）判断骨龄及营养代谢疾病：可以通过判断骨龄，推断骨骺生长发育的状态；观察某些营养及代谢疾病对骨质的影响。

　　4）还可通过 X 线检查排除某些疾病。

　　（2）X 线检查常用方法：

　　1）透视：常用于骨折、脱位的诊断、整复；火器伤时寻找金属异物和定位。其注意事项为在透视检查时应加强防护,尽量减少 X 线照射。

2)X 线片:为中医伤科常规的检查方法。

(3)在阅 X 线片时应按下面几点观察:

1)骨的外形:是否正常,大小是否与发育相称。

2)骨膜及骨皮质:骨膜是否显影;骨皮质密度是否正常,表面是否光滑。

3)骨松质:有无破坏或断裂。

4)干骺端:有无异常。

5)关节:关节间隙是否增宽、狭窄或消失;关节滑膜是否显影;关节面是否光滑,有无增生、硬化;关节内有无游离体;有无关节脱位。关节附近脂肪组织阴影有无变形、移位、模糊或消失。

6)软组织:有无结构、外形和密度的改变。

7)必要时应加摄特定位置或健侧进行对比。

8)某些部位发生无移位骨折的早期,X 线片不容易发现。如腕舟骨骨折、肋软骨骨折,可在第二周后再次检查。

2.CT 检查 CT 即电子计算机 X 线横断体层扫描,由于 CT 可明确区分体内空气、液体、脂肪、肌肉和骨,能精确地描绘出病变的横断层图像,特别是对细微的骨折均能显示,因此对骨伤疾病的诊断、治疗均有重要的意义。

(1)CT 在中医伤科的应用:

1)创伤:骨折、脱位、椎体及椎管内有无骨折碎片;

2)骨肿瘤或肿瘤样病变;

3)恶性肿瘤寻找骨转移灶;

4)退行性病变:骨关节炎症、椎管狭窄症;

5)炎症性疾病:脊椎结核、骨髓炎、椎间盘感染、硬膜外脓肿;

6)软组织肿瘤;

7)其他:先天性畸形、股骨头坏死、骨密度测定,CT 引导下骨软组织活检等。

(2)CT 检查常用方法:

1)平扫:这是在骨关节检查中最常用的方法,不用任何对比剂的扫描,先用照片进行定位,然后以一定的层厚与间距进行多层扫描。

2)增强:可显著改善对病变的检出率及准确度。多用于骨肿瘤或软组织肿瘤。例如骨囊肿与动脉瘤样肿瘤的鉴别,后者在增强后应有强化。

3)冠状面扫描:如肘关节、腕关节、髋关节及跟距关节,都可以作冠状扫描。

4)CT 扫描加造影检查:用于关节疾病的检查,如膝关节检查诊断半月板损伤、肩关节检查评价盂底的异常和肩袖异常。

5)三维重建:CT 三维重建可多角度显示病变范围、血供、邻近软组织浸润等。明确病情严重性,指导临床治疗及其他情况的判断。

3.MRI 检查 MRI 即核磁共振成像,核磁共振成像是多参数成像,能够早期发现病变,显示病变的大小和范围,且定性诊断准确率高,能显示 X 线检查及 CT 不能显示或显示不佳的组织结构,如肌肉、韧带、关节软骨、椎管内组织,且无放射性,无伪影。具有一定优势,对明确诊断有重要意义。

(1)MRI 在中医伤科的应用:

1)颅脑病变:MRI 在显示颅底及后颅凹的疾病方面明显优于 CT,是枕骨大孔部位病变最准确的诊断方法,对脑干、大脑的病变有较高的探测灵敏度。

2)脊椎及椎管内病变:MRI 作为检查脊髓和髓核的首选影像诊断方法。例如诊断脊髓空洞症、脊髓肿瘤、脊椎与脊髓损伤、椎间盘突出、椎管狭窄症等。

3）骨关节及软组织病变：MRI 对软组织的分辨率明显高于 CT 和 X 线，能显示血管系统结构，分辨脂肪与水肿。MRI 对膝关节半月板、交叉韧带、侧副韧带损伤及肩袖损伤的诊断具有很高的参考价值。

（2）MRI 的优缺点：

1）优点：对软组织显影高，主要用于检查关节软骨、韧带、滑膜及骨与软组织肿瘤等病变；无辐射；可多平面成像。

2）缺点：成像时间长，针对烦躁、疼痛患者检查困难；对骨结构和对钙化显示不理想。

🌐 **知识链接**

戴有心脏起搏器及神经刺激器者，有眼球内金属异物或内耳植入金属假体者，体内有各种金属植入物的患者均不宜进行 MRI 检查。

第五节 中医伤科辨证治疗技能

中医伤科的治疗是在中医辨证论治的基础上，同时坚持动静结合（固定与活动相结合）、筋骨并重（骨与软组织并重）、内外兼治（局部与整体兼顾）、医患合作（医疗措施与患者的主观能动性密切配合）的治疗原则。

中医伤科的临床治疗方法较多，常用的方法有手法治疗（包括复位手法和理筋手法）、固定疗法、练功疗法、药物疗法等，其他疗法包括针灸、封闭、小针刀、理疗、水针刀等治疗方法。

一、复位手法

复位手法是医生用指、掌、腕、肘、臂或身体其他部位的劲力，或辅以器械，随症运用各种手法技巧，作用于患者的患部，整复移位的一种治疗方法。

（一）复位手法的作用及原则

复位手法的作用是整复移位，是整复骨折或脱位移位的主要方法。在施行复位手法时应充分了解病情，有目的地施行手法，严格掌握适应证。主要原则是及时、稳妥、准确、轻巧，争取一次复位成功而不增加新的损伤。

（二）复位手法

复位手法可分为正骨手法和上骱手法两种。

1. 正骨手法

（1）手摸心会：在整复骨折前，由术者用手触摸骨折部位，先轻后重，由浅入深，由远到近，两端相对，主要目的是了解骨折部位的移位情况，在头脑中形成整体形象，指导其他正骨手法的施行，是施行正骨手法的首要步骤。

（2）拔伸牵引：是沿着肢体的纵轴方向进行对抗牵引，克服肌肉牵拉力，矫正患肢的重叠移位，恢复肢体长度的复位手法（图 2-55）。也是整复骨折、脱位的基本手法。

【适应证】骨折的重叠移位。按手法复位中"欲合先离，离而复合"的原则，本手法是各

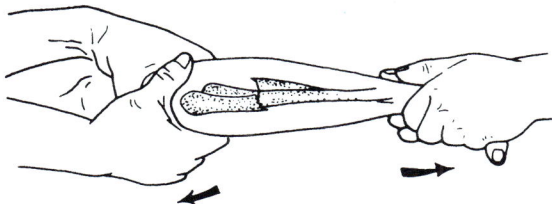
图 2-55 拔伸牵引手法

种手法复位时的基础手法。

【操作方法】由术者先按肢体所在的体位沿肢体的纵轴方向顺势拔伸牵引，再逐渐调整至复位所需位置，借牵引力矫正患肢的短缩、成角畸形，并达到"欲合先离，离而复合"的目的，为其他手法的施行创造条件。

拔伸牵引一般以手法进行，但遇肌肉丰厚、牵拉力强大的部位，如下肢骨折，亦可利用器械（如复位床、软绳）辅助，或以手法拔伸与器械配合进行。在牵引中手法用力应由轻渐渐到重，稳定而持久，使移位的骨折断端分离，常须持续数分钟之久。拔伸手法作为基础手法时，应贯彻在复位过程的始终，直至夹板固定妥善后方可停止。

（3）旋转屈伸：

1）旋转：是手握其患肢远端，绕肢体纵轴向内或向外旋转，以恢复肢体的正常生理轴线的复位手法。

【适应证】肢体的旋转畸形（螺旋形骨折）。

【操作方法】由术者手握其患肢远端，在适当拔伸牵引下，围绕肢体纵轴向内或向外旋转，纠正肢体旋转畸形，使骨折断面扣紧。

2）屈伸：是通过使关节屈伸、收展运动，达到使关节附近骨折复位的方法。

【适应证】关节附近骨折的成角畸形或内收外展畸形。

【操作方法】由术者一手固定关节的近端，另一手握住远端沿关节做屈、伸或内收、外展肢体，以整复骨折或脱位（图2-56）。如伸直型肱骨髁上骨折，复位时需在牵引下屈肘关节；而屈曲型肱骨髁上骨折，需要在牵引下伸肘关节。在整复肱骨外科颈外展型骨折（向内成角）时，应在术者提按骨折端同时，由助手内收患肢，达到复位。

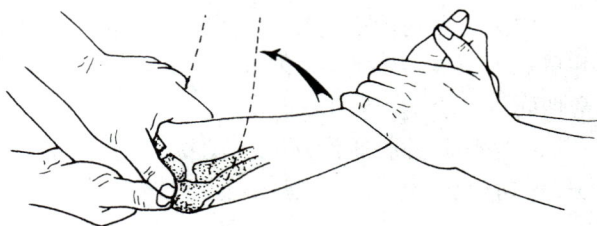
图2-56　屈伸手法

（4）提按端挤：

1）提按：是借两手拇指下压，其他四指向上端提，使"陷者复起，突者复平"的复位手法。

【适应证】骨折的侧方移位（上、下侧）。

【操作方法】由术者在重叠、成角及旋转移位矫正后，矫正上、下侧（即掌、背侧）方移位可用端提手法。操作时在持续牵引下，术者两手拇指压住突出的骨折端，其余四指捏住下陷的骨折端，相对用力（图2-57），即可纠正侧方移位。

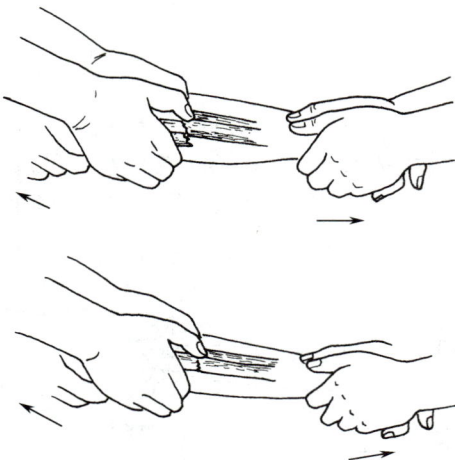
图2-57　提按手法

2）端挤：是借助掌、指分别相对按压骨折远端和近端，横向用力挤压的复位手法。

【适应证】骨折的侧方移位（内、外侧）。

【操作方法】由术者借助掌、指分别相对按压骨折远端和近端，横向用力挤压，以矫正侧方移位（图2-58）。

（5）摇摆触碰：是横断骨折复位后，沿骨纵轴线对向挤压，使骨折断端接触紧密、消除骨折断端间隙，并可检查骨折复位情况的复位手法。

【适应证】横断骨折复位后检查复位效果，以及复位后骨折间隙仍较大者。

【操作方法】由术者在横断骨折复位后，为了检查复位效果，可由术者两手固定骨折部，让助手在维持牵引下稍稍向左、右、上、下摇摆远端，术者双手可感

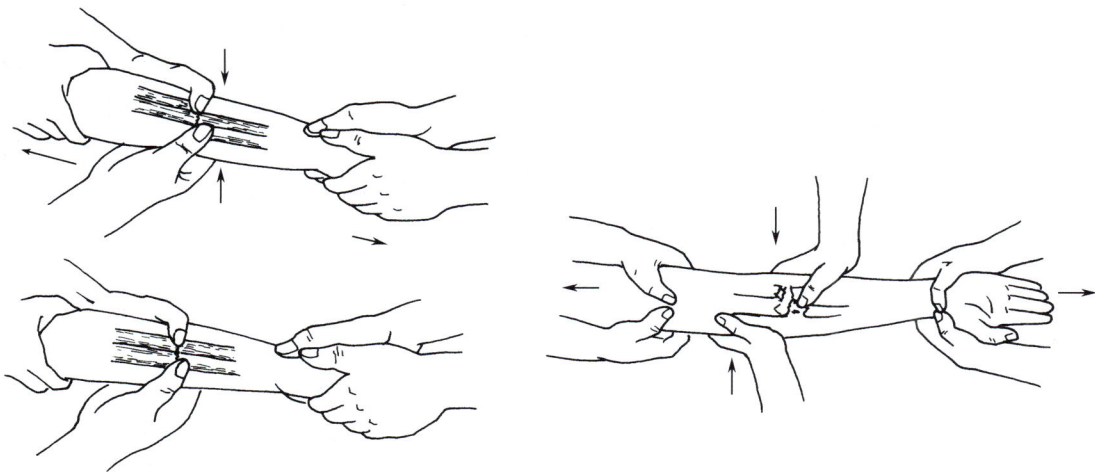

图 2-58　端挤手法

觉到骨折的对位情况，然后沿纵轴方向挤压，若骨折处不发生缩短移位则说明骨折对位良好（图 2-59）。

（6）挤捏分骨：是用手指对向挤捏骨间隙，纠正两骨间骨折移位的手法。

【适应证】两骨或两骨以上并列部位出现成角移位及侧方移位而相互靠拢的骨折。

【操作方法】由术者可用两手拇指及示指、中指、环指，分别挤捏并行骨折处的掌背侧骨间隙，矫正成角移位及侧方移位，使靠拢的骨折端分开（图 2-60）。

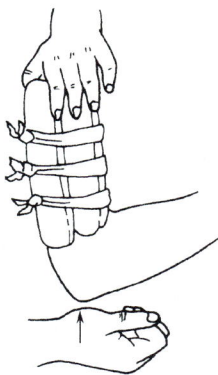

图 2-59　纵向扣挤法　　　　　　图 2-60　分骨手法

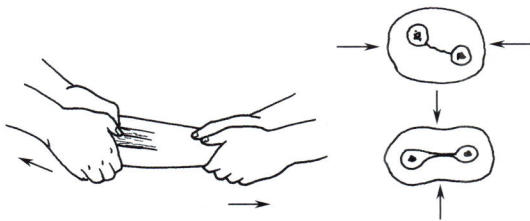

（7）折顶回旋：

1）折顶：又称成角折顶。是顺势加大成角，反折复位的方法。

【适应证】横断或锯齿形骨折，单靠拔伸牵引不能矫正重叠移位者。

【操作方法】在持续牵引下，由术者两手四指重叠环抱于下陷的一骨端，两拇指向下抵压突出的骨折端，在持续牵引下加大原成角，凭手指感觉下陷侧断端骨皮质已相互触顶时，拇指按住成角处不动，将四指环抱的远端反折伸直（矫正成角），使骨折端复位（图 2-61）。助手与术者动作应协调、稳妥、敏捷。折顶手法要慎用，操作时要仔细，以免骨断端损伤重要的软组织。

2）回旋：是使骨折两骨断端相互围绕骨端，按移位途径的相反方向回旋的手法。

【适应证】

①斜形骨折的背向移位（用拔伸手法难于复位者）。

②两骨折端之间有软组织嵌入时，亦可用回旋手法解脱。

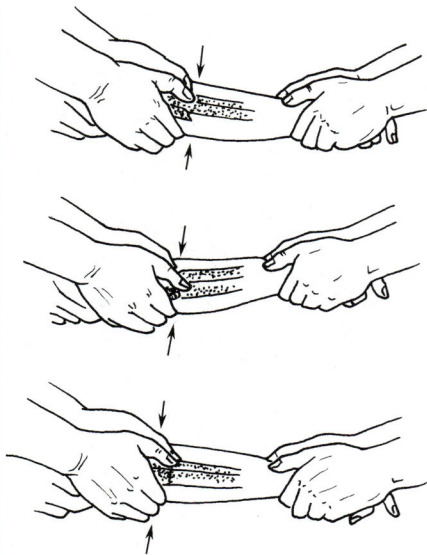

图 2-61　折顶（反折）手法

【适应证】主要用于对抗关节脱位后的肌肉痉挛。

【操作方法】由术者握住伤肢远端做对抗牵引，牵引的方向、力量大小针对不同的脱位类型，老年人、儿童等不同人群及肌肉紧张程度而定。

（2）屈伸回旋：关节脱位后使用屈曲、伸直、内收或外展手法，促使关节头循原路复位的手法。

【适应证】主要用于各种关节脱位。

【操作方法】参照 X 线片判断发生背向移位的旋转途径，施行回旋手法。在适当的牵引下，由术者一手固定近端，另一手握住远端，使骨折远端骨端围绕近端骨端，按移位途径的相反方向回旋复位。如操作中感到有软组织阻挡，即可能是对移位途径判断错误，应改变回旋方向，使两骨折端从背对背变成面对面（图 2-62），达到复位。施行回旋手法不可用力过猛，以免伤及血管、神经。施行此手法时，应适当减少牵引力，使肌肉松弛，否则不易成功。

（8）推拿按摩：

适用于骨折整复后调理受损筋络，是理筋手法在骨折整复过程中的应用。主要目的是散瘀舒筋。要求动作轻柔，按肌肉、肌腱走行方向，由上而下将顺筋骨。

2．上髎手法

（1）拔伸牵引：是整复脱位的基础手法。关节脱位后，关节附近的肌肉和韧带受到牵拉而紧张，要使关节复位，必须用拔伸牵引手法克服肌肉的痉挛。

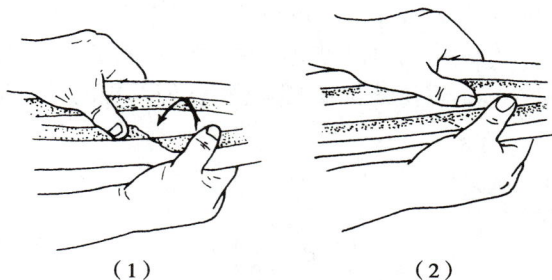

（1）　　　　　　　　（2）

图 2-62　回旋手法

【操作方法】由术者握住伤肢远端根据脱位的部位、类型，进行屈伸、收展手法，使关节头按原路复位。如肩关节前脱位整复时，先在牵引力下外展、外旋肢体，然后逐渐内收、内旋肢体，再利用杠杆作用力促使其复位。

（3）端提挤按：本法是端、提、挤、按法的综合应用，也可单用其中一法。

【适应证】主要用于各种关节脱位。

【操作方法】由术者在拔伸牵引的配合下，运用端、提、挤、按法使关节头复位。如下颌关节脱位，两手四指上提下颌骨；肩关节喙突下脱位，需用手端托肱骨头使其复位。

（4）足蹬膝顶：分为足蹬和膝顶两法。是在对抗牵引的同时，利用足蹬或膝顶形成杠杆支点，在牵引下利用杠杆作用力而整复关节脱位的手法。

【适应证】足蹬法多用于肩关节和髋关节前脱位；膝顶法多用于肩关节和肘关节脱位。

【操作方法】由术者以足或者膝部作为顶点抵在关节处，配合牵引力量，利用足或膝形成的杠杆支点整复移位。

（5）杠杆支撑：是利用杠杆（木棍、椅背等）为支撑点，以增大复位的杠杆支撬作用力，而整复移位的手法。

【适应证】主要用于难以整复的肩关节脱位或陈旧性脱位及下颌关节脱位等。

【操作方法】由术者采用木棍（棒）、椅背等作为支撑点抵在患侧腋窝，两助手对抗拔伸牵引，术者两手握住腕部，在外展位向下牵引，使肱骨头复位。

具体应用的椅背复位法、梯子复位法等,均属于杠杆支撑法。本法因支点与牵引力量较大,活动范围也大,如有骨质疏松或其他并发症者慎用。

二、理筋手法

理筋手法的主要作用是消肿止痛,舒筋活络,放松肌肉,健体强身。

(一)常用理筋手法

1. 推法(附:捋法)

【操作方法】由术者用指、掌、肘或拳等部,着力于人体某部位,做单方向直线移动。操作时指、掌或肘紧贴体表,用力要稳,速度缓慢而均匀(图2-63)。

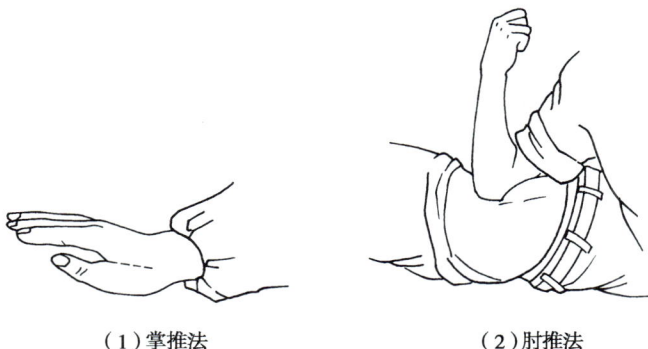

（1）掌推法　　　　（2）肘推法

图2-63　推法

附:捋法

用手掌由肢体近端向远端推动的手法称为捋法(图2-64)。而所谓的"推上去,捋下来",其手法及劲力与推法相同,仅有向心和离心上的区别。

【功效】疏通经络,理筋活血,消瘀散结,缓解痉挛。

【临床运用】推法是临床常用手法之一。用指称指推法,用掌称掌推法,用肘称肘推法,用拳称拳推法,临床多用于腰背及四肢部,常用于治疗风湿痛、各种慢性劳损、肌肉拘急、感觉迟钝等症。

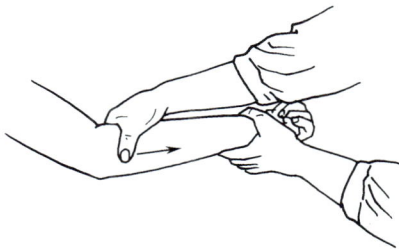

图2-64　捋法

2. 摩法

【操作方法】由术者用示指、中指、环指三指指腹或手掌面附着于一定的部位上,以腕关节为中心的环形而有节奏的抚摩(图2-65)。操作时,肘关节自然屈曲,腕部放松,指掌自然伸直,动作要缓和而协调。

【功效】镇静止痛,消瘀退肿,缓解紧张。

【临床运用】摩法多用于胸、腹、背、腰部,因其手法轻柔,常作为理筋开始阶段的手法,使患者有一个逐渐适应过程;或作为结束阶段的手法,以缓和强手法的刺激。

轻度按摩法和深度按摩法,此两法为推、摩二法的联合运用。①轻度按摩法(浅表抚摩法):即用单手或双手的手掌或指腹,或示指、中指、环指并拢贴附于患处,稍用力做轻柔缓慢的来回直线或环形的抚摩动作,其功效和临床运用同摩法。②深度按摩法(推摩法):用手指、掌根、全掌或双手重叠在一起进行推摩(图2-66)。其力量较轻度按摩法力量为大,作用力达深部软组织。摩动的频率快慢应根据病情、体质而定。动作要协调,力量要均匀。

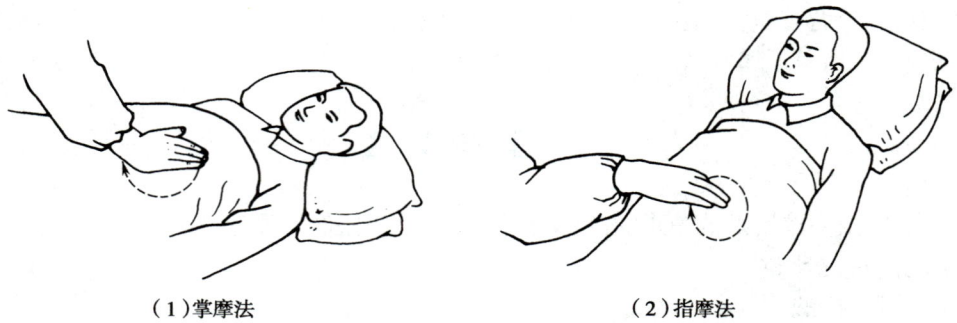

（1）掌摩法　　　　　　　　　　　（2）指摩法

图 2-65　摩法

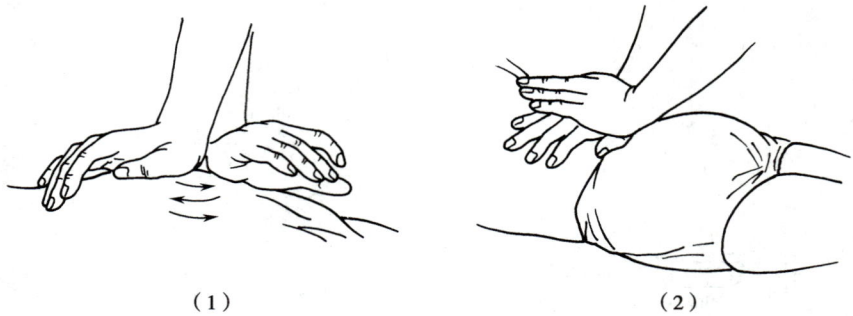

（1）　　　　　　　　　　　（2）

图 2-66　深度按摩法（推摩法）

3.揉法

【操作方法】由术者用指腹、大鱼际或掌根吸定于体表,做轻柔缓和的回旋活动（图 2-67）。操作时,腕部放松,以前臂带动腕和掌指活动,着力部位不移开接触的皮肤,仅使该处的皮下组织随手指或手掌的揉动而滑动。

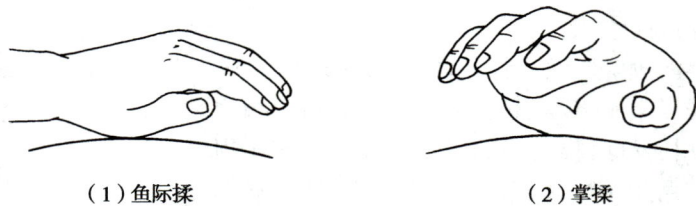

（1）鱼际揉　　　　　　　　　　　（2）掌揉

图 2-67　揉法

【功效】活血祛瘀,消肿止痛,放松肌肉,缓解痉挛。

【临床运用】本法作用缓和,故全身各部位均可应用。临床常用于缓和重手法、外伤肿痛、慢性劳损、风湿痹痛等的治疗。

4.按法（按压法）

【操作方法】由术者用拇指指端、指腹、掌根、鱼际、全掌或双掌重叠按压体表一定部位（图2-68）,操作时着力部位要紧贴体表,不可移动,用力要由轻而重,不可用暴力猛然按压。压法的动作姿势与按法相同,故二法合称为按压法。但一般认为压法力量比按法重,除可用拇指、手掌着力外,常以肘部按压治疗即肘压法。

【功效】松弛肌肉,开通闭塞,活血止痛,温经散寒。

【临床运用】由术者拇指按压法适用于全身各部穴位；手掌按压法常用于腰背和胸腹部；肘压法仅适用于肌肉丰厚的部位,如腰臀部。按压法临床常用于治疗急慢性腰腿痛,肌肉痉挛,筋

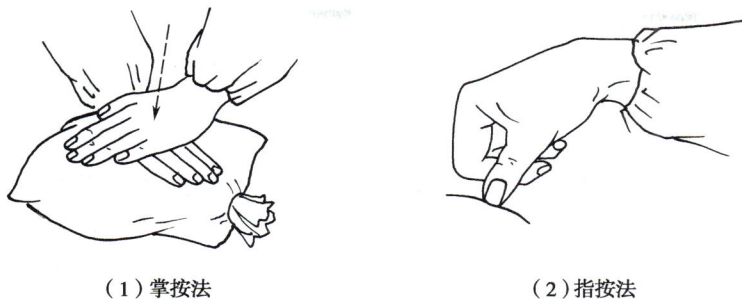

（1）掌按法　　　　　　　（2）指按法

图 2-68　按法

脉拘紧等症。

5. 擦法

【操作方法】由术者用大、小鱼际或全掌附着在体表一定部位，做上下或左右直线往返摩擦（图 2-69）。操作时腕关节伸直，手指自然伸开，着力部位要贴住患者体表，但压力不宜太大，移动时用上臂带动手掌，往返距离要长而直，动作要均匀连续。施行手法时宜先用润滑剂，以防擦破皮肤。

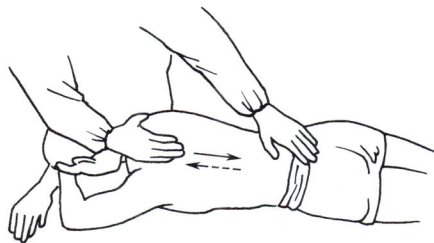

图 2-69　擦法

【功效】活血散瘀，消肿止痛，温经通络，松解粘连，软化瘢痕。

【临床运用】本法通过手掌和体表的直接摩擦，使之产生一定的热量，而起柔和温热的刺激作用。适用于腰背部，以及肌肉丰厚部位的慢性劳损和风湿痹痛等。

6. 滚法

【操作方法】滚法操作时术者肩臂放松，肘部微屈，手呈半握拳状，以小鱼际尺侧缘及第 3～5 掌指关节的背侧贴附于患处，通过腕关节的屈伸和前臂旋转，做复合的连续往返运动（前臂旋后时屈腕并用力下压；前臂旋前时伸腕压力减轻）。滚动时手背部要紧贴体表，使产生的压力轻重交替而持续不断地作用于治疗部位，不可跳动或拖拉摩擦。滚动幅度控制在 120° 左右（图 2-70），并注意动作的协调及节律。

【功效】调和营卫，疏通经络，祛风散寒，解痉止痛。

【临床运用】适用于肩背、腰臀、四肢等肌肉丰厚的部位，可用于因陈伤、劳损引起的筋骨酸痛，麻木不仁，肢体瘫痪等症。

7. 拿捏法（附：捻法）

【操作方法】由术者用拇指与其余手指形成钳形，相对用力一紧一松挤捏肌肉、韧带等软组织（图 2-71），操作时腕要放松，指腹着力，用力要由轻至重再由重至轻，不可突然用力。

【功效】缓解肌肉痉挛，解除粘连，松筋通节。

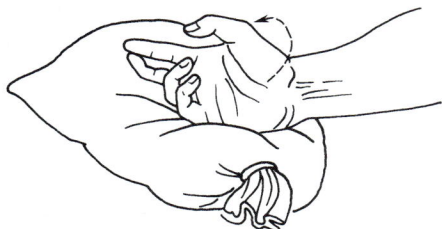

图 2-70　滚法

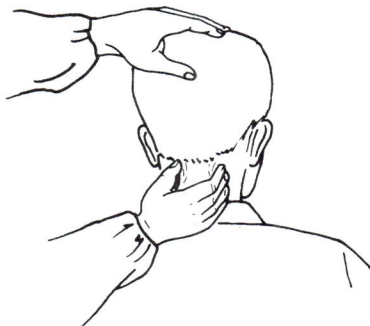

图 2-71　拿捏法

【临床运用】拿捏法的刺激较强，常与其他方法配合应用，如结合揉法可缓和拿捏法的刺激而兼有揉捏两种作用。拿捏法以颈项部、肩部和四肢部最为常用。适用于伤筋而致痉挛或粘连等症。

附：捻法

用拇指和示指的指腹相对捏住某一部位，稍用力做对称的揉搓如捻线状（图2-72）。

8. 弹筋法（提弹法）　从弹筋法的劲力上看，有提、弹两种劲力，故又称为提弹法。

【操作方法】由术者用拇指和示指、中指指腹相对将肌束、肌腱等组织横向捏紧并用力提拉，然后迅速放开，像射箭时拉弓放弦样动作，使其弹回（图2-73）。操作时动作要迅速有力，快提快放。

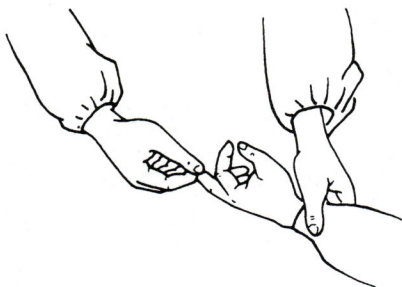

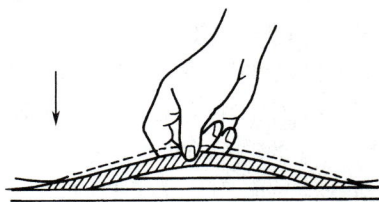

（1）

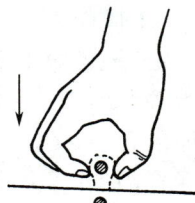

（2）

图2-72　捻法　　　　　　　　　　　　图2-73　弹筋法

【功效】缓解肌肉痉挛，剥离粘连，活血祛瘀，消肿止痛，促使萎缩肌肉恢复。

【临床运用】适用于急慢性筋伤所致的肌肉痉挛、疼痛或粘连者。常用部位为颈项、腰部及四肢。

9. 拨络法

【操作方法】由术者以拇指或其余四指的指尖或指腹紧按于患处，取与肌束、肌腱、韧带垂直的方向，做单向往复揉拨动作（图2-74）。操作时，宜加大劲力，使指上有肌腱、肌束、韧带等被牵拉又滑弹的感觉，而不可在皮肤上来回磨蹭。

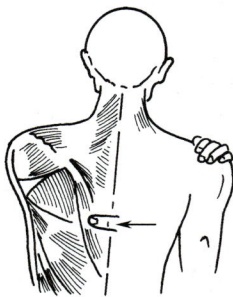

（1）

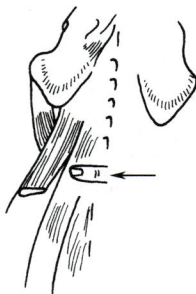

（2）

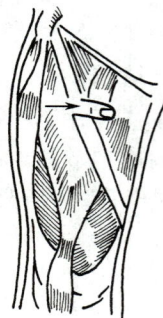

（3）

图2-74　拨络法

【功效】缓解痉挛，松解粘连，舒筋活络。

【临床运用】适用于急慢性筋伤而致挛缩或粘连者。常用于腰背、四肢部。

10. 拍击法　用虚掌拍打体表为拍打法；用拳背、掌根小鱼际尺侧、指尖或桑枝棒击打体表为击法，又可分别称为拳背击法、掌根击法、指尖击法和棒击法。

【操作方法】术者拍击时要求蓄劲收提，即用力轻巧有反弹感，以免产生震痛感。动作要有节奏，快慢适中，不能有拖抽动作。虚掌拍打时手指自然并拢，手指关节微屈，用虚掌拍打。拳背击时，手握空拳，腕伸直，用拳背平击。掌根击时，手指自然松开，腕伸直，用掌根叩击。侧击时手指自然伸直，腕略背伸，用单手或双手的小鱼际部击打。指尖击时手指轻屈腕放松，运用腕关节的屈伸，以指端击打。棒击时棒与体表的着力面要大，主要以棒前半段击打（图2-75）。

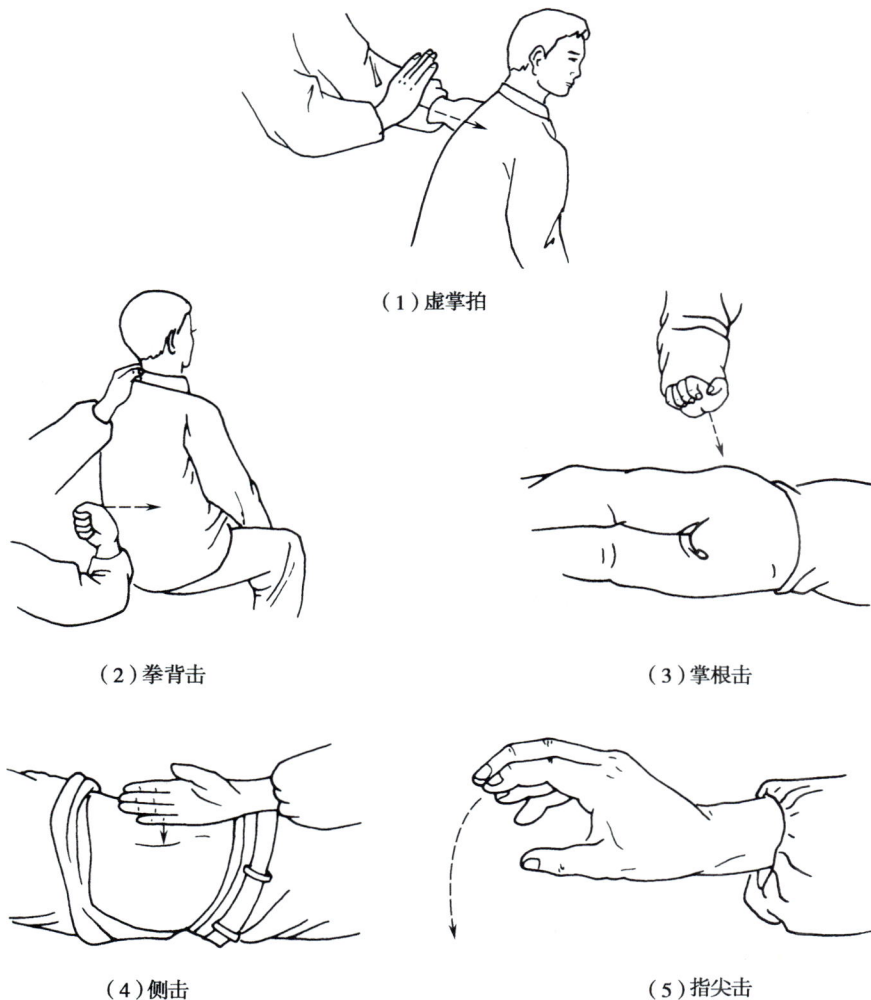

（1）虚掌拍

（2）拳背击

（3）掌根击

（4）侧击

（5）指尖击

图2-75 拍击法

【功效】疏通气血，消除疲劳，舒筋通络，祛风散寒。

【临床运用】拍打法常用于肩背、腰臀及下肢部。拳背击法常用于腰背部；掌根击法常用头顶、腰臀及四肢部；侧击法常用于腰背及四肢部；指尖击法常用于头面、胸腹部；棒击法常用于头顶、腰背及四肢部；拍击法适用于风湿酸痛，局部感觉迟钝、麻木不仁及肌肉痉挛等症。拍打法尚可用于胸胁部岔气。

11. 点压法（点穴法） 是根据经络循行路线，选择适当穴位，用手指在经穴上点穴按摩，又称穴位按摩。因用手指点压刺激经穴，与针刺疗法颇为相似，故又称指针疗法。近年来，又在点穴按摩的基础上发展成为指压按摩麻醉。点压法的取穴基本与针灸学相同，在治疗外伤时，除以痛为腧的取穴方法外还可以循经取穴。

【操作方法】由术者用中指为主的一指点法；或用拇指、示指、中指三指点法；或用五指捏在一起，组成梅花状的五指点法。医生用点压法治疗时，应将气力运用到指上，为增强指力，指与患者的皮肤成 60°～90° 角。

点压法根据用力大小可分轻、中、重三种。①轻点：是以腕关节为活动中心，主要以腕部的力量，与肘和肩关节活动协调配合。其力轻而有弹性，是一种刺激手法，多用于小儿及老年体弱患者。②中点：是以肘关节为活动中心，主要用前臂的力量，腕关节固定，肩关节协调配合，是一种中等刺激手法。③重点：以肩关节为活动中心，主要用上臂的力量，腕关节固定，肘关节协调配合，刺激较重，多用于青壮年及肌肉丰厚的部位。

【功效】疏通经络，宣通气血，调和脏腑，平衡阴阳。

【临床运用】本法多用于四肢关节，以上肢为常用，常用揉摩及搓法配合，作为治疗的收功手法。

12. 抖法

【操作方法】由术者用双手握住患者肢体一端进行连续的小幅度上下快速抖动，使肢体组织随之呈波纹状起伏，并将这种振动传递到远处（图 2-76）。操作时，抖动幅度要小，频率要快，用力要轻巧。

【功效】松弛肌肉、关节，减轻手法反应，增进患肢舒适感。

【临床运用】多用于四肢关节，以上肢常用，亦可作为治疗的结束手法。

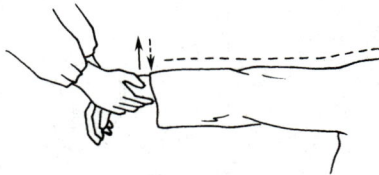

图 2-76　抖法

13. 搓法

【操作方法】由术者用双掌面置于肢体两侧，用力做快速前后或内外方向的搓揉，并同时做上下往返运动。操作时双手用力要对称，搓动要快，移动要慢（图 2-77）。

【功效】调和气血，舒筋活络，放松肌肉。

【临床运用】适用于四肢，以上肢最为常用。与抖法配合用于理筋手法收功阶段。

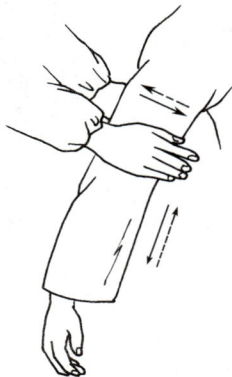

图 2-77　搓法

14. 扳法

【操作方法】

（1）斜扳法（腰椎旋转法）：侧卧位，患侧下肢在上，屈髋屈膝各 90°，健肢伸直，腰部放松。术者面对患者（或立其身后），两手（或两肘部）分别扳推患者的肩前部及臀上部，先轻轻使腰部扭转数次，然后两手交错扳推，待感到旋转有明显阻力时，再突然施加一个大旋转幅度的猛推（图 2-78），此时常可闻及"咯嗒"声，显示手法复位成功。

（2）腰部旋转复位法：患者坐于方凳上，腰部放松，两足分开与肩同宽。以向右侧旋转为例，助手面对患者站立，用两腿夹住患者大腿，双手按住大腿根部，以稳定患者坐势。术者坐（或弯

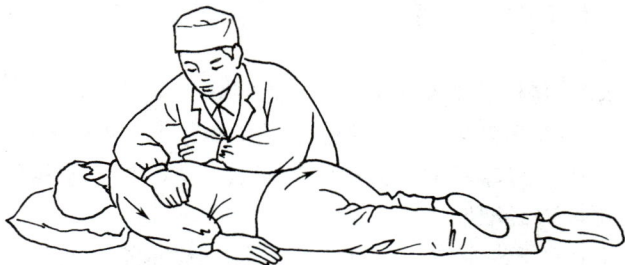

图 2-78　斜扳法（腰椎旋转法）

腰站立)于患者右后侧,右手自患者右腋下穿过,绕至颈后,以手掌扶住其颈项,左手拇指向左顶推偏歪的棘突,然后先使患者腰椎慢慢前屈至一特定角度(拇指下有棘突活动感)时,右手用力将腰椎向右侧屈旋转,左手拇指同时用力顶推棘突(图2-79)。常可闻及"咯嗒"声和感到拇指下有棘突跳动感,提示复位成功。

【功效】调整骨缝,整复错位,滑利关节。

【临床运用】此两法临床可用于腰部扭伤、腰椎后关节紊乱及腰椎间盘突出症。斜扳法操作容易,但定位准确性差;腰椎旋转复位法则定位准确性高,但操作较困难。

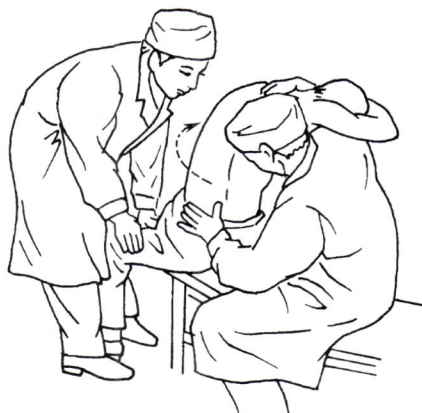

图2-79　腰部旋转复位法

15. 腰部背伸法

【操作方法】

(1)立位法(背法):术者与患者背与背紧贴站立,并与患者双肘屈曲相互反扣,然后术者屈膝、弯腰挺臀,将患者反背起,使其双足离地,先做上下或左右晃动,待感到患者腰部放松时,随即着力做一快速的伸膝挺臀动作,使患者脊椎被牵拉过伸(图2-80)。操作时,臀部的晃动要和挺臀及两膝屈伸动作协调一致。

(2)卧位法(推腰扳腿法):患者俯卧或侧卧,术者一手按压其腰部,另一手托住双侧或一侧下肢快速用力向后扳拉,两手协调动作,使腰部过伸(图2-81)。

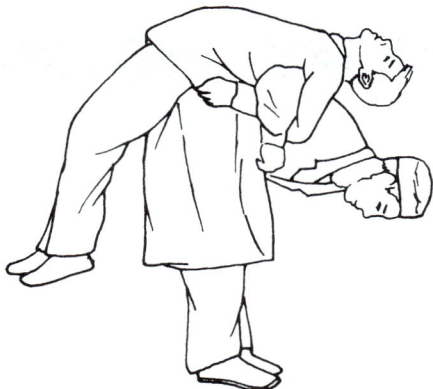

图2-80　立位法(背法)

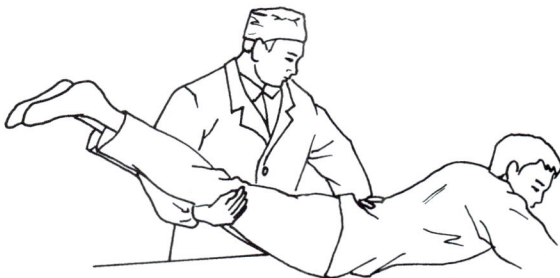

图2-81　卧位法(推腰扳腿法)

【功效】松弛腰肌,调整骨缝,牵伸脊椎。

【临床运用】主要适用于腰部急性扭伤,腰椎间盘突出症及单纯屈曲型压缩骨折。

16. 踩跷法

【操作方法】患者俯卧,在胸部及大腿部各垫枕头数只,使腰(腹)部悬空。术者双手扶住预先设置好的横木架,以控制自身体重及踩踏的力量,然后以单足或双足前部着力于患部,并做适当的弹跳动作,弹跳时足尖不要离开腰部(图2-82)。根据患者的体质和病情,控制踩踏力量及弹跳幅度,同时嘱患者弹跳的起落张口呼吸,切忌屏气,速度要均匀而有节奏。

【功效】通络止痛,放松肌肉,松解粘连。

【临床运用】本法可使腰椎被动后伸,临床可用于腰椎间盘突出及腰臀肌劳损所致的腰腿痛。但本法压力大,刺激强,对体质虚弱及腰椎有病变而不耐刺激的患者,临床上不宜应用。

(二)理筋手法的操作要求

1. **理筋手法的操作步骤**　理筋手法操作时可分为三个阶段来进行。首先是准备阶段,主要

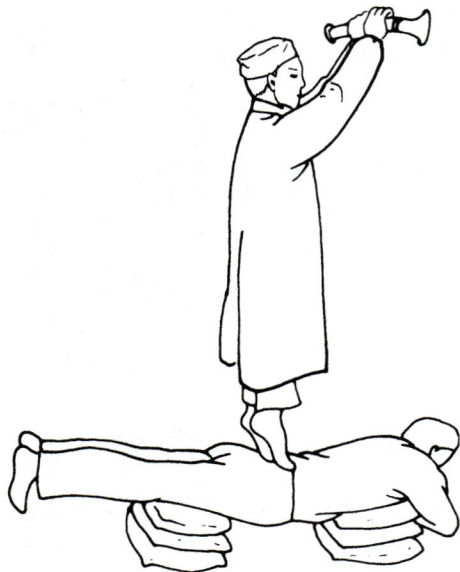

图2-82　踩跷法

是应用常用的基本手法，镇静或止痛，行气活血，放松痉挛的肌肉，创造一个"松则不痛"的环境，同时也使患者对治疗手法有一个适应过程。其次为理伤阶段，是应用针对病变具有治疗作用的手法来理顺筋络，活动关节，解决患者的主要病痛。最后为结束阶段，临床多用轻手法整理收功，使肢体安全放松。

2．理筋手法的基本要求

（1）持久：其一为手法操作要持续作用一定时间，保持动作和力量的连贯性；其二为手法在某一具体部位，尤其是重点治疗部位运用时，应维持适当的时间，使该部位产生感应（得气感），以增强治疗效果。

（2）有力：系指手法必须具有一定力量，医生应具有一定的功力，操作时施加于患部有适当的压力，这种力量应根据患者的体质及病症部位等不同情况而增减。

（3）均匀：指手法动作的节奏性和用力的稳妥性，动作频率要有节奏而协调，不要时快时慢，用力要稳，不要时轻时重。

（4）柔和：指手法要轻而不浮，重而不滞，用力不可生硬粗暴或用滞蛮力，变换动作要自然。

（5）渗透：指手法操作时，力度要渗透到病变组织部位。

知识链接

以上五项要求是有机联系的，在治疗中只有持久、有力、均匀、柔和才能使手法作用力渗透入内，直达病所，收到预期的疗效。要想熟练掌握各种手法并能在临床上灵活运用，必须经过一定时期的手法练习和临床实践，才能由生而熟，熟而生巧，乃至于得心应手，运用自如。

（三）理筋手法治疗原则

1．明确诊断　施术前要对病情作充分了解，必须明确诊断，对扭挫伤要了解损伤程度，有无断裂等。如有断裂则禁用手法。

2．制订计划　手法实施时一般按照手法操作步骤进行，治疗前应作出详细计划，多人配合治疗时更应设置周密计划，做到心中有数，以免发生意外。

3．患者配合　施行手法时指导患者密切配合，尽量放松、协作，需要时随时调整姿势、体位。

4．手法熟练　手法操作应熟练、准确，用力轻巧适度。用力要由轻到重。对于急性损伤，局部肿胀严重的患者手法要轻，新伤常用按法以消肿止痛；慢性劳损患者手法可重些，采用分筋、理筋手法等，但切忌粗暴。

5．注意力集中　手法操作时必须全神贯注，密切观察患者的表情，随时调整手法强度。

6．熟悉解剖生理　手法操作时需熟悉局部正常解剖结构与关节生理活动范围，避免加重损伤。

7．时间要求　理筋手法的治疗时间，急性损伤初期治疗时间要短，一般直接采用对症手法治疗即可；慢性劳损、急性损伤中后期可根据病情、部位的不同选择治疗时间，一般15～30分钟为宜。

8．适应证与禁忌证 严格掌握理筋手法治疗的适应证和禁忌证。

（四）理筋手法治疗适应证

1．各种急慢性筋伤而无肌筋断裂及损伤局部无皮肤黏膜破损患者。

2．损伤后导致小关节错缝症者。

3．骨折、脱臼及严重筋伤治疗不当遗留关节僵硬及肌肉萎缩患者。

4．痹证及骨关节病变所引起关节活动不利、肢体疼痛症者等。

（五）理筋手法治疗禁忌证

1．年老、体弱患者和孕妇禁用或慎用理筋手法治疗。尤其对老年性骨质疏松症和妊娠 3 个月左右的孕妇禁止使用理筋手法治疗。

2．损伤局部有炎症，皮肤黏膜破损，肌腱或韧带大部分或完全断裂者。

3．诊断不明的急性脊柱损伤伴有脊髓症状者。

4．骨肿瘤、骨结核、骨髓炎等骨病患者。

5．有严重心、脑、肺疾患的患者。

6．局部肿胀严重的急性筋伤患者早期禁用理筋手法治疗。

7．精神病发作期，不能配合者，不适宜理筋手法治疗。

三、固 定 疗 法

是指为了维持损伤经手法或手术整复后的位置，防止断端再移位，复位后必须给予有效的固定，这种方法称为固定疗法。固定疗法分为外固定和内固定两类。

（一）外固定

常见的外固定有夹板固定、石膏绷带固定、牵引固定和外固定架（器）固定等。

1．夹板固定 采用合适的材料（如柳木、杉树皮、竹片等），根据肢体形态加以塑形，制成适用于各部位的夹板，并以固定垫配合，用布带扎缚，保持骨折复位后位置的固定方法，称为夹板固定。制作夹板的材料必须具有一定的可塑性、韧性、弹性、穿透性及吸附性，且质地宜轻。南方多选用杉树片、竹片；北方选用柳木板、纸板。

（1）夹板固定的原理：利用扎带对夹板的约束力配合固定垫对骨折断端产生的防止或矫正成角畸形和侧方移位的效应力，充分利用肢体肌肉收缩时所产生的内在动力，使肢体内部动力因骨折所致的不平衡重新恢复到平衡，从而保持复位后骨折断端的稳定性。

（2）夹板固定的适应证：

1）四肢闭合性骨折：但股骨骨折因肌肉收缩力大常需配合持续牵引治疗。

2）四肢开放性骨折：创面较小或伤口经处理而已愈合者。

3）四肢陈旧性骨折：适合手法复位者。

（3）夹板固定的禁忌证：

1）较严重的开放性骨折。

2）难以整复的关节内骨折。

3）固定不牢靠部位的骨折，如锁骨骨折、股骨颈骨折等。

4）肢体肿胀严重伴有水疱者。

5）伤肢远端脉搏微弱，末梢循环差者。

（4）夹板的规格及制作要求：

1）规格：夹板的大小，厚薄要适宜。夹板固定一般用 4～5 块（一般上肢 4 块，下肢 5 块），总宽度为所固定肢周径的 4/5～5/6，各夹板间应留 1～1.5cm 间隙。夹板的厚度应以具备足够的支持力为原则，一般为 1.5～4mm，当长度增加时，厚度亦应相应增加。夹板的长度应根据患肢的长度、骨折的部位决定。

2）固定形式：固定方法分不超关节固定与超关节固定两种。不超关节固定适用于骨干部骨折，夹板的长度等于或接近骨折段肢体的长度，以不妨碍上下关节活动为度；超关节固定适用于关节内及近关节骨折，其夹板通常超出关节2～3cm，以能绑缚扎带为度。

3）制作要求：夹板的形状要根据骨折的部位和类型，制作成适宜的尺寸和形状（图2-83），夹板的四角要圆滑，以免夹坏皮肤，需要塑形者，用热水浸泡后再用火烘烤，弯成各种需要的形状，内层附毡垫或棉垫，外套纱织套备用。

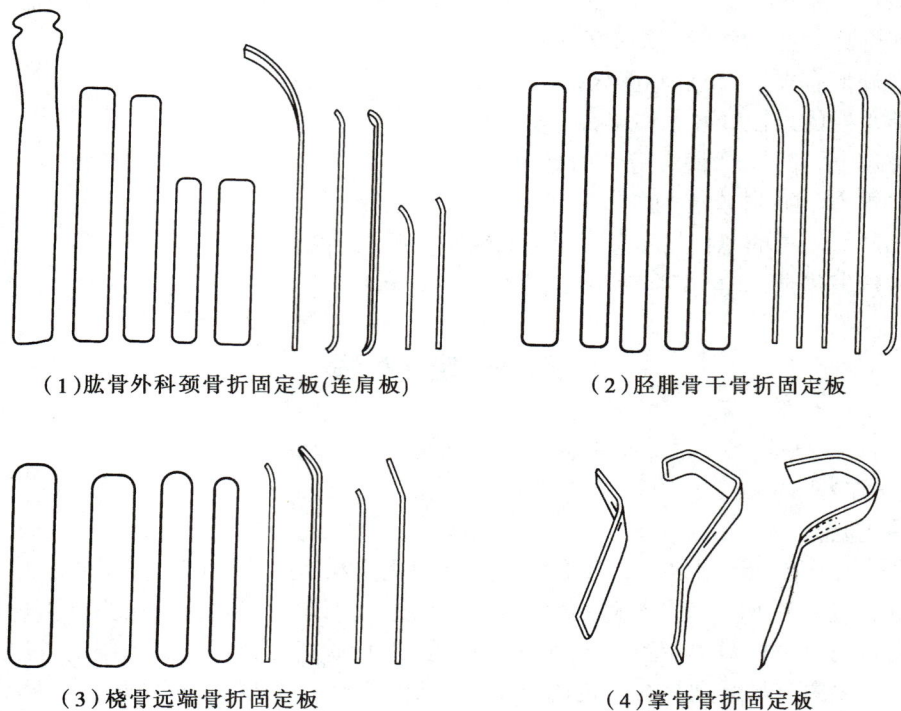

（1）肱骨外科颈骨折固定板(连肩板)　　　　（2）胫腓骨干骨折固定板

（3）桡骨远端骨折固定板　　　　　　　　　（4）掌骨骨折固定板

图 2-83　常用夹板

（5）固定垫（压垫）：

1）作用：安放在夹板和皮肤之间，利用固定垫所产生的压力或杠杆力，以维持骨折整复后的良好位置；并有轻度矫正残余移位的作用。

2）材料性能：固定垫的材料应质地柔软，有一定的韧性和弹性，能维持一定的形态，有一定的支持力，能吸水，可散热，对皮肤无刺激，如棉毡、毛头纸等。固定垫内可置金属纱网或金属丝，便于X线检查识别其位置。

3）尺寸：固定垫的大小及厚薄，必须根据骨折再移位的倾向及其放置部位而定。厚而硬的固定垫易引起皮肤压疮或肢体缺血，薄而软者不能发挥作用。

4）种类：常用的固定垫有以下几种（图2-84）。

平垫：适用四肢长骨干骨折、肢体平坦处。其宽度可稍宽于夹板，以增大与肢体的接触面，长度应根据使用部位而定，成人一般为4～8cm，其厚度根据使用部位软组织厚薄而定，一般为1.5～4cm。

塔形垫：多用于肢体关节凹陷处，如肘关节内、外侧，肱骨内、外上髁的上方，其中间厚，两边薄，外形像宝塔样。

梯形垫：适用于肢体斜坡处，如肘关节后侧，做成一边厚、一边渐薄，如阶梯状的固定垫。

高低垫：适用于锁骨骨折。为一边高、一边低，适应锁骨上窝形态的固定垫。

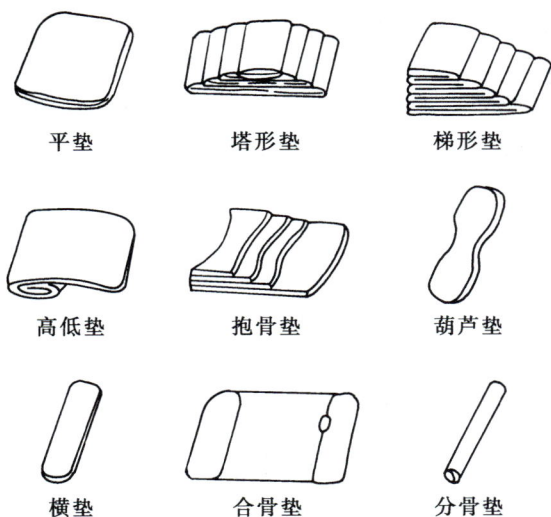

平垫　　塔形垫　　梯形垫

高低垫　　抱骨垫　　葫芦垫

横垫　　合骨垫　　分骨垫

图 2-84　固定垫

抱骨垫：适用于髌骨骨折及尺骨鹰嘴骨折，呈半月形。

葫芦垫：适用于桡骨头脱位或骨折，呈两头宽，中间窄的葫芦形。

横垫：适用于桡骨远端骨折。厚薄一致，呈长条形，一般长 6～7cm，宽 1.5～2cm，厚 0.3～0.5cm。

合骨垫：适用于下桡尺关节脱位。为两头较厚，中间较薄的凹陷形固定垫。

分骨垫：适用于尺桡骨干、掌骨、跖骨骨折。以一根铁丝为中心，外用棉花卷成梭形（图 2-85）。

空心垫：适用于内、外踝骨折。在平垫中心剪一圆孔即成。

大头垫（蘑菇垫）：适用于肱骨外科颈骨折，如蘑菇状。

5）使用方法：使用压垫时，应根据骨折的类型、移位情况来选用适当的压垫。常用的压垫放置法有（图 2-86）：

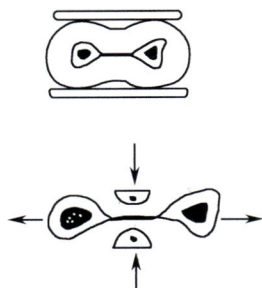

图 2-85　分骨垫示意图

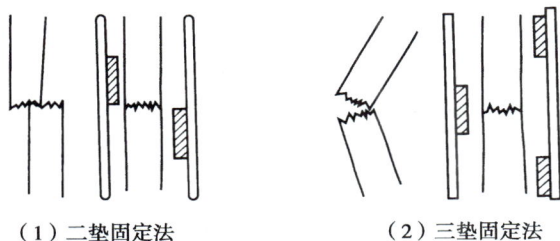

（1）二垫固定法　　　　（2）三垫固定法

图 2-86　压垫放置法

一垫固定法：直接压迫骨折片或骨折部位。多用于移位倾向较强的撕脱性骨折分离移位，或较大的骨折片，如：肱骨内上髁骨折，外踝骨折（空心垫），桡骨头脱位（葫芦垫）等。

二垫固定法：将两垫分别置于两骨折断端原有移位的一侧，以骨折线为界，不能超过骨折线。适用于有侧方移位倾向或残余侧方移位的骨折。

三垫固定法：一垫置于骨折成角移位的角尖处，另两垫置于尽量靠近骨干两端的对侧，三垫形成加压杠杆力。用于有成角移位倾向或残余成角移位的骨折。

压垫的作用仅限于防止骨折再发生侧方移位或成角移位，以及矫正残余侧方或成角移位。临床不可依赖压垫进行复位，否则加压过度可造成皮肤压疮甚至肢体缺血。

（6）扎带：扎带通常采用宽 1.5～2cm 的布带或使用绷带，一般用 3～4 条。应先绑中间的一条或两条，然后绑扎远端的一条，最后绑扎近端的一条。绑扎时将扎带在夹板外缠绕两周后打上活结，打结时应两手同时用力，切忌单从一头用力抽紧。活结应打在前侧或外侧板便于操作的部位，各扎带间距应基本相同。扎带的松紧度要适当，过紧可加剧肿胀，压伤皮肤，甚至造成肢体缺血；过松则不起固定作用。扎带绑扎好后，以能不费力地拉动扎带，在夹板上面上下移动 1cm 为宜（约 800g 的拉力）。

（7）夹板固定的操作步骤及方法：

1）步骤：外敷药物→放置固定垫→安放夹板→捆扎布带。

ER-2-3

夹板固定（视频）

2）包扎方法：夹板固定的包扎方法有：续增包扎法、简单包扎法。

①续增包扎法：在骨折局部外敷药物并盖上敷料，然后从肢体远端向近端松松地包扎1～2层绷带（固定外敷药物及敷料，使无夹板部位的肢体受压均匀）；放置固定垫，并放置两块起主要作用的夹板，以绷带包扎两周，再放置其他夹板，亦用绷带包扎，最后绑缚扎带3～4条（图2-87）。续增包扎法的优点是夹板不易移动，肢体受压均匀，固定较为牢靠。

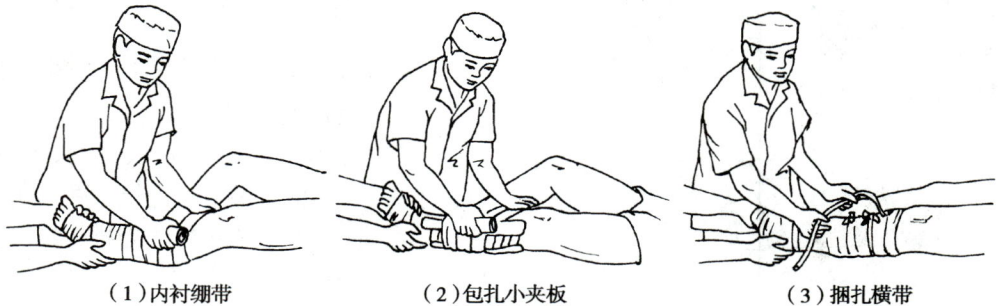

（1）内衬绷带　　　　　（2）包扎小夹板　　　　　（3）捆扎横带

图2-87　续增包扎法

②简单包扎法：敷药、放置压垫等步骤同续增包扎法，只是在安放夹板时是一次将所有夹板等距放置于肢体的四周，然后用扎带3～4条绑扎。

必须指出，局部外敷药仅用于稳定性骨折，如用于不稳定性骨折，换药时可导致骨折错位。

（8）夹板固定的注意事项：

1）抬高患肢，以利消肿：如怀疑患肢可能发生骨-筋膜室综合征者，则不宜抬高。

2）密切观察伤肢血运：固定后的1～4日尤应密切观察，主要观察患肢末端脉搏、颜色、感觉、肿胀程度、手指或足趾活动等。如发现有缺血的早期表现，应立即拆开外固定，并采取相应措施处理。

3）防止骨突部皮肤受压：骨突处皮下组织少，无肌肉，受压后易产生血运受阻，甚至发生压迫性溃疡。如固定后，骨突部位疼痛，应及时拆开夹板检查。

4）注意调整夹板松紧度：骨折经夹板固定后，1～2日内患肢肿胀加剧，此时应及时放松扎带；反之数日后当肿胀消退时，夹板出现松动，又应及时扎紧。夹板固定后的7～10日内，应每日检查1～2次。

5）定期X线检查：骨折固定后，2周内骨折尚无纤维连接，故应做X线检查（每周1～2次），如发现骨折移位应及时复位。骨折2～3周后已形成纤维连接，其再错位的可能性减少（少数老年人特殊部位骨折除外），检查次数可相应减少。

6）及时指导患者练功疗法：应将上述注意事项向患者及家属交代清楚，并将练功疗法的目的意义向患者说明，教会并督促其执行正确的练功疗法。练功疗法必须遵循主被动练习结合，循序渐进，持之以恒的原则。

7）解除夹板固定的时间：骨折愈合达到临床标准时，即可解除夹板固定。

2. 石膏绷带固定　利用熟石膏遇水可重新结晶而硬化的特性，将其做成石膏绷带包绕在肢体上，通过固定骨折上下关节，达到稳定骨折的作用，这种固定方法称为石膏固定。近年来采用树脂绷带固定者日渐增多。

石膏固定的优点是：能够根据肢体的形状而塑形，干后十分坚固，固定作用确实可靠，便于搬动和护理，不需经常更换。其缺点是：干固定形后，如接触水分可软化变形而失去固定作用；固定后无弹性，不能随时调节松紧度，难以适应肢体在创伤后的进行性肿胀，容易发生过紧现象，而肢体一旦消肿，又易发生过松现象；另外由于石膏固定范围较大，固定期内无法进行练功疗法，易遗留关节僵硬等后遗症。

石膏凝固的时间随温度和石膏纯度而异，在 40～42℃温水中，需 10～20 分钟。水中加少许食盐，可缩短凝固时间。石膏干燥一般需要 24～72 小时。

（1）石膏固定分类：

1）无垫石膏固定和有垫石膏固定：无垫石膏固定仅在骨突出部位放置衬垫（图 2-88），虽然固定效果好，但易压伤皮肤而影响血运，现在少用。有垫石膏是将整个肢体先用棉垫由上而下全部包好，固定效果较差，但对皮肤和血运影响小，患者感觉舒适，多用于中医伤科术后的固定。

2）石膏托、石膏夹板和管形石膏等。

（2）石膏固定的操作步骤及技术：

1）体位：将患肢置于功能位（或特殊要求的体位）进行固定，并由专人扶持或用石膏床牵引架维持。

2）放置衬垫：按有垫或无垫石膏的要求放置。一般用棉卷或棉纸卷缠绕骨突部位或整个肢体几匝。

3）制作石膏条：用干石膏绷带，按要求铺展，折叠数层，制成干石膏条，然后折好，捏住其两端放入水中浸泡。

4）石膏绷带的浸泡及去水：将石膏卷或折叠好的石膏条轻轻平放于 30～40℃ 的温水中，根据操作速度，每次放入 1～2 个，待气泡出尽后取出，以手握其两端，挤去多余水分，即可使用（图 2-89）。将浸湿去水的石膏卷，按所需的长度，在石膏台上迅速铺展，来回折叠，边铺边用手抚平，以驱尽气泡，使各层凝合密切。

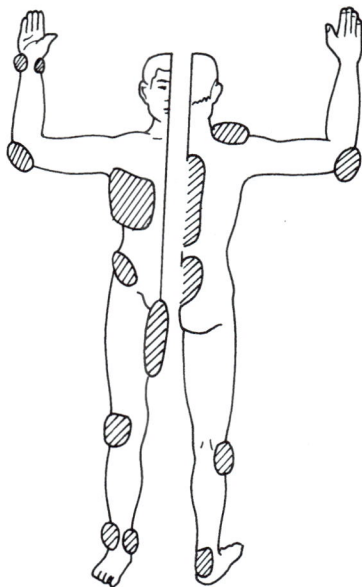

图 2-88　需要放置衬垫部位

石膏固定（视频）

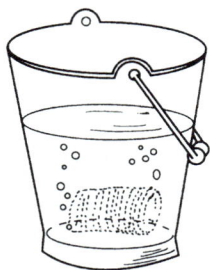（1）　　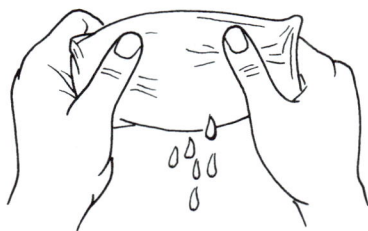（2）

图 2-89　石膏绷带的浸泡及挤水法

5）包扎石膏绷带的基本方法（图 2-90）：包扎石膏卷时，一般由上而下顺序包缠，要将石膏卷贴着肢体向前滚动，使下圈绷带盖住上圈的 1/3～1/2，并注意保持石膏绷带的平整。在躯干及肢体的曲线明显，粗细不等之处，当需向上、下移动绷带时，要提起绷带的松弛部分拉回打折，使绷带贴合体表。操作要迅速、敏捷、准确，两手相互配合，一手缠绕绷带，另一手朝相反方向抹平，要使每层石膏之间紧密贴合，不留空隙。石膏的上、下边缘及关节部位要适当加厚，以增强其固定作用。整个石膏的厚度以不折裂为原则，一般为 8～12 层。

6）塑捏成形、修整及标记：当石膏绷带包至一定厚度尚未硬固时，可用手掌在一定部位施加适当均匀、平面性的或弧形压力，使石膏能与肢体的轮廓相符（须在数分钟内完成），以增强石膏的固定性能，如足弓的塑形。此外，移位骨折石膏固定后，为维持骨折的对位，可采用加压塑形的方法使石膏与肢体外形凹凸一致，形成三点固定作用力，以有效地控制骨折的移位。

为便于计算治疗时间判断治疗情况，可在管型石膏外用色笔注明诊断、受伤（或手术）及固

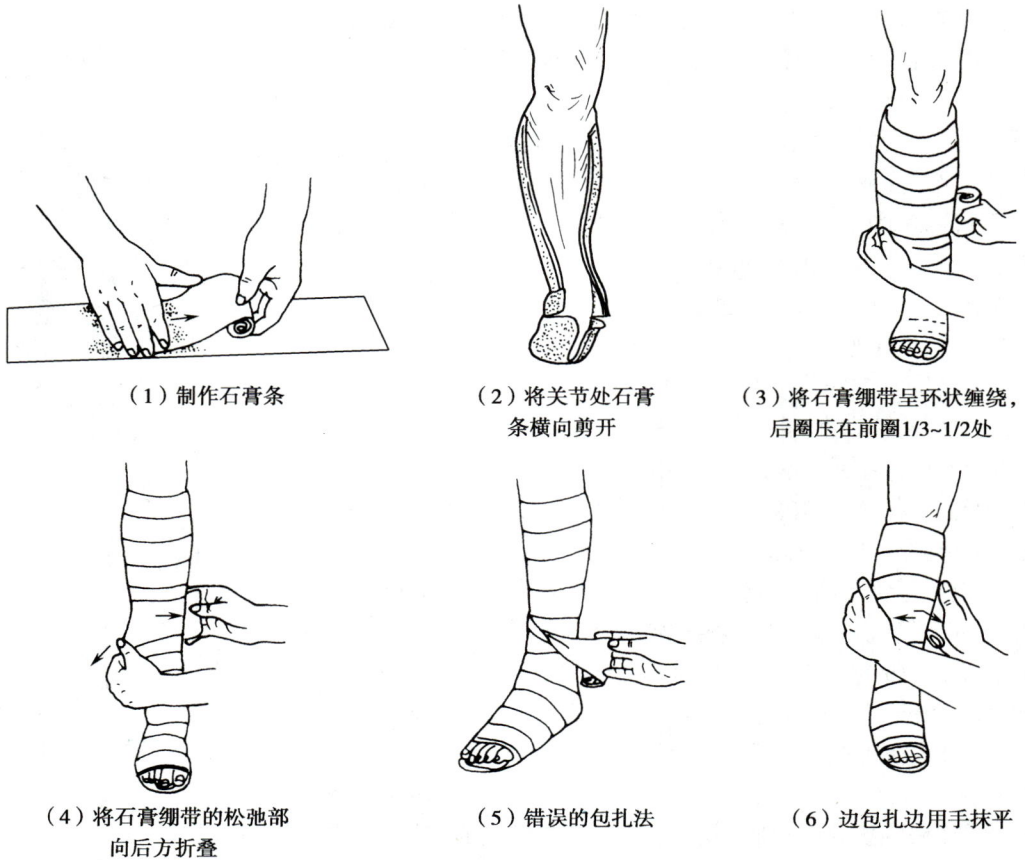

（1）制作石膏条

（2）将关节处石膏条横向剪开

（3）将石膏绷带呈环状缠绕，后圈压在前圈1/3~1/2处

（4）将石膏绷带的松弛部向后方折叠

（5）错误的包扎法

（6）边包扎边用手抹平

图 2-90　石膏绷带固定法

定日期，有创面或切口者，亦应注明其所在部位，以便开窗。

（3）石膏固定后的注意事项：

1）石膏固定完成后，要维持其体位直至完全干固，尽量用手掌扶持肢体，忌手指抓提，为加速石膏的干固，可用电吹风或红外线灯泡烘干。

2）抬高患肢，以利消肿，肢体肿胀消退后，如石膏固定过松，失去作用时，应及时更换石膏。

3）患者应卧木板床，并用软枕垫好石膏，注意保持石膏清洁，勿使污染，变动体位时，应保护石膏，避免折裂或骨折错位。

4）寒冷季节应注意患肢外露部分保暖。炎热季节，对包扎大型石膏的患者，要注意通风，防止中暑。

5）防止局部皮肤，尤其是骨突部受压，并注意患肢血液循环有无障碍，如有肢体受压现象，应及时将石膏纵行全层剖开松解，进行检查，并作相应处理。

6）石膏干后开始做未固定关节的练功疗法，同时应指导患者及时进行主动肌肉舒缩锻炼，并定期进行 X 线摄片检查。

（4）石膏拆除的时间：骨折到临床愈合标准时可拆除石膏。

知识链接

　　高分子绷带固定：高分子绷带是用高分子材料经过热处理、涂胶等工艺制作而成的新型骨科外固定材料，主要用来代替石膏绷带固定骨折部位。其主要原料有：玻璃纤维（玻璃纤维绷带）、聚酯纤维（聚酯纤维绷带）及树脂类（树脂绷带）等。

3．牵引固定　牵引疗法是通过牵引装置（图 2-91），利用悬垂重量为牵引力，身体重量为反牵引力，以克服肌肉的收缩力，整复骨折、脱位，预防和矫正骨折移位、软组织挛缩，以及某些疾病术前松解或术后制动的一种治疗方法。牵引疗法既可用于整复移位，也可作为固定方法。临床常分为皮肤牵引、骨牵引和布托牵引三种：

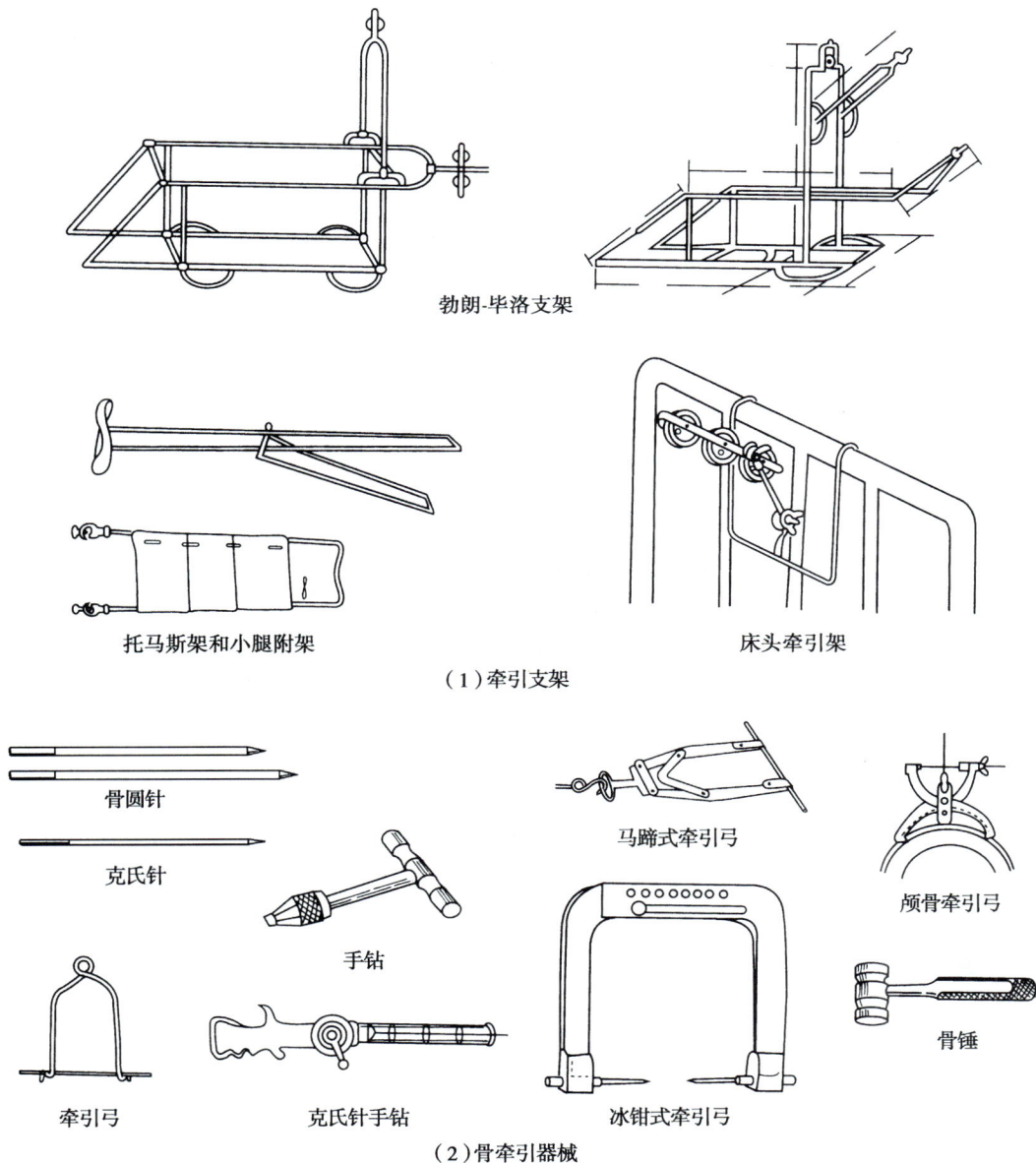

勃朗-毕洛支架

托马斯架和小腿附架

床头牵引架

（1）牵引支架

骨圆针

克氏针

手钻

牵引弓

克氏针手钻

马蹄式牵引弓

颅骨牵引弓

骨锤

冰钳式牵引弓

（2）骨牵引器械

图 2-91　牵引装置

（1）皮肤牵引（图 2-92）：皮肤牵引包括胶布牵引和皮套牵引，系利用胶布粘贴于皮肤或皮套包压固定于皮肤上，牵引力直接作用于皮肤，间接作用于肌肉和骨骼而获得牵引效果。此法简单易行，对肢体损伤较小。

【适应证】多用于下肢需要对抗的力量较小的骨关节损伤和其他疾患，如儿童股骨骨折、老年人股骨转子间骨折、髋关节脱位复位后的制动、肢体肿胀严重不能即刻复位者等。肱骨外科颈骨折有时亦可用上肢悬吊皮肤牵引。

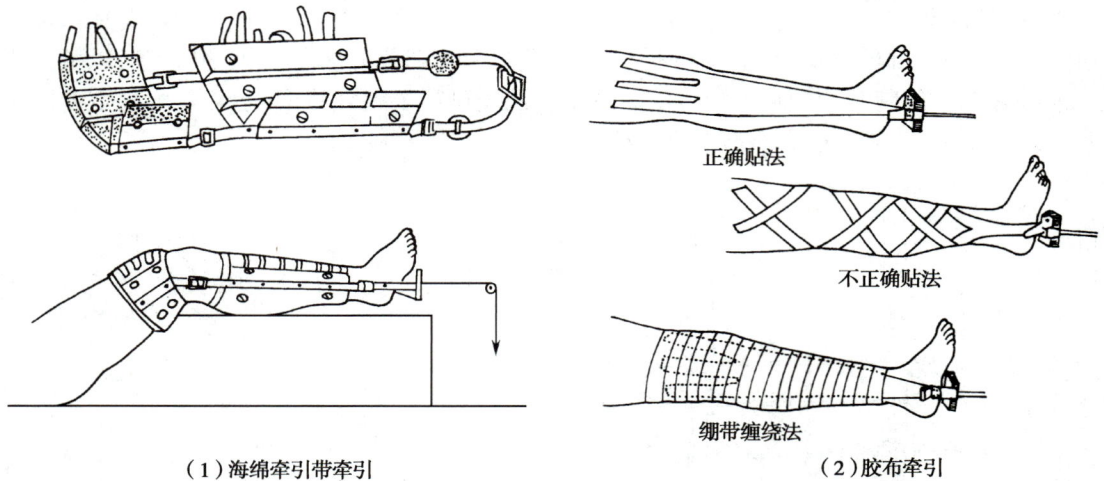

（1）海绵牵引带牵引

正确贴法

不正确贴法

绷带缠绕法

（2）胶布牵引

图2-92　皮肤牵引

【禁忌证】皮肤创伤、静脉曲张、慢性溃疡、血管硬化剂栓塞、皮炎、对粘胶过敏、骨折严重错位需要较大力量牵引者。

【操作方法】

1）海绵牵引带牵引：用特制海绵牵引带进行皮肤牵引，操作简单，需要注意的是在骨突部位，如双踝、胫骨前缘等处，要用软物加以保护。

2）胶布牵引：①术前准备：剃除体毛，涂上安息香酸酊，可增加黏性，减少胶布对皮肤的刺激；然后剪下所需长度（为骨折线以下长与扩张板宽之和的2倍）、宽度（为伤肢最细部位周径的1/2）的胶布，并在胶布中央贴上带孔的正方形扩张板，两端各分为3份后撕开10~30cm；用少许棉垫垫好骨突处。②操作：将胶布贴在患肢上，再以绷带包扎，最后将牵引绳拴在扩张板中央，患肢置牵引架上，装上滑轮和牵引重砝，抬高床脚，借患者体重做对抗牵引。牵引重量2~5kg。皮肤牵引时间一般不超过2~3周。

（2）骨牵引：系利用钢针或牵引钳穿过骨质进行牵引，牵引力直接作用于骨骼。骨牵引的优点是能承担较大重量，纠正骨折重叠或关节脱位所造成的畸形，牵引后便于检查患肢及便于照顾，还可配合夹板固定，便于患肢练功疗法；其缺点是需要经皮穿针，有引起感染的可能，此外穿针时也有损伤神经、血管、儿童骨骺或劈裂骨质的危险。

【适应证】适用于需要较大力量才能整复的成人骨折、不稳定性骨折、开放性骨折及颈椎骨折脱位等。

【禁忌证】有软组织裂伤及进针部位皮肤有溃疡、皮炎者。

【操作方法】患肢皮肤准备后，置于牵引架上适当的体位，确定穿刺部位，常规消毒铺巾，于穿刺点用0.5%~1%普鲁卡因直达骨膜麻醉后，用手向上拉紧皮肤，以牵引针穿破皮肤直达骨骼（注意穿入方向与骨干纵轴垂直，与关节平行，或按要求与关节面呈一定角度），徐徐旋转手钻，将针逐渐穿过骨皮质及对侧皮肤，至两侧皮外牵引针等长，用酒精纱布和纱布垫保护两侧针眼，最后装上牵引弓，按骨折的类型及体重设置牵引重量，放置适当体位后进行牵引。应用此法必须注意无菌技术操作，防止穿刺部位发生感染，注意穿刺方向，谨防穿入关节囊或损伤附近的主要神经血管。

常用的骨牵引：

1）股骨髁上骨牵引（图2-93）：

【进针部位及方向】内收肌结节上2cm处或髌骨上缘横线与腓骨小头前缘纵线之交点；由内向外进针。

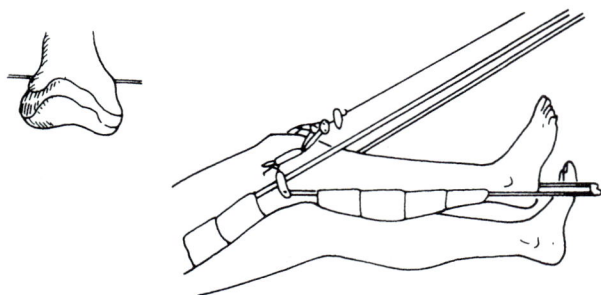

图 2-93　股骨髁上骨牵引

【适应证】股骨颈、转子间、股骨干、股骨髁上骨折，骨盆骨折，髋关节中心脱位等。

【重量及时间】8～10kg 或体重的 1/6～1/8；维持 3～5kg。时间 5～6 周。

2）胫骨结节骨牵引（图 2-94）：

【进针部位及方向】胫骨结节最高点向后 1.5cm，再向下 1cm 处；由外向内进针。

【适应证】股骨颈或转子间骨折、伸直型股骨髁上骨折、股骨干上 1/3 骨折。

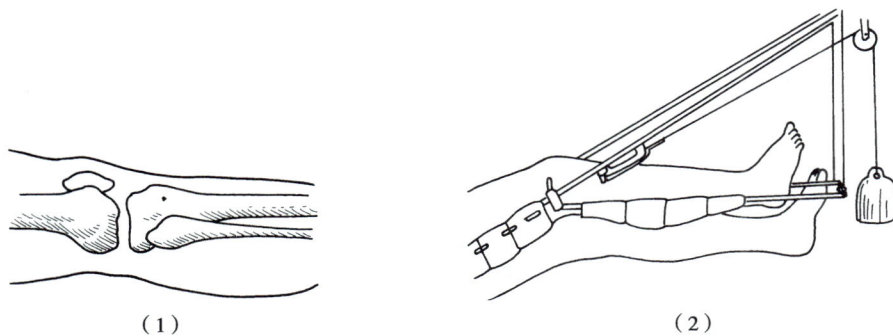

（1）　　　　　　　　　　　（2）

图 2-94　胫骨结节骨牵引

【重量及时间】8～10kg 或体重的 1/6～1/8；维持 3～5kg。时间 5～6 周。

3）跟骨骨牵引（图 2-95）：在小腿下方垫一沙袋使足跟抬高后进行。

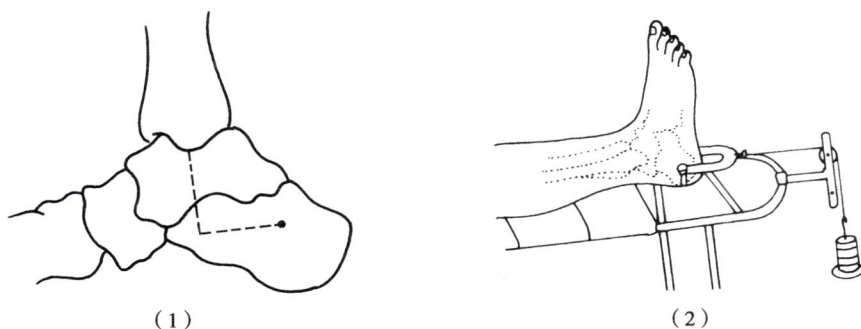

（1）　　　　　　　　　　　（2）

图 2-95　跟骨骨牵引

【进针部位及方向】位于内踝最高（顶）点向下向后各 3cm 处，由内向外进针；或在内踝与足跟后下缘连线中点作为穿针点。由内向外穿针，穿针时应注意角度，胫腓骨骨干骨折时，针与踝关节面略呈倾斜 15°，即针的内侧进入处低，外侧出口处高（相差约 1cm），有利于恢复胫骨的正常生理弧度。

【适应证】胫腓骨骨干骨折、踝部骨折脱位、部分跟骨骨折。

【重量及时间】重量 5～6kg；维持 3～4kg。时间 4～6 周。

4）尺骨鹰嘴骨牵引（图 2-96）：

【进针部位及方向】尺骨鹰嘴尖下 2cm 与尺骨嵴向前一横指交点处，由内向外进针。

【适应证】难以整复或严重肿胀的肱骨髁间骨折；肱骨下端粉碎性骨折，严重移位的肱骨干开放性骨折。

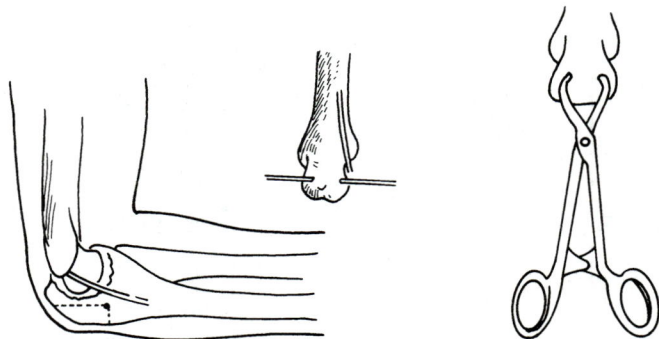

图 2-96　尺骨鹰嘴骨牵引

【重量及时间】重量 2～4kg。时间 3～4 周。

儿童患者做尺骨鹰嘴骨牵引则更为简便，可用大号巾钳（先将巾钳头端的前倾角敲平）代替细钢针和牵引弓，按测定点自尺骨嵴两侧钳入骨皮质内即可。牵引重量 2～5kg。

5）颅骨骨牵引（图 2-97）：

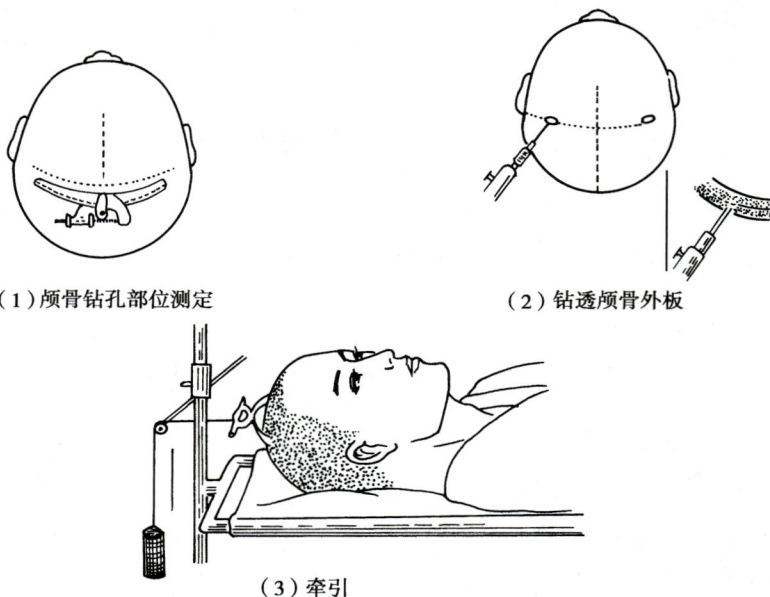

（1）颅骨钻孔部位测定　　　　　（2）钻透颅骨外板

（3）牵引

图 2-97　颅骨骨牵引

【进针部位及方向】剃光头发，常规头皮消毒，患者仰卧头枕沙袋，以颅骨中线和两乳突在头顶部连线交点为中点，向左右旁开 3.5cm 定为冰钳（颅骨牵引弓）钉尖插入部位，在局麻下分别做 1～2cm 的皮肤切口，用拴上安全螺丝帽骨钻钻头，按与颅骨呈 45° 角的方向钻穿颅骨外板（成人约 4mm，儿童约 3mm），注意防止穿过颅骨内板而伤及脑组织。然后将冰钳钉尖插入骨孔内，旋紧并固定，以酒精纱布覆盖伤口，抬高床头，牵引绳系上冰钳通过滑轮进行牵引。

【适应证】适用于颈椎骨折脱位。

【重量及时间】第 1、2 颈椎用 4kg，每下一椎增 1kg，复位后用 4kg 维持。

（3）布托牵引：

1）枕颌布托牵引：将枕颌布带套在头部，抬高床头，系上牵引绳和重量，通过滑车进行牵引。3 周后亦可做坐位间歇牵引。适用于牵引时间短，只需稍做固定的无移位的颈椎损伤和疾患等。牵引重量一般不超过 5kg（图 2-98）。

2）骨盆兜悬吊固定：利用其向中间挤压作用而进行整复固定。适用于耻骨联合分离（图2-99）。

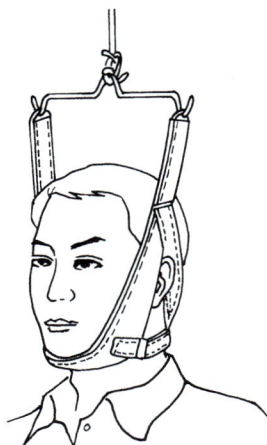

图2-98　枕颌布托牵引

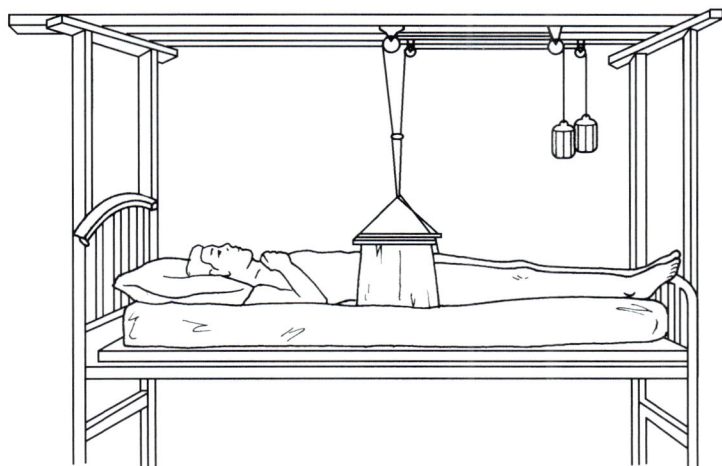

图2-99　骨盆兜悬吊固定

3）骨盆牵引带牵引：用骨盆牵引带套住骨盆，通过牵引绳、滑轮挂牵引砣进行牵引。适用于腰椎间盘突出症、胸腰椎骨质增生等疾患（图2-100）。

4．外固定器固定　应用骨圆针或螺纹针经皮穿入或穿过骨折远近两端骨干，外用一定类型的外固定器连接两端钢针，通过（螺旋）牵引或钢针的移动、旋转使骨折复位并固定的方法，称为外固定器疗法（图2-101）。

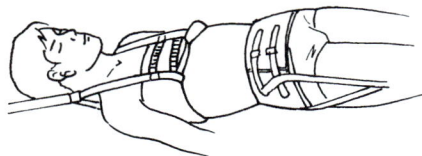

图2-100　骨盆牵引带牵引

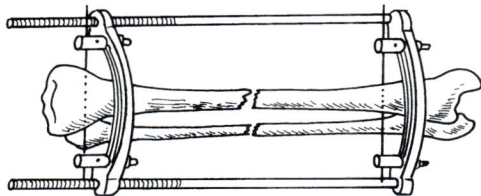

图2-101　复位固定器固定骨折

（1）类型：由于四肢各部位骨骼及周围组织不同，以及骨折部位和类型的差异，骨科外固定器的种类众多。根据其几何构型，可分为：单边式、双边式、四边式、三角式、半环式、全环式、针板结合式等几种。

（2）适应证：①各种新鲜不稳定性骨折（四肢骨折、锁骨骨折、骨盆骨折）。②开放与感染性骨折（有利于创口换药和观察病情）。③软组织损伤、肿胀严重的骨折（用于伴有较广泛软组织挤压伤的闭合性骨折）。④长管状骨骨折畸形愈合、延迟愈合或不愈合，经手术治疗后可使用外固定器。⑤关节融合术、畸形矫正术后均可用外固定器加压固定。⑥下肢短缩需要延长者。

（3）操作基本要求：①手术要在手术室进行，并严格执行无菌技术操作。②熟悉穿针及邻近部位的解剖结构，避免损伤重要血管、神经。③穿针前要手法纠正骨折的旋转及成角畸形，并标明进针点及角度。④进针处皮肤及软组织要切开0.5～1cm以消除其张力，避免钢针压迫皮肤及软组织。⑤穿针部位应避开骨折血肿区及远离创面。⑥固定钢针应贯穿骨干横断面的中线与骨干垂直，与关节面平行。⑦穿入钢针时，只宜用手摇钻慢慢钻入，不能用锤击或高速电钻，以免损伤骨及软组织。⑧针孔处应用酒精纱布保护，防止感染。⑨在骨折复位的应用中，应以手法为主，器械为辅，先手法后器械。

（4）术后管理：抬高患肢，以利肿胀消退，并注意观察患肢远端血运、感觉及活动。每日定期检查固定针有无松动,固定器有无变位及固定螺母是否松动,以保证固定器的固定效果确切可靠。在X线检查骨折愈合时,拆除外固定。

(二)内固定

内固定是在骨折切开复位后用金属内固定物维持骨折复位的方法。均属手术治疗的范畴(图2-102)。常见内固定种类有不锈钢丝、螺丝钉、钢板螺丝钉、骨圆针、髓内针及可吸收内固定物等。

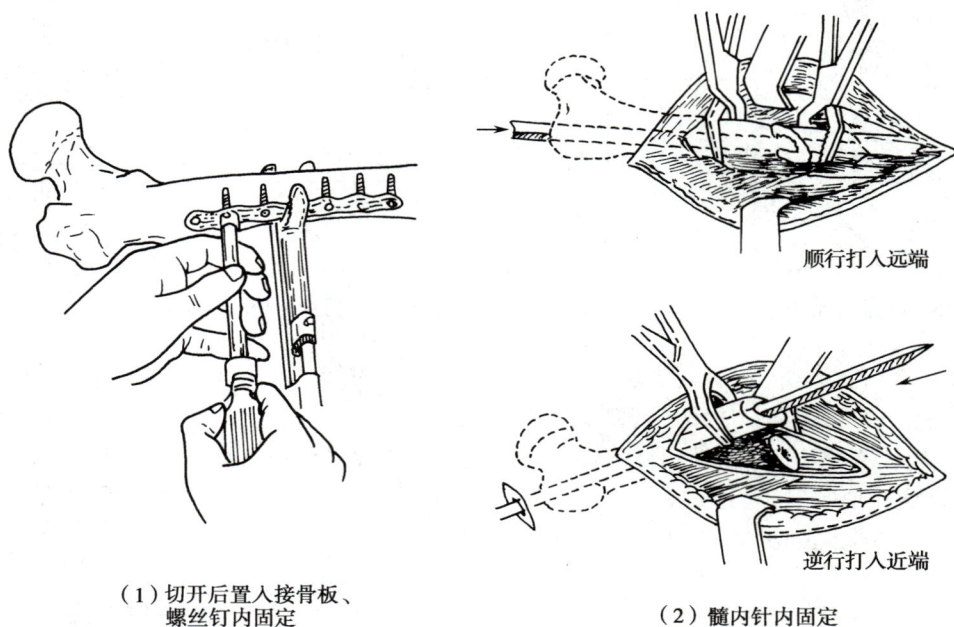

（1）切开后置入接骨板、
螺丝钉内固定

顺行打入远端

逆行打入近端

（2）髓内针内固定

图2-102　内固定

1. 内固定的植入方式

(1)切开后置入内固定物。常用方法有:钢丝内固定、螺丝钉内固定、接骨板螺丝钉内固定、骨圆针内固定、髓内针内固定等。

(2)在X线下手法复位或针拔复位后,闭合将钢针插入做内固定。常用方法:髓内针内固定。

2. 内固定的适应证

(1)手法复位外固定未能达到骨折功能复位标准,影响肢体功能者。

(2)移位的关节内骨折或骨折合并脱位,手法难以达到满意复位者。

(3)关节附近的撕脱性骨折,外固定难以维持其对位者。

(4)手法复位外固定不能维持复位后的位置,影响骨折愈合者。

(5)骨折断端间嵌入软组织,手法复位难以解脱者。

(6)骨折同时合并有血管、神经损伤或肌腱、韧带完全断裂者。

(7)多发骨折和多段骨折。

(8)开放性骨折,损伤时间短且软组织条件好者。

(9)陈旧性骨折及畸形愈合,不适合手法复位者。

(10)骨折不愈合、骨缺损在行植骨术同时进行内固定。

3. 内固定的禁忌证

(1)全身情况差不能耐受麻醉和手术者。

(2)伴有严重心、脑血管疾病,严重糖尿病等。

（3）伴有严重骨质疏松，难以承受内固定物者。

（4）全身或患肢局部有活动性感染者，如骨髓炎。

（5）患肢皮肤或软组织大面积缺损未修复者。

思政元素

团队协作的重要性

中医伤科的手术和手法整复，需要多人协作才能完成，需要一个优秀的团队，才能提高效率，解决问题。如手术需要有主刀、一助、二助、麻醉师、手术室护士等多人参与，密切合作才能完成；手法复位时需要术者、助手的通力合作才能整复成功。团队协作在中医伤科治疗中至关重要，所以我们要注重团队协作，培养团队意识。

四、练功疗法

练功疗法古称导引，它是通过肢体运动的方法来防治某些损伤性疾病，促使肢体功能恢复的一种方法，亦称为功能锻炼。练功疗法在伤科临床中已被普遍应用，为骨折、脱位及筋伤等治疗的基本方法之一。

（一）练功疗法的分类

练功疗法有徒手锻炼和器械锻炼两种形式。

1. 徒手锻炼　患者进行伤肢自主活动，使功能尽快地恢复，防止关节僵硬、筋肉萎缩。如肩关节受伤，练习耸肩、上肢前后摆动、握拳等；下肢损伤，练习踝关节背伸、跖屈，股四头肌舒缩活动、膝关节屈伸等动作。

2. 器械锻炼　采用器械进行锻炼，主要是加强伤肢的力量。一般常用蹬车、手拉滑车、胡桃、铁球等。如肩关节的练功疗法可拉滑车，手指关节锻炼可搓转胡桃或铁球。

（二）练功疗法的作用

1. 活血化瘀、消肿定痛　损伤部瘀血凝滞，络道阻塞不通而致疼痛肿胀。局部锻炼与全身锻炼能起到推动气血的流通，促进血液循环，达到活血化瘀、消肿定痛的目的。

2. 濡养筋脉，滑利关节　损伤后期及肌筋劳损，局部气血不充，筋失所养，酸痛麻木。练功疗法后血行通畅，化瘀生新，舒筋活络，筋络得到濡养，关节滑利，伸屈自如。

3. 促进骨折愈合　在夹板固定下练功疗法，不仅能保持良好的对位，还可以对骨折的残余移位逐渐矫正，使骨折愈合与功能恢复同时并进。有利于接骨续筋，促进骨折愈合。

4. 防治筋肉萎缩　骨折脱位及较严重筋伤而致肢体废用，必然导致某种程度的肌肉萎缩，积极练功疗法可以减轻或防止肌肉萎缩。

5. 避免关节粘连和骨质疏松　患肢长期固定，缺乏活动锻炼，可出现关节粘连和骨质疏松。通过练功疗法，可使气血通畅，避免关节粘连和骨质疏松发生。

6. 扶正祛邪，改善机体状况　通过练功疗法能调节整个机体，促进气血充盈，肝血肾精旺盛，筋骨强劲，有利于损伤康复。

（三）练功疗法的应用原则及注意事项

1. 辨明病情，估计预后　在医护人员指导下制订、贯彻各个时期的练功疗法计划，尤其对骨折患者更应分期、分部位对待。

2. 将练功疗法的目的、意义及必要性告知患者　发挥患者主观能动性，加强其练功疗法的信心和耐心。

3. 正确选择练功疗法方法　以主动练功疗法为主，严格掌握循序渐进的原则。初期可结合理筋手法，练功疗法次数由少到多，幅度由小到大，时间由短到长，以练习时不加剧疼痛，或稍有轻微反应而尚能忍受为度。一般每日2～3次，后期患者可以适当增加。具体的时间应持续多久，运动量增加多少，以及运动方式的变换，都应随着损伤的修复、治疗效果的变化及患者自我感觉而不断调整，不应作硬性规定。在练功疗法过程中，肢体的轻度疼痛反应一般会逐渐减轻，且活动功能逐步好转。如骨折局部疼痛增加时则应检查练功疗法方法是否正确。下肢骨折的练功疗法中有一个过渡时期，从初期不负重，至逐步负重扶拐步行锻炼，到负重步行锻炼中，若出现患肢肿胀，可抬高患肢，待肿胀消退后继续练习负重，如此循环反复数次即能适应。

4. 防止因练功疗法而产生的损伤　如关节活动与骨折原来移位方向一致的活动，可以造成骨折再移位。过早进行尺桡骨骨折的旋转活动或胫腓骨骨折的直腿抬高活动等，都是不利于骨折愈合的外力，应加以禁止。

5. 练功疗法时思想集中　全神贯注，动作速度要缓慢，局部与整体锻炼相结合，必要时应用器械配合。

6. 可配合外用药物　进行热敷、熏洗、搽擦伤科外用药水、药酒或药油等。

7. 练功疗法过程中要适应四时气候　注意保暖，特别应注意避风寒，以防引起外感等兼证。

附：全身各部练功疗法举例

1. 颈项部练功疗法（每个动作重复12～36次）

（1）与项争力：

【预备姿势】两脚开立，距离与肩同宽（或取坐位），两手叉腰。

【动作】①抬头望天。②还原。③低头看地。④还原。上身腰部不动，抬头时吸气，低头时呼气，呼吸自然逐渐加深（图2-103）。

【作用】增加颈项部肌肉力量，可辅助治疗颈部扭伤、颈部劳损、颈椎肥大和颈椎综合征引起的颈、项、背肌肉酸痛，防止颈椎伸屈功能障碍。如能配合热敷则效果更好。

（2）往后观瞧：

【预备姿势】同上。

【动作】①头颈向右后转，眼看右后方。②还原。③头颈向左后转，眼看左后方。④还原（图2-104）。

【作用】同上。

本法可与上法配合锻炼，是颈部常用的功能疗法，可防止颈椎旋转障碍。

（3）颈项侧弯：

【预备姿势】同上。

【动作】①头颈向左侧弯。②还原。③头颈向右侧弯。④还原（图2-105）。

【作用】同上。可与上势配合进行。本法可防治侧屈功能障碍。

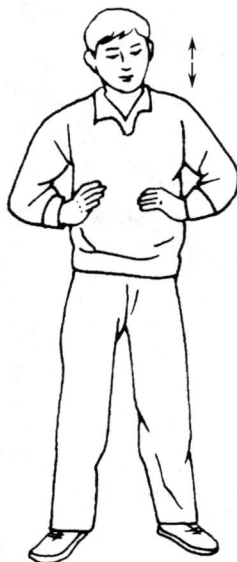

图2-103　与项争力

（4）前伸探海：

【预备姿势】同上。

【动作】①头颈前伸并侧转，向右前下方，眼看前下方似向海底窥探一样。②还原。③头颈前伸并侧向左前下方，眼看前下方。④还原。转动时吸气，还原时呼气（图2-106）。

【作用】同上。

（5）回头望月：

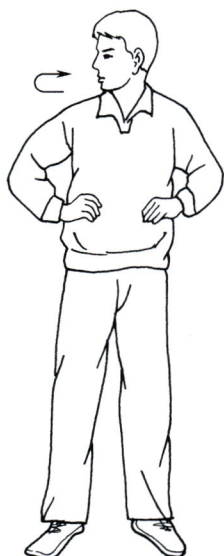
图 2-104　往后观瞧

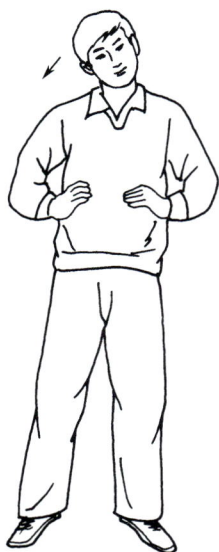
图 2-105　颈项侧弯

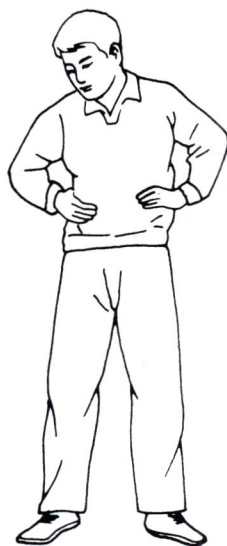
（1）

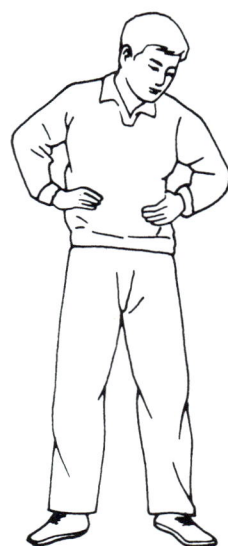
（2）

图 2-106　前伸探海

【预备姿势】同上。

【动作】①头颈向右后上方尽力转，眼看右后方，似向天空望月亮一样。②还原。③头颈转向左后上方，眼看左后上方。④还原。转动时吸气，还原时呼气。头颈转动时不必向前伸出（图 2-107）。

【作用】同上。本法动作速度要慢，特别是年龄较大，又有头眩感觉者。本法可与扳颈手法配合应用。

（6）颈椎环转：

【预备姿势】同上。

【动作】头颈向左右各环绕一周（图 2-108）。

【作用】同上。本势必须在上述三势轻松完成的基础上进行。急性损伤慎用。

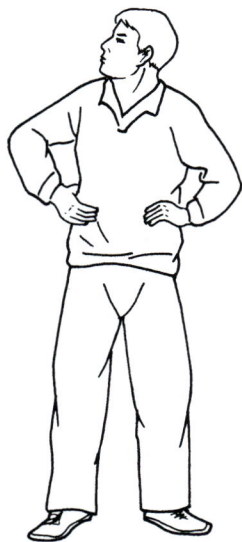
（1）

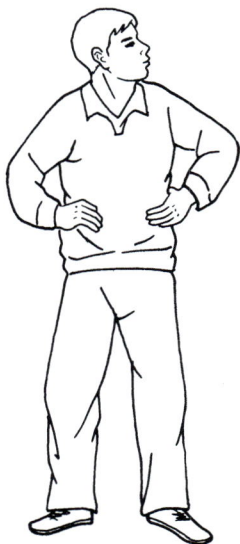
（2）

图 2-107　回头望月

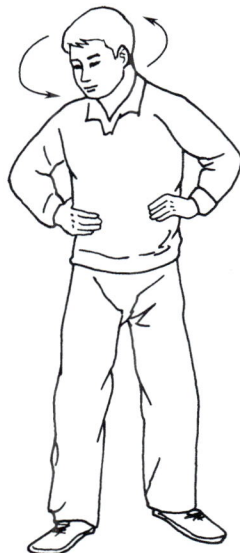
图 2-108　颈椎环转

2. 肩臂部练功疗法（每个动作重复12～36次）

（1）上提下按（幼鸟受食）：

【预备姿势】两脚分开，距离与肩同宽，两臂下垂。

【动作】①屈肘上提，两掌与前臂相平，提至胸前与肩平，掌心向下。②两掌用力下按，至两臂伸直为度。上提时肩部用力，下按时手掌用力，肩部尽量放松。动作宜慢，呼吸均匀自然（图2-109）。

【作用】增加肩关节活动能力，对肩部风湿、外伤所引起的粘连、疼痛有防治作用。

（2）左右开弓：

【预备姿势】两脚开立，距离与肩同宽，两掌放目前，掌心向外，手指稍屈，肘斜向前。

【动作】①两掌同时向左右分开，手掌渐握成虚拳，两前臂逐渐与地面垂直，胸部尽量向前挺出。②两臂仍屈肘，两掌放开，掌心向外，恢复预备姿势。拉开时二臂平行伸开，不宜下垂，肩部稍用力，动作应缓慢，逐渐向后拉，使胸挺出（图2-110）。

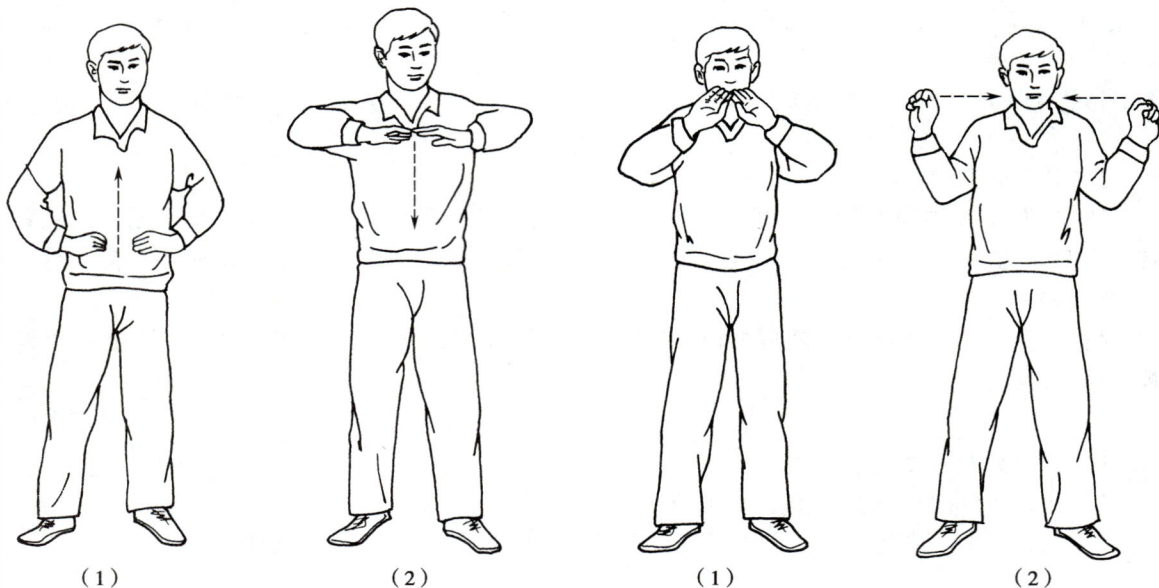

（1）	（2）	（1）	（2）
图2-109　上提下按		图2-110　左右开弓	

【作用】增强肩部肌肉力量，恢复关节外旋活动正常功能，因肩关节粘连而影响"梳头"等外旋动作时适用。

（3）按胸摇肩：

【预备姿势】两脚开立，距离与肩同宽，两肘屈曲，右手覆在左手上，掌心向里，放在胸部。

【动作】①两手相叠自左向右轻按胸部及上腹部、小腹部，上下左右回旋。②两手相叠，自右向左轻按胸部及上腹部、小腹部，上下左右回旋，眼睛稍向上看。每一呼气或吸气，两手轻轻按摩回旋一周。上身挺直，两手都不宜用力（图2-111）。做完上述动作后，可改为不按胸，两手握拳，肘关节屈曲，预备姿势同"左右开弓"，随后自前向后摇肩关节一周，过去称为小摇肩。

【作用】同上，可作为练习"轮转辘轳"的前阶段。

（4）双手托天：

【预备姿势】两脚开立，两臂平屈，两手放在腹部，手指交叉，掌心向上。

【动作】①反掌上举，掌心向上，同时抬头眼看手掌。②还原。初起可由健肢用力帮助患臂向上举起，高度逐渐增加，以患者不太疼痛为度（图2-112）。并通过爬墙及拉滑车等辅助锻炼来帮助患肢上举。

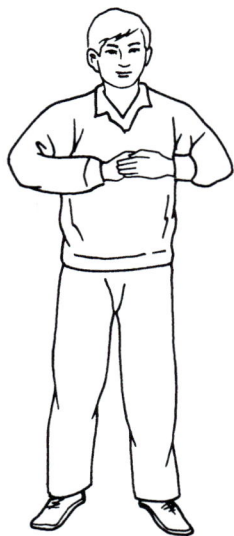

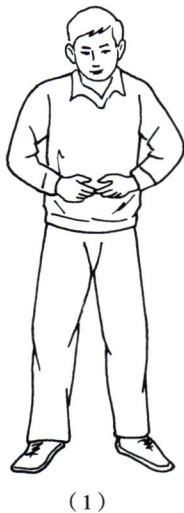

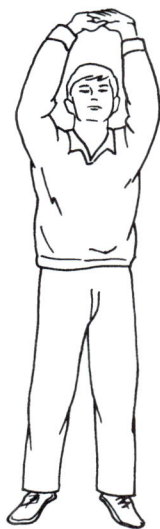

图 2-111　按胸摇肩　　　　　　　　图 2-112　双手托天

（1）　　　　　　　　　（2）

【作用】对恢复肩关节的功能，辅助治疗某些肩部陈伤酸痛有效，如手臂因劳损及风湿而不能前屈上举等。初练时适当掌握高度，不要勉强上举，避免剧痛而产生顾虑，可先练本势，等前屈上举好转后，改练双手举鼎。

（5）双手举鼎：

【预备姿势】两脚开立，距离与肩同宽，两前臂屈肘上举，两手虚握拳，平放胸前，高与肩平。

【动作】①两手松开，掌心向上，两手如托重物，两臂向上直举，眼随两掌上举而向上看，两掌举过头顶，腕部用力。②两手逐渐下降，恢复预备姿势（图 2-113）。上举时吸气，下降时呼气，掌渐握成虚拳，手指用力，如拉单杠引体向上。

【作用】锻炼肩部上举、下降的肌肉，对肩部、颈部软组织劳损酸痛，肩部慢性关节炎，或因手臂外伤及劳损、风湿而引起的不能上举，通过锻炼有助于恢复上举功能。对严重的肩关节粘连，可先练"双手托天"势。在初练时不要勉强上举，经过锻炼再逐渐举直。

（6）弯肱拔刀：

【预备姿势】两脚开立，两臂下垂。

【动作】①右臂屈肘向上提起，掌心向前，提过头顶，然后向右下落，抱住颈项；左臂同时屈肘，掌心向后，自背后上提，手背贴天腰后伸（图 2-114）。②右掌自头顶由前下垂，右臂垂直后再屈肘，掌心向后。自背后提于后腰部。左掌同时自背后下垂，左臂垂直后再屈肘由身前向上提起，掌心向前，提过头顶，然后向左下落，抱住颈项。右臂上托时吸气，左臂上托时呼气，头随手背上托过顶时仰头向上看，足跟微提起。

【作用】锻炼肩关节的上举及内旋活动，同时对脊柱姿势不良所致的腰与骶尾部酸痛有助治疗作用。

（7）单臂摘果：

【预备姿势】同上。

【动作】①右臂屈肘向上提起，掌心向外，提过头顶，右掌横于顶上，掌心向上。左臂同时屈肘，掌心向后，自背后上提，手背贴于后腰部（图 2-115）。②右掌自头顶由前下垂，右臂垂直后再屈时，掌心向后，自背后上提于后腰部。左掌同时自背后下垂，左臂垂直后再屈肘，由身前向上提起，掌心向外，提过头顶，左掌横于顶上，掌心向上。右臂上托时吸气，左臂上托时吸气，头随手背上托过顶时仰头向上看，足跟微提起。

【作用】锻炼肩关节的上举及内旋活动，同时对脊柱姿势不良所致的腰与骶骨尾部酸痛有辅助治疗作用。

（8）轮转辘轳：

【预备姿势】左手叉腰，右手下垂。

【动作】①右臂自下向前，向上，再向后摇一圈（图2-116）。②右臂自下向后，向上，再向前摇一圈。③、④左臂动作与右臂动作相同。用力要轻柔，臂部应放松，本势在早期可弯腰进行锻炼，可做"前后摆动""弯腰画圈"。

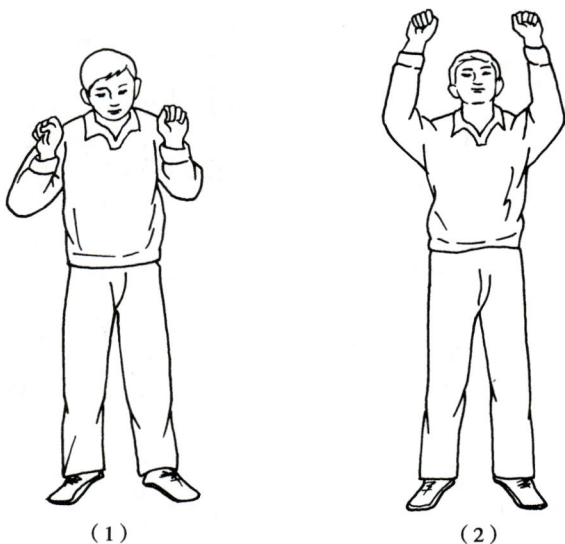

（1）　　　　　　　　　（2）

图2-113　双手举鼎

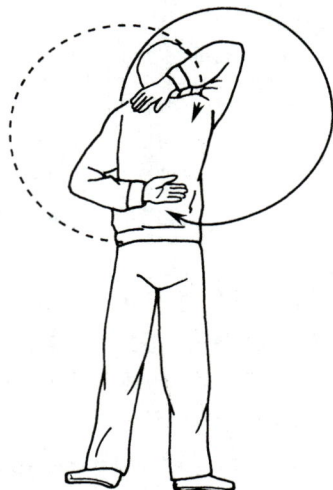

图2-114　弯肱拔刀

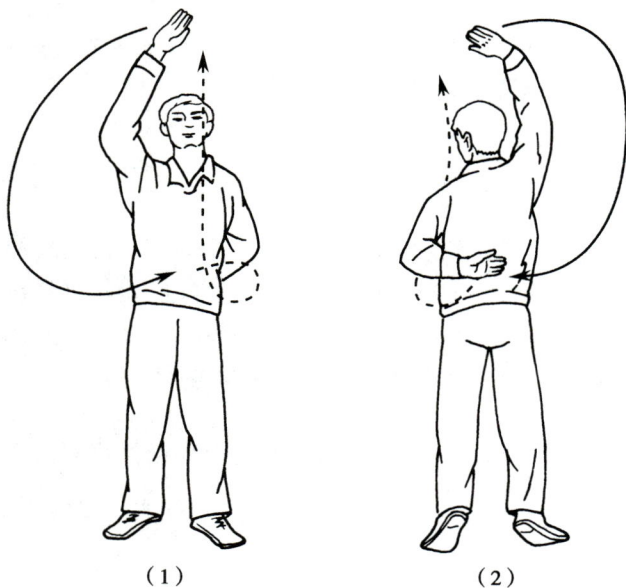

（1）　　　　　　　　　（2）

图2-115　单臂摘果

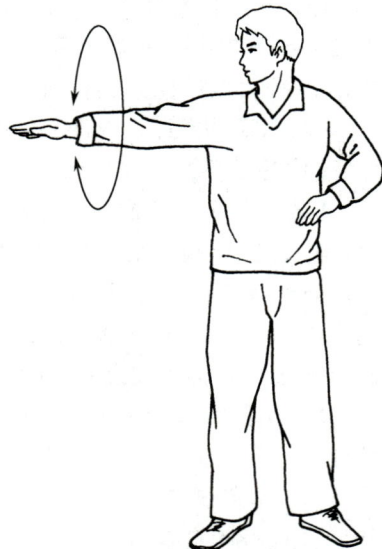

图2-116　轮转辘轳

【作用】可防治骨折、关节脱位，以及各种扭伤后遗症的关节强直及肩周炎的关节粘连。为预防健侧发病，健侧应同时进行锻炼。

（9）背手抬拉：

【预备姿势】两脚开立,双手向后反背,健侧之手握住患手。

【动作】由健手牵拉患肢腕部,渐渐向上抬拉,或用棍棒及手上拉,或用毛巾仿擦澡动作,反复进行(图2-117)。

【作用】恢复肩关节的后伸功能。

(10)屈肘挎篮:

【预备姿势】两脚开立,两手下垂。

【动作】①右手握拳,前臂向上,渐渐弯曲肘部(图2-118)。②渐渐伸直还原。③左手握拳,渐渐弯曲肘部。④渐渐伸直还原。

【作用】增强上臂肌力,有助于恢复肘关节伸屈功能,适用于治疗肘部骨折及脱位的后遗症。

(11)旋肘拗腕:

【预备姿势】两脚开立,左手叉腰,右上肢屈肘上举(图2-119)。

【动作】①右手握拳,做前臂旋前动作。②随后渐渐旋后,上臂尽量不动。③还原。④改右手叉腰,左上肢做同样动作。

【作用】同上势紧密配合,可增强上臂及前臂肌力,恢复肘关节伸屈功能及前臂旋转功能。

3.腕部练功疗法(每个动作重复12～36次)

【预备姿势】腕部功重点在锻炼腕部,立位与坐位均可,两手臂向前平举。

(1)抓空增力:

【动作】将手指尽量伸展张开,然后用力屈曲握拳,左右交替进行(图2-120)。

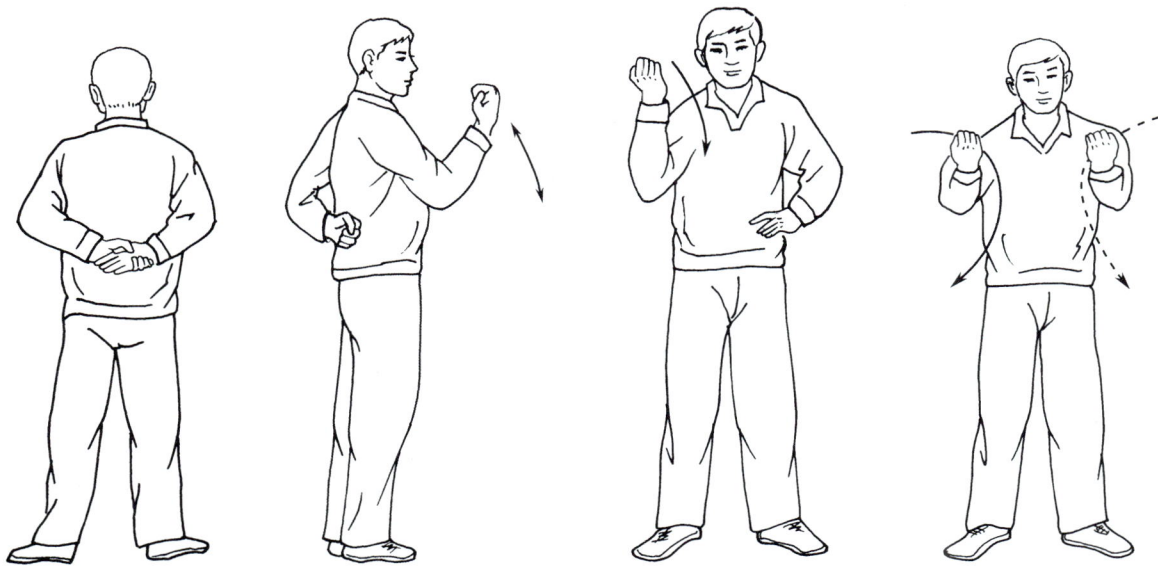

图2-117　背手抬拉　　　图2-118　屈肘挎篮　　　图2-119　旋肘拗腕　　　图2-120　抓空增力

【作用】能促进前臂与手腕的血液循环,消除前臂远端的肿胀,并有助于恢复掌指关节的功能和解除指关节风湿麻木等症状。上肢骨折锻炼早期都从此势开始。

(2)拧拳反掌:

【动作】两臂向前举时,掌心朝上,逐渐向前内侧旋转,使掌心向下变握拳,握拳过程要有"拧"劲,如同拧毛巾一样(故称拧拳),还原变掌,反复进行(图2-121)。

【作用】能帮助恢复前臂的旋转功能。

(3)上翘下钩:

【动作】将两手掌翘起呈立掌的姿势,随后逐渐下垂成钩手,动作要缓慢而有力(图2-122)。

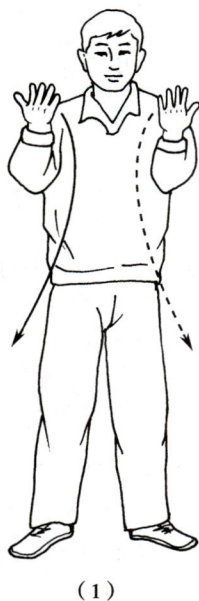
（1）

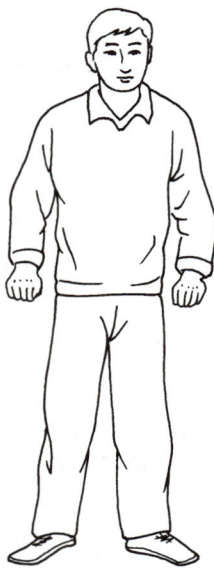
（2）

图 2-121　拧拳反掌

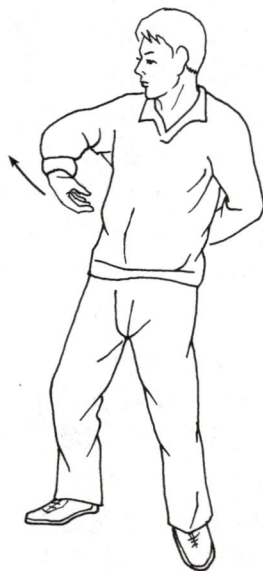

图 2-122　上翘下钩

【作用】能帮助恢复腕关节背伸、掌屈的功能。

（4）青龙摆尾：

【动作】两前臂平举，掌心朝下，两手向内外徐徐摆动，做外展内收动作（图 2-123）。

【作用】本法同上述各势配合，是锻炼腕关节内收、外展功能的方法。

4．腰背部练功疗法（每个动作重复 12～36 次）

（1）按摩腰眼：

【预备姿势】坐位或立位均可，两手掌对搓发热以后，紧按腰部。

【动作】用力向下推摩到尾骶部，然后再向上推回到背部（图 2-124）。

【作用】本势包含自我按摩的作用，可放松腰部肌肉，久练可防治各种腰痛，增强肾脏功能。

（2）风摆荷叶：

【预备姿势】两脚开立比肩稍宽，两手叉腰，拇指在前。

【动作】①腰部自左向前、右、后做回旋动作（图 2-125）。②再改为腰部自右向前、左、后回旋，两腿始终伸直，膝部勿屈，两手轻托护腰部，回旋的圈子可逐渐增大。

【作用】疏通气血，防治腰部各种原因引起的腰功能活动受限。

（3）转腰推碑：

【预备姿势】两脚开立比肩稍宽，两臂下垂。

【动作】①向左转体，右手呈立掌向正前方推出，手臂伸直与肩平，左手握拳伸至腰际抱肘，眼看左后方。②向右转体，左手呈立掌向正前方推出，右掌变拳抽回至腰际抱肘，眼看右后方。推掌的动作要缓慢，手腕稍用力，臂部不要僵硬，转体时头颈与腰部同时转动，两腿不动，推掌与握拳抽回腰间的两臂速度应该一致（图 2-126）。

【作用】以锻炼颈椎、腰椎的旋转活动为主。能防治颈椎病、腰椎肥大、劳损等引起的颈、腰部酸痛。

（4）弓步插掌（反转手）：

【预备姿势】同上势。

【动作】①右手伸向前方，右掌向右搂回腰际抱住，左掌向正右方伸出（如用力插物状）。身体向右转，成右弓步。②左掌左方平行搂回腰际抱住，右掌向正左方伸出，身体向左转，成左弓

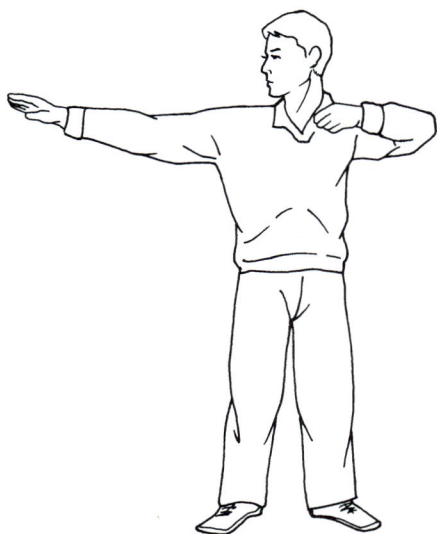

图 2-123　青龙摆尾

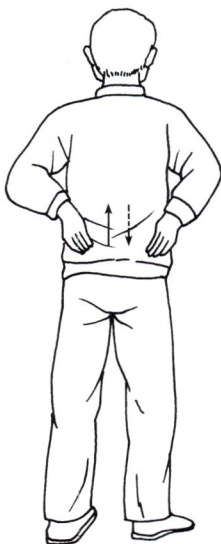

图 2-124　按摩腰眼

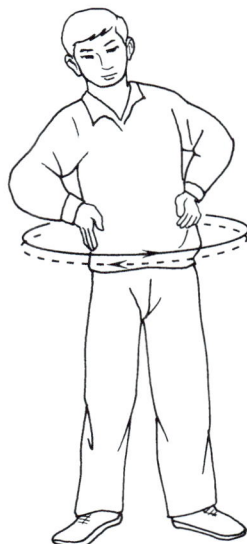

图 2-125　风摆荷叶

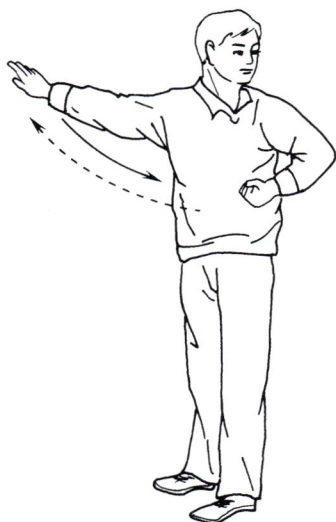

（1）

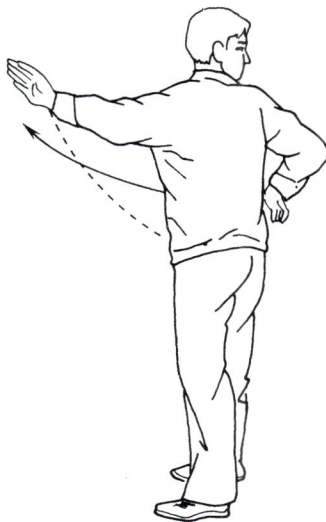

（2）

图 2-126　转腰推碑

步。眼看插出之手掌，手向外插出的动作可稍快（图 2-127）。

【作用】同上势配合可防治四肢筋络挛缩麻木，辅助治疗肩部、腰腿部损伤酸痛。

（5）双手攀足：

【预备姿势】两脚开立，两手置腹前，掌心向下。

【动作】①腰向前弯，手掌下按着地（图 2-128）。②还原。两腿要伸直，膝关节勿屈曲。

【作用】增强腰腹部肌肉力量，能防治腰部酸痛及腰部前屈功能有障碍者。

（6）前俯分掌：

【预备姿势】两脚开立，两臂下垂，两手交叉。如左腰与左肩有病，左手交叉在前；右侧伤痛，右手交叉在前。

【动作】①体向前俯，眼看双手，两手交叉举至头顶上端，身体挺直（图 2-129）。②两臂上举后两侧分开，恢复预备姿势。上举时如向上攀物状，尽量使筋伸展。向两侧分开时掌心下成弧线。

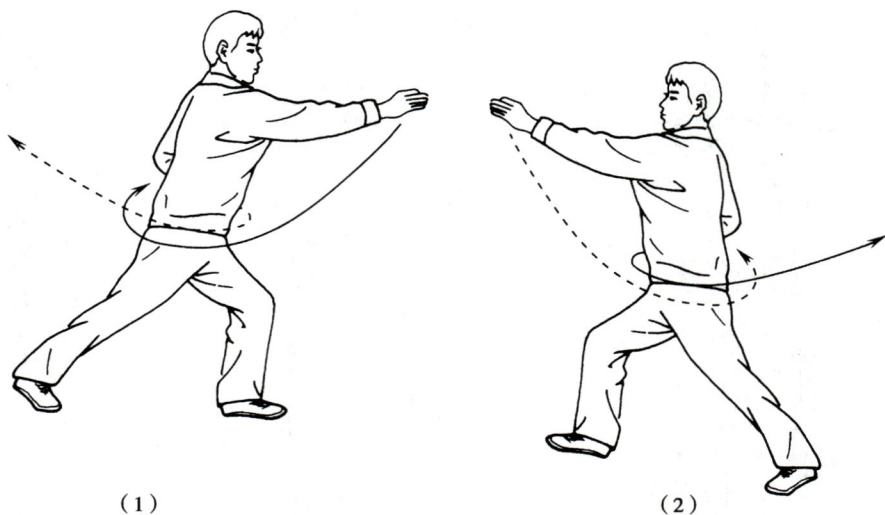

（1）　　　　　　　　　　　　　　　　　（2）

图 2-127　弓步插掌

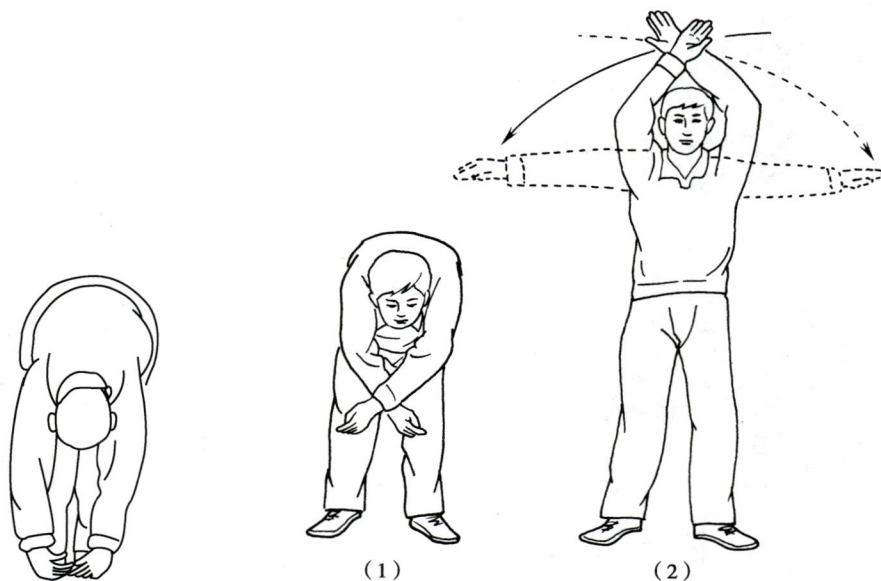

图 2-128　双手攀足

（1）　　　　　　　（2）

图 2-129　前俯分掌

【作用】本势是肩关节的环转与腰脊柱的屈伸运动。不仅使肩部的肌肉交替收缩，而且还可以使腹背肌肉得到锻炼，能消除肩部活动障碍，防治腰背酸痛、肩背筋络挛缩、麻木等，是使全身得到锻炼的方法之一。

（7）拧腰后举（凤凰顺翅）：

【预备姿势】两脚开立比肩稍宽，两手下垂。

【动作】①上身下俯，两膝稍屈，右手向右上方撩起，头随之向右上转，眼看右手，左手虚按右膝。②上身仍下俯，两膝仍稍屈，左手向左上方撩起，头随之向左上转，看左手，右手下放虚按左膝（图 2-130）。头部左或右转时吸气，转回正面时呼气，转动时不要用力，手臂撩起时动作要慢，手按膝不要用力。

【作用】能增强腰背肩臂肌肉，能治腰部酸痛，且具有固肾及舒展全身筋脉等作用。

（8）云手转体：

【预备姿势】两脚开立比肩稍宽，两手下垂。

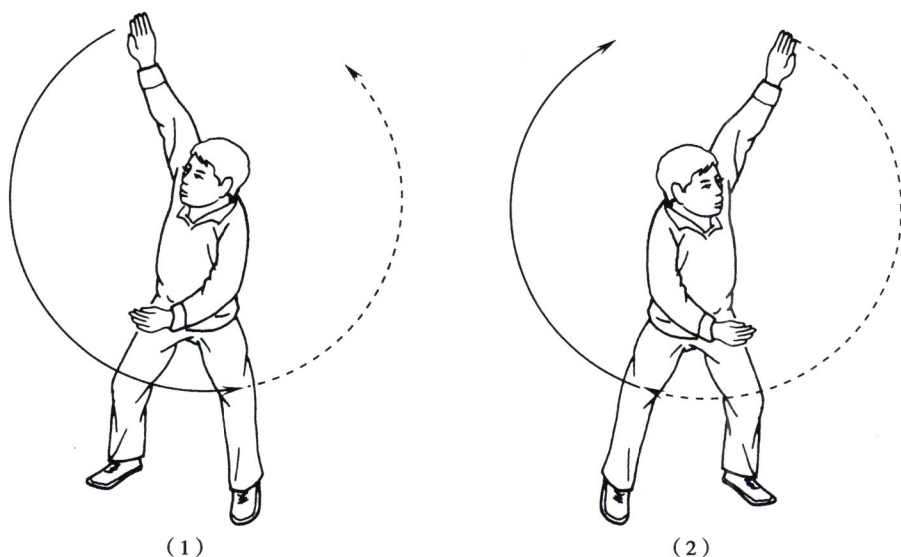

（1）　　　　　　　　　　　　　（2）

图 2-130　拧腰后举

【动作】①左手抱肘，右手呈立掌向左方推出，左脚尖向正左转，右脚不动，上体随右掌推出向左转；左拳变掌，向左伸出，两手先向上，再由右方下降，伸至前下方后，仍回左方。②左手仍收回抱肘，右手仍立掌；上体回向正左方（图 2-131）。③右掌收回腰际抱肘，左拳改立掌向右方推出，右脚尖向正右转，左脚不动，上体随左掌推出向右转。④右拳变掌，向右伸出，两手先向上，再由左方下降，伸至前下方后仍回右方，右手仍收回抱肘，左手仍立掌。上体随两掌向上时后仰，向左时左倾，向前时下弯，向右时右倾，右掌改抱肘时，上体回向正右方。每呼吸一次，两手轮转一次，动作要慢，两眼注视两手，两腿直立，膝部勿屈。

【作用】可以活动周身，使各部的大小关节血脉皆畅通无阻。本法活动幅度及运动量较大，可在上述各法锻炼的基础上再选练。

（9）俯卧背伸：

【预备姿势】患者俯卧，头转向一侧。

【动作】①两脚交替向后做过伸动作。②两腿同时做过伸动作。③两腿不动，上身躯体向后背伸。④上身与两腿同时背伸。还原，自然呼吸（图 2-132）。

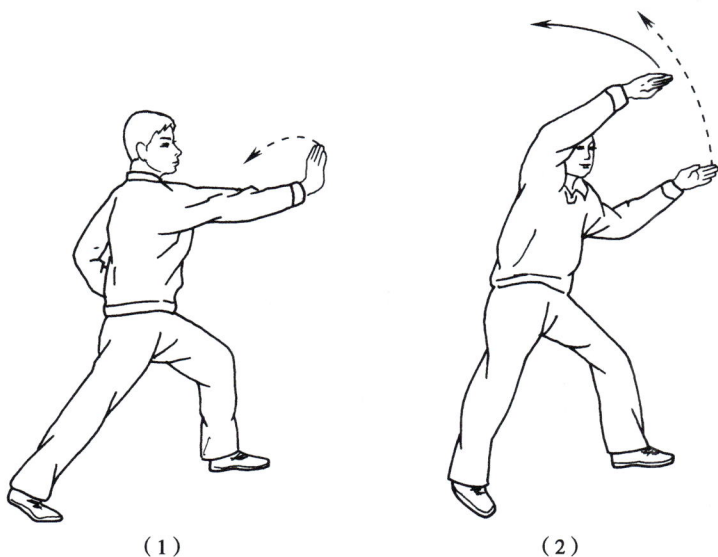

（1）　　　　　　　　　　　　　（2）

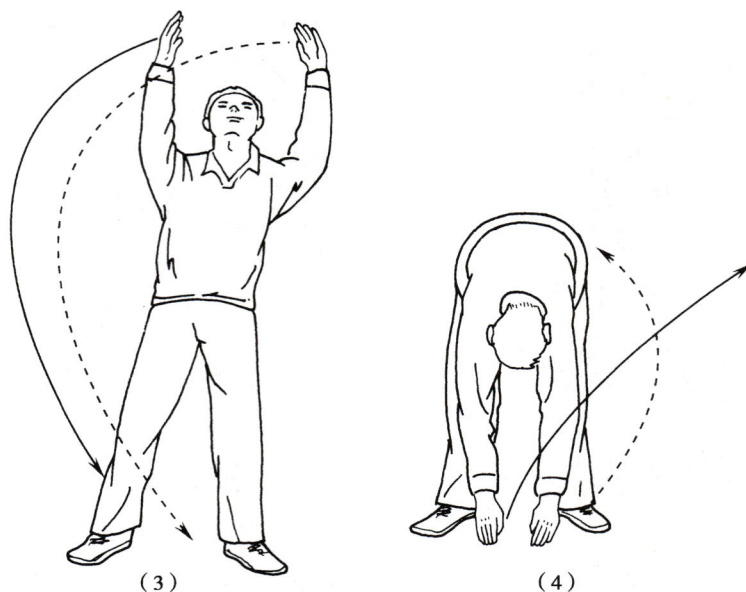

（3）　　　　　　　　　　（4）

图 2-131　云手转体

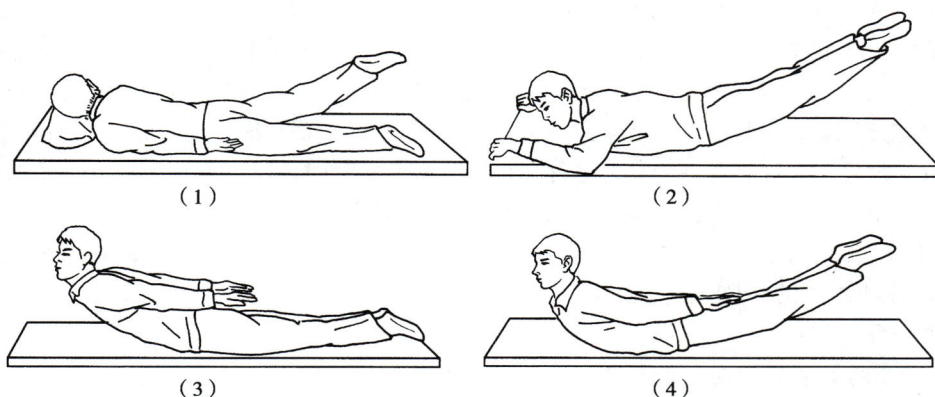

（1）　　　　　　　　　　（2）

（3）　　　　　　　　　　（4）

图 2-132　俯卧背伸

【作用】本势是卧位腰背功锻炼的最基本动作。对胸腰椎骨折、腰椎间筋损伤、腰肌劳损患者的腰痛后遗症的防治有着重要的作用，最好在伤后早期就开始锻炼。

（10）仰卧架桥：

【预备姿势】患者仰卧，两手叉腰作支撑点，两腿半屈膝成90°，脚掌放在床上。

【动作】挺起躯干时，以头后枕部及两肘支持上半身，两脚支持下半身，呈半拱桥形，当挺起躯干架桥时，膝部稍向两边分开（图2-133），速度要缓慢，初起时做4～6次即可。

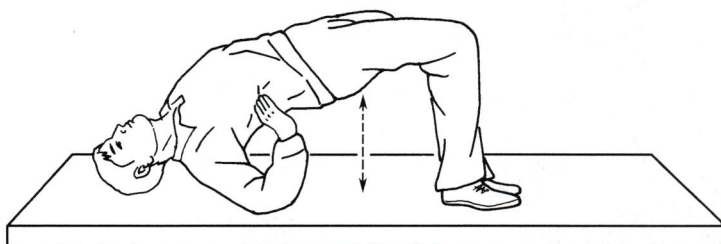

图 2-133　仰卧架桥

【作用】配合上势能加强腰、背及腹部肌肉力量的锻炼，有助于解除损伤、劳损、风湿所致的腰背痛。

5. 下肢练功疗法（每个动作重复 12～36 次）

（1）左右下伏：

【预备姿势】两脚开立比肩稍宽，两手叉腰。四指在前，两肘撑开。

【动作】①右腿屈曲下弯，左腿伸直。②还原。③左腿屈曲下弯，右腿伸直。④还原。上体伸直，两眼平视前方，初练时膝部不必过分下弯（图 2-134）。

【作用】增强腰部、髋部、腿部的肌力，以及韧带力量，并能辅助治疗髋关节及股内收肌的劳损酸痛、麻木和萎缩。可防治老年人腿部功能衰退。

（2）半蹲转膝：

【预备姿势】两脚立正，脚跟并拢，两膝并紧，身向前俯，两膝微屈，两手按于膝上，眼看前下方。

【动作】①两膝自左向后、右、前做加旋动作（图 2-135）。②自右向后、左、前回旋；每呼吸一次，膝部加旋一周。

【作用】一般膝部损伤，骨折去除固定后及膝关节劳损，都可选练此势，有恢复膝关节功能，防治膝部酸痛、行走无力的作用。

（3）屈膝下蹲：

【预备姿势】两脚开立，距离与肩同宽，两手抱肘。

【动作】①脚尖着地，脚跟轻提，随后两腿蹲，尽可能臀部下触脚跟，两手放开成掌，两臂伸直平举（图 2-136）。②两腿立起，恢复预备姿势，下蹲程度根据自己的可能，不应勉强。两臂不需用力，必要时可扶住桌椅进行。

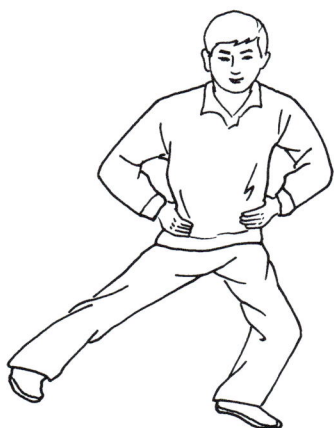

图 2-134　左右下伏　　　　图 2-135　半蹲转膝　　　　图 2-136　屈膝下蹲

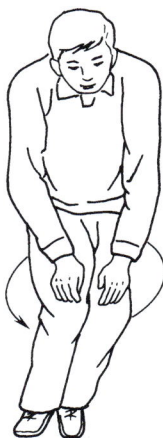

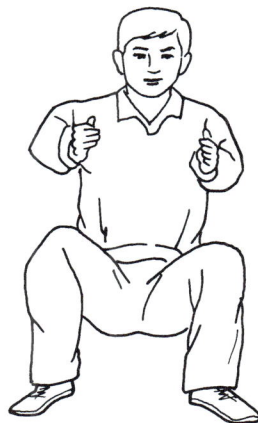

【作用】增加大腿伸肌和臀部肌肉的肌力。能防治髋、膝关节劳损，对治疗腰、髋、腿、膝疼痛、酸软无力，恢复髋、膝、踝的伸屈功能有效。

（4）四面摆踢：

【预备姿势】两脚并立，两手叉腰，拇指在后。

【动作】①右小腿向后提起，大腿保持原位，然后右脚向前踢出，足部尽量跖屈。②右脚再后踢，以脚跟触及臀部为度。③右下肢抬起屈膝，右脚向里横踢，似踢毽子一样。④右下肢抬起屈膝，右脚向外横踢（图 2-137）。练完后换左下肢做相同动作。

【作用】全面增加大腿、小腿的肌力。常练本势可健腿力，强腰膝。防治下肢关节和肌肉挛缩麻木、筋骨酸痛。可防治老年人腿力衰退。

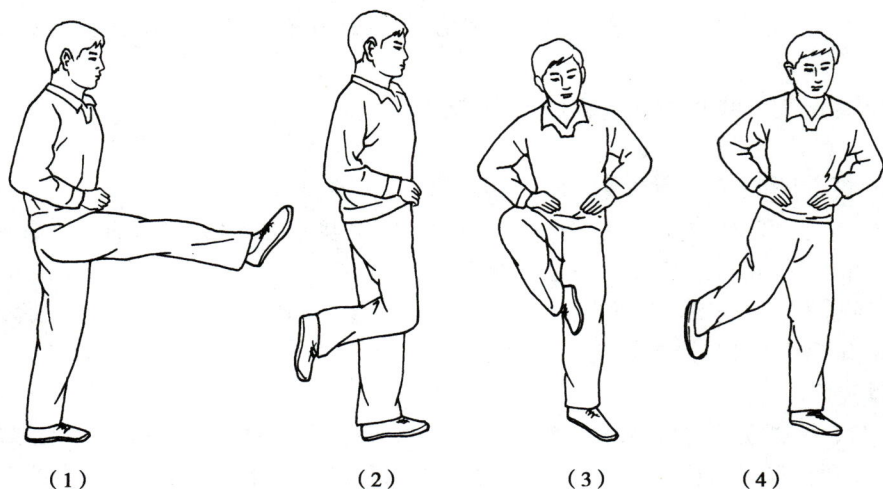

图 2-137　四面摆踢

（5）虚实换步：

【预备姿势】立正，两手叉腰。

【动作】①左脚前进一步，脚跟先落地。②右脚再前一步，重心移向右脚，左脚脚跟提起。③右脚后退一步，脚尖落地，重心移向右脚跟，左脚脚尖提起，脚跟着地。④左脚脚尖落地，右脚前进一步，左脚再前进一步，脚尖落地。⑤左脚后退一步，脚尖落地，重心移向左脚，右脚尖提起（图 2-138）。脚尖脚跟提起时都必须尽可能向上，使小腿肌、跟腱绷紧。

【作用】锻炼踝关节伸屈及小腿肌力，对踝关节软组织损伤及小腿骨折，扭伤后遗症的治疗很有帮助，以恢复行走功能，促使行步有力，含有医疗步行之感。

（6）仰卧举腿：

【预备姿势】仰卧位，腿伸直，两手自然放置体侧。

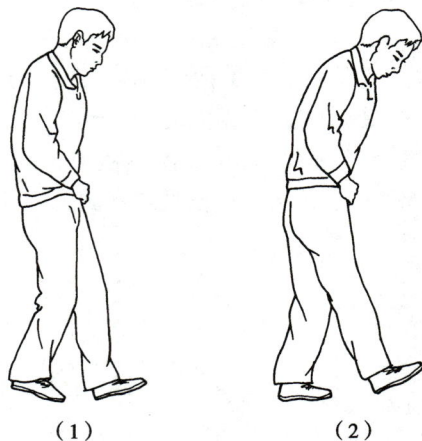

图 2-138　虚实换步

【动作】做直腿抬举动作。抬举开始时 45°，以后锻炼角度可逐渐增大于 70° 以上，后期还可在踝关节绑沙袋增加重量（图 2-139）。下肢骨折患者，前期可先练收缩股四头肌，作为准备阶段，随后逐渐锻炼举腿。

【作用】增强下肢伸肌力量，防治股四头肌萎缩，有助于恢复行走功能，是下肢骨折后及腰部疾患引起下肢肌肉萎缩的主要锻炼方法。

（7）蹬空增力：

【预备姿势】同"仰卧举腿"。

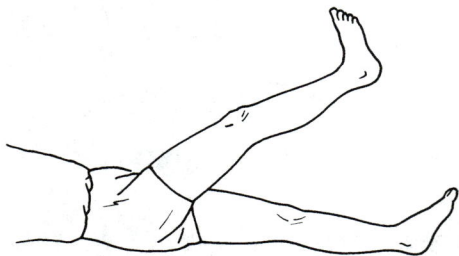

图 2-139　仰卧举腿

【动作】①屈膝、髋的同时踝关节极度背屈。②向斜上方进行蹬足，并使足趾尽量前屈如抓东西状（图 2-140）。

【作用】使腿部的血液循环畅通，防止下肢肌肉萎缩，有利于消除踝关节因损伤所致的肿胀及改善髋、膝、踝关节伸屈功能。

（8）侧卧外摆：

【预备姿势】侧卧位，下肢伸直。

【动作】①做下肢外展动作。②还原。通过一个阶段的锻炼可做扇形向外摆动而达到腿外展的位置（图2-141）。

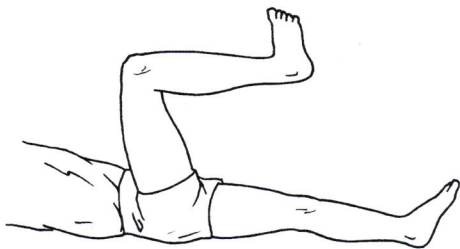

图2-140　蹬空增力

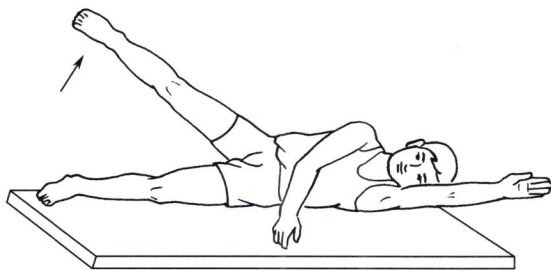

图2-141　侧卧外摆

【作用】增强大腿外展肌力量，防止外展肌的萎缩可与上两势配合进行。

（9）搓滚舒筋：

【预备姿势】坐于凳上，患足踏在竹管或圆棒上。

【动作】膝关节前后伸屈，足底滚动竹管（图2-142）。

【作用】恢复膝、踝关节骨折损伤后的伸屈功能。

（10）蹬车活动：

【预备姿势】坐在一个特制的练功疗法车上。

【动作】做蹬车活动，模拟踏自行车（图2-143）。

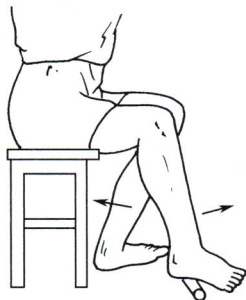

图2-142　搓滚舒筋

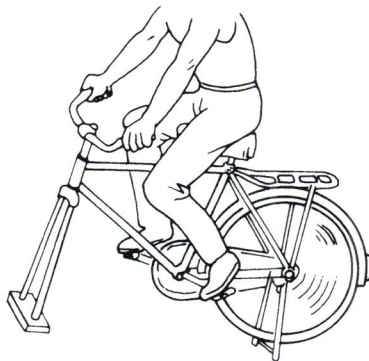

图2-143　蹬车活动

【作用】使下肢肌肉及膝踝关节得到锻炼。

五、药 物 疗 法

药物疗法是在中医辨证施治的理论指导下，选用对证方药治疗伤科疾病的一种治疗方法，是具体贯彻内外兼治这一伤科治疗原则的。可分为内治法和外用药物疗法。

（一）内治法

内治法是通过服药使局部与整体得以兼治的一种方法，临床常采用三期辨证施治。

1. 损伤初期　伤后1～2周内，筋骨损伤，气滞血瘀，宜采用攻利法。常用的有攻下逐瘀法、行气活血法、清热凉血法。

（1）攻下逐瘀法：损伤后血脉受伤，恶血留滞，壅塞肠道，宜采用攻下逐瘀法。本法适用于早期蓄瘀，便秘、腹胀、苔黄、脉数的体实患者。常用的方剂有桃核承气汤、鸡鸣散、大成汤、黎洞丸等。

攻下逐瘀法属下法，常用苦寒泻下药以攻逐瘀血，药效相当峻猛，临床不可滥用。对年老体弱、气血虚衰、失血过多、慢性劳损、妇女妊娠、产后及月经期间者应当禁用或慎用。

（2）行气活血法：又称行气消瘀法。损伤后气滞血瘀者，宜采用行气活血法。本法适用于气滞血瘀，局部肿痛，无里实热证；或宿伤而有瘀血内结并有某种禁忌而不能猛攻急下者。常用的方剂有活血化瘀为主的复元活血汤、活血止痛汤；行气为主的柴胡疏肝散、复元通气散；行气与活血并重的膈下逐瘀汤、顺气活血汤等。临床可根据损伤的不同，或重于活血化瘀，或重于行气，或活血与行气并重而灵活选用。

行气活血法的方药一般并不峻猛，但过用亦可伤气耗血。如需逐瘀，可与攻下法配合。

（3）清热凉血法：本法包括清热解毒法与凉血止血法。损伤引起的创伤感染，火毒内攻，热邪蕴结或壅聚成毒等证，宜采用清热凉血法。常用的清热解毒方剂有清心丸、五味消毒饮；凉血止血方剂有十灰散、小蓟饮子等。

清热凉血法的方剂以寒凉药物为主，故治疗时应注意防止寒凉太过，引起瘀血内停。血喜温而恶寒，寒则气血凝滞而不行，所以在治疗出血不多的疾病时常与活血化瘀药同用。出血过多时，须辅以补气摄血之法，以防气随血脱，必要时还当结合输血、补液等疗法。

2. 损伤中期　伤后 3~6 周，局部肿胀基本消退，疼痛逐渐消失，但瘀未尽去，筋骨未接，故治宜和营，以和营生新、接骨续筋为主。常用的有和营止痛法、接骨续筋法、舒筋活络法。

（1）和营止痛法：适用于损伤中期。此时瘀凝、气滞、肿痛尚未尽除，而续用攻下之法又恐伤正气者，故治宜和营止痛。常用方剂有和营止痛汤、定痛和血汤、正骨紫金丹、七厘散等。

（2）接骨续筋法：损伤中期，骨位已正，筋已理顺，虽筋骨已有连接，但未坚实，宜采用接骨续筋法。本法使用接骨续筋药，佐以活血祛瘀药。常用方剂有续骨活血汤、新伤续断汤、接骨丹、接骨紫金丹等。

（3）舒筋活络法：本法是使用活血药与祛风通络药，并加理气药，以宣通气血，消除凝滞，舒筋通络。适用于骨折、脱位、筋伤的中期而有瘀血凝滞，筋膜粘连，或兼风湿，筋络发生挛缩、强直，关节屈伸不利者。常用方剂有舒筋活血汤、舒筋汤、蠲痹汤等。

3. 损伤后期　受伤 7 周以后，筋骨损伤虽已接续，但尚未坚强，由于气血耗损，往往出现虚象，故应采用补法。常用补气养血法、补养脾胃法、补益肝肾法。若损伤日久，复感风寒湿邪，宜采用温经通络法。

（1）补气养血法：本法是使用补气养血药物，使气血旺盛而濡养筋骨的治疗方法。无论是外伤筋骨，内伤气血，还是长期卧床不能经常活动，日久体质虚弱，均可出现气血亏虚，故宜采用补气养血法。补气、补血虽各有重点，但亦不能截然分开，气虚可致血虚，血虚可致气损，故在治疗上常补气养血并用。适用于平素气血虚弱或气血耗损较重，筋骨痿软或迟缓愈合者。常用方剂有四君子、四物汤、八珍汤、十全大补汤等。

（2）补养脾胃法：损伤日久，耗伤正气，气血脏腑亏损，加之伤后缺少活动，可导致脾胃虚弱，运化失职，饮食不消，营养之源日绌，故出现四肢疲乏无力，形体虚羸，肌肉萎缩，筋骨损伤修复缓慢，脉象虚弱无力等。治疗宜采用补养脾胃，以促进气血生化，使筋骨肌肉加速恢复。常用方剂有参苓白术散、健脾养胃汤、归脾汤等。

（3）补益肝肾法：又称强壮筋骨法。肝主筋，肾主骨，主腰腿。损伤后期，年老体弱，骨折迟缓愈合，骨质疏松而肝肾虚弱者常采用补益肝肾法。补肾又须区分肾阴、肾阳，但肾阴、肾阳又是相互为用的。《景岳全书》说：善补阳者，必于阴中求阳；善补阴者，必于阳中求阴。既要看到它们之间的区别，又要看到它们之间的联系。"虚则补其母"，故肝虚者应注意补肾，滋水涵木。常用方剂有壮筋养血汤、生血补髓汤、左归丸、右归丸等。

（4）温经通络法：血气喜温而恶寒，寒则涩而不流，温则流行畅利。本法使用温性、热性的祛风、散寒、除湿药物，并佐以调和营卫或补益肝肾之药，以求驱除留注于骨节经络内的寒湿之邪，使血活筋舒、关节滑利、经络通畅。适用于损伤后气血运行不畅，或因阳气不足，腠理空虚，风寒湿邪乘虚侵袭经络；或筋骨损伤日久失治，气血凝滞，风寒湿邪滞留者。常用方剂有麻桂温经汤、乌头汤、大活络丹、小活络丹等。

知识链接

　　伤科内治法在临证时要按照三期辨证灵活运用，例如治疗骨折，若骨折后肿胀不严重者，往往可直接用接骨续筋之法，稍佐活血化瘀药；开放性损伤，也应根据证候而运用上述各法。如失血过多者，开始即须用补气摄血法急固其气，防止虚脱，血止后仍须补而行之。伤科疾病变化多端，错综复杂，临证时必须灵活变通，审慎辨证，正确施治，不可拘泥和机械地分期用药。

（二）外用药物疗法

　　伤科外用药物是指应用于伤患局部的药物。临床外用药物大致可分为敷贴药、搽擦药、熏洗湿敷药与热熨药。

　　1．敷贴药　是将药物制剂直接敷贴在损伤局部，使药力发挥作用。常用的有药膏、膏药、药散 3 种。

　　（1）药膏：又称敷药或软膏。将药粉碾成细末，然后选加饴糖、蜜、油、水、鲜药汁、酒、醋或凡士林等，调匀如糊状，摊在棉垫或桑皮纸上。为减少药物对皮肤的刺激和换药时容易取下，可在药上加一张极薄的绵纸。

　　调和剂的选用主要依据病证的情况，如缓急止痛多用饴糖；散瘀消肿用白酒；清热解毒、凉血止血常用鲜药汁；软坚散结选用醋。临床常用两种或两种以上的调和剂，如损伤初期的药膏常用饴糖、白酒和水，既可助药物发挥活血散瘀，消肿止痛的作用，又能减少药物的刺激。

　　药膏的换药时间可根据病情的变化、肿胀的消退程度、天气的冷热来决定，一般是 2～4 日换药一次，后期患者亦可酌情延长。凡用水、酒、鲜药汁调敷药时，需随调随用，因其易蒸发，所以应勤换药。生肌拔毒类药物应根据创面情况每隔 1～2 日换药一次，以免脓水浸淫皮肤。少数患者对外敷药膏过敏而产生接触性皮炎，皮肤奇痒及有丘疹水疱出现时，应及早停药。

　　药膏可根据配方和药效分为以下几类。①消瘀退肿止痛类：适用于骨折、筋伤初期肿胀疼痛者。可选用消瘀膏、定痛膏、双柏膏、消肿散等。②舒筋活血类：适用于骨扭挫伤筋中期患者。可选用三色敷药、舒筋活络药膏、活血散等。③接骨续筋类：适用于骨折整复后，位置良好，肿痛消退之中期患者。可选用接骨续筋药膏，外敷接骨散、驳骨散等。④温经通络、祛风除湿类：适用于损伤日久，复感风寒湿者。可用温经通络膏。⑤清热解毒类：适用于伤后感染邪毒，局部红、肿、热、痛者。可选用金黄膏、四黄膏等。⑥生肌拔毒长肉类：适用于局部红肿已消，但创口尚未愈合者。可选用橡皮膏、生肌玉红膏、红油膏等。

　　（2）膏药：膏药古称为薄贴，是将药物碾成细末配合香油、黄丹或蜂蜡等基质炼制而成，是中医外用药物中的一种特有剂型。

　　膏药遇温则烊化而具有黏性，能粘贴在患处，应用方便，药效持久，便于收藏携带，经济节约。对含有丹类的膏药，由于 X 线不能穿透，所以在 X 线检查时宜取下。

　　膏药按功用可分为①治损伤与寒湿类：适用于损伤者，有坚骨壮筋膏；适用于风湿者，有狗皮膏、宝珍膏等；适用于损伤兼风湿者，有万灵膏、万应膏、损伤风湿膏；适用于陈伤气血凝滞、筋膜粘连者，有化坚膏等。②提腐拔毒类：适用于创面溃疡者，有太乙膏、陀僧膏，一般常在创面另加药粉。

　　（3）药散：药散又称掺药，是将药物碾成细的粉末，使用时可直接掺于伤口上或加在敷药上。

药散按功用可分为：

1）止血收口类：适用于一般创伤出血。常用的有桃花散、花蕊石散、如意金刀散、金枪铁扇等，以及近年来研制出来的不少止血药粉，都具有收敛止血的作用。

2）祛腐拔毒类：适用于创面腐肉未去或肉芽过长的患者。常用的为升丹，但纯用升丹则药性太峻猛，往往加入熟石膏粉，如熟石膏与升丹之比为 9∶1 称九一丹，7∶3 是七三丹。对升丹过敏的患者，可用不含有升丹的祛腐拔毒药，如黑虎丹等。

3）生肌长肉类：适用于脓水稀少，新肉难长的创面。常用的有生肌八宝丹等，也可与祛腐拔毒类散剂掺合一起应用，具有促进新肉生长，促使创口迅速愈合的作用。

4）温经散寒类：适用于局部寒湿停聚，气血凝滞疼痛，损伤后期者。常用的有丁桂散、桂麝散等，具有温经活血、散风逐寒的作用。

5）活血止痛类：适用于局部瘀血肿痛者，常用的有四生散，有活血止痛的作用。

2．搽擦药　是配合按摩而涂搽的药酒。搽擦药可直接涂搽于伤处或在施行理筋手法时配合外用，一般可分为：

（1）酒剂：指外用药酒或外用伤药水，是用药与白酒、醋浸制而成，一般酒醋之比为 8∶2。也有单用酒或乙醇溶液泡浸，常用的有活血酒、舒筋止痛水等，具有活血止痛、舒筋活络、追风祛寒的作用。

（2）油膏与油剂：用香油把药物熬煎去渣后制成油剂，也可加黄蜡收膏而成油膏。具有温经通络、消散瘀血的作用，适用于关节筋络风寒冷痛等证，也可在手法及练功疗法前后做局部搽擦。常用的有伤油膏、跌打万花油、活络油膏等。

3．熏洗湿敷药

（1）热敷熏洗：是将药物置于锅或盆中加水煮沸后，先用热气熏蒸患处，待水温稍减后用药水浸洗患处的一种方法。冬季可在患肢上加盖棉垫，使热能持久，每日 2 次，每次 15～30 分钟。具有舒松关节筋络、疏导腠理、流通气血、活血止痛的作用。适用于关节强直拘挛、酸痛麻木或损伤兼夹风湿者，多用于四肢关节的损伤，对腰背部可视具体情况使用。新伤瘀血积聚者，用散瘀和伤汤、海桐皮汤、舒筋活血洗方；陈伤风湿冷痛及瘀血已初步消散者，用八仙逍遥汤、上肢损伤洗方、下肢损伤洗方等。

（2）湿敷洗涤：古称溻渍。是把药物煎成水溶液，湿敷洗涤创口或感染伤口。常用的有野菊花煎水、2%～20% 黄柏溶液，以及蒲公英鲜药煎汁等。

4．热熨药　热熨法是一种热疗的方法。是选用温经祛寒、行气活血止痛的药物，加热后用布包裹，热熨患处，借助其热力作用于局部，适用于不易外洗的腰脊躯体之新伤、陈伤。主要有下列几种：

（1）坎离砂：又称风寒砂。用铁砂加热后与醋水煎成的药汁搅拌后制成，临用时加醋少许拌匀置布袋中，数分钟内会自然发热，热熨患处，适用于陈伤兼有风湿证。

（2）熨药：俗称腾药。将药置于药袋中，扎好袋口放在锅中蒸气加热后熨患处，适用于各种风寒湿肿痛证。常用的有正骨熨药。

（3）其他：如用粗盐、黄沙、米糠、麦皮、吴茱萸等炒热后装入布袋中热敷患处，简便有效，适用于各种风寒湿型的筋骨痹痛、腹胀痛、尿潴留等证。

六、其他疗法

（一）针灸疗法

针法是把毫针在一定穴位刺入患者体内，用捻、转、提、拉等手法来治疗疾病。灸法是把艾绒燃烧后按穴位熏灼皮肤，利用热的刺激来治疗疾病。针灸疗法在伤科治疗中主要用于治疗筋伤、骨折或脱位复位后软组织恢复。

（二）封闭疗法

封闭疗法是在损伤或有病变的部位，注射局部麻醉剂或麻醉剂中加一些其他药物的混合液进行治疗的一种方法。有时也可作为一种诊断手段。作用原理为阻断疼痛反射弧，消除物理性炎症，溶解纤维组织，减少粘连，从而达到解除疼痛的目的。

1．常用药物与剂量

（1）1%普鲁卡因溶液2～10ml，用前应做皮试。

（2）1%利多卡因溶液2～10ml。

（3）混合液：常用醋酸氢化可的松、醋酸泼尼松龙或曲安奈德，每次剂量0.5～1.0ml，加适量利多卡因或普鲁卡因溶液，视部位需要而定。

2．适应证

肌肉、韧带、筋膜、腱膜、滑囊因外伤或退行性改变疼痛者均可注射。常用于下列疾病：

（1）扳机指、桡骨茎突狭窄性腱鞘炎、肱二头肌腱鞘炎、冈上肌腱炎、跟腱炎、跖筋膜炎等。

（2）网球肘、肩周炎。

（3）手指关节、膝关节、踝关节侧副韧带或脊柱棘间、棘上韧带劳损。

（4）三角肌下滑囊炎、跟腱滑囊炎、髌前滑囊炎、坐骨结节滑囊炎等。

（5）退行性关节炎、肋软骨炎、腕管综合征、陈旧性三角纤维软骨损伤。

3．注射方法及部位

（1）严格执行无菌操作。

（2）药液注入部位必须正确。腱鞘炎应在腱鞘内；肩周炎或关节退行性变应注入关节腔内；滑囊炎应注入滑囊内；韧带劳损和肌腱炎应注入压痛最明显的部位，通常是骨附着部；在神经根部封闭可缓解因神经根受压或刺激引起的疼痛。

4．禁忌证

（1）局部肿痛或细菌性感染者。

（2）对注射药物过敏者。

（3）局部皮肤破损或皮炎者。

5．注意事项

（1）严格执行无菌操作，防止感染。

（2）通常每周注射1次，连续3次为1个疗程，无效者即停止注射。

（3）药液要新鲜，开启已久的不宜使用。

（4）若注射部位正确，局部疼痛和压痛立即消失。当局部麻醉药物作用过后，可出现醋酸氢化可的松反应，表现出局部疼痛，一般1～2日消失，此乃正常过程。

（5）封闭疗法可单独使用局部麻醉剂注射，也可用混合液注射，视具体情况选择，但混合液治疗效果更好，作用持久。

（三）小针刀疗法

是将中医的针刺疗法和西医学外科手术疗法相结合，针和刀融为一体，直接对病变局部进行操作从而改善局部粘连而达到治疗目的的一种治疗方法。

1．适应证

适用于骨折、软组织及关节损伤后期遗留肌肉萎缩、挛缩、酸胀痛麻者；四肢陈旧性骨折后遗症；慢性筋伤如腱鞘炎、腕管综合征等。

2．禁忌证

局部治疗部位有感染、脓肿、红肿灼热、肌肉坏死者；患部有重要神经、血管者；有全身发热、严重内脏疾病、血友病者。

3．注意事项

（1）施术时注意避开重要血管、神经、脏器。

（2）严格掌握适应证和禁忌证。

（四）物理疗法

物理疗法是指应用各种物理因素作用于人体从而达到防治疾病目的的方法。

1．电疗法　包括直流电疗法、低频脉冲电疗法、中频正弦电疗法、高频电疗法。其中直流电疗法可用于促进骨生长；低频脉冲电疗法用于失用性肌萎缩、肌无力、肌劳损、神经炎、神经麻痹、神经痛、肩周炎等；中频正弦电疗法适用于局部血液循环障碍性疾病（如：缺血性肌痉挛）、关节肌肉疾病（如：颈椎病、各种软组织损伤）、周围神经疾病（如：神经炎、神经痛、周围神经损伤）；高频电疗法适用于各种炎症、神经痛、外伤、肩周炎、腰肌劳损、扭挫伤等。

2．磁疗法　是指利用磁场作用于人体一定部位或穴位，达到治疗目的的方法。适用于神经痛、各种筋伤（颈椎病、扭挫伤、腰肌劳损、肩周炎、滑囊炎、腱鞘炎等）。

3．光疗法　是指利用日光或人工光线（紫外线、红外线）预防和治疗疾病的方法。主要有紫外线疗法和红外线疗法两种。

（1）紫外线疗法：适用于各种炎症，如急性腱鞘炎、神经炎、骨结核、急性滑囊炎等。全身严重疾病，如血友病、恶性肿瘤、重度肝肾功能不全、活动性肺结核等禁用。

（2）红外线疗法：适用于各种慢性筋伤、风湿性关节炎、痉挛性麻痹等。伴有活动性肺结核、闭塞性脉管炎、高热、重度动脉硬化等疾病禁用。

4．超声疗法　是指利用超声波达到治疗疾病目的的方法。适用于各种慢性筋伤。适用于各类炎症疾病，如骨性关节炎、肩周炎、腱鞘炎、网球肘、滑囊炎、感染性多发性神经根炎等。

5．传导热疗法　是指以各种热源为介质，将热直接传导至人体而达到治疗目的的方法。常用介质有泥、石蜡等，某些介质除了有温热作用外，尚有机械和化学刺激因素的作用。适用于关节炎、扭挫伤、神经炎、腱鞘炎等。

（五）水针刀疗法

水针刀疗法是将南阳张仲景医圣祠内"清朝年间刀针"与现代水针疗法有机结合，所发明的中医微创针法。该针法具有松解筋结、注射药物等功能，主要用于软组织损伤病、颈椎病、肩周炎、腰椎间盘突出症、骨质增生症、坐骨神经痛等的治疗。

水针刀针具是传统九针与现代水针针具的有机结合的微创针具，该针具中空，可以回抽，所以在水针刀松解前，先回抽检测，然后松解、注射药物或氧气，避免了对神经、血管的损伤。

知识链接

中医伤科的治疗方法较多，除了手法、固定、药物、练功等主要疗法外，还有针灸、封闭、物理、针刀、手术等治疗方法。目前微创技术、内镜技术在中医伤科也得到了广泛的应用，如髓内钉固定术、经皮椎弓根固定术、经皮椎体后凸成形术、脊柱微创技术等微创技术和关节镜技术，可根据具体的病情加以选用。

第六节　创伤急救技能

伤科急症患者以外伤为主，表现为多发伤和复合伤，伤势危重、复杂，迅速全面检查，对危及生命、危及肢体和器官的损伤，首先给予处理。在检查中应轻柔细致，不可粗暴，以免加重休克及损伤程度。

一、闭合性骨折的急救处理技术

闭合性骨折大多数是由于外伤和骨骼病变所导致，其中外伤性骨折占绝大多数。闭合性骨折的软组织损伤比较轻，一般来说骨折愈合也较快。

（一）判断生命体征

1. 有无呼吸道阻塞　有无呼吸困难，发绀，异常呼吸现象。

2. 有无休克　检查中注意生命体征，患者面色苍白，四肢发凉，出汗，肢端发绀，脉搏细弱，收缩压在 50mmHg 以下者，提示有休克发生，应予抢救。

3. 有无胸、腹、盆腔及颅脑损伤　凡有神志不清，瞳孔改变，耳鼻道流血，眼结膜瘀血，以及神经系统症状者，应疑为颅脑损伤。检查胸腹部，结合全身的情况可初步判断有无内脏损伤。

（二）急救处理

1. 保持呼吸道通畅　昏迷患者常因分泌物或舌后缩，堵塞气道。最好俯卧位，吸出分泌物。必要时可将舌头牵出口外，或放入通气管，或做气管切开。

2. 防治休克　严重骨折或多发骨折易导致休克发生，要早期发现，及时处理（应同时处理引起休克发生和加重的原因）。治疗方法一般有止痛、给氧、补充血容量，同时应注意保温、尽量减少搬动。

3. 妥善固定　凡疑有骨折者，均应按骨折处理；损伤肢体，立即给予固定。可以避免骨折断端在搬动过程中对周围组织（血管、神经、内脏）的损伤，减少骨折端的活动，减轻患者疼痛。

4. 迅速转运　经以上处理后，根据实际情况，将患者转运至医院进一步诊疗。对一般轻伤患者可采用搀扶、背负等方式搬运。对疑有脊柱骨折的患者，在搬运时尽可能不变动原来的位置和减少不必要的活动，以免引起或加重脊髓损伤，禁止一人拖肩一人抬腿搬运或者一人背负患者等方式搬运，正确的做法是采用平卧式搬运或滚动式搬运法（图2-144）。

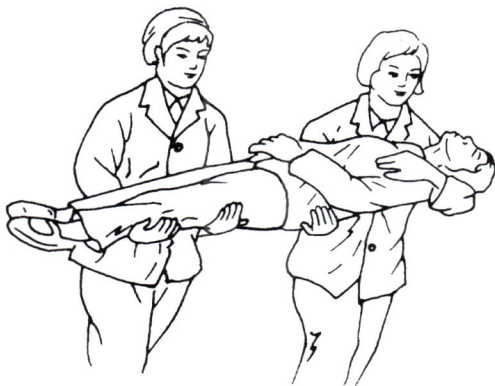

图2-144　平卧式搬运法

二、开放性骨折的急救处理技术

开放性骨折的最大危险是创口被污染，大量细菌侵入，并在局部迅速繁殖，导致骨感染。严重者可致肢体功能障碍、残废，甚至引起生命危险。

（一）开放性骨折的软组织损伤的分类

可根据周围组织损伤的程度分为三度。

第一度：皮肤由骨折端自内向外刺破，软组织损伤轻。

第二度：皮肤割裂或压碎，皮下组织与肌组织中度损伤。

第三度：广泛的皮肤，皮下组织与肌肉严重损伤，常合并血管、神经损伤。

（二）急救处理

1．保持呼吸道通畅   同"闭合性骨折的急救处理技术"所述。

2．防治休克   同"闭合性骨折的急救处理技术"所述。

3．止血

（1）指压止血法：仅适用于四肢及头面部的大出血。方法是在出血大血管的近心端，用手指把血管压在临近的骨骼上（图2-145）。本法不宜长时间使用，也不便于伤员的搬运，应及时更换其他有效的止血方法。

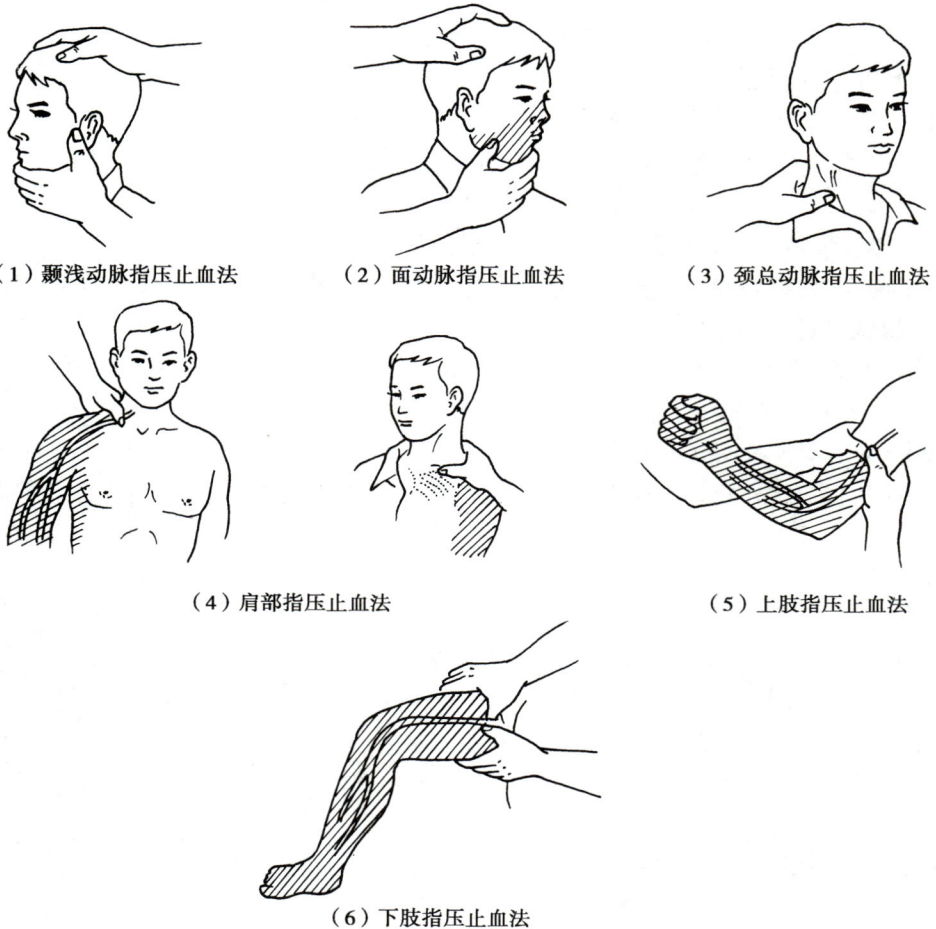

（1）颞浅动脉指压止血法   （2）面动脉指压止血法   （3）颈总动脉指压止血法

（4）肩部指压止血法   （5）上肢指压止血法

（6）下肢指压止血法

图2-145   指压止血法

（2）加压包扎止血法：控制外出血最好的方法是直接加压包扎，适用于全身各部位静脉和大多数动脉出血。方法是先用无菌或干净敷料覆盖伤口，外加消毒或干净纱布压垫，再用绷带进行加压包扎（图2-146）。包扎时动作要轻巧、迅速、准确，敷料要包住伤口，同时要严密牢固，松紧适度。包扎完毕应检查远端肢体血运是否正常，若被阻断，应予放松，重新包扎。

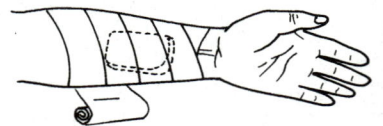

图2-146   加压包扎止血法

（3）填塞止血法：用无菌纱布1～2层贴于伤口，再向内填塞纱布或纱块，或直接用消毒急救包、棉垫填塞伤口，外用绷带或三角巾加压包扎，松紧以达到止血为度。3～4日后待出血停止时，再更换填塞的纱布块。

（4）止血带止血法：常用的止血带有橡皮管（条）和气压止血带两种，要严格掌握使用方法、注意事项和止血带使用时间。

1）操作方法：选择弹性好的止血带，确定止血带的部位。上肢扎于上臂上 1/3 处，下肢扎于大腿中上 1/3 处，距离伤口 10～15cm，前臂和小腿禁用止血带（图 2-147）。在扎止血带部位先用 1～2 层软敷料或毛巾、绷带等垫好。

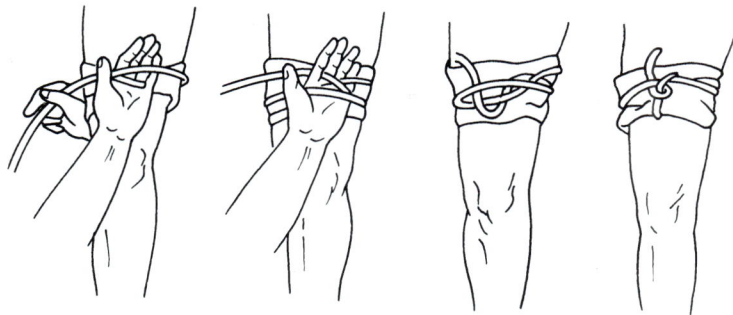

图 2-147　止血带止血法

2）注意事项：使用止血带，以出血停止为度。扎止血带后应标明开始时间，每隔 1 小时放松 1 次，待肢体有新鲜血液渗出后，再重新扎上，若出血停止则不必重复使用。严重挤压伤和远端肢体严重缺血者，忌用或慎用止血带。

（5）屈肢加垫止血法：在腋窝、肘窝、腹股沟和腘窝处加纱布垫或棉垫，上臂内收靠近胸壁，或屈肘、屈髋、屈膝，用绷带或三角巾固定其于内收或屈曲位，即可止血。

4．包扎　伤口用无菌棉垫包扎，外露的骨端不要复位，更不宜进行伤口的缝合，以免已被污染骨端再污染深部组织。

（1）绷带包扎法：

1）环形包扎法：环绕肢体数圈包扎，每圈需重叠，用于胸腹和四肢等处小伤口及固定敷料。

2）螺旋形包扎法：先环绕肢体三圈，固定始端，再斜向上环绕，后圈压住前圈的 1/2～2/3。此法用于肢体周径变化不大的部位，如上臂和足部。

3）螺旋反折包扎法：先环绕肢体远端数圈以固定始端，再斜旋向上环绕，每圈反折一次，压住前圈的 1/2～2/3。此法用于肢体周径不等的部位，如小腿和前臂等。

4）"8"字形包扎法：先环绕肢体数圈以固定始端，再跨越关节一圈向上，一圈向下，每圈在中间交叉成"8"字形，此法用于关节部位的包扎。

（2）三角巾包扎法：适用于头面、胸腹、四肢等全身各部位。三角巾包扎应用灵活，包扎面积大，效果好，操作快。使用时要求三角巾边要固定，角要拉紧，中心舒展，敷料贴体。

（3）急救包包扎法：多用于头面部开放性损伤。使用时拆开急救包，将包中的无菌敷料和压垫对准伤口盖住，再按三角巾包扎法将带系好。腹部开放性损伤，腹腔脏器膨出时，不能将污染的脏器纳入腹腔内，先用无菌纱布覆盖，再用碗或口盅扣在膨出的脏器上，或用纱布、毛巾做成环状保护圈，然后用三角巾或绷带包扎，避免继续脱出、干燥或受压等，同时避免运送途中因搬运伤员使伤口暴露增加感染或继发性损伤的机会。对颅脑伤口应将周围头发剃除，用生理盐水冲洗局部后，以无菌纱布包扎。

5．固定与转运　开放性骨折经止血包扎后，应临时固定，再力求迅速、舒适、安全转送至医院进一步治疗。转运中要注意患者全身情况，有条件者可以静脉输液，一般不使用止痛剂，以免影响对内脏损伤的诊断。

（三）开放性骨折创口的处理

1．清创越早，感染的机会越少，治疗效果越好。在全身情况允许的条件下，开放性骨折清创应争取在6～8小时内处理，延误时间既会增加患者的痛苦和失血量，也会增加感染的机会。

2. 骨折的处理中，骨表面或髓腔内的污染物，可用咬骨钳咬除或刮匙清除，并用大量生理盐水冲洗。游离小碎骨片应予摘除，凡与软组织和骨膜相连的骨片，尤其是大骨片均应保留，以免造成骨缺损。骨折复位固定时，根据骨折类型选择适当的内固定方法。固定方法以最简单、最快捷为宜，必要时术后可适当加用外固定。第三度开放性骨折及二度开放性骨折清创时间超过伤后6～8小时者不宜使用内固定，可选用外固定器固定。对有污染的神经，可将其鞘膜连同污染一并切除，但勿伤或切除神经，如创口污染明显，可用黑丝线将神经断端定位缝合在附近的软组织上，留待二期缝合。主要血管损伤，应积极采取措施，予以修补或吻合；次要血管损伤，无条件修复时，可予结扎。

3. 关节创伤的处理，要彻底清除关节内的坏死组织和异物，用大量生理盐水冲洗关节腔。尽量保留关节囊，并予严密缝合，然后置入持续灌注管，术后做持续灌注，负压吸引。

4. 闭合创口应争取一期缝合是达到将开放性骨折转化为闭合性骨折的关键，也是清创术争取达到的主要目的。对于第一、第二度开放性骨折，清创后，大多数创口能一期闭合。第三度开放性骨折应争取在彻底清创后采用各种不同的方法，尽可能一期闭合创口。如伤口中软组织损伤严重，一时无法完全确定组织坏死情况，感染的机会较大，清创后可将周围软组织覆盖骨折处，敞开创口，用无菌敷料湿敷，观察3～5日，再次清创，彻底切除失活组织，进行游离植皮。缝合创口的方法有直接缝合、植皮、皮瓣转移等。

5. 术后抗生素的应用对预防伤口的感染有一定的作用，但不能把防止伤口感染完全寄托于大量使用抗生素上，应重在创面及骨折的处理上。还应观察患者全身及伤口局部情况，如伤口已感染时，应及时拆除伤口缝线或另做切口进行引流。内固定仍有固定效果，则不轻易取出，患肢牵引或石膏固定要妥善保护。

知识链接

开放性骨折的处理主要原则为清创，缝合后将开放性骨折转换成闭合性骨折，后续按照闭合性骨折处理。

三、伤科常见危重症的处理技术

（一）创伤性休克

创伤性休克（traumatic shock）是由于机体遭受剧烈的打击，重要脏器损伤、大出血等使有效循环血量锐减，微循环灌注不足，以及创伤后的剧烈疼痛、恐惧等因素综合形成的机体代偿失调的综合征。创伤性休克较失血性休克病因病理复杂，其器官衰竭并发症发生率高于单纯的失血性休克。创伤性休克的发生率与致伤物性质、损伤部位、致伤能量、作用时间、失血程度、患者平时生理状况和伤后早期处理有密切关系。

【诊断】

1. **病史**　有能导致休克的创伤、失血等因素。

2. **症状与体征**

（1）早期症状（休克早期）：表情紧张或兴奋，面色苍白，皮肤湿冷，脉搏变快，呼吸加速，尿量开始减少，血压正常或稍高，脉压缩小，中心静脉压正常。

（2）典型休克表现（休克期）：神志淡漠或烦躁不安，反应迟钝甚至昏迷，口唇与肢端发绀，出冷汗，脉搏细数（大于100～120次/min），血压下降，收缩压小于80mmHg（或基础血压下降大于20%），脉压小于20mmHg，中心静脉压低于4.5mmHg，尿少（常少于20ml/h）。

（3）微循环障碍表现（DIC）：皮肤苍白、花斑或发绀，肢端湿冷，或全身广泛出血，脉搏不清，血压测不到，中心静脉压低于 4.5mmHg 或者高于 18.0mmHg，无尿，神志昏迷，呼吸困难。

3.辅助检查

（1）血常规检查：常做血红蛋白和红细胞检查，了解失血程度。感染时白细胞计数可升高。

（2）测定血电解质：测定钾、钠、氯，了解电解质有无紊乱。

（3）二氧化碳结合力：休克时多合并代谢性酸中毒，二氧化碳结合力降低。

（4）尿液检查：测定尿量和比重，了解血容量和肾功能，如尿少而比重高时，表示血容量不足；尿少而比重低时，有肾功能障碍。

（5）DIC 的实验室检查：血小板计数低于 $80×10^9/L$，纤维蛋白少于 1.5g/L，凝血酶原时间较正常延长 3 秒以上，以及鱼精蛋白副凝固试验（3P 试验）阳性，即可确诊为 DIC。

知识链接

中心静脉压（CVP）：CVP 的正常值为 4.5～9.0mmHg，当 CVP 小于 4.5mmHg 时，表示血容量不足；高于 13.5mmHg 时，则提示心功能不全、静脉血管床过度收缩或肺循环阻力增高；若 CVP 超过 18.0mmHg 时，则表示存在充血性心力衰竭。

【处理】

1.一般处理

（1）体位：患者头部平置或保持头部及足腿抬高30°。

（2）镇静、止痛：包扎、固定和选用止痛剂（哌替啶 50mg，肌内注射）。

（3）保温：躯体保暖，但不加温。

（4）给氧：间歇吸入纯氧（6～8L/min）。

（5）尽快建立输液通道：原则上取粗针头，多通道输液。

2.消除病因　
治疗原发疾病是消除病因的关键。手术应在休克稳定以后进行，以免加重休克。但在肝脾破裂、心脏压塞、开放性气胸等疾病中，经大量输液输血不能纠正休克的情况下，则在抗休克的同时进行手术。

3.补充血容量

（1）补液性质：原则上是缺什么补什么。先盐后糖，先晶后胶，先快后慢。失血性休克应输全血为主，严重烧伤应多补血浆和全血。右旋糖酐及血浆代用品等胶体液 24 小时总量不宜多于 1 500ml。临床上常以血压结合中心静脉压的测定指导补液。

（2）补液速度和量：根据休克程度、病因、年龄及其他治疗和输液后血压、尿量、中心静脉压反应决定；轻度休克补充血容量 800～1 000ml，可单输晶体液，估计失血量大于 1 000ml 时，可输全血 300ml；中度休克，补充血容量 120～1 700ml，扩容剂与全血之比为 2∶1；重度休克，补充血容量 2 000ml 以上，扩容剂与全血之比为 1∶1 或 1∶1.5。

4.血管活性药的应用　
补充血容量后，如血压仍不稳定，可使用血管活性药，以调整血管舒缩功能，改善微循环。常用血管收缩药有间羟胺、去甲肾上腺素；血管扩张药常用多巴胺、酚妥拉明。

5.纠正酸中毒　
休克患者经扩容及血管活性药物的应用，休克仍存在，应考虑有代谢性酸中毒。应立即做二氧化碳结合力或血气分析。一般应保持二氧化碳结合力不低于 18mmol/L（40% 容积）为原则。常用碱性药物为 5% 碳酸氢钠溶液。

6.对症处理　
抗休克裤的应用适用于下肢、骨盆和下腹部创伤者，有加压止血作用及相当于自体输血（600～1 000ml）的效果。同时有助于骨折的固定和搬运。

7. 治疗 DIC 改善微循环　对诊断明确的 DIC，可用肝素抗凝，一般 1.0mg/kg，每 6 小时 1 次，成人首次可用 1 000U（1mg 相当于 125U 左右）。

【休克完全纠正的指征】

1. 神志完全清醒。

2. 四肢温暖，唇、甲转红。

3. 尿量＞30ml/h。

4. 中心静脉压 4.5～9.0mmHg，颈外静脉饱满。

5. 血压、脉搏正常，脉压≥30mmHg。

上述体征持续 12 小时始告一段落。

（二）挤压综合征

挤压综合征即四肢或躯干肌肉丰富的部位长时间受外力挤压或躯体自压而造成肌肉组织的损伤、缺血性坏死，一旦压迫解除，继而引起局部组织渗出、肿胀，伴有肌红蛋白尿、高血钾和急性肾衰竭的综合征。临床上容易发生挤压综合征的部位有前臂、大腿和小腿等。

肌体受到重物挤压时，肌肉内的血液循环受阻或完全隔断，局部组织缺血、缺氧。当压力解除时，受压局部毛细血管通透性增加，大量电解质、血浆、红细胞渗入组织中，造成局部肿胀、血栓形成，缺氧急剧加重，继而发生肌纤维变性、断裂、坏死和溶解。肌肉坏死后释放出大量分解产物，肌红蛋白、钾、肌酸及肌酐等，这些产物进入体循环，可引发一系列全身反应，如肾脏损害、急性肾衰竭等。

【诊断】

1. 病史　有肢体或躯干受压的外伤史。

2. 局部症状　局部疼痛、肿胀严重，皮肤青紫或瘀斑、变硬，邻近的健康皮肤出现张力性水疱，甚则发黑、感觉障碍、活动功能受限。

3. 全身症状　全身可出现发热、脉搏加快，甚则出现咯血、吐血、尿血及休克。

4. 实验室检查　尿隐血试验阳性，尿肌红蛋白试验阳性，尿相对密度增高，血钾、非蛋白氮、尿素氮均增高。

【处理】处理原则是及早防治休克，早期切开减压，尽早采用透析疗法，防治多器官功能不全。

1. 常规处理　伤肢制动并暴露在凉爽的空气中，可用凉水降低伤肢的温度；开放性伤口活动性出血应止血，但禁用包扎，更不能用止血带。

2. 及早防治休克　因大量水分和血浆渗入组织间隙，可出现低血压或休克表现，应尽快补液，加速排除毒素。可给予等渗盐水、5% 葡萄糖盐水、平衡盐液、血浆等。如发生少尿者，应严格限制补液量，每日 400～600ml 基础量，外加显性排除量，日总量不超过 1 000ml。每日应输入高渗糖溶液 300～400ml，以减低蛋白消耗和控制血钾增长。

3. 早期切开减压　有筋膜室内高压时，应及早切开减压，防止肌肉进一步坏死。清除坏死组织并引流，减少肌红蛋白、钾、乳酸等有害物质吸入血液。

4. 碱化尿液和利尿　为防止酸中毒，应在补液中加入 5% 碳酸氢钠 150ml。在补足液体时，用 20% 甘露醇 150ml 快速输入，每日 1～2 次，以增加尿量，保护肾小管功能。

5. 积极防治肾衰竭　发生急性肾衰竭时，应及早进行透析疗法，首选腹膜透析，必要时可采用血液透析。

（三）脂肪栓塞综合征

严重创伤、骨折后，髓腔脂肪微粒经血管损伤处侵入血液循环，造成以肺为主的器官内毛细血管栓塞，出现呼吸困难、脑缺氧及皮肤黏膜出血点，称脂肪栓塞综合征。本病死亡率较高。

【分类】分为暴发型、临床型（完全型）、亚临床型（不完全型）三型。

1．暴发型 伤后早期出现脑部症状，迅速发生昏迷、谵妄、手足抽搐等症状，可于1～3日内死亡。由于肺部X线不显示阳性特征，临床诊断困难，常在尸检时才能确诊。

2．临床型 有1～3日潜伏期，以后出现高热，呼吸困难，出现出血点。症状迅速加重，可出现神经系统症状、脑部症状，表现为神志不清，昏睡甚至昏迷，瞳孔大小不一，对光反射消失。实验室检查可见血小板减少，血沉加快，血红蛋白低。胸部X线片可见斑状阴影，甚至"暴风雪"样表现。

3．亚临床型 有脂肪栓塞综合征的部分症状和体征，临床最多见。症状和体征一般轻微，有的仅有低热，轻度心动过速和呼吸次数稍增加。多可自愈。如处理不当，搬运、骨折固定不牢或整复骨折手法粗暴，会迅速转为暴发型或临床型而死亡。

【诊断】

1．主要指标 ①皮下出血点。②非胸部外伤引起的呼吸困难等肺部症状和胸片。③非颅脑外伤引起的脑部症状。

2．次要指标 ①动脉血氧分压低于50mmHg。②血红蛋白下降（100g/L以下）。

3．参考指标 ①脉快，心动过速（＞120次/min）。②高热。③血小板减少。④血沉快。⑤尿中脂肪滴及少尿。⑥血清脂肪酶上升。⑦血中出现游离脂肪滴。

脂肪栓塞综合征须有主要指标2项以上，或主要指标仅有一项而次要指标或参考指标有4项以上者，可诊断为脂肪栓塞综合征；如无主要指标，只有次要指标一项及参考指标4项以上者，应疑为隐性脂肪栓塞综合征。

【处理】 治疗的重点是支持生命，保护肺、脑等重要受累器官，对症处理，预防感染，防治休克。对骨折肢体以充分的固定，减少断端的错动，调整机体的应激反应，减少脂肪栓子的来源。

1．呼吸支持疗法 支持呼吸、纠正低氧血症是治疗脂肪栓塞综合征最基本的措施。病情较轻者用鼻管或面罩给氧，保持氧分压在70～80mmHg即可，病情较重者应迅速建立通畅气道。短期支持者行气管插管，长期支持者行气管切开，用呼吸器辅助或控制呼吸。

2．保护脑及神经系统 头部用冰袋或冰帽降温，减少耗氧量，保护脑组织。使用脱水疗法防治脑水肿，并可使用镇静剂，采用冬眠疗法。

3．药物疗法 ①右旋糖酐40：能提高血浆胶体渗透压，增加血容量，降低血液黏稠度，改善微循环血流速度，并可利尿。每日500～1 000ml，静脉滴注。有肺水肿、严重脱水、血小板减少、充血性心力衰竭和肾衰竭的患者禁用。②肾上腺皮质激素：可减轻肺损害，对机体有保护作用。常用药有氢化可的松100～300mg/日，地塞米松20～40mg/日。连用3～5日。③抑肽酶：蛋白酶抑制剂，可影响脂肪代谢，降低骨折创伤后一过性高脂血症，防止脂栓对毛细血管的毒性作用，稳定血压。首剂可用20万U，以后8万～12万U/日，静脉滴注，连用3～6日。④肝素：有抗凝及澄清血脂的作用，每次125mg，静脉注入，4～6小时1次。⑤乙醇：有抑制脂肪酸分解脂栓为游离脂肪酸的作用，并能扩张毛细血管。以5%葡萄糖液配成5%的乙醇溶液1 000ml缓慢静滴，在12小时内输完。⑥其他药物：注射止痛剂或镇静剂以充分镇静止痛；广谱抗生素防治感染；静脉给予高营养合剂。

4．对症治疗 抗感染，纠正水、电解质和酸碱平衡紊乱。

5．加强监护 如血气、生命体征、心电图等。

（四）急性呼吸窘迫综合征

急性呼吸窘迫综合征（acute respiratory distress syndrome，ARDS）是急性呼吸衰竭的一种类型，常继发于多发性创伤、骨折、严重感染、休克和大手术后；以急性进行性呼吸困难和顽固性低氧血症为主要表现。其病理性特征是肺血管内皮和肺泡的损害，肺间质水肿。本综合征曾有"休克肺""创伤后呼吸窘迫综合征""成人型呼吸窘迫综合征""泵肺"等不同名称。

【诊断】

1.呼吸窘迫综合征　在原发病过程中突然出现进行性呼吸窘迫,呼吸频数(>28次/min),用通常给氧方法不能改善。

2.低氧血症　动脉血氧分压PaO_2<60mmHg;氧合指数PaO_2/FiO_2≤200mmHg;动脉血CO_2分压($PaCO_2$)早期因呼吸加快或呼吸机过度换气而降低,后期会增高。

3.分期　诊断急性呼吸窘迫综合征可根据临床表现进行分期:

(1)初期:呼吸加快,有呼吸窘迫感,无明显呼吸困难和发绀,一般的吸氧方法不能缓解。

(2)进展期:有呼吸困难和发绀,呼吸道分泌物增多,肺部有啰音,X线胸片有广泛性点、片状阴影。患者出现烦躁、谵妄或昏迷等意识障碍,体温升高,白细胞计数增多。此时必须气管插管加以机械通气支持,才能缓解呼吸困难症状。

(3)后期:患者陷入深昏迷,心律失常,心跳变慢乃至停止。

4.X线检　查两肺有边缘模糊的肺纹增多或斑片状阴影,边缘部出现散在的小片状浸润影,迅速扩大、融合,形成大片实变。

【处理】急性呼吸窘迫综合征,预后较严重,应及早预防和治疗。如果确诊除继续治疗原发病外,应采取积极措施消除肺间质水肿,克服肺泡萎陷,使肺泡满意扩张以增加肺功能残气量,改善与保护组织灌注。

1.常规处理　对严重创伤、休克、大手术和严重感染患者,必须严密观察,特别注意呼吸情况,定时做血气分析,做到早期诊断,及时处理;保持呼吸道通畅,排出痰液。

2.呼吸治疗　用呼吸机和氧气,施行定容、定压的人工呼吸,以纠正低氧血症和改善肺泡换氧功能。发病初期,以鼻管或面罩吸入高浓度氧,对轻度缺氧可改善症状。进展期需插入氧管导管,使用呼吸机,常用间断正压换气(IPPB),呼气终末正压换气(PEEP)及间断换气通气(IMV)。为了迅速纠正低氧血症,开始时用较高浓度的氧气(80%左右),逐步使氧浓度降低在40%左右,以避免高浓度氧加正压对肺的损害。吸呼气的时间比例要掌握在1:2左右。

3.维护循环　保持体液平衡,保证血容量足够、血压稳定。为防止输液过量加重肺间质和肺泡水肿,应监测出入量,了解液体是否潴留。输液应以晶体为主,适当给予蛋白质或血浆,但不宜过早过多应用胶体液,因毛细血管通透性增强而促使胶体液进入肺间质,加重水肿。输液量应控制在每日1 500ml,出入量保持轻度负平衡,必要时可用利尿剂辅助。

4.防治感染　因脓毒症是急性呼吸窘迫综合征最常见的原因,且急性呼吸窘迫综合征发生后易并发感染;因而需用抗感染治疗。一般可用大剂量青霉素(500万～800万U)静脉滴注,配以庆大霉素。亦可根据细菌培养及药敏试验的结果,选择抗生素。

5.皮质激素疗法　早期应用大剂量皮质激素,可抑制毛细血管的通透性,刺激肺泡壁Ⅱ型细胞产生肺表面活性物质,防止肺泡萎陷,减少肺内分流,减轻肺泡水肿,增加心肌收缩力,减低外周阻力,改善末梢循环,纠正低氧血症。常用药物为甲泼尼龙,每日80mg,连用3日。

(五)骨-筋膜室综合征

骨-筋膜室综合征又称"筋膜间隙综合征""筋膜间隔(区)综合征",是由于骨间隙内容物体积增加(如损伤后局部出血、渗出、水肿等),或肢体长时间挤压(骨折后使用绷带、石膏、夹板不当,包扎过紧),使室内压力(骨筋膜室是由骨、骨间膜、肌间隔和深筋膜形成的一个相对封闭的骨筋膜间区,室内有肌肉、血管、神经)增高,肌肉、神经干发生血液循环障碍,神经组织缺血30秒即可出现功能异常,缺血2～4小时即出现功能性改变,持续缺血12～24小时后可发生永久性功能丧失;肌肉在缺血2～4小时后可产生不可逆性功能丧失,最终导致肌坏死,形成瘢痕挛缩失去功能;肌肉缺血4小时后,还可出现肌红蛋白尿,导致肾功能损害。

【诊断】

1.病史　患肢有外伤挤压史,或伤肢长时间的外固定包扎过紧。

2．局部症状　伤肢疼痛剧烈，末端动脉搏动减弱或消失，皮肤苍白、发凉或出现暗红色斑块及水疱。甚则"硬皮样"改变，筒状僵硬。

3．肌肉及神经功能　肌肉活动障碍，筋膜间隙内肌肉被动牵拉痛；神经功能障碍，皮肤感觉异常。一般感觉障碍早于运动障碍。

4．全身症状　体温升高、脉搏加快。

5．实验室检查　筋膜室压力测定大于 10mmHg，血沉加快，尿肌红蛋白试验阳性。

筋膜室内压力测定简单的方法：用一根充满注射液的输液管，一端带针刺入组织，另一端自输液瓶中拔出，在 40～100cm 间升降输液管，寻找液体稳定平面，即相当于组织压的水柱高度，除以 1.36 即为 mmHg。一般前臂 65mmHg，小腿 55mmHg，小动脉则关闭，此时即使远端动脉能摸到，组织已产生供血障碍；有高压表现时，组织内压超过 30mmHg 即可诊断。

【处理】　骨 - 筋膜室综合征的后果十分严重，神经干及肌肉坏死致肢体畸形及神经麻痹，且修复困难。应早期诊断，早期治疗，减压彻底，减小伤残率，避免并发症。

1．常规处理　早期制动，放松一切敷料、夹板或石膏型，抬高患肢至心脏水平，严密观察。

2．脱水消肿　地塞米松 10～20mg 及山莨菪碱 20mg，静脉滴注，1～2 次 /d；甘露醇 250ml，快速静脉滴注，2～3 次 /d。

3．防治感染　青霉素 240 万～1 000 万 U，分次静脉滴注，庆大霉素 16 万 U，静脉滴注，2 次 /d。破伤风抗毒素（TAT）1 500U 肌内注射。宜在细菌培养及药物敏感试验指导下用药。

4．对症治疗　纠正水电解质紊乱，防止毒素进入全身引起脓毒症休克和肾衰竭。

5．筋膜切开减压术　早期充分切开深筋膜是中断恶性循环的有效措施。24 小时内切开者肌肉功能多可恢复。切开的筋膜及皮肤不应缝合，以无菌敷料遮盖，待消肿后二期缝合。

第七节　中医伤科病历书写

一、中医伤科病历的含义和基本要求

（一）含义及基本内容

病历是指医务人员在医疗活动过程中形成的文字符号、图表、影像、切片等资料的总和，包括门（急）诊病历和住院病历。中医伤科病历书写是指伤科医务人员通过望、闻、问、切及查体、辅助检查、诊断、治疗、护理等医疗活动获得有关资料，并进行归纳、分析、整理形成医疗活动记录的行为。

（二）基本要求

1．病历书写应当客观、真实、准确、及时、完整、规范。

2．病历书写应当使用蓝黑墨水、碳素墨水。计算机打印的病历应当符合病历保存的要求。

3．病历书写应规范使用中医术语。

4．病历书写要求文字工整，字迹清晰，表述准确，语句通顺，标点正确。

5．病历书写过程中出现错字时，应当用双线划在错字上，保留原记录清楚、可辨，并注明修改时间，修改人签名；不得采用刮、粘、涂、描等方法掩盖或去除原来的笔迹。

6．病历应当按照规定的内容书写，应在 24 小时之内完成，并由相应具有执业医师资格的医务人员签名。

7．病历书写一律使用阿拉伯数字书写日期和时间，采用 24 小时制记录。

8．病历书写中涉及的诊断，应包括中医诊断和西医诊断。

9．对需取得患者书面同意方可进行的医疗活动,应当由患者本人签署知情同意书。患者不具备完全民事行为能力时,应当由其法定代理人签字;患者因病无法签字时,应当由其授权的人员签字;为抢救患者,在法定代理人或被授权人无法及时签字的情况下,可由医疗机构负责人或者授权的负责人签字。

　　因实施保护性医疗措施不宜向患者说明情况的,应当将有关情况告知患者近亲属,由患者近亲属签署知情同意书,并及时记录;患者无近亲属的或者患者近亲属无法签署同意书的,由患者的法定代理人或者关系人签署同意书。

10．上级医务人员有审查修改下级医务人员书写的病历的责任。

二、中医伤科门诊或急诊病历书写要求及格式

（一）门（急）诊病历书写要求

1．门（急）诊病历内容包括门（急）诊病历首页、病历记录、检验报告、医学影像检查资料等。

2．门（急）诊病历记录分为初诊病历记录和复诊病历记录。

3．门（急）诊病历记录应当由接诊医师在患者就诊时及时完成,急诊病历书写应当具体到分钟。

4．急诊留观记录是急诊患者因病情需要留院观察期间的记录,重点记录观察期间病情变化和诊疗措施,记录简明扼要。抢救危重患者时,应当书写抢救记录。实施中医治疗的,应记录中医四诊、辨证施治情况等。

5．主诊医师要严格执行疫情报告制度,发现法定传染病除在病历上注明外,必须按规定报告。药物过敏史必须填写在病历封面。

（二）门（急）诊病历格式

1．门（急）诊病历首页（门诊手册）

门（急）诊病历首页内容包括患者姓名、性别、出生年月、民族、婚姻状况、职业、工作单位、住址、药物过敏史等项目。

2．初诊病历

就诊时间:＿＿＿年＿＿＿月＿＿＿日　　　　　科别:＿＿＿＿

问诊:

主诉:患者就诊时最痛苦的主要症状(或体征)及持续时间。

现病史:主症发生的时间、病情发展变化的情况、诊治经过等。

既往史:重要的既往病史、个人史和过敏史等。

体格检查:记录生命体征、中西医检查阳性体征及具有鉴别意义的阴性体征。特别要注意舌象、脉象。

辅助检查:记录已获得的各种检查结果。

诊断:

　　中医诊断:包括疾病诊断及证候诊断。

西医诊断：包括主要疾病和其他疾病，可写疑似诊断。

治疗处理意见：

（1）中医论治：记录治法、方药、用法等。

（2）西医治疗：记录具体用药、剂量、用法等。

（3）进一步的检查项目。

（4）饮食起居宜忌、随诊要求、注意事项。

医师签全名：×××

3．门（急）诊复诊病历

时间：____年____月____日（急诊病历具体到分钟）　　科别：____

主诉：记录患者本次就诊的主要症状或体征及其持续时间。

病史：记录前次诊疗后病情变化情况。

必要的体格检查结果：

必要的辅助检查结果：

诊断：记录格式和内容同初诊病例中的"诊断"。

治疗处理意见：记录格式和内容同初诊病例中的"治疗处理意见"。

4．门（急）诊抢救记录

记录格式和内容同住院病历记录中的"抢救记录"。

5．急诊留观记录书写格式及要求

记录格式和内容同门（急）诊初诊病历。

三、中医伤科住院病历书写要求及格式

住院病历内容包括住院病案首页、入院记录、病程记录、手术同意书、麻醉同意书、输血治疗知情同意书、特殊检查（特殊治疗）同意书、病危（重）通知书、医嘱单、辅助检查报告单、体温单、医学影像检查资料、病理资料等。

（一）住院病历书写要求

1．入院记录的要求　入院记录是指患者入院后，由经治医师通过望、闻、问、切及查体、辅助检查获得有关资料，并对这些资料归纳分析书写而成的记录。可分为入院记录、再次或多次入院记录、24小时内入出院记录、24小时内入院死亡记录。

入院记录、再次或多次入院记录应当于患者入院后24小时内完成；24小时内入出院记录应当于患者出院后24小时内完成，24小时内入院死亡记录应当于患者死亡后24小时内完成。

（1）一般情况包括姓名、性别、年龄、民族、婚姻状况、出生地、职业、入院时间、记录时间、发病节气、病史陈述者。

（2）主诉是指促使患者就诊的主要症状（或体征）及持续时间。

（3）现病史是指患者本次疾病的发生、演变、诊疗等方面的详细情况，应当按时间顺序书写，并结合中医问诊，记录目前情况。内容包括发病情况、主要症状特点及其发展变化情况、伴随症状、发病后诊疗经过及结果、睡眠和饮食等一般情况的变化，以及与鉴别诊断有关的阳性或阴性资料等。

（4）既往史是指患者过去的健康和疾病情况。内容包括既往一般健康状况、疾病史、传染病史、预防接种史、手术外伤史、输血史、食物或药物过敏史等。

（5）个人史，婚育史、月经史，家族史。

（6）中医望、闻、切诊应当记录神色、形态、语声、气息、舌象、脉象等。

（7）体格检查应当按照系统循序进行书写。内容包括体温、脉搏、呼吸、血压，一般情况，皮

肤、黏膜，全身浅表淋巴结，头部及其器官，颈部，胸部（胸廓、肺部、心脏、血管），腹部（肝、脾等），直肠肛门，外生殖器，脊柱，四肢，神经系统等。

（8）伤科专科情况应当根据专科需要记录专科特殊情况。如臂丛神经牵拉试验、直腿抬高试验及足背伸加强试验、回旋挤压试验等中医筋伤特殊检查。

（9）辅助检查指入院前所做的与本次疾病相关的主要检查及其结果。应分类按检查时间顺序记录检查结果，如系在其他医疗机构所做检查，应当写明该机构名称及检查号。

（10）初步诊断是指经治医师根据患者入院时情况，综合分析所作出的诊断。如初步诊断为多项时，应当主次分明。对待查病例应列出可能性较大的诊断。

（11）书写入院记录的医师签全名。

2．再次或多次入院记录要求　再次或多次入院记录是指患者因同一种疾病再次或多次住入同一医疗机构时书写的记录。要求及内容基本同入院记录。主诉是记录患者本次入院的主要症状（或体征）及持续时间；现病史中要求首先对本次住院前历次有关住院诊疗经过进行小结，然后再书写本次入院的现病史。

知识链接

患者入院不足 24 小时出院的，可以书写 24 小时内入出院记录。内容包括患者姓名、性别、年龄、职业、入院时间、出院时间、主诉、入院情况、入院诊断、诊疗经过、出院情况、出院诊断、出院医嘱，医师签名等。

3．病程记录的要求　病程记录是指继入院记录之后，对患者病情和诊疗过程所进行的连续性记录。内容包括患者的病情变化情况及证候演变情况、重要的辅助检查结果及临床意义、上级医师查房意见、会诊意见、医师分析讨论意见、所采取的诊疗措施及效果、医嘱更改及理由、向患者及其近亲属告知的重要事项等。

（1）首次病程记录：是指患者入院后由经治医师或值班医师书写的第一次病程记录，应当在患者入院 8 小时内完成。首次病程记录的内容包括病例特点、拟诊讨论（诊断依据及鉴别诊断）、诊疗计划等。

知识链接

1．病例特点　应当在对病史、四诊情况、体格检查和辅助检查进行全面分析、归纳和整理后写出本病例特征，包括阳性发现和具有鉴别诊断意义的阴性症状和体征等。

2．拟诊讨论（诊断依据及鉴别诊断）　根据病例特点，提出初步诊断和诊断依据；对诊断不明的写出鉴别诊断并进行分析；并对下一步诊治措施进行分析。诊断依据包括中医辨病辨证依据与西医诊断依据，鉴别诊断包括中医鉴别诊断与西医鉴别诊断。

3．诊疗计划　提出具体的检查、中西医治疗措施及中医调护等。

（2）日常病程记录：是指对患者住院期间诊疗过程的经常性、连续性记录。由经治医师书写，也可以由实习医务人员或试用期医务人员书写，但应有经治医师签名。书写日常病程记录时，首先标明记录时间，另起一行记录具体内容。对病危患者应当根据病情变化随时书写病程记录，每日至少 1 次，记录时间应当具体到分钟。对病重患者，至少 2 日记录一次病程记录。对病情稳定的患者，至少 3 日记录一次病程记录。日常病程记录应反映伤科六诊情况及治法、方药变化及其变化依据等。

（3）上级医师查房记录：是指上级医师查房时对患者病情、诊断、鉴别诊断、当前治疗措施疗效的分析及下一步诊疗意见等的记录。主治医师首次查房记录应当于患者入院48小时内完成。内容包括查房医师的姓名、专业技术职务、补充的病史和体征、理法方药分析、诊断依据与鉴别诊断的分析及诊疗计划等。主治医师日常查房记录间隔时间视病情和诊疗情况确定，内容包括查房医师的姓名、专业技术职务、对病情的分析和诊疗意见等。科主任或具有副主任医师以上专业技术职务任职资格医师查房的记录，内容包括查房医师的姓名、专业技术职务、对病情和理法方药的分析及诊疗意见等。

（4）疑难病例讨论记录：是指由科主任或具有副主任医师以上专业技术职务任职资格的医师主持、召集有关医务人员对确诊困难或疗效不确切病例讨论的记录。内容包括讨论日期、主持人、参加人员姓名及专业技术职务、具体讨论意见及主持人小结意见等。

（5）交（接）班记录：是指患者经治医师发生变更之际，交班医师和接班医师分别对患者病情及诊疗情况进行简要总结的记录。交班记录应当在交班前由交班医师书写完成；接班记录应当由接班医师于接班后24小时内完成。交（接）班记录的内容包括入院日期、交班或接班日期，患者姓名、性别、年龄、主诉、入院情况、入院诊断、诊疗经过、目前情况、目前诊断、交班注意事项或接班诊疗计划、医师签名等。

（6）转科记录：是指患者住院期间需要转科时，经转入科室医师会诊并同意接收后，由转出科室和转入科室医师分别书写的记录。包括转出记录和转入记录。转出记录由转出科室医师在患者转出科室前书写完成（紧急情况除外）；转入记录由转入科室医师于患者转入后24小时内完成。转科记录内容包括入院日期、转出或转入日期，转出、转入科室，患者姓名、性别、年龄、主诉、入院情况、入院诊断、诊疗经过、目前情况、目前诊断、转科目的及注意事项或转入诊疗计划、医师签名等。

（7）阶段小结：是指患者住院时间较长，由经治医师每月所作病情及诊疗情况总结。阶段小结的内容包括入院日期、小结日期，患者姓名、性别、年龄、主诉、入院情况、入院诊断、诊疗经过、目前情况、目前诊断、诊疗计划、医师签名等。交（接）班记录、转科记录可代替阶段小结。

（8）抢救记录：是指患者病情危重，采取抢救措施时作的记录。因抢救急危患者，未能及时书写病历的，有关医务人员应当在抢救结束后6小时内据实补记，并加以注明。内容包括病情变化情况、抢救时间及措施、参加抢救的医务人员姓名及专业技术职务等。记录抢救时间应当具体到分钟。

（9）有创诊疗操作记录：是指在临床诊疗活动过程中进行的各种诊断、治疗性操作（如胸腔穿刺、腹腔穿刺等）的记录。应当在操作完成后即刻书写。内容包括操作名称、操作时间、操作步骤、结果及患者一般情况，记录过程是否顺利、有无不良反应，术后注意事项及是否向患者说明，操作医师签名。

（10）会诊记录（含会诊意见）：是指患者在住院期间需要其他科室或者其他医疗机构协助诊疗时，分别由申请医师和会诊医师书写的记录。会诊记录应另页书写。内容包括申请会诊记录和会诊意见记录。申请会诊记录应当简要载明患者病情及诊疗情况、申请会诊的理由和目的，申请会诊医师签名等。常规会诊意见记录应当由会诊医师在会诊申请发出后48小时内完成，急会诊时会诊医师应当在会诊申请发出后10分钟内到场，并在会诊结束后即刻完成会诊记录。会诊记录内容包括会诊意见、会诊医师所在的科别或者医疗机构名称、会诊时间及会诊医师签名等。申请会诊医师应在病程记录中记录会诊意见执行情况。

（11）特殊检查、特殊治疗同意书：是指在实施特殊检查、特殊治疗前，经治医师向患者告知特殊检查、特殊治疗的相关情况，并由患者签署是否同意检查、治疗的医学文书。内容包括特殊检查、特殊治疗项目名称、目的、可能出现的并发症及风险，患者签名、医师签名等。

（12）病危（重）通知书：是指因患者病情危、重时，由经治医师或值班医师向患者家属告知病情，并由患方签名的医疗文书。内容包括患者姓名、性别、年龄、科别，目前诊断及病情危重情况，患方签名、医师签名并填写日期。一式两份，一份交患方保存，另一份归病历中保存。

（13）出院记录：是指经治医师对患者此次住院期间诊疗情况的总结，应当在患者出院后24小时内完成。内容主要包括入院日期、出院日期、入院情况、入院诊断、诊疗经过、出院诊断、出院情况、出院医嘱、中医调护、医师签名等。

（14）死亡记录：是指经治医师对死亡患者住院期间诊疗和抢救经过的记录，应当在患者死亡后24小时内完成。内容包括入院日期、死亡时间、入院情况、入院诊断、诊疗经过（重点记录病情演变、抢救经过）、死亡原因、死亡诊断等。记录死亡时间应当具体到分钟。

知识链接

死亡病例讨论记录是指在患者死亡1周内，由科主任或具有副主任医师以上专业技术职务任职资格的医师主持，对死亡病例进行讨论、分析的记录。内容包括讨论日期、主持人及参加人员姓名、专业技术职务、具体讨论意见及主持人小结意见、记录者的签名等。

（二）住院病历书写格式

1．住院病历

科室：　　　　　病案号：

姓名：　　　　　性别：　　　　年龄：　　　　民族：

婚况：　　　　　职业：　　　　出生地：　　　家庭地址：

邮政编码：　　　国籍：　　　　入院时间：　　　病史采集时间：

病史陈述者：　　　　　　　　　可靠程度：

发病节气：记录急性疾患发病或慢性疾患急性发作时的节气。

主诉：简要记录患者感觉最痛苦的主要症状（部位、性质）或体征、持续时间。一般不宜用诊断或检查结果来代替。多项主诉者，应按发生顺序分别列出。

现病史：围绕主诉详细询问疾病发生发展及诊治过程，重点写明起病诱因、原因、时间、形式、始发症状，主要症状和伴随症状（部位、性质），病情发展与演变过程，检查、诊断、治疗经过，所用过的中、西药物的名称、剂量、用法和用药时间，以及其他特殊疗法，治疗反应及症状、体征等病情变化情况，发病以来精神、饮食、睡眠、二便等变化及现在症状（结合"十问"加以记录），对有鉴别诊断意义的阴性表现也应列入。

既往史：记录既往健康情况，按时间顺序系统回顾过去曾患疾病的情况，以及传染病接触史等。

个人史：记录出生地、居留地、居住环境和条件、生活和工作情况、饮食习惯、情志状态、特殊嗜好等。

月经婚育史：女性患者要记录经带胎产情况，月经史包括初潮年龄、行经期/周期、绝经年龄；生育史包括孕、胎、产情况，配偶及子女的健康状况。

过敏史：记载药物、食物及其他过敏情况。

家族史：记录直系亲属和与本人生活密切相关的亲属的健康状况，如亲属已死亡则应记录其死因、死亡时间及年龄。

体格检查：记录西医查体的阳性体征及有鉴别诊断意义的阴性体征。包括以下内容：

体温（T）、脉搏（P）、呼吸（R）、血压（BP）

神色形态：包括神志、精神、体态及气色。声息气味：包括语言、呼吸、咳喘、呕恶、太息、呻吟、肠鸣及各种气味。皮肤毛发：毛发的疏密、色泽、分布；肌肤温度、湿度、弹性，以及有无斑疹、疮疡、瘰疬、肿块、浮肿等。舌象：舌苔（苔形、苔色、津液），舌质（色、瘀点、瘀斑），舌体（形、态），舌底脉络（颜色、形态）。脉象：寸口脉，必要时切人迎、趺阳脉，2 周岁以下小儿可写指纹情况。

头面、五官、颈项的望、闻、切诊：

胸腹部的望、闻、切诊：

腰背、四肢、爪甲的望、闻、切诊：

前后二阴及排泄物的望、闻、切诊：

专科检查：记录中医伤科专科特殊检查阳性体征及有鉴别诊断意义的阴性体征。

辅助检查：记录入院时已取得的各种实验室检查结果及特殊检查结果，如血、尿、便常规，肝功能、胸透、心电图、内窥镜、CT 等。

辨证分析：要求从六诊、病因病机、证候分析、病证鉴别、病势演变等方面进行书写。

西医诊断依据：指主要疾病的诊断依据，并非所有疾病。

入院诊断：

中医诊断：病（症）名

　　　　　证　　名

西医诊断：病　　　名

知识链接

中医诊断有几个病（证）就写几个病（证），病类与证类名称当另行写出，并与病（证）名错后一格，以示从属本病的病类、证类名称；西医诊断写在中医诊断的下方，有几个病写几个病，病名参照《疾病分类与代码》标准，凡超过 2 种诊断者，按主次先后顺序排列。

治则治法：治则是治疗的指导原则，治法指具体的治疗方法。

方药：运用成方要写出方名及加减，自拟方可不写方名。处方药物要求每行写四味药，药物名称右上角注明特殊煎服法，右下角写剂量，必要时写明煎法与服法。

辨证调护：指医师对调养、给药及食疗、护理等方面的要求。

实习医师签全名：×××

住院医师签全名：×××

主治医师签全名：×××

2. 入院记录

姓名：　　　　　　性别：　　　　　　病案号：

年龄：　　　　　　婚况：

职业：　　　　　　出生地：

民族：　　　　　　国籍：

家庭地址：　　　　　　　　　　邮政编码：

入院时间：　　　　　　　　　　病史采集时间：

病史陈述者：　　　　　　　　　可靠程度：

发病节气：同住院病历。

主诉：同住院病历。

现病史：同住院病历。

既往史：按住院病历要求书写，但可不系统回顾。

其他情况：记录重要个人史、婚育史、过敏史和家族史。

望、闻、切诊：阳性所见及有鉴别意义的阴性所见。

体格检查：记录西医查体的阳性体征及有鉴别诊断意义的阴性体征。

专科检查：中医伤科专科特殊检查阳性体征及有鉴别意义的阴性体征记录在此。

辅助检查：已有的各种实验室检查结果。

辨证分析：按住院病历要求简明书写。

入院诊断：

　　　　中医诊断：病（症）名

　　　　　　　　　证　　名

　　　　西医诊断：病　　名

医师签全名：×××

3.病程记录

（1）首次病程记录：

　　　年　　　月　　　日

患者姓名、性别、年龄、因（主症和时间）于（×年×月×日×时）经（门诊、急诊、转院）收入我病区或科。

重要病史、六诊及体格检查摘要、实验室检查和特殊检查已取得的结果。

入院诊断：

　　　　中医诊断：病（症）名

　　　　　　　　　证　　名

　　　　西医诊断：病　　名

诊疗方案：包括治疗计划的安排，进一步明确诊断的检查计划，治法、处方（应用时间）及对调摄、宜忌、护理等的要求。

医师签全名：×××

（2）病程记录：

　　　年　　　月　　　日

患者六诊所见，症状、体征的变化，各项检查的回报结果，分析病情及病势发展顺逆，进一步检查治疗的设想，治则治法及方药调整，以及随着病情变化对护理的要求等。如遇上级医师查房或会诊，要详细记录上级医师查房及会诊意见，执行情况要在以后的病程记录中加以描述。如遇危急重症需抢救时，应随时记录。若有与患者家属及单位谈话，要详细记录。病例讨论另有记录，所涉及的诊疗方案要在病程记录中显示出来。

医师签全名：×××

四、中医伤科门诊及住院病历示例

（一）门诊病历示例

姓名：宋某　　　　　性别：男　　　　　年龄：35 岁

科别：中医伤科　　　就诊时间：2022 年 11 月 20 日

主诉：颈痛伴左上肢麻木 5 年，加重 1 年。

现病史：患者自述 2017 年末，颈肩开始有痛感，自贴膏药维持；2018 年 9 月，颈肩、左臂疼痛难忍，某骨科医院诊断为颈椎间盘突出，行冷敷、封闭治疗，上症疼痛不止。2018 年 10 月，来某医院中医正骨科，静滴甘露醇、川芎等，口服颈舒颗粒，理筋手法治疗，于 11 月初解除疼痛，但颈肩仍有不适，出院。2019 年 11 月初，来某医院正骨科做巩固治疗，方法与 2018 年同，2019 年 12 月初出院。2020 年初，除颈肩仍不适外，左手大拇指尖肿、麻木，4～6 月采用牵引、按摩方法连续治疗 3 个月无效，后采用拔罐、刮痧、贴膏药维持，至 11 月来某医院专治手指麻木，12 月出院时麻木减轻。2021 年，全年颈肩不适，上半年左手大拇指、示指、中指均麻木，至下半年逐渐加重，指尖知觉渐弱。2022 年 11 月中旬，两手手指麻木加剧，左臂亦开始麻木，再次入院。

既往史：否认有结核等传染病史及密切接触史。否认有药物、食物过敏史。预防接种史不详。

体格检查：

1. 颈椎生理性前凸消失，颈部 $C_4 \sim C_5$、$C_5 \sim C_6$、$C_6 \sim C_7$ 椎旁左侧压痛明显

2. 颈椎臂丛神经牵拉试验、挤压试验及分离试验均为阳性。

辅助检查：

MRI 检查提示 $C_4 \sim C_5$、$C_5 \sim C_6$、$C_6 \sim C_7$ 椎间盘向左突出，硬膜囊受压明显，左侧椎管狭窄、神经根明显受压。

诊断：

　　　中医诊断：神经根型颈椎病

　　　　　　　　气滞血瘀型

　　　西医诊断：神经根型颈椎病

治疗处理意见：

1. 理筋手法治疗　采用舒筋通络、拉宽椎间隙、理筋整复及活血化瘀等手法。

2. 中药治疗　桂枝加葛根汤加减。

　　桂枝 10g　　白芍 15g　　生姜 6g　　　炙甘草 6g

　　丹参 30g　　大枣 3 枚　　葛根 12g　　三七粉 3g^(另包)

3. 针灸疗法　可取颈部华佗夹脊穴、风池、天柱、大椎、百劳、绝骨等穴辨证施治。

4. 练功疗法　颈项活动功能锻炼，前屈、后伸、左右旋转及左右侧屈等。

5. 注意事项　保持良好坐姿，长期伏案工作时隔段时间要活动颈部，避免卧床看电视、看书，保持良好的睡眠体位，保持乐观积极的态度面对疾病。

医师签全名：周某

（二）住院病历示例

1. 入院记录

姓名：刘某	性别：女	病案号：1356688
年龄：42 岁	婚况：已婚	
职业：教师	出生地：上海宝山	
民族：汉族	国籍：中国	
家庭地址：上海市宝山区 ×× 社区	邮政编码：201900	
入院时间：2022 年 5 月 18 日	病史采集时间：2022 年 5 月 18 日	
病史陈述者：患者本人	可靠程度：可靠	
发病节气：立夏		

主诉：间歇性腰痛 1 年，加重伴左下肢放射性疼痛 4 日。

现病史：患者教师，长期伏案工作，自述 1 年前无明显诱因出现左下肢疼痛麻木，夜间疼痛渐增，有时疼痛如刀割，并以蚁行感沿左下肢放射，在私人诊所予"腰痛宁胶囊，维生素 B_1、维生素 B_{12} 肌内注射"未见好转，以后反复发作，腰部酸软困痛，喜揉喜按，遇劳加重，卧则减轻。4 日前，劳累过度，致腰痛加剧，左下肢呈放射性疼痛，今日来我院，行 CT 检查：$L_4 \sim L_5$、$L_5 \sim S_1$ 椎间盘突出，L_3、L_4 椎体骨质增生，门诊以"腰痛 - 腰椎间盘突出症 $L_4 \sim L_5$、$L_5 \sim S_1$"收入住院。

既往史：患者既往体健，否认有肝炎、结核等传染病史；无外伤及手术史；无输血、中毒等病史；预防接种史不详；未发现药物及食物过敏史。

个人史：生于原籍，无异地长期居住史，居住条件可，无阴冷潮湿之弊，生活上无特殊嗜好。

婚育史：已婚，育一男一女，配偶及子女体健。

家族史：无家族遗传性疾病史。

体格检查

T：36℃　P：76次/min　R：20次/min　BP：125/80mmHg

身高：158cm 体重：60kg

发育正常，营养一般，表情痛苦，神志清楚，查体合作，自动体位。舌质淡，苔白腻，脉沉细。全身皮肤、黏膜无黄染，各浅表淋巴结无肿大。头颅大小形态正常，眼睑无浮肿，双侧瞳孔等大等圆，对光反射灵敏，耳鼻无异常，口唇无发绀，咽部无充血，扁桃体无肿大。颈软无抵抗，气管居中，甲状腺无肿大，未触及包块，颈静脉无怒张。胸廓对称，呼吸运动均等，语音震颤正常，双侧叩诊清音，双肺呼吸音清晰，未闻及干、湿性啰音及病理性呼吸音。心尖搏动位置正常，心浊音界不大，心率76次/min，律齐，各瓣膜听诊区未闻及病理性杂音。腹平坦，无肠行及蠕动波，未触及包块，无压痛及反跳痛，未触及肝脾，墨菲征阴性，双肾区无叩击痛。双下肢无凹陷性水肿，脊柱四肢详见专科情况。前后二阴未查。生理反射存在，病理反射未引出。

专科检查：腰椎生理曲度消失，腰椎轻度向左侧弯畸形；L_4、L_5、S_1棘间及左侧椎旁压痛（+），左环跳穴压痛（+），用力按压时诱发左下肢放射疼痛、麻木；左下肢直腿抬高试验30°（+），右侧（−）。挺腹试验（+）；左膝腱反射减弱，左跟腱反射消失，左下肢外后侧及足底感觉减弱；腰椎活动受限，前屈50°、后伸20°、右侧屈30°、左侧屈10°。左踇趾背伸及跖屈肌力减弱；骨盆挤压试验（−）、双侧"4"字试验（−），双侧梨状肌牵拉试验（−）。双下肢末梢血液循环正常。双下肢肌力正常。其余脊柱、四肢关节形态、功能均正常。

辅助检查：CT检查显示$L_4 \sim L_5$、$L_5 \sim S_1$椎间盘突出，L_3、L_4椎体骨质增生。

辨证分析：该患者腰痛伴左下肢麻木疼痛，证属中医"腰痛"之范畴，由于患者为教师，长期伏案工作，致腰脉失养，气血运行不畅，经脉不通，不通则痛而见上述症状。舌质淡，苔白腻，脉沉细，均为肾阳虚之象，四诊合参，属肾虚（肾阳虚）之证。

入院诊断：

　　中医诊断：腰椎间盘突出症

　　　　　　　肾阳虚型

　　西医诊断：腰椎间盘突出症（$L_4 \sim L_5$、$L_5 \sim S_1$）

医师签全名：周某

2. 首次病程记录

<u>2022</u>年<u>05</u>月<u>18</u>日10：00am

刘某，女，42岁。因间歇性腰痛1年，加重伴左下肢放射性疼痛4日。2022-05-18 9：30am由家人护送入院。

病例特点：

（1）教师。

（2）症见：间歇性腰痛1年，加重伴左下肢放射性疼痛4日。

（3）专科检查：腰椎生理性前凸消失，腰椎轻度向左侧弯畸形；L_4、L_5、S_1棘间及左侧椎旁压痛（+），左环跳穴压痛（+），用力按压时诱发左下肢放射疼痛、麻木；左下肢直腿抬高试验30°（+），右侧（−）。挺腹试验（+）；左膝腱反射减弱，左跟腱反射消失，左下肢外后侧及足底感觉减弱；腰椎活动受限：前屈50°、后伸20°、右侧屈30°、左侧屈10°。左踇趾背伸及跖屈肌力减弱；骨盆挤压试验（−）、双侧"4"字试验（−），双侧梨状肌牵拉试验（−）。双下肢末梢血液循环正常。双下肢肌力正常。其余脊柱、四肢关节形态、功能均正常。

辅助检查：CT 检查显示 $L_4 \sim L_5$、$L_5 \sim S_1$ 椎间盘突出，L_3、L_4 椎体骨质增生。

中医辨病辨证依据：该患者腰痛伴左下肢麻木疼痛，证属中医"腰痛"之范畴，由于患者为教师，长期伏案工作，致腰脉失养，气血运行不畅，经脉不通，不通则痛而见上述症状。舌质淡，苔白腻，脉沉细，均为肾阳虚之象，参合六诊，属肾虚（肾阳虚）之证。

中医鉴别诊断：本病当与背痛相鉴别，腰痛是指腰背及其两侧部位的疼痛，背痛为背脊以上部位疼痛。还应与淋症相鉴别，后者伴有尿频、尿急、尿痛等症状。

西医诊断依据：间歇性腰痛伴左下肢放射痛。专科检查情况为腰椎生理性前凸消失，腰椎轻度向左侧弯畸形；L_4、L_5、S_1 棘间及左侧椎旁压痛（+），左环跳穴压痛（+），用力按压时诱发左下肢放射疼痛、麻木；左下肢直腿抬高试验 30°（+），右侧（-）。腹压增高则且左下肢麻木加重；左跟腱反射消失，左下肢外后侧及足底感觉减弱；腰椎活动受限，前屈 50°、后伸 20°、右侧屈 30°、左侧屈 10°。左姆趾背伸及跖屈肌力减弱；骨盆挤压试验（-）、双侧"4"字试验（-），双侧梨状肌牵拉试验（-）。双下肢末梢血液循环正常。双下肢肌力正常。其余脊柱、四肢关节形态、功能均正常。CT 检查显示 $L_4 \sim L_5$、$L_5 \sim S_1$ 椎间盘突出，L_3、L_4 椎体骨质增生。

西医鉴别诊断：凡可出现腰痛、腿痛或腰腿痛并存的疾病都应与之相鉴别。其中较为常见的有下列一些疾病：

（1）与强直性脊柱炎相鉴别：本病多见青少男子，有明显家族遗传特征。初发关节常是骶髂关节。$HLA-B_{27}$ 阳性，血清类风湿因子（RF）多为阴性。早期腰部呈僵直状，以晨起为甚，活动后减轻。渐见腰背及骶髂关节疼痛，脊柱强直，各方向活动均受限。血沉较快，病程进行性向上发展；当侵及肋椎关节时，可出现呼吸困难，后期可出现脊柱后凸畸形。当侵及髋关节时早期髋部疼痛，渐见髋屈曲畸形，X 线片早期可见骶髂关节及腰椎小关节模糊、粗糙，逐渐显示局部骨质疏松，间隙增宽；后期脊柱呈"竹节样"改变。

（2）与椎管内肿瘤相鉴别：其特点①腰痛呈进行加重，夜间疼痛明显，常常需用镇痛药物，②脊髓内占位性病变常出现病灶平面下的感觉和运动障碍，以及大小便功能丧失。

入院诊断：

　　中医诊断：腰椎间盘突出症

　　　　　　　肾阳虚型

　　西医诊断：腰椎间盘突出症（$L_4 \sim L_5$、$L_5 \sim S_1$）

诊疗计划：

（1）中医伤科二级护理常规。

（2）普食。

（3）避风寒，防外感，卧硬板床休息。

（4）完善入院各相关检查，进一步明确诊断。

（5）中医治疗如下：

1）理筋手法治疗：理筋手法 1 次 /d。

治则：舒筋通络、活血化瘀及理筋整复。

采用㨰法、按揉、捏拿、点压、弹拨、擦腰部痛点等手法以疏通经络、活血化瘀，最后用腰部斜扳法以理筋整复，结束理筋手法治疗。

2）针灸、红外线理疗 1 次 /d。

辨证经络选穴：大肠俞、关元、肾俞、腰阳关、命门、华佗夹脊穴、环跳、秩边、承扶、委中、昆仑等穴。

3）热磁电治疗及牵引治疗 1 次 /d。

4）飞燕式、拱桥式等腰部功能锻炼 1 次 /d。

5）中医予温补肾阳之法，方用右归丸加减：

熟地黄 30g	山药 15g	山茱萸 15g	独活 12g
桑寄生 15g	杜仲 10g	续断 15g	当归 12g
牛膝 10g	菟丝子 9g	鹿角胶 12g	三七粉 3g$^{(另包)}$
蜈蚣 1 条	甘草 6g	制附片 15g$^{(久煎)}$	制川草乌各 6g$^{(久煎)}$

煎服方法：上药第一次煎加水 500ml，制附片、制川草乌文火先煎约 60 分钟后，再入其余药物，煎至 300ml 取汁；第二次煎加水约 300ml，煎至 200ml 取汁，两次所煎药汁混匀；饭后热服，1 日 1 剂，分两次服。

（6）西医治疗：以扩张血管，消除炎症药为主，甘露醇 250ml 加地塞米松 5mg 等药对症治疗。

医师签全名：周某

3．科主任查房记录

2022 年 05 月 19 日 9：20am 　　　　科室主任王某查房记录

患者刘某，女，42 岁。昨日因间歇性腰痛 1 年，加重伴左下肢放射疼 4 日住院，住院后依据症状、体征、病史分析，初步诊断为中医腰椎间盘突出症（肾阳虚型），西医诊断腰椎间盘突出症。以中医腰椎病专科常规诊疗方案及护理方案处理。今日查房，见神清，精神可，纳可，二便调，舌质淡，苔薄白，脉沉细。体格检查：腰部活动轻度受限，L_4、L_5、S_1 棘突左旁、棘间压痛（+），左臀部环跳穴压痛，并可诱发左下肢放射性疼痛、麻木，左下肢直腿抬高试验 30°（+），直腿抬高加强试验右（-）、左侧（+）；双侧"4"字试验（-），双侧梨状肌牵拉试验（-），左侧膝腱反射减弱。

科主任王某查房详细询问患者病史及检查患者后指示：

（1）尽快完善各相关实验室检查，进一步明确诊断，以便制定出合理有效的治疗方案。

（2）嘱患者调整好情绪，明确医院各项制度，积极配合医师的治疗。

医师签全名：周某

4．副主任医师查房记录

2022 年 05 月 20 日 9：10am 　　　　赵某副主任医师查房记录

今日查房，该患者各项理化检查均已汇报：CT 检查 $L_4 \sim L_5$、$L_5 \sim S_1$ 椎间盘突出，L_3、L_4 椎体骨质增生。症见：左下肢放射痛较前稍有减轻，余无明显不适症状，纳可，夜寐安，二便调。体格检查：神志清楚，表情痛苦，被动体位，各生命体征均平稳，舌质淡，苔薄白，脉弦。胸廓对称，心肺均正常，腹平软，肝脾均未触及肿大，轻度左侧弯，腰部活动轻度受限，L_4、L_5、S_1 棘突左旁、棘间压痛（+），左臀部环跳穴压痛，并可诱发左下肢放射性疼痛、麻木，左下肢直腿抬高 70°（+），直腿抬高加强试验右侧（-）、左侧（+）。双侧"4"字试验（-），双侧梨状肌牵拉试验（-）。左侧膝腱反射较弱，左足底感觉减弱，末梢血液循环正常，双下肢肌力正常，双下肢无浮肿。

赵某副主任医师查房后指示：

（1）根据其病史、症状体征及各项检查，中医诊断：腰椎间盘突出症（肾阳虚型）；西医诊断：腰椎间盘突出症（$L_4 \sim L_5$、$L_5 \sim S_1$）。

（2）教师，长期重体力劳动，致腰脉失养，气血运行不畅，经脉不通，不通则痛而见上述症状。舌质淡，苔白腻，脉沉细，均为肾阳虚之象，参合六诊，属肾虚（肾阳虚）之证。

（3）本病可与强直性脊柱炎相鉴别，后者中年男子多见，身体瘦弱，腰背及骶髂关节疼痛，脊柱强直，各方向活动均受限。症状多与气候变化有关，血沉较快，病程进行性向上发展。X 线片早期可见骶髂关节及腰椎小关节模糊，后期脊柱呈竹节样改变。

（4）本病临床上应以中西结合理筋手法治疗为主，配合药物对症处理。

（5）本病若积极正确的治疗，预后尚可，嘱其适当配合功能锻炼。

医师签全名：周某

5．病程记录

2022 年 05 月 23 日 9：15am

今日查房，患者症见：腰腿疼消失，转侧灵活，功能活动不受限，余无何不适症状，纳可，夜寐安，二便调。体格检查：L_4、L_5、S_1 棘旁、棘间压痛消失，余体征同前。主治医师李某查房详细询问患者病史及检查患者后指示：患者病情明显改善，继续前治疗方案不变，继观。

医师签全名：周某

2022 年 05 月 26 日 10：10am

今日查房，患者症见：腰腿疼消失，转侧灵活，功能活动不受限，余无何不适症状，纳可，夜寐安，二便调。体格检查：L_4、L_5、S_1 棘旁、棘间压痛消失，余体征同前。主治医师李某查房详细询问患者病史及检查患者后指示：患者病情明显改善，继续前治疗方案不变，继观。

医师签全名：周某

2022 年 05 月 29 日 9：00am

今晨查房，患者神清，精神可，腰痛症状消失，纳可，夜寐安，二便自调，舌淡苔白，脉弦，查腰椎旁压痛消失，直腿抬高试验（−），直腿抬高加强试验（−），左臀部及臀大肌附着处压痛（−）。各项生命体征均正常，故今日带药出院回家继续治疗。

医师签全名：周某

6. 出院记录

姓名：刘某　　　性别：女　　　年龄：42 岁

职业：教师　　　病案号：1356688

入院日期：2022 年 5 月 18 日 09：00am　　第 1 次住院

出院日期：2022 年 5 月 29 日 10：00am　　共住院 12 日

入院情况：症见患者腰及左下肢疼痛剧烈，痛处固定而拒按，夜寐不安，但纳差，二便调。体格检查：神志清楚，精神差，表情痛苦，强迫体位，发育正常，营养状况良好，四大生命体征均正常，心、肺功能正常。专科情况：腰椎轻度向左侧弯，腰部活动受限，L_4、L_5、S_1 棘旁、棘间压痛（+），左臀部环跳穴压痛，并可诱发左下肢放射性疼痛、麻木，左下肢直腿抬高试验 30°（+），直腿抬高加强试验左侧 20°（+），右侧（−）。双侧"4"字试验（−），双侧梨状肌牵拉试验（−）。左侧膝腱反射减弱，左足底感觉减弱，末梢血液循环正常。双下肢肌力正常。

辅助检查：CT 检查显示 L_4～L_5、L_5～S_1 椎间盘突出，L_3、L_4 椎体骨质增生。

入院诊断：

　　中医诊断：腰椎间盘突出症

　　　　　　　肾阳虚型

　　西医诊断：腰椎间盘突出症（L_4～L_5、L_5～S_1）

入院后诊疗经过（包括检查结果）：入院后尽快完善各相关实验室检查，进一步明确诊断后，以专科治疗为主，采用中医针灸、红外线理疗，推拿按摩等理疗手法，配合西医消炎，扩血管药对症处理（详见首次病程记录）。

出院时情况：患者左下肢痛麻症状减轻，腰部酸软困痛亦减轻。体格检查：见患者神清，精神可，心肺正常。专科情况：平腰，腰椎无侧弯畸形，L_4～L_5、L_5～S_1 棘旁及棘间压痛（−），左臀部环跳穴压痛（−），无左下肢放射性疼痛、麻木，左下肢直腿抬高试验 85°（−），直腿抬高加强试验左侧（−），右侧（−）。双侧"4"字试验（−），双侧梨状肌牵拉试验（−）。双膝腱反射正常，双下肢外侧皮肤感觉减弱，末梢血液循环正常。双下肢肌力正常。

出院诊断：

　　中医诊断：腰椎间盘突出症

　　　　　　　肾阳虚型

　　西医诊断：腰椎间盘突出症（L_4～L_5、L_5～S_1）

出院医嘱：

（1）按时服用出院带药。

（2）定期复诊。

医师签全名：周某

知识拓展

　　电子病历也叫计算机化的病案系统或称电子化患者记录，它是用电子设备（计算机、健康卡等）保存、管理、传输和重现的数字化的患者的医疗记录，取代手写纸张病历；它的内容包括纸张病历的所有信息。电子病历具有主动性、完整和正确、知识关联、及时获取等特征，是医疗机构对门诊、住院患者（或保健对象）临床诊疗和指导干预的、数字化医疗服务工作记录。

　　中医电子病历包括门（急）诊电子病历、住院电子病历及其他电子医疗记录。中医电子病历内容应当按照国家中医药管理局《中医病历书写基本规范》执行，使用国家中医药管理局统一制定的项目名称、格式和内容，不得擅自变更。

（涂国卿　李明哲　吕武宾　曾朝辉　樊新甫）

？ 复习思考题

1. 骨折的常见移位类型有哪些？
2. 骨折的特有体征包括哪些内容？
3. 摸诊的主要用途是哪些？
4. 伤科问诊中问疼痛包括哪些主要内容？
5. 搭肩试验如何检查，阳性征说明什么问题？

ER-2-5

扫一扫，测一测

中篇各论　中医伤科临床

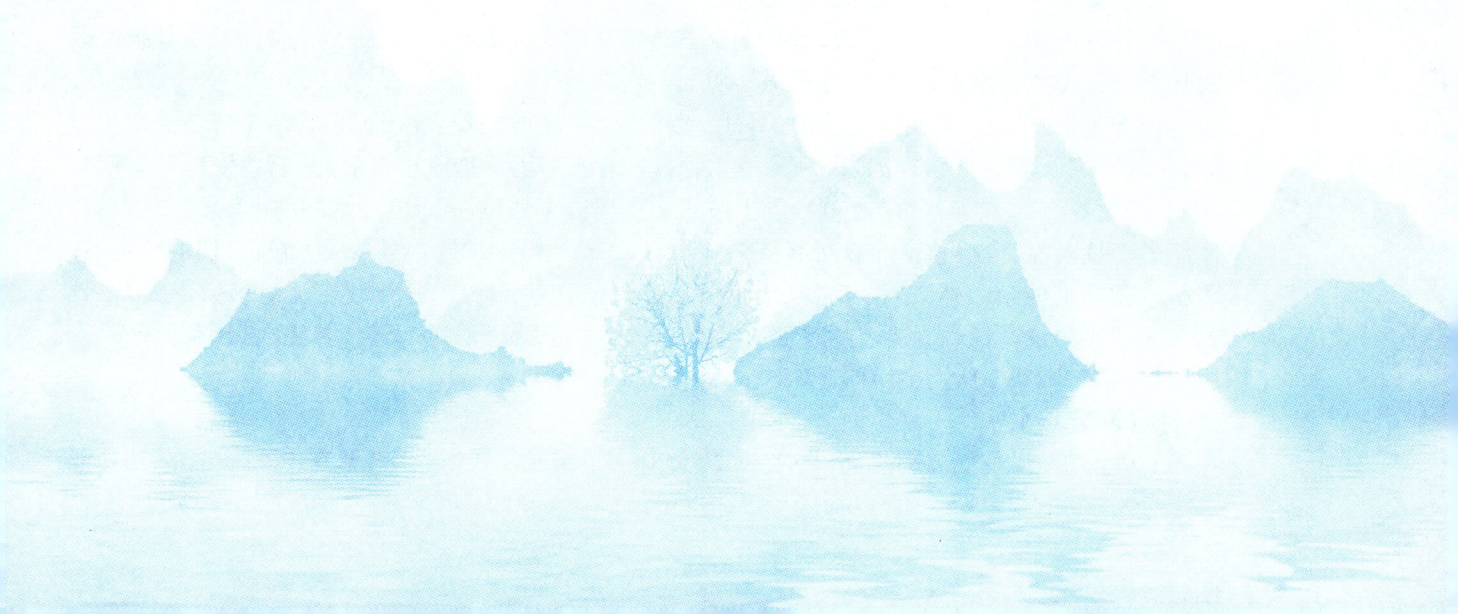

第三章 骨 折

第一节 上 肢 骨 折

上肢骨包括上肢带骨和自由上肢骨,两侧共计 64 块。上肢带骨,包括锁骨和肩胛骨;自由上肢骨,包括肱骨、桡骨、尺骨和手骨。上肢功能的特点是灵活性高于稳定性,所以在治疗上以恢复关节的运动功能及前臂的旋转活动为目的,重视手部早期练功疗法,固定时间一般较下肢略为缩短。

一、锁 骨 骨 折

锁骨骨折是常见的骨折之一,占全身骨折的 6% 左右,好发于儿童和青壮年,尤以幼儿多见。其骨折多发生在锁骨的中 1/3 段。

【病因病机】

锁骨位置表浅,桥架于胸骨与肩峰之间。锁骨内侧端与胸骨柄构成胸锁关节,其外侧端与肩胛骨的肩峰相接成肩锁关节。锁骨呈"～"形,内侧 2/3 向前凸,呈三角形,有胸锁乳突肌和胸大肌附着;外侧 1/3 向后凸,呈扁平状,有三角肌和斜方肌附着(图 3-1)。锁骨位于第 1 肋之前,在其后方有臂丛神经和锁骨下动脉、静脉经过。

锁骨骨折多为间接暴力所致,跌倒时肩部外侧或手掌先着地,外力传至锁骨而发生骨折。因直接暴力致使锁骨发生骨折者,临床较少见。

锁骨骨折好发于中 1/3 段,或中、外 1/3 段的交界处,此处骨质薄弱,锁骨两个弯曲的衔接点亦位于此,且无韧带或肌肉附着,故易发生骨折。骨折多为横形或短斜形,骨折内侧段受胸锁乳突肌的牵拉向后、向上移位;外侧段因上肢重力作用向下移位,又因胸大肌、胸小肌、斜方肌、背阔肌的牵拉向前、向内移位而致断端重叠(图 3-2)。幼儿可为青枝骨折,在胸锁乳突肌的牵拉下,骨折端常向上成角。外 1/3 骨折多为横形,此处骨折多为直接暴力所致,若无喙锁韧带破裂,骨折多无明显移位。锁骨骨折严重移位时,可伤及锁骨下动脉、静脉或臂丛神经,甚至刺破胸膜或肺尖,导致气胸或血胸,但临床较少见。

【诊断要点】

有外伤史,受伤侧肩部疼痛,肿胀明显,锁骨上下窝变浅或消失,甚至有皮下瘀斑,活动功能障碍。检查骨折处有明显压痛，有移位骨折者可于皮下摸到移位的骨折端，有异常活动和骨擦音；无移位骨折仅见局部异常隆起。其典型姿态是痛苦表情，患肩下垂并向前、内倾斜，以健侧手托着患侧肘部，头向患侧倾斜，下颌偏向健侧（图3-3）。

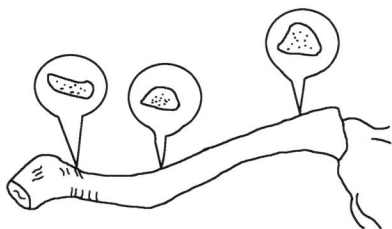

外侧端呈扁平状，中央呈类椭圆形，
内侧端呈三角形

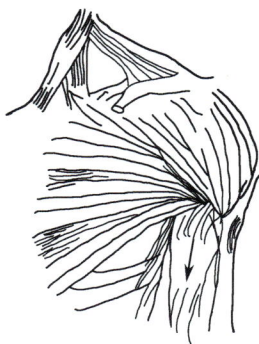

图3-1　锁骨外形及不同部位的横切面形态　　图3-2　锁骨骨折的典型移位　　图3-3　锁骨骨折姿态

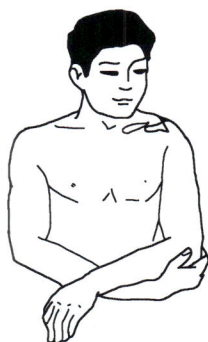

　　婴幼儿不能诉说外伤经过和疼痛部位，多为青枝骨折，局部症状不明显，但在活动患肢（如穿衣或上提其手时）或压迫锁骨时啼哭不止，常可提示诊断。

　　合并锁骨下血管损伤者，桡动脉搏动减弱或消失。合并臂丛神经损伤者，患肢麻木，感觉及反射均减弱并出现相应神经损伤症状。

<table>
<tr><td>知识链接</td></tr>
</table>

　　1. 婴幼儿有肩部着地跌伤史，活动患侧上肢则啼哭不止者，有锁骨骨折可能，应检查锁骨部。
　　2. 锁骨部骨折不强调解剖复位，骨折复位后一般都能愈合，并不影响上肢功能。

　　X线正位片可显示骨折类型和移位方向。必要时加拍X线斜位片，帮助对骨折线的识别。
　　根据外伤史、临床表现、X线检查一般可明确诊断。

【辨证治疗】
　　锁骨骨折大多数可以采用闭合复位治疗。对于开放性骨折或骨折合并血管神经损伤者，在高位臂丛神经阻滞麻醉下行清创术，或切开复位并行神经血管探查术。

（一）复位手法
　　对于儿童青枝骨折或无移位骨折可不整复；有移位骨折可用以下方法整复。
　　1. 膝顶复位法　患者坐位，双手叉腰，助手立于背后，双手搬肩峰，一膝顶住肩胛间区，两手用力将肩向后牵张，矫正重叠移位（图3-4）；术者立于患肩前方，两手拇指、示指分别捏住骨折的远近端，以提按手法，将骨折整复对位。
　　2. 外侧牵引复位法　患者坐位，一助手于健侧双手绕患侧腋下抱住其身，术者以一手握患侧上肢，提至肩平，并向后上方拔伸牵引，另一手拇指、示指、中指三指捏住骨折端，用捺正手法使之复位（图3-5）。

（二）固定疗法
　　幼儿无移位骨折或青枝骨折用三角巾悬吊患侧上肢3～6周；也可使用横"∞"字绷带固定法（图3-6）。
　　横"∞"字绷带固定法：在两腋下各置棉垫，用绷带从患侧肩后经腋下，绕过肩上方，横过背部，经对侧腋下，绕过对侧肩前上方，绕回背部至患侧腋下，包绕 8～12 层。包扎后，用三角巾悬吊患肢于胸前。固定时，患者应保持挺胸抬头，双手叉腰，以防复位后的骨折端重新移位。

有移位骨折可采用横"∞"字绷带固定法或双圈固定法（图 3-7）。儿童有移位骨折一般固定 2～3 周，成人固定 4 周，粉碎性骨折固定 6 周。

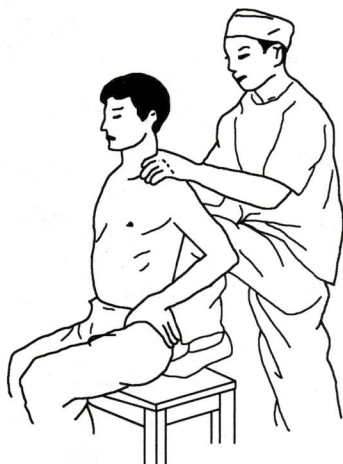

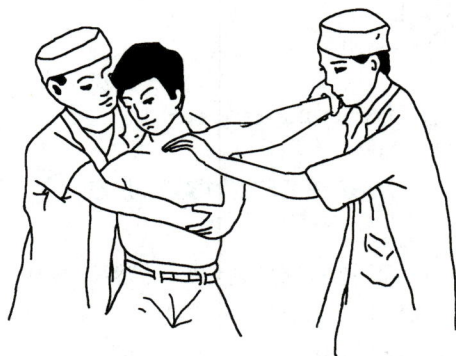

图 3-4　膝顶复位法　　　　　　　　　　　　　　图 3-5　外侧牵引复位法

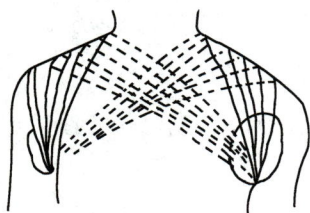

图 3-6　横"∞"字绷带固定法　　　　　　　　　图 3-7　双圈固定法

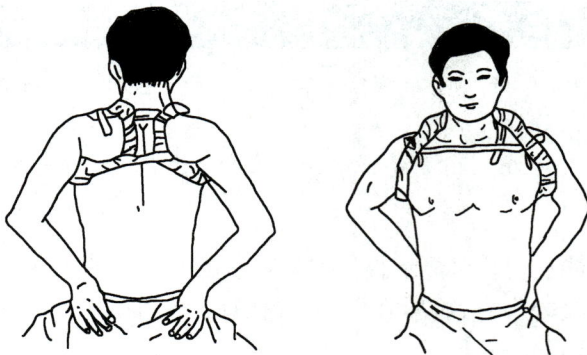

（三）练功疗法

骨折复位固定后即可做手指、腕、肘关节的屈伸活动和用力握拳；中期做肩后伸的扩胸活动；后期逐渐做肩关节的各种活动，重点是肩外展和旋转活动，防止肩关节因固定时间过长而致功能受限。

（四）药物疗法

初期宜活血祛瘀、消肿止痛，可内服活血止痛汤或肢伤一方加桑枝、川芎；局部外敷消瘀止痛膏或双柏散。中期宜接骨续筋，内服可选用续骨活血汤、新伤续断汤、肢伤二方；外敷接骨膏或接骨续筋药膏。中年以上患者，后期宜养气血、补肝肾、壮筋骨，内服肢伤三方。解除夹板固定后用海桐皮汤熏洗患肩。

【预防调护】

固定后，睡眠时需免枕平卧，肩胛间垫高，以保持双肩后仰，有利于维持骨折对位。固定期间如发现上肢神经或血管受压症状或绷带松动，应及时调整绷带松紧度。

二、肱骨外科颈骨折

肱骨外科颈骨折是指发生于肱骨解剖颈下 2～3cm 处的骨折。本骨折多见于中、老年患者，尤其有骨质疏松者，骨折发生率增高。

【病因病机】

外科颈位于解剖颈下，为松质骨与密质骨交界处，是应力上的薄弱点，易发生骨折。大、小结节间沟内有肱二头肌长头肌腱通过，骨折后若整复不良，可并发肱二头肌长头肌腱腱鞘炎。紧靠肱骨外科颈内侧有腋神经向后进入三角肌内，臂丛神经、腋动静脉通过腋窝，故骨折严重移位时可合并神经血管损伤。

肱骨外科颈骨折多数为间接暴力所致。跌倒时手掌或肘部着地，传达暴力导致肱骨外科颈部发生骨折。患肢在受伤时所处的位置不同，可发生不同类型的骨折。临床常分为以下五型（图 3-8）。

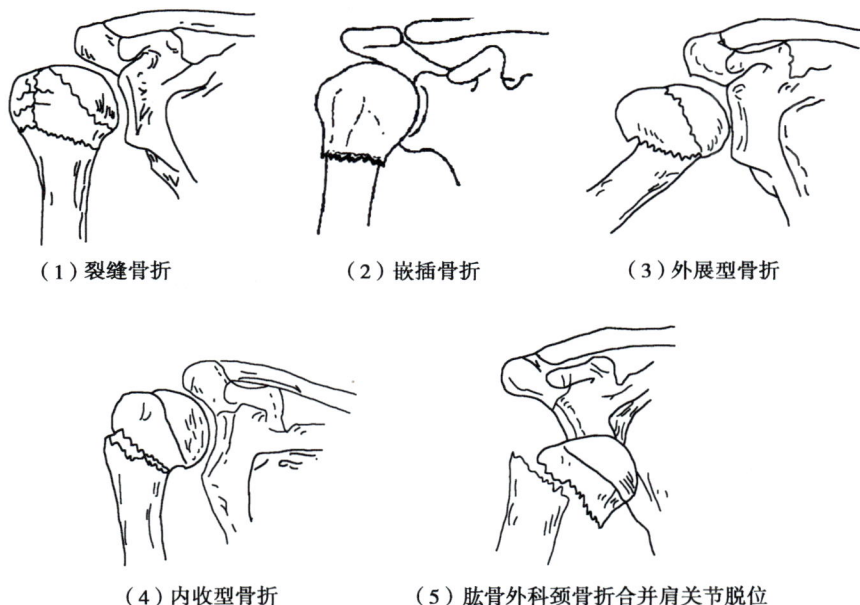

（1）裂缝骨折　　　　　（2）嵌插骨折　　　　　（3）外展型骨折

（4）内收型骨折　　　　（5）肱骨外科颈骨折合并肩关节脱位

图 3-8　肱骨外科颈骨折类型

1. 裂缝骨折　肩部外侧受到直接暴力打击，可造成肱骨大结节骨折合并肱骨外科颈裂缝骨折，系骨膜下无移位骨折。

2. 嵌插骨折　受传达暴力所致的肱骨外科颈骨折，两断端互相嵌插。

3. 外展型骨折　患者跌倒时，上肢处于外展位，导致骨折处两断端外侧嵌插，内侧分离，骨折端向前、内侧突起成角，此型骨折多见。若骨折远端向内侧移位明显时，常伴有肱骨大结节撕脱骨折。

4. 内收型骨折　患者跌倒时，上肢处于内收位或轻度外展位，导致骨折处两断端内侧嵌插，外侧分离，骨折端向外侧突起成角，此型骨折较少见。

5. 肱骨外科颈骨折合并肩关节脱位　当上肢处于外展、外旋位时遭到较大暴力，可导致骨折及肱骨头向前下脱位。此类骨折脱位，整复困难，若处理不当易造成患肢严重功能障碍。

【诊断要点】

有明显外伤史，伤后局部疼痛、肿胀明显，功能障碍。检查时在上臂内侧可见明显瘀斑，肱骨外科颈局部有环形压痛和纵轴叩击痛，除无移位骨折外，可有畸形、骨擦音和异常活动。合并肩关节脱位者，可出现"方肩"畸形，在腋下或喙突下可扪及肱骨头。X 线检查可确定骨折类型及移位情况。根据受伤史、临床表现和 X 线检查可作出诊断。

【辨证治疗】

无移位的裂缝骨折或嵌插骨折，仅用三角巾悬吊患肢 3～4 周即可。有移位骨折常闭合复位后固定治疗。

（一）复位手法

患者取仰卧位，一助手将患侧肩外展 45°、前屈 30°、上臂中立位、屈肘 90° 位，沿肱骨纵轴向下牵引，另一助手用布带绕过患侧腋下并向上提牵，纠正短缩、成角移位，然后术者根据不同类型采取不同手法复位。

1. 外展型骨折待骨折重叠错位被纠正后，术者双手握骨折部，双拇指按于骨折近端的外侧，余指抱骨折远端内侧向外捺正，助手同时在牵拉下徐徐内收上臂即可复位（图3-9）。

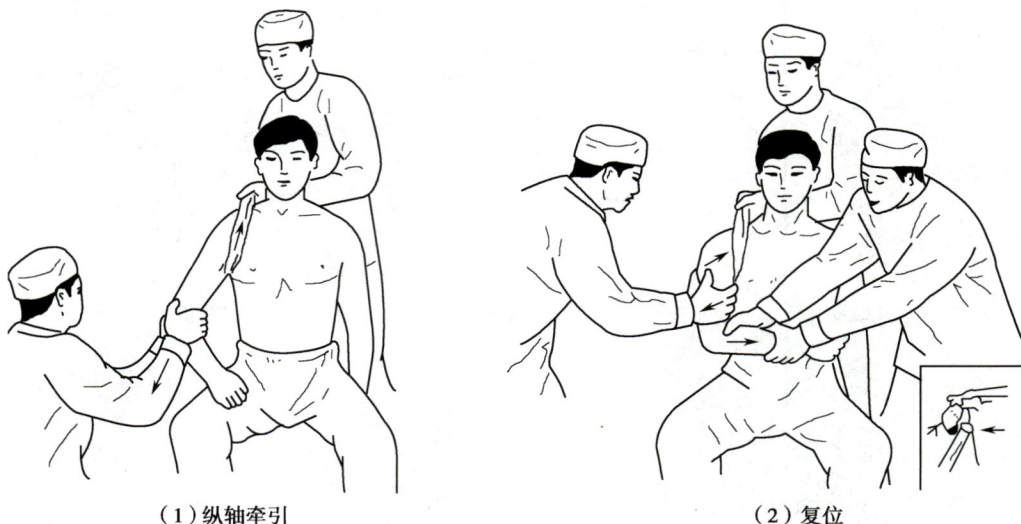

（1）纵轴牵引   （2）复位

图 3-9   外展型整复法

2. 内收型骨折待骨折重叠错位被纠正后，术者双拇指压住骨折的外侧向内推，其余四指拉骨折远端向外，助手同时在牵拉下徐徐外展上臂即可复位。如骨折部向前成角畸形明显者，应改为两拇指推挤骨折远端，其余四指按住成角处，逐渐将上臂上举过头顶即可纠正。

3. 合并肩关节脱位者，可先持续牵引，使盂肱关节间隙增大，手法纳入肱骨头，然后整复骨折（图3-10）。

（二）固定疗法

超肩关节夹板固定法：选用四块夹板，其中内侧夹板较其他

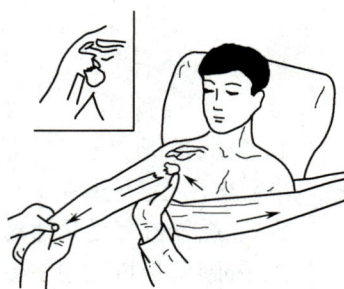

图 3-10   骨折合并脱位复位法

三块稍短，且在该夹板的一端用棉花包裹呈蘑菇状大头垫，其余三块顶端穿孔系以布带，以便做超关节固定用。

外展型骨折固定时，大头垫应顶住腋窝部，并在骨折近端外侧放一平垫；内收型骨折则大头垫应放于肱骨内上髁的上部，并在外侧成角突起处放一平垫；其余三块夹板分别放在上臂的前、后、外侧，使夹板近端超肩关节，远端达肘部，用三条扎带将夹板捆紧；一短布带穿过三块超肩关节夹板顶端的布带做环状结扎，再用一长布带系于环内侧，并绕对侧腋下（用棉花垫好）打结（图3-11）。将患肢屈肘悬吊于胸前，固定 4～6 周。

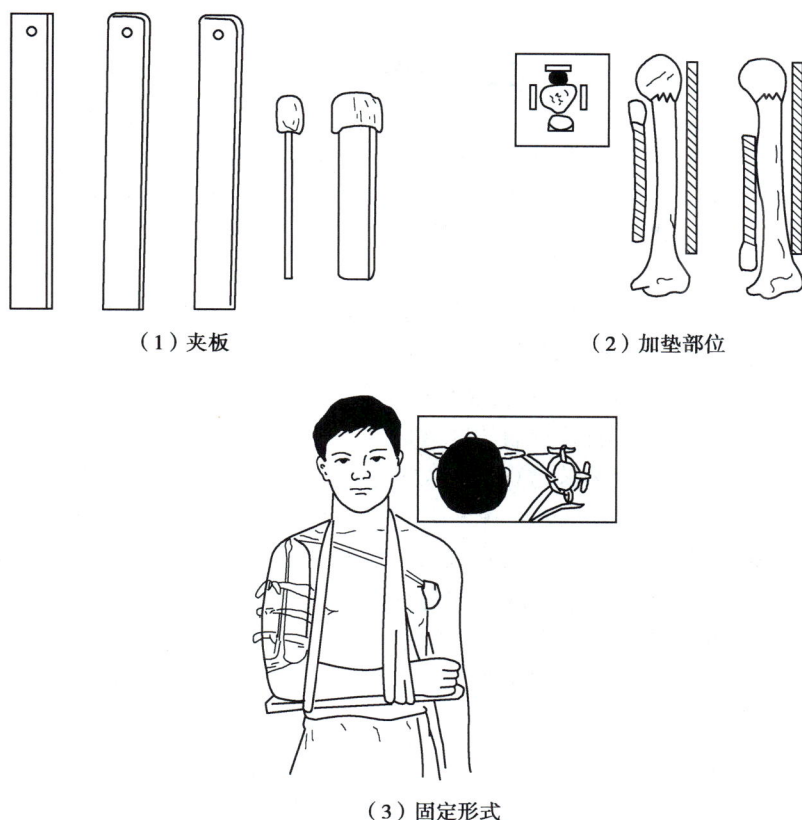

（1）夹板　　　　　　　　　（2）加垫部位

（3）固定形式

图 3-11　肱骨外科颈骨折的夹板固定

知识链接

1. 肱骨外科颈骨折是近关节骨折，因容易与附近组织发生粘连，在治疗中要求早期练功疗法。

2. 外展和内收型骨折复位后要超关节固定 3 周左右，而合并肩关节脱位的手法复位不成功者，应手术切开复位内固定。

外展型骨折应使肩关节保持在内收位，切不可做肩外展活动，尤其在固定早期更应注意这一点，以免骨折再移位。内收型骨折早期固定在外展位，勿使患肢做内收动作。对移位明显的内收型骨折，除夹板固定外，可配合皮肤牵引 3 周，肩关节置于外展前屈位，其角度视移位程度而定。

（三）练功疗法

固定早期可做握拳，屈伸肘、腕关节，舒缩上肢肌肉等活动。3 周后练习肩关节各方向活动，活动范围循序渐进，每日练习十余次。解除夹板固定后，应配合中药熏洗，以促进肩关节功能恢复。练功疗法对老年患者尤为重要。

（四）药物疗法

按骨折治疗三期用药原则进行内外用药，解除固定后可用海桐皮汤等熏洗，以促进肩关节恢复功能。

【预防调护】

肱骨外科颈骨折一般愈合较快，老年患者多有肩部软组织损伤，固定时间不宜过长，否则肩部软组织会粘连，导致肩周炎。

三、肱骨干骨折

自肱骨外科颈以下 1cm 至肱骨内上髁上 2cm 间的长管状密质骨（肱骨干）发生骨折，称为肱骨干骨折。该骨折在临床上较为常见，可发生于任何年龄，但多见于青壮年。骨折常好发于肱骨干中 1/3 和中、下 1/3 交界处，下 1/3 次之，上 1/3 最少。

【病因病机】

肱骨干是上 1/3 粗，中 1/3 渐细，下 1/3 渐呈扁平状，稍向前倾的管状骨。其中、下 1/3 交界处的后侧有一桡神经沟，此处桡神经紧贴骨干通过。故骨干中、下 1/3 交界处骨折易损伤桡神经。肱骨干的滋养动脉从中 1/3 偏下内方的滋养孔进入骨内，向肘部下行。如骨折发生在其入口以下的平面上时，可伤及此动脉，影响骨折的愈合。

肱骨干中上部骨折常因直接暴力（如棍棒打击）所致，多为横断骨折或粉碎性骨折。上 1/3 骨折（三角肌止点以上）时，骨折近端因胸大肌、背阔肌和大圆肌的牵拉而向前、向内移位；骨折远端因三角肌、喙肱肌、肱二头肌和肱三头肌的牵拉而向上、向外移位。中 1/3 骨折（三角肌止点以下）时，骨折近端因三角肌牵拉而向外、向前移位；骨折远端因肱二头肌和肱三头肌的牵拉而向上移位（图 3-12）。肱骨干下 1/3 骨折多由间接暴力（如投弹、掰手、跌仆）所致，常呈斜形、螺旋形骨折，移位可因暴力方向，前臂和肘关节位置而异，多为成角、内旋移位。

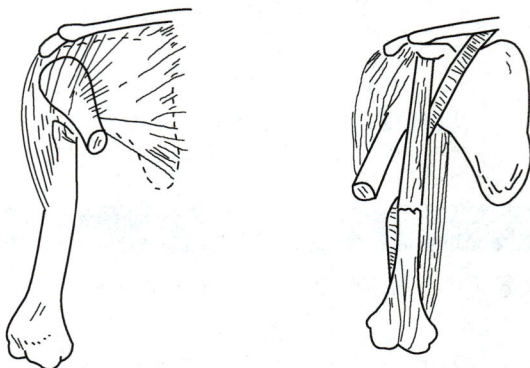

（1）骨折在三角肌止点以上　　　（2）骨折在三角肌止点以下

图 3-12　肱骨干骨折的移位

【诊断要点】

伤后局部有明显疼痛、肿胀和功能障碍。绝大多数为有移位骨折，故上臂常有短缩、成角或旋转畸形，并有异常活动和骨擦音。如合并桡神经损伤者，可出现典型垂腕、伸拇及伸掌指关节功能丧失，以及手背桡侧皮肤大小不等的感觉麻木区。

X 线摄片可确定骨折的部位、类型和移位的情况。

根据受伤史、临床表现和 X 线检查可明确诊断。

【辨证治疗】

无移位肱骨干骨折用夹板固定 3～4 周；有移位肱骨干骨折应整复固定治疗。在肱骨干骨折固定中，常因过度牵引、多次整复或患者体质虚、肌力弱，以及上肢自身重力作用，导致骨折断端出现分离移位，骨折出现迟缓愈合，甚至不愈合。因此，在治疗中应注意防止分离移位的发生。

（一）复位手法

患者坐位或平卧位，一助手用布带通过腋窝向上，另一助手握持前臂在中立位向下顺势对抗牵引，注意牵引力不宜过大，否则易导致断端出现分离。待重叠移位完全矫正后，根据骨折不同部位的移位情况进行整复。

1. 上 1/3 骨折在维持牵引下，术者以两拇指抵住骨折远端外侧，其余四指环抱骨折近端内侧，向外托起，使断端微向外成角，继而拇指由外推远端向内，即可复位（图3-13）。

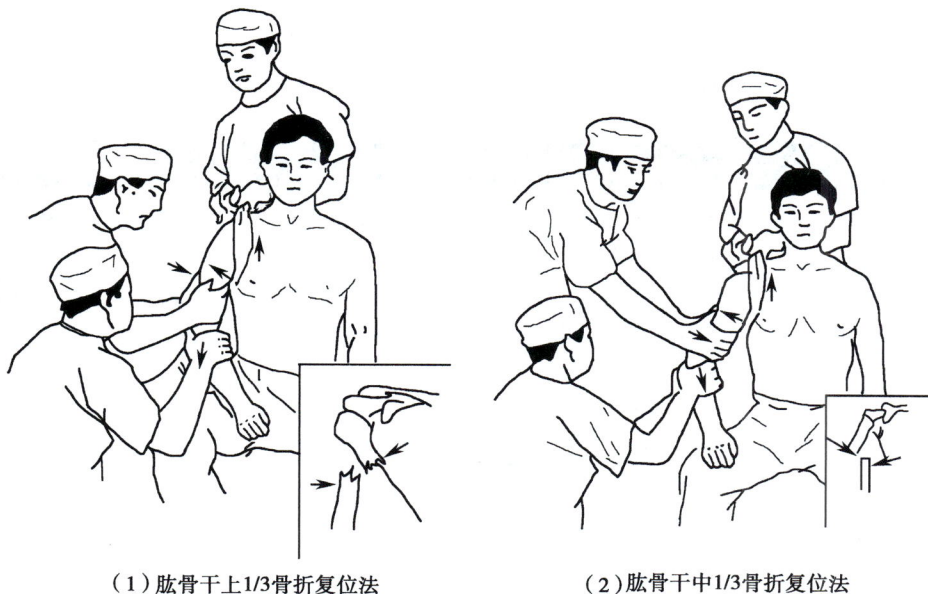

（1）肱骨干上1/3骨折复位法　　　　　　　（2）肱骨干中1/3骨折复位法

图 3-13　肱骨干骨折复位法

2. 中 1/3 骨折在维持牵引下，术者以两拇指抵住骨折近端外侧推向内，其余四指环抱骨折远端内侧拉向外（图3-13）。纠正移位后，术者捏住骨折部，助手徐徐放松牵引，使断端互相接触，微微摇摆骨折远端使骨断端摩擦音逐渐减少，直到消失，骨折处平直，表示已基本复位。

3. 下 1/3 骨折多为斜形或螺旋形骨折，仅需轻微力量牵引，矫正成角畸形，将两斜面挤紧捺正，即可复位。

（二）固定疗法

选用适当长度的夹板四块，置于骨折部位的前、后、内、外侧，进行扎缚固定。上 1/3 骨折做超肩关节固定；中 1/3 骨折则不超上、下关节固定；下 1/3 骨折应超肘关节固定。在固定中应注意前侧夹板置放时其远端不能压迫肘窝，同时应视骨折复位情况选用纸压垫 2～3 个，利用压垫两点加垫或三点加垫的方法，逐渐纠正骨折的轻度成角畸形。在桡神经沟部位不能放置固定垫，以防桡神经受压而麻痹。固定时间成人 6～8 周，儿童 4～6 周。中 1/3 骨折愈合较慢，固定时间可适当延长。经 X 线复查见有足够骨痂形成才能解除固定。固定后将患肢屈肘 90°，并用木托板将前臂置于中立位悬吊胸前。若发现断端分离，应加弹性绷带上下绕肩、肘部，使断端受到纵向挤压而逐渐纠正分离。

（三）练功疗法

固定后患肢即可做屈指、掌、腕关节和耸肩活动。中期除继续初期的练功疗法外，应逐渐进行肩、肘关节活动。骨折愈合后，应加大肩、肘关节活动范围，如做肩关节外展、内收、抬举活动及肘关节屈伸活动等，并可配合药物熏洗、按摩，使肩、肘关节活动功能早日恢复。

（四）药物疗法

骨折初期活血祛瘀、消肿止痛，内服和营止痛汤，外敷选用双柏散或消瘀止痛膏等。中期治宜和营生新、接骨续筋，内服可选用新伤续断汤。外敷接骨膏或接骨续筋膏。后期治宜补肝肾、养气血、壮筋骨，内服可选用补血固骨方或健步壮骨丸（原名健步虎潜丸），外用海桐皮汤熏洗患肢。

骨折迟缓愈合者应重用接骨续筋药,如土鳖虫、自然铜、骨碎补之类。闭合性骨折合并桡神经损伤者,内服药还应加入行气活血、通经活络之品,如黄芪、地龙之类。

【预防调护】

上 1/3 骨折一般预后良好,中、下 1/3 骨折易于发生骨折延迟愈合不愈合,合并桡神经损伤一般需要 3～6 个月恢复。夹板固定后,2 周内需要经常调整松紧度,避免发生移位。同时需要加强练功疗法,防止肌肉萎缩。

知识链接

1. 因肱骨被丰厚的肌肉包绕,故轻度的成角短缩畸形在外观上并不明显,对功能也无影响,因此不需为解剖复位而滥用手术治疗。

2. 有以下情况时,应做切开复位固定:①开放性骨折;②同一肢体多处骨折或关节损伤者;③合并神经、血管损伤者。

四、肱骨髁上骨折

肱骨髁上骨折是肘部最常见的损伤,多见于 3～12 岁儿童,尤以 5～8 岁常见;成年和老年人亦可发生,但较少见。男多于女,左侧多于右侧。

【病因病机】

肱骨远端较扁薄,髁上部处于松质骨与密质骨交界处,后有鹰嘴窝,前有冠状窝,两窝之间仅为一层极薄的骨片,故髁上部比较薄弱,易发生骨折。肱骨内、外两髁稍前屈,并与肱骨纵轴形成向前 30°～50° 的前倾角。骨折移位可使此角发生改变。肱骨滑车关节面略低于肱骨小头,肘关节伸直,前臂完全旋后时,上臂与前臂纵轴呈 10°～15° 外翻的携带角(图 3-14),骨折移位可使携带角改变而呈肘内翻畸形。肱动、静脉和正中神经从上臂远端内侧逐渐转向肘窝部前侧,由肱二头肌腱膜下通过而进入前臂。桡神经通过肘窝前外方并分成深浅两支进入前臂,深支与肱骨外髁部较接近。尺神经紧贴肱骨内上髁后方的尺神经沟进入前臂(图 3-15)。肱骨髁上骨折移位时,可能被刺伤或受挤压而合并血管神经损伤。在儿童期,肱骨远端有骨骺,若骨折线穿过骺板,有可能影响骨骺的发育,因而常出现肘内翻或外翻畸形。

肱骨髁上骨折多数为间接暴力所致。根据损伤时的暴力和受伤机制不同,可分为伸直型、屈

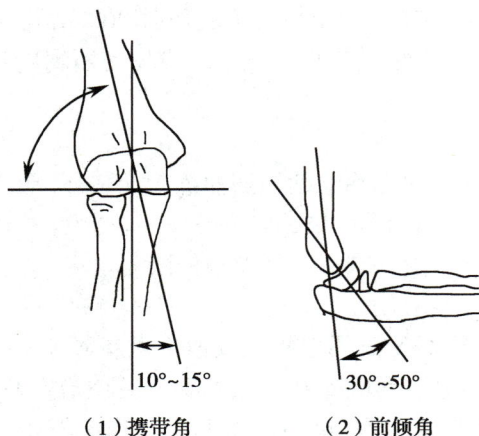

(1)携带角   (2)前倾角

图 3-14 肱骨下端前倾角与携带角

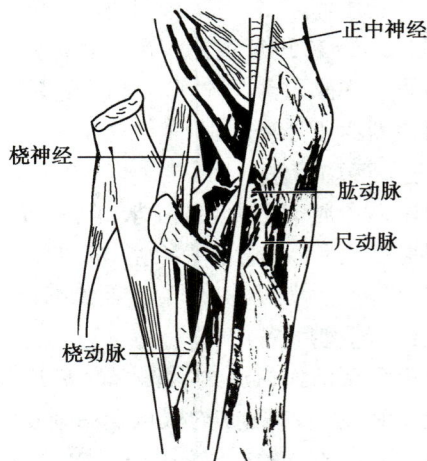

图 3-15 经过肘窝的神经血管

曲型骨折两种（图 3-16），其中伸直型多见，约占髁上骨折的 90%。

1.伸直型骨折 患者在伸肘位跌倒，手掌先着地，使外力向上传达，而人体重力则由上而下，致使在肱骨髁上处发生骨折。骨折后，骨折远端向后向上移位，骨折近端向前移位。

2.屈曲型骨折 此种骨折临床少见。患者在屈肘位跌倒，肘后侧着地，外力由肘后向前上方传达，人体重力则由前上方向后下方作用，致使在肱骨髁上处发生骨折。骨折后远端向前向上移位，骨折近端向后移位。

伸直型及屈曲型骨折除造成前后移位外，常同时存在侧方移位，若骨折远端向桡侧移位时为桡偏型；远端向尺侧移位时为尺偏型（图 3-17）。

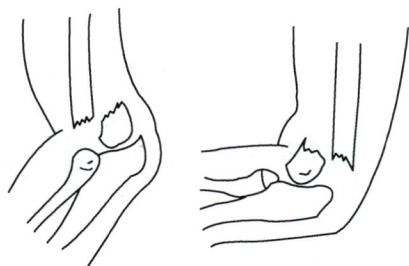

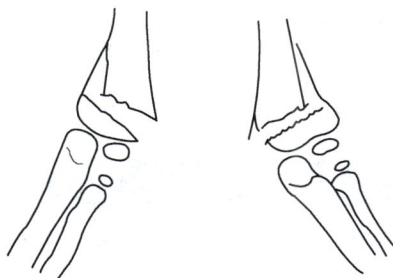

（1）伸直型　　　（2）屈曲型　　　　　（1）尺偏型　　　（2）桡偏型

图 3-16　肱骨髁上骨折类型　　　　　**图 3-17　肱骨髁上骨折侧方移位**

【诊断要点】

伤后无移位骨折肘部肿胀、疼痛，肱骨髁上处有压痛，功能障碍。有移位骨折者，肘部肿胀、疼痛更为明显，甚至出现张力性水疱，有畸形、骨擦音、异常活动。伸直型肱骨髁上骨折肘部呈现"靴状"畸形，但肘后肱骨内、外髁和鹰嘴三点关系仍保持正常，此可与肘关节后脱位相鉴别。此外还应注意桡动脉的搏动，腕和手指的感觉、活动、温度、颜色，以确定是否合并神经或血管损伤。

肘关节正侧位 X 线摄片可显示伸直型骨折远端向后上方移位，骨折线多从前下方斜向后上方。屈曲型骨折远端向前上方移位，骨折线从后下方斜向前上方。尺偏型骨折远端向尺侧移位，桡偏型骨折远端向桡侧移位。

根据受伤史、临床表现和 X 线检查可作出诊断。

【辨证治疗】

无移位骨折可置患肢于屈肘 90° 位，用颈腕带悬吊 2～3 周；有移位骨折必须进行手法复位、夹板固定。开放性骨折者，应在清创后进行手法复位。骨折合并神经损伤者，一般多为挫伤所致，骨折移位整复后，在 3 个月内多能自行恢复，除确诊为神经断裂外，不应过早地进行手术探查，但在治疗过程中应密切观察。

（一）复位手法

患者仰卧或坐位，两助手分别握其上臂和前臂，先顺势做对抗牵引，纠正重叠移位。若远端旋前（或旋后）应首先使前臂旋后（或旋前），矫正其旋转移位后，术者双手分别在骨折部内外侧相对挤压，纠正骨折的侧方移位。在矫正重叠、旋转、侧方移位后，再整复前后移位。伸直型骨折，应在维持牵引下，术者用双拇指于肘后推骨折远端向前，余指环抱骨折近端向后扳拉，同时令助手徐徐屈曲肘关节，使骨折的前后移位得到纠正（图 3-18）。若整复屈曲型骨折，在矫正重叠、旋转、侧方移位后，术者应将骨折远端向后压下，同时令助手徐徐伸直肘关节即可。

若为粉碎性骨折或伤后肘部肿胀严重，水疱较多，一时不能行手法整复或整复后固定难于稳定者，可屈肘 45°～90° 位进行尺骨鹰嘴骨牵引，牵引重量 1～2kg，待 3～7 日后再行复位。

ER-3-4

肱骨髁上骨折-
手法复位（视频）

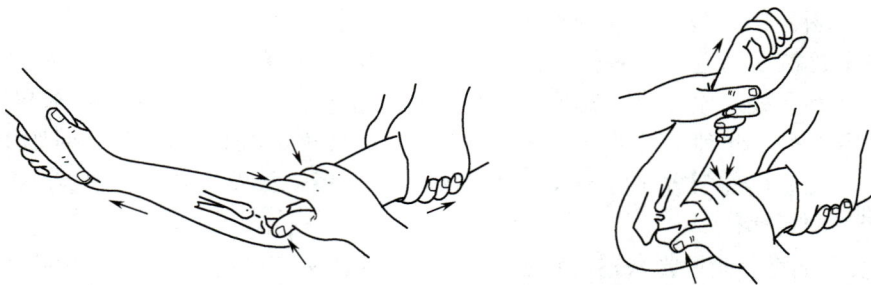

图 3-18　伸直型肱骨髁上骨折整复方法

若骨折合并血液循环障碍者，必须尽快处理，首先应在麻醉下整复移位的骨折断端，以解除因骨折移位对血管的压迫，并观察患肢血运情况。经以上处理后，如患肢血运未见明显改善，肢体皮肤苍白，手指疼痛或发冷、麻木不能主动伸直，就必须及时探查肱动脉情况。

知识链接

1. 治疗时，注意防止缺血性肌挛缩和肘内翻畸形发生。
2. 肘内翻畸形轻度不需处理，畸形明显者可于 14 岁后行髁上楔形截骨矫正术。

（二）固定疗法

骨折复位后应选用四块夹板，纸压垫 2～4 个，除前侧夹板外，内、外、后侧夹板均超肘关节固定。伸直型骨折应屈肘 90°～110° 位固定 4～5 周，为防止骨折远端后移，可在尺骨鹰嘴后方加一梯形垫；为防止肘内翻畸形，可在骨折近端的外侧及远端的内侧各置一塔形垫。屈曲型骨折应使肘关节固定在伸直位或屈肘 40°～60° 位 2 周后，逐渐屈肘至 90° 位 1～2 周；前后固定垫位置应与伸直型相反，余垫同伸直型固定。伸直型骨折固定后，可用颈腕带悬吊患肢于胸前（图 3-19），在固定中若患肢出现血液循环障碍，应立即松解全部外固定，置肘关节于屈曲 45° 位观察。

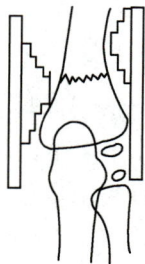

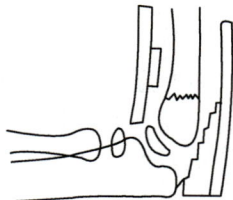

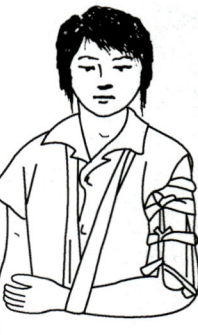

（1）加垫法　　　　（2）柳木夹板固定　　　　（3）杉木夹板固定

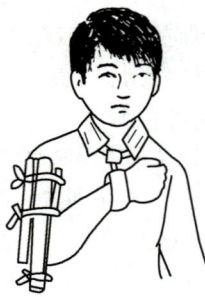

图 3-19　伸直型肱骨髁上骨折夹板固定法

（三）练功疗法

固定后即可做握拳，屈伸腕关节活动。除粉碎性骨折可于伤后 1 周在牵引固定下开始练习肘关节屈伸活动外，其他类型骨折一般应在解除固定后积极主动锻炼肘关节的屈伸活动。在练功疗法中，严禁用暴力做被动活动。

（四）药物疗法

肱骨髁上骨折患者多为儿童，愈合较快，在骨折早期可用活血化瘀、消肿止痛之类内服和外用药物,至骨折中、后期可不必用。成人骨折仍按骨折三期辨证用药,后期应用中药熏洗,结合练功疗法,对肘关节功能恢复有很大作用。

【预防调护】

肱骨髁上骨折大多数为伸直型骨折,早期不可使患肘伸直,否则易引起骨折再移位。反之,屈曲型骨折,早期就不可随意做屈肘动作。骨折固定后,应密切观察患肢血运情况。

五、尺骨鹰嘴骨折

尺骨鹰嘴骨折亦称肘骨骨折、鹅骨骨折,是常见的肘部损伤之一,多发生于成年人,占全身骨折的1.17%。尺骨鹰嘴呈弯曲状,起于尺骨近端,形似鹰嘴、鹅鼻,鹰嘴突与冠状突相连而构成半月切迹,为有深凹的关节面,此关节面与肱骨滑车关节面构成肱尺关节,是肘关节屈伸的枢纽。尺骨鹰嘴骨化中心出现于8~11岁,至14岁骨骺线闭合。尺骨鹰嘴为肱三头肌的附着处,肱三头肌的骤然强力收缩及遭受暴力打击或碰撞易发生尺骨鹰嘴骨折。

【病因病机】

尺骨鹰嘴骨折多数由于间接暴力造成,跌倒时,肘关节突然屈曲、肱三头肌强烈收缩,将尺骨鹰嘴撕脱,骨折近端受肱三头肌牵拉向上移位,骨折线多为横断或斜行。直接暴力亦可造成尺骨鹰嘴骨折,跌倒时肘后部着地,外力直接撞击鹰嘴,或肘后部受到外力直接打击引起骨折,骨折多为粉碎性,骨折片多无明显移位。鹰嘴骨折线多数侵入半月切迹,属关节内骨折。少数撕脱的骨折片较小,骨折线不影响半月切迹关节面。

【诊断要点】

伤后尺骨鹰嘴部有局限性肿胀或疼痛,明显压痛,肘关节屈曲活动疼痛加重,主动伸直功能障碍。骨折有分离移位时,可触及骨折裂隙或骨擦音。肘关节内积血时,鹰嘴两侧凹陷处隆起。肘关节正、侧位X线片可以明确骨折类型和移位程度。尺骨鹰嘴骨折有时需与籽骨及成人骨骺线未闭合进行鉴别诊断。对骨折诊断有怀疑时,可拍摄健侧片对照,有助于明确诊断。临床上将骨折分为:

1.无移位骨折　多由直接暴力造成,骨折块无移位。

2.移位骨折　多由间接暴力造成,骨折块有明显移位,骨折线为横断或斜行。

3.粉碎性骨折　严重的直接暴力造成,骨折碎片多无明显移位。

【辨证治疗】

(一)复位手法

尺骨鹰嘴骨折除少数撕脱性骨折外,都涉及关节,属关节内骨折,要求强调解剖复位,以恢复关节面的平整光滑、肘关节的稳定性和屈伸活动功能,避免发生创伤性关节炎。若局部肿胀严重,难以摸清骨折近端者,整复前先可穿刺抽出关节内瘀血,然后再进行手法整复。患者仰卧或坐位。助手站于患者后外侧,用双手固定上臂不动,术者站于患者前方,一手握患肢前臂,将肘关节置于微屈位,前臂旋后,使肱三头肌松弛。另一手拇、示、中三指分别放在鹰嘴的内、外及后方,用力将近段骨折片向下推挤,使之向骨折远端靠拢,并稍加摇晃,至粗糙的骨摩擦感消失,骨折片有稳定感时,即已复位。推鹰嘴的拇、示、中指仍保持向下推按,握前臂之手将关节徐徐伸直,并屈曲数次,使半月切迹的关节面平复如旧,再将患肢置于微屈位。

知识链接

1. 诊断时要明确是否累及关节面,一般X线检查可以诊断。

2. 如果累及关节面,复位时力求解剖复位,以免发生创伤性关节炎。

（二）固定疗法

无移位的裂缝骨折、儿童青枝骨折及老年人粉碎性骨折移位不明显者，可用上臂超肘关节夹板，固定肘关节于屈曲 20°～60° 位 3 周，或者用上肢直角托板固定 3 周。老年人外固定时间可缩短到 1～2 周。有移位骨折手法整复后，术者放开推按的骨折片时，即在尺骨鹰嘴的上方放置一半圆形缺口朝下的抱骨垫，用胶布条固定于皮肤，再用前、后侧超肘关节夹板固定肘关节于屈曲 0°～20° 位 3 周，以后再逐渐改为固定于屈肘 90° 位 1～2 周。

（三）练功疗法

复位固定后即可开始手指、腕关节屈伸活动和肩关节活动，禁止肘关节屈伸活动。第 4 周以后，在健侧手扶持下逐步进行肘关节主动屈伸活动，严禁暴力被动屈肘。老年患者尤应加强练功活动。

（四）药物疗法

按骨折三期辨证用药，解除固定后加强中药熏洗。

【预防调护】

尺骨鹰嘴骨折要求达到解剖复位，否则易于发生创伤性关节炎，固定时间过长容易发生关节僵硬，所以在不影响复位与固定的情况下，尽量鼓励协助患者练功活动，促进关节功能康复。

六、尺骨上 1/3 骨折合并桡骨头脱位

尺骨上 1/3 骨折合并桡骨头脱位为上肢最常见、最复杂的骨折合并脱位，又称孟氏（Monteggia）骨折。本病可发生于任何年龄，但多发生于儿童。

【病因病机】

上桡尺关节由桡骨头环状关节面与尺骨桡切迹构成，桡骨头被附着在尺骨桡切迹前后缘的环状韧带所约束。前臂旋转活动时，桡骨头在尺骨桡切迹里旋转。桡神经在肘前部向下分为深支和浅支，深支绕过桡骨头，进入旋后肌深、浅层之间，然后穿出旋后肌位于骨间膜表面走向远侧。

直接暴力和间接暴力均能引起尺骨上 1/3 骨折合并桡骨头脱位，而以间接暴力所致者为多。根据暴力作用的方向和骨折移位情况，临床可分为以下四种类型（图 3-20）。

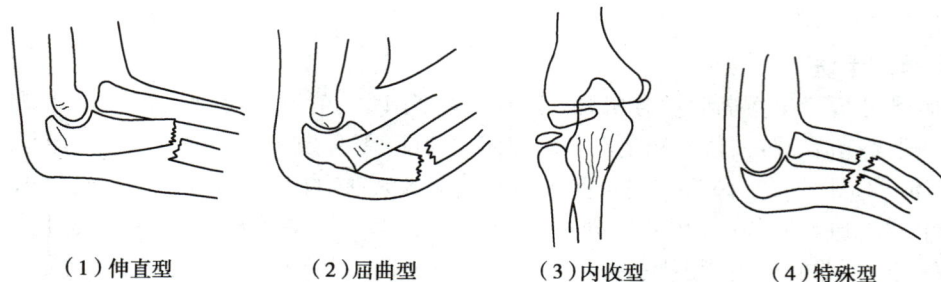

（1）伸直型　　　　（2）屈曲型　　　　（3）内收型　　　　（4）特殊型

图 3-20　尺骨上 1/3 骨折合并桡骨头脱位的类型

1. 伸直型　比较常见，多见于儿童。跌倒时肘关节处于伸直或过伸位，手掌先着地，外力由掌心通过尺桡骨向前上方传达，先造成尺骨斜形骨折，继而迫使桡骨头冲破或滑出环状韧带向前外方脱位，骨折端也向前外方突起成角。成年人在直接暴力打击尺骨背侧，可导致伸直型横断或粉碎性骨折。

2. 屈曲型　多见于成年人。跌倒时肘关节处于屈曲位，手掌先着地，暴力由掌心传向后上方，先造成尺骨横断或短斜形骨折，并向后外方成角，桡骨头也向后外方脱出。

3．内收型 多见于幼儿。跌倒时肘关节处于内收位，手掌着地，暴力由掌心传向上外方，先造成尺骨冠状突下方骨折并突向桡侧成角，桡骨头向外侧脱位。

4．特殊型 多见于成年人，临床少见。为桡、尺骨双骨折合并桡骨头向前脱位。其发生机制与伸直型大致相同，但暴力较大。

尺骨上 1/3 骨折合并桡骨头脱位时，由于桡骨头的牵拉，常可造成桡神经深支的损伤。其发生率约为 1/10。

【诊断要点】

伤后肘部及前臂肿胀，移位明显可见尺骨成角畸形，各型骨折相应地在肘关节的前、外或后方可摸到脱出的桡骨头，骨折和脱位处压痛明显。检查时应注意腕和手指的感觉与运动功能，以便确定是否有合并桡神经损伤。

X 线摄片须包括肘、腕关节，以免遗漏上下桡尺关节脱位的诊断。正常桡骨头与肱骨小头相对，桡骨干的纵轴线向上延长，一定通过肱骨小头的中心（图 3-21）。肱骨小头骨骺一般在 1～2 岁时出现。因此对 1 岁以内的婴幼儿患者，最好同时摄健侧 X 线片，以便对照。

一般根据外伤史、临床表现和 X 线检查可作出诊断。

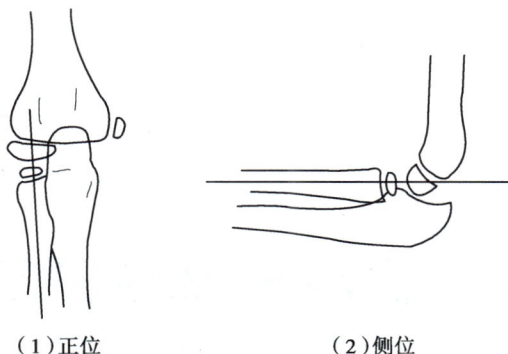

（1）正位　　　　（2）侧位

图 3-21　正常桡骨头长轴通过肱骨小头的中心

【辨证治疗】

本病绝大多数可采用手法复位，前臂夹板固定。开放性骨折的骨折端未在创口内直接暴露者，可在清创缝合后采用闭合手法复位；骨折端外露者应在清创的同时在直视下将其复位，但不必采用内固定。手法复位失败者，应早期切开整复内固定。合并桡神经挫伤者，亦可采用手法复位、夹板固定，桡神经多能在 3 个月左右自行恢复。

（一）复位手法

原则上应先整复桡骨脱位，后整复尺骨骨折。患者取平卧或坐位，前臂置中立位，由两助手顺势拔伸，矫正重叠移位。

1．伸直型 骨折术者两拇指放在桡骨头外侧和前侧，向尺侧、背侧推挤，同时肘关节徐徐屈曲 90°，使桡骨头复位，然后术者捏住骨折断端进行分骨，在骨折处向掌侧加大成角，再逐渐向背侧按压，使尺骨复位。

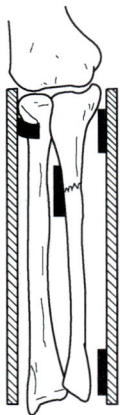

图 3-22　分骨垫和固定垫的放置法

2．屈曲型 骨折术者两拇指放在桡骨头外侧和背侧，向尺侧、掌侧推挤，同时肘关节徐徐伸直，使桡骨头复位，然后在骨折处先向背侧加大成角，再逐渐向掌侧挤按，使尺骨复位。

3．内收型 助手在拔伸牵引的同时外展肘关节，术者拇指放在桡骨头外侧，用力向内推挤，使桡骨头复位，此时尺骨向桡侧成角也随之得到矫正。

4．特殊型 先按伸直型复位法推挤桡骨头复位，然后按桡尺骨干双骨折处理。

（二）固定疗法

先在尺骨骨折部的掌侧与背侧各放置一分骨垫，在骨折部的掌侧（伸直型）或背侧（屈曲型）放置一平垫；在桡骨头的前外侧（伸直型）或后外侧（屈曲型）或外侧（内收型）置放一葫芦垫，在尺骨内侧两端各放一平垫并用胶布固定（图 3-22）。在前臂的掌侧、背侧、桡侧和尺侧放上长度适宜的夹板，用扎带（四根）捆绑，伸直型骨折脱位应将患肢固定于屈曲位 4～5 周；屈曲型或内收型骨折，宜将患肢固定于伸肘位2～3周后，改屈肘位固定2周。

因桡骨头脱位后有可能自行还纳，在X线检查时可仅见尺骨骨折，但此时也应按脱位固定，不然会再次发生脱位。

（三）练功疗法

初期做指、腕关节屈伸活动及上肢肌肉舒缩活动；中期开始做肩、肘关节活动（如小云手、大云手等），活动范围逐渐增大，但不宜做前臂旋转活动。解除固定后做前臂旋转活动，如反转手等。

（四）药物疗法

按骨折三期辨证用药，若尺骨下1/3骨折愈合迟缓时，要着重补肝肾、壮筋骨以促进其愈合，若后期前臂旋转活动仍有障碍者，应加强中药熏洗。

【预防调护】

本病比较容易误诊，因此诊断时，我们需要双侧对比，固定期间应避免前臂的旋前运动。2～3周内，屈曲型骨折不宜行屈肘活动，伸直型骨折不宜行伸肘活动，固定期间应密切观察末梢血运及感觉，避免前臂骨-筋膜室综合征的发生。

知识链接

1. 确定诊断和分型必须依靠X线诊断。
2. Monteggia骨折合并的桡神经深支损伤多为神经牵拉伤，多能自行恢复。

七、桡、尺骨干双骨折

桡、尺骨干双骨折是常见的前臂损伤之一。多见于儿童或青壮年。骨折多发生于前臂中1/3和下1/3部。

【病因病机】

前臂由尺、桡两骨构成，尺骨近端粗而远端细，是肘关节的重要部分。桡骨近端细而远端粗，为腕关节的主要构成。正常时尺骨是前臂的轴心，通过上、下桡尺关节及骨间膜与桡骨相连，桡骨沿尺骨旋转。前臂骨间膜是致密的纤维膜，几乎连接桡尺骨的全长，前臂中立位时，两骨干接近平行，骨间隙最大，骨干中部距离最宽，骨间膜上下松紧一致，对桡尺骨起稳定作用；当前臂旋前或旋后时，骨干间隙缩小，骨间膜上下松紧不一致，而两骨稳定性减低。因此，在桡尺骨干双骨折复位后，尽可能将前臂固定在中立位，有利于骨折部的稳定。

桡、尺骨干双骨折可由直接暴力、传达暴力或扭转暴力所造成。因直接暴力所致者，多为重物砸伤、撞击伤和压轧伤，以横断或粉碎性骨折为多见，其尺、桡两骨的骨折线处于同一平面上。传达暴力所致者，多为跌倒时手掌着地，暴力沿桡骨向上传导，在桡骨中、上段发生横断或锯齿状骨折后，残余暴力通过骨间膜牵拉尺骨，造成尺骨斜形骨折，桡骨骨折线在上，尺骨骨折线在下。儿童多发生下1/3段青枝骨折，桡骨骨折线高于尺骨骨折线，骨折端多向掌侧成角，其背侧骨膜多完整。扭转暴力所致者，骨折常发生在活动度小的一端，故尺骨骨折线在上，桡骨骨折线在下，多为螺旋形骨折（图3-23）。桡、尺骨干完全骨折时，由于暴力的作用，以及伸、屈、旋前、旋后肌的牵拉，两骨

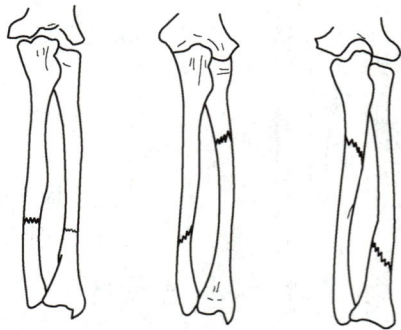

（1）直接暴力　（2）传达暴力　（3）旋转暴力

图3-23　不同外力所致的桡、尺骨干双骨折

折端可发生重叠、成角、旋转和侧方移位。

【诊断要点】

伤后局部肿胀、疼痛、压痛明显，前臂旋转功能丧失。有移位的完全骨折出现短缩、成角或旋转畸形，并有骨擦音和异常活动；儿童青枝骨折仅见成角畸形。若骨折后患肢疼痛剧烈、肿胀严重，手指麻木发凉或发绀，被动活动手指疼痛加剧，应考虑为前臂骨-筋膜室综合征。

X线检查应包括肘关节及腕关节，正、侧位片可确定骨折类型、移位方向及有无上、下桡尺关节脱位。

根据受伤史、临床表现及X线检查，可作出诊断。

【辨证治疗】

桡、尺骨干骨折的治疗原则是恢复前臂旋转功能。无移位骨折直接用夹板固定即可；有移位骨折应要求解剖复位或接近解剖复位后，固定治疗。

（一）复位手法

患者仰卧，肩外展90°，屈肘90°位，中、下1/3骨折取中立位，上1/3骨折取前臂旋后位，由两助手做拔伸牵引，矫正重叠、旋转及成角畸形。桡、尺骨干双骨折均为不稳定骨折时，如骨折在上1/3，则先整复尺骨；如骨折在下1/3，则先整复桡骨；骨折在中段时应选相对稳定性好的骨折先复位。若前臂肌肉比较发达，加之骨折后出血肿胀，虽经牵引后重叠移位未完全纠正者，可用折顶手法加以复位。若斜形骨折或锯齿状骨折有背向侧方移位者，用回旋手法进行复位。若桡、尺骨骨折断端出现相互靠拢时，可用分骨手法使两骨分开。多次手法复位不成功者，可切开整复做内固定。

（二）固定疗法

选用夹板四块，准备分骨垫2个，纸压垫2~3个。骨折复位后，在持续牵引下做夹缚固定。若复位前桡尺骨相互靠拢者，可用分骨垫放置在两骨之间，掌、背侧各1个，骨折线在同一水平时，分骨垫中部置于两骨折线处；骨折线在不同平面时，分骨垫置于两骨折线之间；掌侧放在掌长肌腱与尺侧腕屈肌腱之间，背侧放在尺骨的桡侧缘。若骨折有成角畸形，可采用平垫三点加压法。各垫放置妥当后，用胶布粘贴，再依次放上掌、背、尺、桡侧夹板。掌侧板由肘横纹至腕横纹，背侧板由鹰嘴至腕关节或掌指关节，桡侧板由桡骨头至桡骨茎突，尺侧板自肱骨内上髁下达第5掌骨基底部。扎缚后，再用有柄的直角托板固定，前臂原则上放置中立位，用三角巾悬吊置于胸前（图3-24）。在固定期间，应使前臂维持在中立位。固定时间成人6~8周，儿童3~4周。

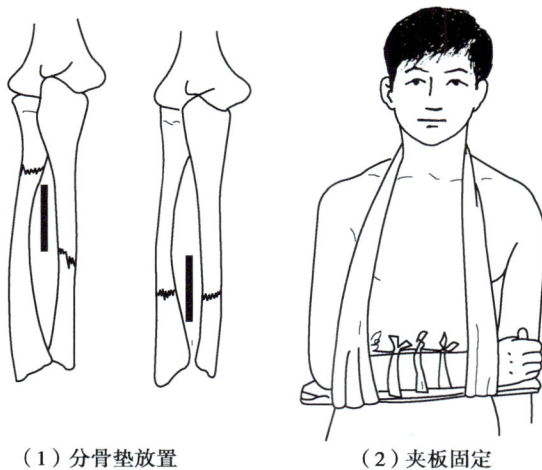

（1）分骨垫放置　　（2）夹板固定

图3-24　桡、尺骨干双骨折夹板固定法

（三）练功疗法

初期鼓励患者做手指屈伸握拳活动及上肢肌肉舒缩活动；中期开始做肩、肘关节活动，如大云手、小云手等，活动范围逐渐增大，应避免伤肢前臂的任何旋转活动，以防骨折再移位。解除固定后做前臂旋转活动（如反转手等），以恢复前臂旋转功能。

（四）药物疗法

按骨折三期辨证用药。若尺骨下1/3骨折愈合迟缓时，要着重补肝肾、壮筋骨以促进骨折愈合，若后期前臂旋转活动仍有障碍者，应加强中药熏洗。

【预防调护】

成人发生本骨折复位固定后易于再次移位，前臂应维持在中立位，避免旋转活动。固定期间应及时调整扎带的松紧度，同时应密切观察末梢血运及感觉的变化。

知识链接

1. X线诊断时，投照范围应包括上下桡尺关节，以判断骨折移位的程度及是否存在上下桡尺关节损伤。

2. 治疗时，注意以下方面：①防止骨-筋膜室综合征等并发症的发生；②桡、尺骨之间骨间膜的修复情况。

八、桡、尺骨干单骨折

在桡骨或尺骨干发生骨折称为桡、尺骨干单骨折。尺骨干骨折在临床上较少见，多发于青壮年。

【病因病机】

尺骨为一长管状骨，位于前臂内侧，位置表浅，整个骨骼均可在皮下摸得，中 1/3 及下 1/3 段较为细弱，且其背侧、内侧无肌肉保护，容易遭受暴力打击而造成骨折。骨折多发生于中、下 1/3 交界处，该段血液供应较差，骨折后愈合较缓慢。桡骨位于前臂的外侧，参与前臂的旋转活动。桡骨干上 1/3 骨质坚固，且有丰厚的肌肉包裹，不易发生骨折，桡骨干中、下 1/3 段肌肉较少，为桡骨生理弯曲度最大之处，是应力上的弱点，骨折多发生于此处。

尺骨干骨折多由直接暴力打击所致，多为横断或粉碎性骨折；桡骨干骨折多为间接暴力所致，多为短斜形或螺旋形骨折。桡、尺骨干单骨折因有对侧骨的支持，一般无严重移位；由于骨间膜的作用，骨折断端多向对侧移位。成人桡骨干上 1/3 骨折，骨折线位于旋前圆肌止点以上时，由于附着于桡骨粗隆的肱二头肌，以及附着于桡骨上 1/3 的旋后肌的牵拉，骨折近端多向后旋转移位；骨折远端在附着桡骨中部及下部的旋前圆肌和旋前方肌的牵拉下，向前旋转移位。成人桡骨干中或中下 1/3 骨折，骨折线位于旋前圆肌止点以下时，因肱二头肌与旋后肌的旋后倾向，被旋前圆肌的旋前力量相抵消，骨折近端处于中立位；骨折远端因受旋前方肌的牵拉而向前旋转移位（图 3-25）。当骨折有明显移位时，可合并上或下桡尺关节脱位，出现成角、重叠畸形。儿童骨质柔嫩，多为青枝骨折或骨膜下骨折。

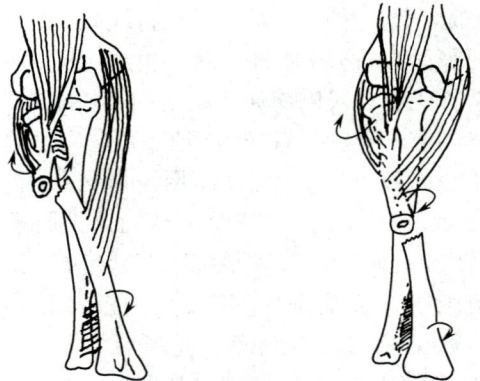

（1）骨折在旋前圆　　（2）骨折在旋前圆
　　肌止点之上　　　　　肌止点之下

图 3-25　桡骨干骨折的移位

【诊断要点】

伤后局部肿胀、疼痛、压痛明显。完全骨折时，可有骨擦音，前臂旋转功能障碍，但不完全骨折时，尚可有部分旋转功能。有移位骨折可有明显的成角、旋转畸形，若发生在较表浅骨段，可触及骨断端。

X线正侧位摄片应包括上、下桡尺关节，注意有无合并上、下桡尺关节脱位。X线摄片可确定骨折部位和移位情况。

根据受伤情况、临床表现和X线检查可作出诊断。

【辨证治疗】

无移位骨折直接用夹板固定即可；有移位骨折应整复固定治疗。

（一）复位手法

患者平卧，肩外展，肘屈曲，两助手行顺势拔伸牵引。骨折在中或下 1/3 时，前臂中立位牵引 3~5 分钟，在断端重叠拉开后，采用分骨法纠正；若掌背侧移位用提按手法复位。桡骨干上 1/3 骨折时应逐渐由中立位改为旋后位牵引，术者一手拇指将骨折远端推向桡侧、背侧，另一手拇指挤按近端向尺侧、掌侧，使骨折复位。

（二）固定疗法

在维持牵引下，先放置掌、背侧分骨垫各 1 个；若桡骨干上 1/3 骨折须在近端桡侧再放一个小固定垫，以防止近端向桡侧移位，然后依次放上掌侧、背侧、桡侧和尺侧夹板；若桡骨干下 1/3 骨折时，桡侧板的远端应超腕关节，将腕部固定在尺偏位，借紧张的腕桡侧副韧带限制远端向尺侧移位（图 3-26）。尺骨下 1/3 骨折时，则应使尺侧板远端超腕关节，将腕部固定于桡偏位。最后用四条扎带扎缚，并将患肢屈肘 90°，前臂中立位，用三角巾或绷带悬吊胸前。桡骨上 1/3 骨折时，应将前臂固定于旋后位或中立位稍旋后。固定时间为 4~6 周。

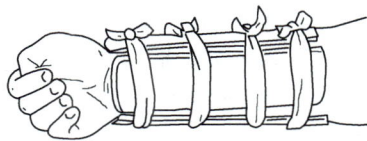

图 3-26　桡骨干上 1/3 骨折夹板固定法

（三）练功疗法

初期鼓励患者做握拳锻炼，待肿胀基本消退后，开始肩、肘关节活动，如小云手，大云手等。但不能做前臂旋转活动。解除固定后，可做前臂旋转活动锻炼，如反转手等。

（四）药物疗法

与桡、尺骨干双骨折相同。

【预防调护】

骨折固定期间应避免前臂的旋前活动，固定期间应密切观察末梢血运及感觉的变化，及时调整扎带的松紧度。

知识链接

1. 桡、尺骨干单骨折多发生在中、下 1/3 交界处，该段血液供应较差，骨折后愈合较缓慢。

2. 固定期间不能做前臂旋转活动。解除固定后，可做前臂旋转活动锻炼，如反转手等。

九、桡骨中下 1/3 骨折合并下桡尺关节脱位

桡骨中下 1/3 骨折合并下桡尺关节脱位又被称为盖氏（Galeazzi）骨折。下桡尺关节由尺骨小头和桡骨尺切迹构成，关节间隙约为 0.5~2.0mm。下桡尺关节的稳定，主要由坚强的三角纤维软骨与较薄弱的掌、背侧下桡尺韧带维持。前臂活动时，桡骨尺切迹则围绕着尺骨小头旋转。当三角纤维软骨或尺骨茎突被撕裂时，容易导致下桡尺关节脱位。

盖氏骨折常见于成年人，儿童少见。

【病因病机】

间接或直接暴力均可引起盖氏骨折，以间接暴力所致者多见。患者向前跌倒时，手掌先着地，身体重力沿肢体向下传递，地面反作用力沿桡腕关节向上传达至桡骨中下 1/3 处，该处为应力上的薄弱点，故发生骨折，骨折多为横形或短斜形，螺旋形少见。骨折近端向上、向背侧或掌

侧移位,同时三角纤维软骨盘及尺骨茎突被撕脱或尺侧腕韧带被撕裂,导致下桡尺关节脱位。骨折后,骨折远端受拇短伸肌和拇长展肌的挤压而向尺侧成角和向掌侧、尺侧移位,被旋前方肌牵拉而旋前移位。拇长展肌和拇短伸肌有时可嵌入两骨折端之间,导致骨折不愈合。脱位方向有:桡骨远端向近侧移位,下桡尺关节分离和尺骨小头向掌或背侧移位,以背侧移位为多见。三个方向的移位可同时存在。直接暴力为前臂被重物打击或操纵机器时绞伤所致,桡骨多为横断或粉碎性骨折,桡骨远折端常因旋前方肌牵拉而向尺侧移位,还常合并尺骨下 1/3 骨折(图 3-27)。

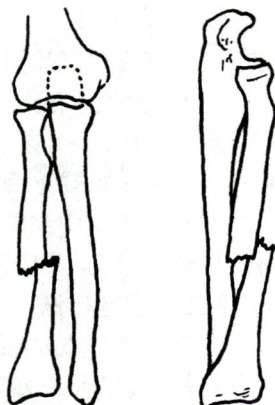

（1）正位　　（2）侧位

图 3-27　桡骨干下 1/3 骨折合并下桡尺关节脱位

根据骨折的移位方向和稳定程度,临床上分为三种类型:

1. 稳定型　桡骨下 1/3 段横形骨折、成角畸形合并下桡尺关节脱位或尺骨下端骨骺分离,常发生于儿童。

2. 不稳定型　桡骨中下 1/3 段螺旋或短斜形骨折,移位较重,下桡尺关节脱位明显,常见于成年人。

3. 特殊型　桡、尺骨双骨折合并下桡尺关节脱位。成人骨折脱位严重;青少年桡、尺骨双骨折位置较低,移位较轻,尺骨可呈弯曲畸形,骨折相对稳定。

【诊断要点】

骨折后前臂和腕部肿胀、疼痛,前臂的旋转功能障碍。桡骨下 1/3 部向掌侧或背侧成角,尺骨小头常向尺侧、背侧突起,腕关节呈桡偏畸形。桡骨下 1/3 部压痛及纵向叩击痛明显,有异常活动或骨擦音,下桡尺关节松弛并有明显的挤压痛,前臂被动旋转功能障碍。

X 线摄片时必须包括腕关节,以观察下桡尺关节的分离程度和是否伴有尺骨茎突骨折。正位片上,若桡、尺骨间隙变宽,成人超过 2mm,儿童超过 4mm,则为下桡尺关节脱位。侧位片上,桡、尺骨骨干正常应相互平行重叠,若桡、尺下段骨干发生交叉,尺骨头向背侧移位,则为下桡尺关节脱位。

一般根据外伤史、临床表现和 X 线检查可作出诊断。

【辨证治疗】

盖氏骨折的治疗,力求达到解剖复位或近于解剖复位,尤其对骨折断端的成角和旋转畸形必须矫正,以防止前臂旋转功能的丧失。稳定型骨折可按桡骨下端骨折处理,成角畸形矫正后,骨折即保持稳定。不稳定型骨折,先整复骨折的重叠、成角和侧方移位,后整复下桡尺关节的掌、背侧和内、外侧分离移位;或先整复下桡尺关节脱位,后整复桡骨骨折。

(一)复位手法

1. 拔伸牵引　患者取仰卧位,肩关节外展,屈肘 90°,前臂中立位。一助手握持患肢前臂近端,另一助手用一手握持患肢的拇指,另一手握持患肢其余四指,牵引时拇指侧用力要大,两助手做对抗牵引 3~5 分钟,以矫正骨折重叠移位和由于旋前方肌牵拉而发生的桡骨远折端的尺侧移位。桡骨干重叠移位纠正后,下桡尺关节脱位可自动复位。

2. 端挤提按　桡骨远折端向桡侧移位者,术者用一手在前臂中下段骨间隙处捏挤分骨,将桡骨远折端挤向尺侧。若桡骨远折端向尺侧移位者,术者用一手在前臂远端骨间隙处捏挤分骨,将桡骨远折端挤向桡侧,以矫正侧方移位。桡骨远端向背侧移位时,术者用一手拇指按远折端向掌侧,用示指、中指、环指三指提近折端向背侧,以纠正上下移位。

3. 回旋手法　若为斜形或螺旋形骨折,有背侧移位者,需先在无牵引下将远折端由掌侧向背侧回旋;若远折端有掌侧移位,则将远折端由背侧向掌侧回旋,以矫正掌、背侧移位。

4. 分骨折顶　应用上述手法不能矫正掌、背侧移位者,可用分骨折顶法。若远折端向掌侧移位,术者可用一手夹挤分骨,另一手拇指置近折端背侧,示指、中指、环指三指置远折端掌侧,拇指用力将近折端推向掌侧,加大向掌侧成角。因尺骨未断,不能向双骨折一样成角太大,待感到有阻力后,托远折端的示指、中指、环指三指骤然提托远折端向背侧反折,一般掌侧移位即可矫正。远折端向背侧移位者,手法则相反。

5.推挤捺正 经上述手法后,若桡骨远折端仍有向尺侧的残余移位者,术者可用一手拇指及示指、中指、环指三指在夹挤分骨下,将远折端向桡侧推挤,用另一手拇指将近折端向中心按捺,使之对位。

6.整复下桡尺关节脱位 术者用一手捏住已复位的桡骨骨折端做临时固定,用另一手将向背侧或掌侧移位的尺骨远端捺正,再用拇指、示指从腕部的桡、尺侧向中心捏挤,使分离的下桡尺关节复位。

特殊型骨折整复时,若尺骨有弯曲畸形,则应先矫正之。然后整复下桡尺关节的掌、背侧及内、外侧分离脱位,最后在合骨垫保持下,按桡、尺骨双骨折手法整复。陈旧性骨折,可先手法折骨,再进行手法复位。

(二)固定疗法

复位后,在维持牵引和分骨下,捏住骨折部,先外敷散瘀消肿药膏,再用绷带包扎3～4层,在掌、背侧骨间隙处各放置一个分骨垫。用手捏住掌、背侧分骨垫,再用两条胶布固定。在骨折近端桡侧放一薄平垫,在桡、尺骨远端的桡、尺侧各放一平垫。然后用前臂四块夹板固定。先放置掌、背侧夹板,再放桡、尺侧夹板。桡侧夹板下端稍超过腕关节,以限制手的桡偏。尺侧夹板下端不超过腕关节,以利于手的尺偏活动。桡骨远端向桡侧移位者,分骨垫放于骨折线近侧。尺侧夹板改用自尺骨鹰嘴至第5掌骨颈部的夹板,以防止手的尺偏,便于骨折的对位(图3-28)。

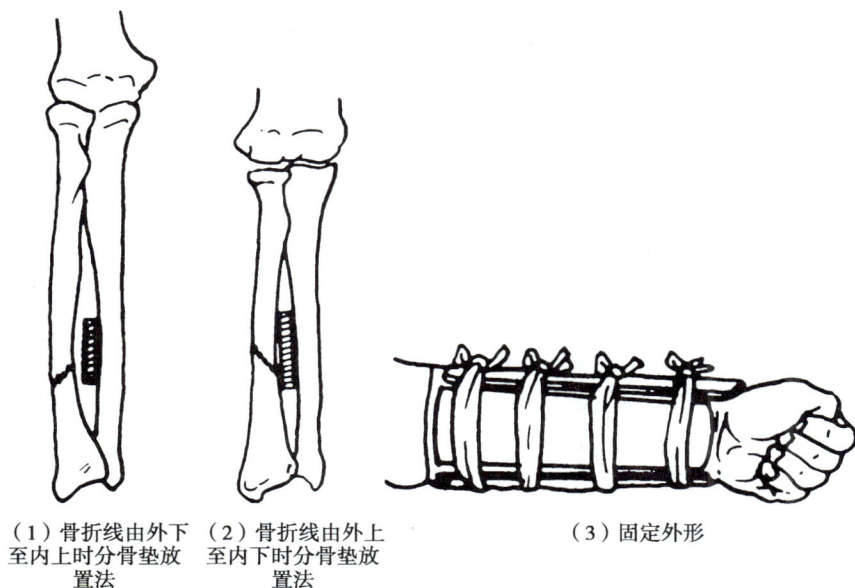

(1)骨折线由外下至内上时分骨垫放置法　(2)骨折线由外上至内下时分骨垫放置法　(3)固定外形

图3-28 盖氏骨折夹板固定法

(三)练功疗法

固定后,即可做手部的握拳运动,以减轻前臂远端的肿胀。肿胀消退后,开始肩关节和肘关节伸屈运动,如做小云手活动。解除固定后,应逐渐加强练功活动。骨折早、中期练功活动时,不宜做前臂的旋转运动,以防止再移位。

(四)药物疗法

早期治宜活血祛瘀、消肿止痛,内服和营止痛汤或活血祛瘀汤等,外敷双柏散或消肿止痛膏。中期治宜和营生新、接骨续筋,内服肢伤二方或续骨活血汤等,外敷接骨膏。后期治宜补气血、补肝肾、壮骨筋,内服补肾壮筋汤或肢伤三方。解除固定后,可用骨科外洗方熏洗患肢。

【预防调护】

盖氏骨折属于不稳定性骨折，复位固定后有再移位倾向，3周内必须严密观察，如有移位，应及时整复。固定下桡尺关节时，绷带松紧度应合适，随时观察肢体血运情况，随时调整。早期行握拳及伸指锻炼，要避免前臂旋转活动。

十、桡骨远端骨折

桡骨远端骨折是指距桡骨远端关节面3cm以内的骨折。此骨折较常见，多见于儿童及老年人。发生在儿童者，则多为桡骨远端骨骺分离。

【病因病机】

桡骨远端膨大，其横断面近似四方形，由松质骨构成，在松质骨与密质骨交界处为骨折易发处。桡骨远端关节面呈由背侧向掌侧、由桡侧向尺侧的凹面，分别形成掌倾角（10°～15°）和尺倾角（20°～25°）。桡骨茎突又较尺骨茎突长1～1.5cm，这些关系在骨折时常被破坏，在整复时应尽可能使其恢复，否则可造成腕与手指的功能障碍（图3-29）。

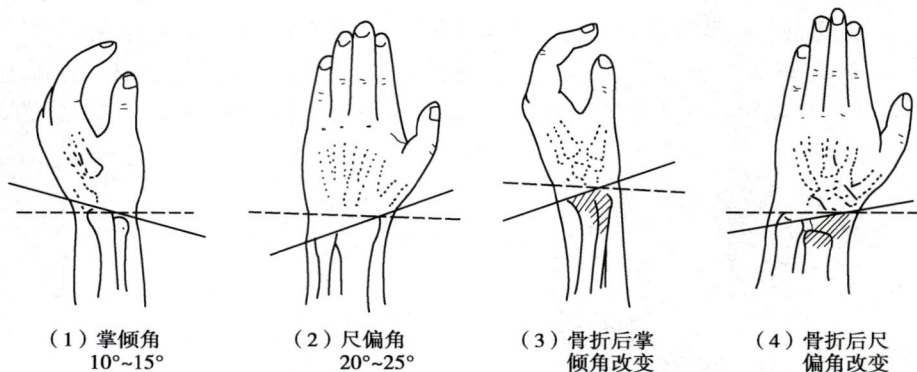

（1）掌倾角　　　（2）尺偏角　　　（3）骨折后掌　　　（4）骨折后尺
10°~15°　　　　20°~25°　　　　倾角改变　　　　偏角改变

图3-29　桡骨远端关节面的倾角

桡骨远端骨折多为间接暴力所致，根据受伤姿势和骨折移位的不同可分为以下三种类型。

1. 伸直型骨折　又称科雷氏（Colles）骨折。跌倒时，前臂旋前、腕关节背伸位，手掌先着地，躯干向下的重力与地面向上的反作用力交集于桡骨远端而发生骨折。暴力轻时，骨折无移位或有轻度嵌插。暴力大时，骨折远端向桡侧和背侧移位，使桡骨远端关节面改向背侧倾斜，尺倾角变小或完全消失，甚至出现相反倾斜。在伸直型骨折中如合并尺骨茎突骨折，下桡尺关节的三角纤维软骨盘随骨折片向桡侧背侧移位；如无尺骨茎突骨折，骨折远端移位明显时，三角纤维软骨盘附着点必然破裂。

2. 屈曲型骨折　又称史密斯（Smith）骨折。跌倒时，腕关节掌屈位，手背先着地，传达暴力作用于桡骨远端而导致骨折，骨折远端向桡侧和掌侧移位，桡骨远端关节面向掌侧倾斜角加大。

3. 桡骨远端关节面骨折伴腕关节脱位　又称巴通（Barton）骨折。跌倒时，腕背伸、前臂旋前位，手掌着地，暴力通过腕骨传导，撞击桡骨关节面背侧发生骨折，腕关节也随之向背侧移位。据其骨折的位置及移位的方向，分为掌侧缘骨折及背侧缘骨折两类。

【诊断要点】

伤后无明显移位者，仅局部疼痛、压痛，腕和手指运动不便，握力减弱；有明显移位者，局部肿胀、疼痛、压痛明显，腕关节功能部分或完全丧失。伸直型骨折远端向背侧移位明显，可见"餐叉样"畸形（图3-30）；骨折远端向桡侧移位时，呈"枪刺状"畸形；屈曲型骨折远端向掌侧移位时，呈"锅铲状"畸形。

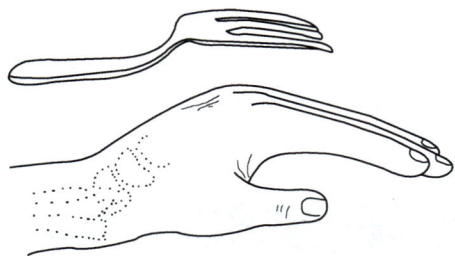

图 3-30 "餐叉样"畸形

X 线摄片可见骨折类型和移位方向。

根据受伤史、临床表现和体征、X 线检查，一般可作出诊断。

【辨证治疗】

无移位骨折仅用掌、背侧夹板或硬纸板固定 2～3 周即可；有移位骨折必须复位治疗，争取达到良好的解剖复位，否则会引起桡骨远端诸骨沟的不平整，影响从该处经过的肌腱滑动，造成手指，特别是拇指的活动功能障碍。

（一）复位手法

患者取坐位或卧位，肘部屈曲 90°，前臂中立位。整复骨折线未进入关节、骨折远端完整的伸直型骨折时，一助手把住上臂，术者两拇指并列置于远端背侧，其他四指置于腕部，扣紧大小鱼际肌，先顺势拔伸 2～3 分钟，待重叠移位完全纠正后，将远端旋前，并利用牵引力，骤然猛抖，同时迅速尺偏掌屈腕关节，使之复位（图 3-31）。若仍未完全整复者，则改由两助手维持牵引，术者用两拇指迫使腕关节尺偏掌屈，即可达到解剖复位。整复桡骨远端背侧缘劈裂骨折时，术者双手紧扣腕部，与一助手对抗拔伸牵引，并将腕关节轻度屈曲，然后用两拇指直接推按背侧缘骨折块，使其复位。整复屈曲型骨折时，由两助手拔伸牵引，术者可用两拇指由掌侧将骨折远端向背侧推挤，同时用示指、中指、环指三指将近端由背侧向掌侧挤压，然后术者捏住骨折部，牵引手指的助手徐徐将腕关节背伸，使屈肌腱紧张，防止复位的骨折端再移位。整复掌侧缘劈裂骨折时，在拔伸牵引同时轻度背伸腕关节，术者在骨折处掌背侧相对挤按，可使骨折复位。

ER-3-5

桡骨远端骨折 -
手法复位（视频）

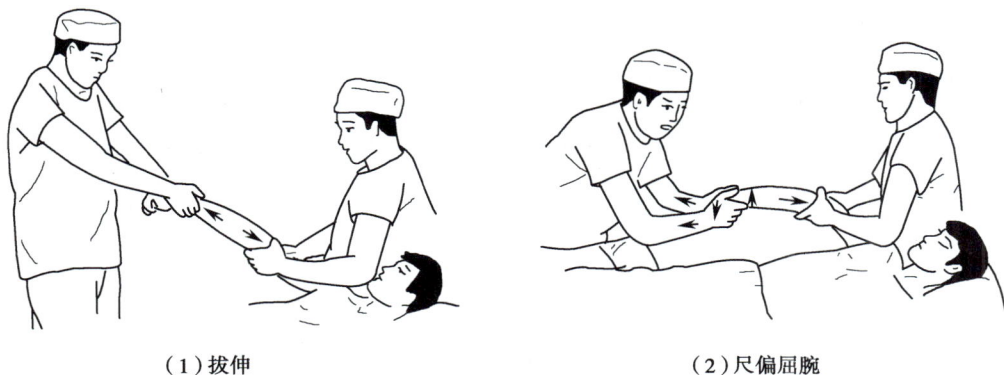

（1）拔伸 　　　　　　　　　（2）尺偏屈腕

图 3-31 桡骨远端伸直型骨折复位法

（二）固定疗法

在维持牵引下，伸直型骨折先在骨折远端背侧和近端掌侧分别放一平垫，然后放置夹板，其夹板近端达前臂上 1/3，而桡、背侧夹板远端应超腕关节，限制腕桡偏和背伸活动。背侧缘劈裂骨折者应在骨折处掌、背侧各放一平垫，背侧夹板超腕关节固定。屈曲型骨折在骨折远端的掌侧和近端的背侧各放一个平垫，桡、掌侧夹板远端应超腕关节，限制腕关节桡偏和掌屈活动。掌侧缘劈裂应在骨折处掌、背侧各放一平垫，掌侧夹板超腕关节固定。在夹板放好后，扎上三根结扎带，最后将前臂悬吊胸前。固定时间成人 4～5 周，儿童 3 周左右。

固定后应注意观察手部的血液循环，随时调整夹板松紧度，并将患肢保持在中立位，防止骨折再移位倾向。

（三）练功疗法

骨折固定后，即积极鼓励患者做指间关节、掌指关节屈伸锻炼及肩肘部活动；解除固定后，做腕关节屈伸和前臂旋转活动锻炼。伸直型骨折固定期间应避免关节桡偏与背伸活动。

（四）药物疗法

儿童骨折早期治则是活血祛瘀、消肿止痛；中后期可不用内服药物。中年人骨折按三期辨证用药。老年人骨折中后期着重养气血、壮筋骨、补肝肾。解除固定后，均应用中药熏洗，以舒筋活络，通利关节。

> ### 知识链接
>
> 1. 诊断时，详细询问腕部受伤史。一般来说，手掌先着地者，是伸直型骨折；手背先着地者，是屈曲型骨折。
> 2. 治疗时，注意掌倾角和尺倾角的矫正修复。不矫正会影响腕和手指的功能。

【预防调护】

本骨折若为关节外骨折，复位固定良好，临床愈合较快。如果累及关节面，易于并发创伤性关节炎。固定期间应避免前臂的旋转活动，加强手指屈伸活动，促进肿胀消退。

十一、腕舟骨骨折

腕舟骨骨折是较常见的腕部骨折，多发生于青壮年。

【病因病机】

腕舟骨位于近排腕骨桡侧，呈长弧形，其状如舟，分为结节部、腰部和体部，其表面绝大部分为关节软骨，血液供应仅靠腰部和结节部韧带的小营养血管。当腰部和近端发生骨折时，易发生骨折迟缓愈合、不愈合或缺血性坏死。

腕舟骨骨折多为间接暴力所致。跌倒时，手掌先着地，腕关节强度桡偏背伸，暴力向上传达，腕舟骨被锐利的桡骨关节面的背侧缘或茎突缘切断而发生骨折。按骨折部位可分为三种类型（图3-32）。临床以腰部骨折为多见。

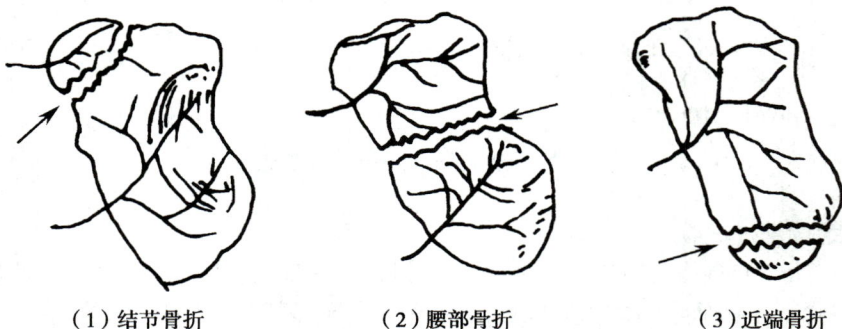

（1）结节骨折　　　　　　（2）腰部骨折　　　　　　（3）近端骨折

图3-32　腕舟骨骨折的类型

1. 舟骨结节骨折　此部位发生的骨折，不影响骨折端的血液供应。6～8周可以愈合。

2. 舟骨腰部骨折　大部分腰部骨折，骨折可在10～12周左右愈合。但是少数病例，因局部血运不良和剪力大，骨折愈合缓慢，需固定6～12个月的时间，个别病例发生不愈合或近端骨缺血性坏死。此型骨折临床最常见。

3. 舟骨近端骨折　根据血运分布情况，决定骨折愈合速度，骨折固定时间与腰部骨折类同。

【诊断要点】

伤后局部轻度疼痛，腕关节活动障碍，鼻烟窝部位肿胀、压痛明显，将腕关节桡偏、屈曲拇指和示指而叩击其掌指关节时亦可引起疼痛。

腕关节正位、侧位和尺偏 45° 斜位 X 线片可明确骨折部位（有些裂缝骨折，早期 X 线摄片可能为阴性；应在骨折 2～3 周后复查，可见骨折线）。陈旧性舟骨骨折要与先天性双舟骨鉴别。

【辨证治疗】

无移位骨折，可仅做前臂腕关节夹板固定。有移位骨折，则必须进行手法复位。

（一）复位手法

腕舟骨骨折很少移位，一般不需整复。若有移位时，可在手法牵引下使患腕尺偏，以拇指向内按压骨块即可复位。

（二）固定疗法

先在鼻烟窝部位处放棉花球作固定垫，然后用塑型夹板或硬纸板固定腕关节伸直而略向尺偏、拇指对掌位。固定范围包括前臂下 1/3、腕、拇掌及拇指间关节。亦可用短臂管型石膏固定腕关节于背伸 25°～30°、尺偏 10°、拇指对掌和前臂中立位。结节部骨折一般 6～8 周均可愈合；腰部和近端部位骨折愈合时间或为 3～6 个月，甚至更长。

（三）练功疗法

固定后即可行手指和肘腕关节活动。

（四）药物疗法

可按骨折三期用药原则进行。后期腕关节功能活动受限者，可用中药熏洗，并加强腕关节练功活动。

【预防调护】

腕舟骨血液供应较为脆弱，腕舟骨腰部骨折及近端骨折易于发生骨不连和骨坏死，可靠的固定是保证疗效的关键。应定期拍 X 线检查，根据骨折愈合情况而决定解除固定的时间，以免过早解除固定，影响治疗效果。

知识链接

1. 早期 X 线诊断可能阴性，而临床表现明显时，应在伤后 2 周左右再次拍片检查。
2. 治疗时，注意掌倾角和尺倾角的矫正修复。不矫正会影响腕和手指的功能。

十二、掌 骨 骨 折

掌骨各部位发生骨折均称为掌骨骨折，包括掌骨颈、干、基底部骨折。临床以掌骨基底部骨折常见。

【病因病机】

第 1 掌骨短而粗，活动度较大，骨折多发生在基底部。第 2、3 掌骨细长，且较突出，握拳击物时，暴力常落在第 2、3 掌骨上，故易骨折。第 4、5 掌骨短细，其中以第 5 掌骨易受直接暴力而骨折，而当其受间接暴力时可致掌骨颈骨折。

1. 第 1 掌骨基底部骨折　第 1 掌骨基底部骨折多由间接暴力引起，骨折远端受拇长屈肌、拇短屈肌与拇内收肌的牵引，近端受拇长展肌的牵拉，骨折端向桡背侧突起成角。如骨折线呈斜形经过第 1 掌腕关节面时，骨折远端可向背、桡侧移位，出现第 1 掌骨基底部骨折脱位（图 3-33）。

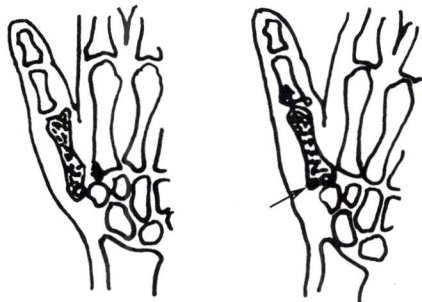

（1）移位方向　　（2）复位后

图 3-33　第 1 掌骨基底部骨折脱位

2．掌骨颈骨折 掌骨颈骨折由握拳时掌骨头受到冲击的传达暴力所致，第5掌骨颈骨折多见。骨折后断端受骨间肌与蚓状肌的牵引，向背侧突起成角，掌骨头向掌侧屈曲（图3-34），因手背伸肌腱牵拉，以致近节指骨头向背侧脱位，掌指关节过伸，手指越伸直，畸形越明显。

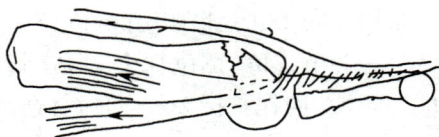

图3-34 掌骨颈骨折移位

3．掌骨干骨折 可为单根或多根掌骨骨折，骨折后因骨间肌及屈指肌的牵拉，使骨折端向背侧成角和向侧方移位，单根掌骨骨折移位较轻，而多根骨折移位较重，且对骨间肌的损伤也比较严重。

【诊断要点】

受伤后局部肿痛，功能障碍，有明显压痛，纵轴挤压或叩击掌骨头则疼痛加剧，如有重叠移位，则该掌骨短缩，可见掌骨头凹陷。

拍手部的正位与斜位X线片可明确骨折部位。

根据受伤史、临床表现和X线检查可作出诊断。

【辨证治疗】

掌骨骨折治疗要求正确复位，合理而有效的固定。

（一）复位及固定

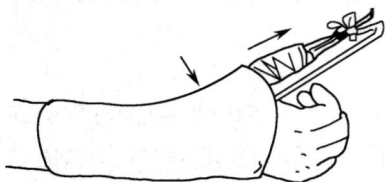

图3-35 第1掌骨基底部骨折脱位的石膏固定与拇指牵引

1．第1掌骨基底部骨折 先将拇指向远侧与桡侧牵引，再将第1掌骨头向桡侧与背侧推扳，同时以拇指用力向掌侧与尺侧压顶骨折处，以矫正向桡侧与背侧突起成角。经整复后应用外展夹板固定。若伴有脱位，复位同前，可在复位后用细钢针经皮做闭合穿针内固定；或在局部加压短臂管型石膏外固定的同时加用拇指牵引（图3-35）。

2．掌骨颈骨折 应在掌指关节屈曲90°位，压顶近节指骨头，使指骨基底部托住掌骨头，然后沿近节指骨纵轴推顶。同时用拇指将掌骨干向掌侧按压才能准确整复，复位后用铝板将掌指关节固定在屈曲90°位包扎。

3．掌骨干骨折 横断骨折、短斜骨折整复后比较稳定，可在牵引下先矫正向背侧突起成角，以后用示指与拇指在骨折两旁自掌侧与背侧行分骨挤压，即可复位。复位后在维持牵引下，在骨折两旁放两个分骨垫以胶布固定。如骨折片向掌侧成角，则在掌侧放一小毡垫以胶布固定，最后在掌侧与背侧各放一块夹板，以胶布固定，外加绷带包扎（图3-36）。对斜形、粉碎性、短缩较多的不稳定骨折，宜加用指骨末节骨牵引，固定时间4周。

（二）练功疗法

待骨折愈合后才能解除外固定，进行掌指、指间关节的伸屈活动练习。

（三）药物疗法

按骨折三期辨证用药。

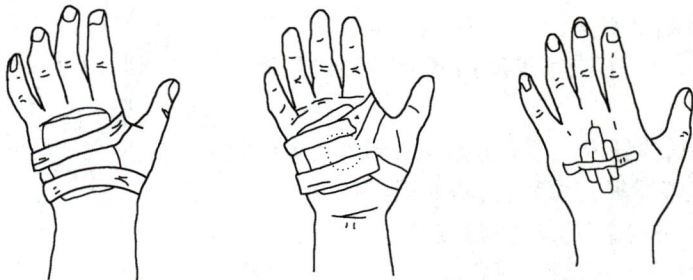

图3-36 第3掌骨干短斜形骨折复位后的固定

【预防调护】

掌骨骨折一般易于愈合，固定期间应防止固定松动移位，发生复位丢失，致骨折畸形愈合。

十三、指骨骨折

指骨颈、干、基底部骨折均称为指骨骨折，以近节指骨干骨折为多见。

【病因病机】

直接暴力和间接暴力均可造成指骨骨折，但多为直接暴力所致，且多为开放性骨折。根据部位不同，可分为：

1. 近节指骨干骨折　骨折断端因骨间肌与蚓状肌牵拉而向掌侧突起成角。

2. 指骨颈骨折　亦向掌侧突起成角，由于指伸肌腱中央部的牵拉，远端可向背侧旋转达90°，使远端的背侧与近端的断面相对而阻止骨片的复位。

3. 末节指骨基底部背侧撕脱骨折　末节指骨基底背侧为指伸肌腱扩张的止点，多由于手指伸直时，指端受暴力弯曲引起撕脱性骨折。骨折后末节手指屈曲呈典型的锤状畸形，不能主动伸直，又称为锤状指（图3-37）。

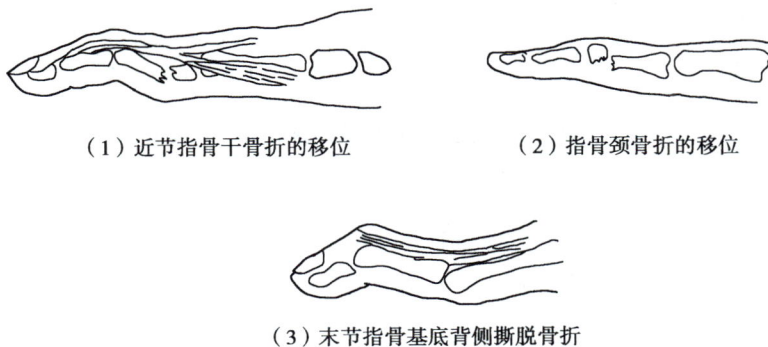

（1）近节指骨干骨折的移位　　（2）指骨颈骨折的移位

（3）末节指骨基底背侧撕脱骨折

图 3-37　指骨骨折移位

【诊断要点】

伤后骨折处有明显肿胀、疼痛和骨擦音。移位明显时，近节、中节指骨骨折可有成角畸形。末节指骨基底背侧骨折时，末节手指不能主动伸直，呈典型的锤状指畸形。

X 线摄片可进一步明确骨折移位情况。

【辨证治疗】

指骨骨折治疗，必须正确整复对位，尽量做到解剖复位，以免妨碍肌腱的正常滑动，造成手指不同程度的功能障碍。闭合性骨折可手法复位、夹板固定，开放性骨折应及时清创处理。复位后手指应固定在功能位。

（一）复位及固定

1. 指骨干骨折　在麻醉下拔伸牵引，用拇指与示指于尺、桡侧挤压以矫正侧方移位，再将手指远端逐渐掌屈,同时以另一拇指将近端自掌侧向背侧顶住以矫正向掌侧突起的成角。复位后根据成角情况放置小固定垫,用夹板局部固定患指,再令患指握一裹有 3～4 层纱布的小圆形柱状固定物(小木棒或玻璃瓶),使手指屈向手舟骨结节(图 3-38),以胶布固定,外加绷带包扎。3 周后解除固定,用舒筋活血药熏洗,并进行练功疗法。

2. 指骨颈骨折　整复时应加大畸形,用反折手法,将骨折远端呈 90° 向背侧牵引,然后迅速屈曲手指,屈曲时应将近端的掌侧顶向背侧(图 3-39),固定方法与指骨干骨折相同。

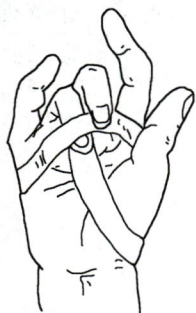

图 3-38　近节指骨干骨折复位后的固定方法

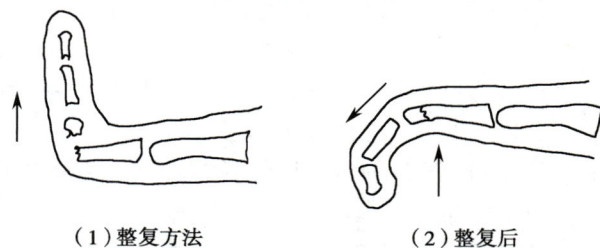

(1)整复方法　　　　　(2)整复后

图 3-39　指骨颈骨折复位法

3. 末节指骨基底部背侧撕脱骨折　整复与固定较容易,将近侧指间关节屈曲,远侧指间关节过伸,可使指骨基底部向被撕脱的骨片靠近,达到复位。如系末节指骨粉碎性骨折或指端骨折,其骨折块小,如合并开放性骨折时,在清创处理时,应将碎片切除,以免将来引起指端疼痛。复位后可用塑料夹板或石膏固定(图 3-40)。

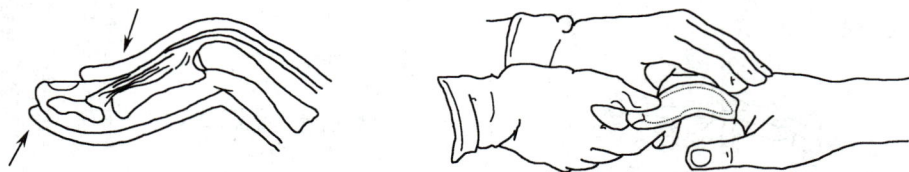

图 3-40　末节指骨基底部背侧撕脱骨折固定法

(二)练功疗法

复位固定后,除患指外,其余手指应进行伸屈活动练习,防止其余手指发生功能障碍。骨折一旦愈合后,患指应尽早进行功能锻炼,以免造成关节僵直。

(三)药物疗法

早期宜活血祛瘀、消肿止痛,内服七厘散或肢伤一方。中期宜和营生新、接骨续筋,内服接骨丹或肢伤二方。后期若无兼证,可不服药。解除固定后,可用八仙逍遥汤煎水熏洗患手。

【预防调护】

除位于指浅屈肌腱止点近侧的中节指骨骨折外,其余均应固定在功能位,以防止引起关节囊和侧副韧带挛缩,而造成关节僵硬。固定后,要抬高患肢,以利于消肿。

第二节　下肢骨折

下肢的主要功能是负重和行走,故需要良好的稳定结构,两下肢要等长。当下肢发生骨折后,对骨折整复要求高,不仅需要患肢与健肢的长度相等,而且要求对位对线良好。若患肢成角畸形,将会影响肢体的承重力;若患肢短缩在 2cm 以上者,则会出现跛行。下肢肌肉发达,骨折整复后，单纯夹板固定难以保持断端整复后的位置，尤其是股骨干骨折及不稳定的胫腓骨骨折，常需配合持续牵引，固定时间也应相对长些，以防止过早负重而发生畸形或再骨折。

一、股骨颈骨折

股骨颈骨折系指股骨头下与股骨颈基底部之间的骨折。多见于老年人，以 50～70 岁者最多，女性略多于男性。

【病因病机】

股骨颈、头和髋臼构成髋关节。股骨颈和股骨干之间形成一个角度称内倾角，又称颈干角，正常值在 110°～140° 之间。颈干角随年龄的增加而减小，儿童平均为 151°，而成人男性为 132°，女性为 127°。颈干角大于正常值为髋外翻，小于正常值为髋内翻（图 3-41）。股骨颈的中轴线与股骨两髁中点间的连线形成一个角度，称为前倾角，正常在 12°～15° 之间（图 3-42）。在治疗股骨颈骨折时，必须注意保持正常的颈干角和前倾角，否则会遗留髋关节畸形而影响髋关节的功能。

股骨头、颈部的血运主要来自三个途径（图 3-43）：①关节囊小动脉：由旋股外动脉、旋股内动脉、臀下动脉和闭孔动脉的吻合部到关节囊进入股骨头颈，形成外骺动脉的上、下干骺动脉，供应股骨颈和大部分股骨头的血运。②股骨干滋养动脉：此路血运仅达股骨颈基底部，少部分与关节囊的小动脉有吻合支。③圆韧带的小动脉：由闭孔动脉发出的一支小动脉，叫内骺动脉，比较细，仅供股骨头内下部分的血运，与前述外骺动脉之间有吻合支。股骨头的血运主要来自关节囊和圆韧带的血管，若其中一组血管受到破坏，可通过另一组血管的吻合代偿维持股骨头的血运。如果吻合不好，代偿不完全或两组血管同时受到破坏，将使股骨头发生缺血性坏死。

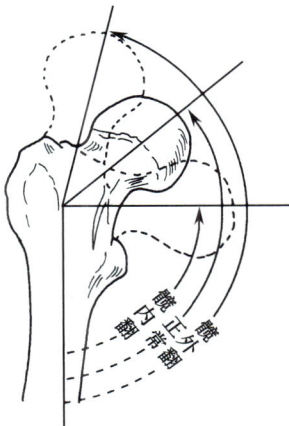

图 3-41　股骨颈颈干角

由于股骨颈部细小，处于松质骨和密质骨交界处，负重量大；又因老年人肝肾不足，筋骨衰弱，骨质疏松，即使受轻微的直接外力或间接外力，如平地滑倒、髋关节旋转内收、臀部先着地，便可引起骨折。青壮年、儿童多由车祸、高处坠下等强大暴力致伤。

股骨颈骨折按骨折部位分为 3 类：头下部、颈中央部和基底部骨折（图 3-44）。前两种骨折线在关节囊内，

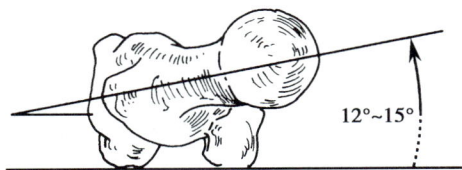

图 3-42　股骨颈前倾角

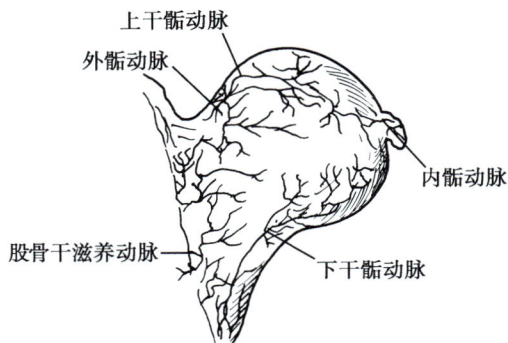

图 3-43　股骨头、颈部的血供

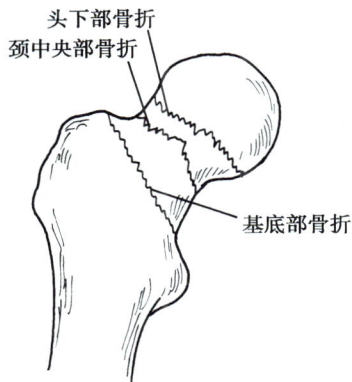

图 3-44　股骨颈骨折按骨折部位分类

为囊内骨折，其骨折线高，股骨头血运较差，易造成骨折不愈合，股骨头缺血性坏死的发生率较高。基底部骨折骨折线的后部在关节囊外，故叫囊外骨折，因其骨折线低，对股骨头颈血供无影响，骨折易愈合。

股骨颈骨折按 X 线片的表现可分为内收型和外展型两种（图3-45）。内收型骨折常在髋关节内收时受伤发生，多为颈中央部骨折，亦可发生在头下部或基底部，骨折线与股骨干纵轴线所成的倾斜角往往大于50°，骨折处剪力大，极不稳定，骨折远端多内收上移，血运破坏较大，骨折愈合率低，股骨头缺血性坏死率较高。外展型骨折常在髋关节外展时受伤发生，多为头下部骨折，移位少，骨折常互相嵌插，骨折线与股骨干纵轴线的垂直线所形成的倾斜角往往小于30°，骨折局部剪力小，较稳定，血运破坏较少，故愈合率较高（图3-46）。临床上内收型骨折较多见，外展型骨折比较少见。

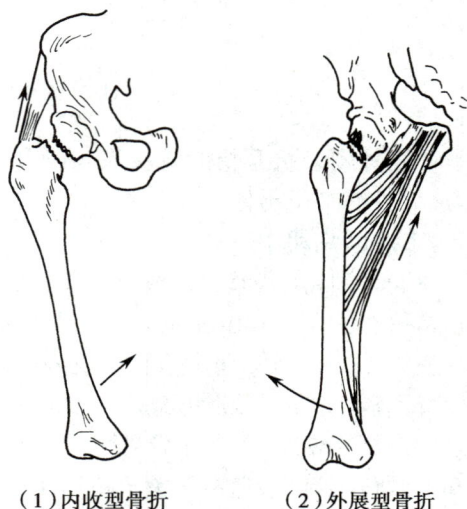

（1）内收型骨折　　（2）外展型骨折

图3-45 股骨颈骨折按骨折线的方向分类

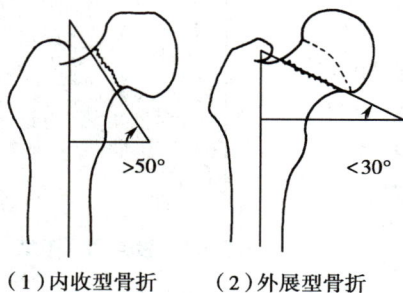

（1）内收型骨折　　（2）外展型骨折

图3-46 骨折线的倾斜角与剪力的关系

【诊断要点】

老年人跌倒后诉髋部疼痛，不敢站立或行走，应想到股骨颈骨折的可能。伤后髋部疼痛，被动或主动活动均能引起患处剧痛。纵轴叩击痛阳性，患侧腹股沟韧带中点下方有压痛。多数患者伤后即出现髋关节功能丧失，不能站立、行走，但有部分无移位的线状骨折或嵌插骨折患者，伤后仍可站立、行走甚至骑自行车，对这些患者要特别注意，不要因遗漏诊断而使无移位的稳定骨折变为有移位的不稳定骨折。有移位的骨折伤肢外旋、缩短，髋、膝关节轻度屈曲。囊内骨折因受关节囊束缚，外旋角度较小，为45°～60°；囊外骨折则外旋角度较大，常达90°。可扪及大转子上移至内拉通线之上，患侧布瑞安三角较健侧缩短。

摄髋关节正、侧位 X 线片可明确骨折部位、类型和移位情况。

根据受伤史、症状、体征及 X 线检查等可作出诊断。

【辨证治疗】

应按照骨折的时间、类型和患者的全身情况等决定治疗方案。新鲜无移位骨折或嵌插骨折不需复位，但患肢应制动；对新鲜有移位的骨折，采用闭合手法复位，加压螺纹钉、三翼钉或130°角钢板内固定；对老年人囊内骨折可考虑行人工股骨头置换术。

（一）复位手法

1. 骨牵引逐步复位法 在局麻下，行患肢外展中立位胫骨结节骨牵引，一般重量4～8kg，牵引2～3日后，将患肢由中立位改为微内旋位，以便纠正骨折端向前成角，使复位的骨折端紧密扣住，并在床边摄髋关节正、侧位 X 线片，如发现尚未复位，则调整内收或外展角度，或适当调整重量，至获得满意复位为止，一般应在1周内完成。若仍有残余移位，则采用手法整复纠正。

2. 屈髋屈膝复位法 患者仰卧，助手按压两侧髂骨嵴，固定骨盆。术者立于患侧，用对侧肘托腘窝部，同侧手握患侧小腿远端，将患侧髋、膝关节屈曲90°，沿股骨干纵轴向上牵引，纠正短缩畸形，然后伸髋内旋外展，纠正向前成角，并使骨折端扣紧，最后使患肢伸直。复位后做手掌试验，如患肢外旋畸形消失，说明复位成功（图3-47）。

（1）牵引　　　　　　　（2）伸髋　　　　　　　（3）伸直下肢

（4）手掌试验

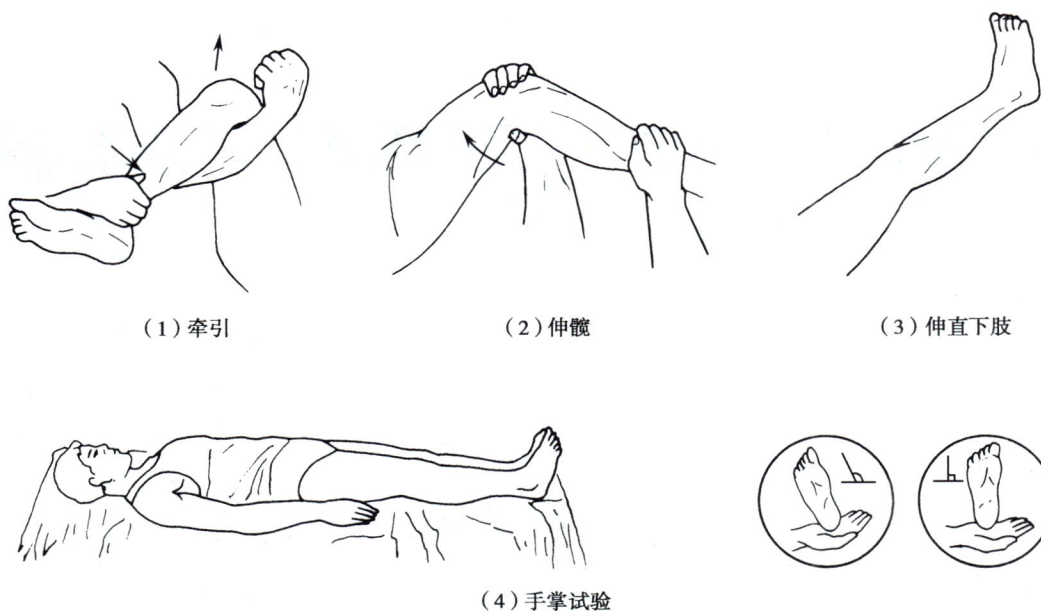

图 3-47　股骨颈骨折复位法与手掌试验

（二）固定疗法

发生无移位或嵌插型骨折，患者卧床休息，将患肢置外展中立位，患足穿丁字鞋固定（图 3-48），亦可行轻重量皮肤（外展位 10°～15°）牵引 6～8 周。对移位的骨折，可选用持续牵引维持固定或加压螺纹钉或 130° 角钢板固定（图 3-49），并保持患肢外展中立位或稍内旋位。

（三）练功疗法

早期可做患侧踝、足趾关节屈伸活动，逐步开始股四头肌舒缩活动，以防止肌肉萎缩、关节僵硬及骨质脱钙等。解除固定和牵引后，逐渐加强患肢髋、膝关节的屈伸活动，并可扶双拐不负重下床活动。以后每 1～2 个月 X 线片复查 1 次，至骨折坚固愈合，股骨头无缺血性坏死现象时，方可弃拐逐渐负重行走，一般需半年左右。

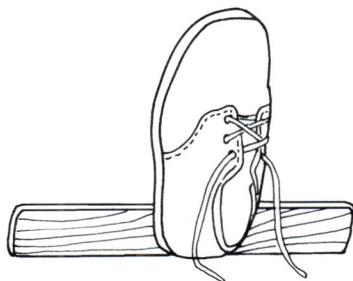

图 3-48　丁字鞋

（四）药物疗法

早期宜活血化瘀、消肿止痛，方用桃红四物汤加三七等。若有大便秘结、脘腹胀满等症，可

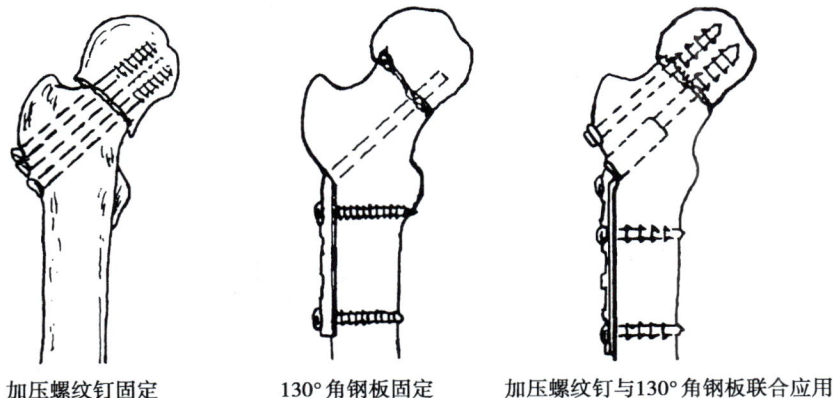

加压螺纹钉固定　　　　130° 角钢板固定　　　加压螺纹钉与 130° 角钢板联合应用

图 3-49　加压螺纹钉或 130° 角钢板固定

酌加枳实、大黄等通腑泄热。中期宜舒筋活络、补养气血,方用舒筋活血汤。后期宜补益肝肾、强壮筋骨,方用壮筋养血汤。

【预防调护】

固定期间应注意预防长期卧床的并发症,加强护理,防止发生压疮,并经常按胸、叩背,鼓励患者咳嗽排痰,以防发生坠积性肺炎。伤后数日疼痛减轻后,应行患肢屈伸活动,但要防止盘腿、侧卧及负重。对于骨质疏松者,大约需6个月才可逐渐过渡到负重活动。

二、股骨粗隆间骨折

股骨粗隆间骨折是指发生在股骨大小粗隆之间的骨折,又称股骨转子间骨折。股骨粗隆间骨折是老年人的常见损伤,与股骨颈骨折相比,股骨粗隆间骨折预后较股骨颈为佳。但治疗不当,可能发生短缩和髋内翻畸形。

【病因病机】

受伤原因及发病机制与股骨颈骨折相似。患者跌倒时,患肢因过度外旋或内旋,内翻的传达暴力,以及跌倒时,侧方倒地,大粗隆直接撞击,均可造成骨折。因老年人粗隆部骨质松脆,故多为粉碎性骨折。根据骨折线的方向和位置,临床上可分为四型:顺粗隆间型、顺粗隆间粉碎型、反粗隆间型、粗隆间下型(图3-50)。

1.顺粗隆间型　骨折线自股骨大粗隆顶点开始,斜向内下方行走,达小粗隆部,根据暴力情况的不同,小粗隆或保持完整,或成为游离骨片。但股骨上端内侧的骨支柱保持完整,骨的支撑

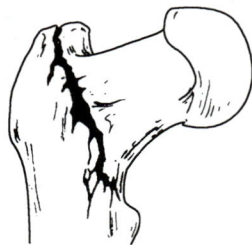
（1）顺粗隆间型

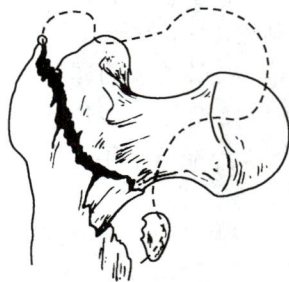
（2）顺粗隆间粉碎型

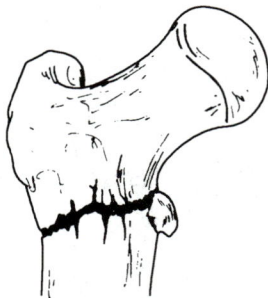
（3）反粗隆间型

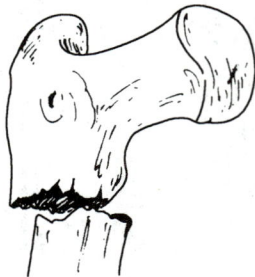
（4）粗隆间下型

图3-50　股骨粗隆间骨折类型

作用还比较好，髋内翻不严重，移位较少。由于骨折线在关节囊和髂股韧带附着点的远方，因而骨折远端处于外旋位。

2．顺粗隆间粉碎型　骨折线的走行方向与顺粗隆间型相同，仅因外力较大，以致形成粉碎性骨折，小粗隆变为游离骨块，大粗隆及其内侧骨支柱亦破碎，髋内翻严重，远端明显上移、外旋。

3．反粗隆间型　骨折线自股骨大粗隆外下方斜向内上方行走，达小粗隆的上方。骨折线的走向与粗隆间线或粗隆间嵴大致垂直。骨折近端因外展肌与外旋肌的收缩而外展、外旋，远端因内收肌与髂腰肌的牵拉而向内、向上移位，小粗隆也可能为游离骨片。

4．粗隆间下型　骨折线通过大、小粗隆下方，可为横形、斜形，或锯齿形，也可能轻度粉碎。骨折近端可能屈曲、外展、外旋移位，远端内收及外旋移位。

顺粗隆间型骨折最为常见，为稳定性骨折。顺粗隆间粉碎型、反粗隆间型及粗隆间下型，均属于不稳定性骨折，髋内翻发生率最高。

【诊断要点】

患者有外伤史，伤后髋部疼痛，肿胀，压痛及纵向叩击痛，不能站立、行走或坐起。患肢明显缩短、内收、外旋畸形，检查可见患侧大粗隆上移。

髋关节正侧位 X 线片可明确骨折的部位、类型和移位情况。

根据受伤史、临床表现和 X 线检查可作出诊断。

【辨证治疗】

患者多为老年人，首先注意全身情况，预防因骨折后卧床不起而引起危及生命的各种并发症，如坠积性肺炎、压疮和泌尿系统感染等。骨折治疗的目的是防止髋内翻畸形，具体治疗方法应根据骨折类型、移位情况，患者年龄和全身情况等选用不同的治疗方法。

（一）复位手法

无移位骨折无须整复，有移位骨折应采用手法（与股骨颈骨折同）整复，亦可先行骨牵引，待3～4日缩短畸形矫正后，用手法将患肢外展内旋，以矫正髋内翻和外旋畸形。

（二）固定疗法

无移位骨折或嵌插骨折，仅需卧床休息，穿丁字鞋，或外展夹板固定，或用皮肤牵引以3～5kg 重量维持患肢于外展中立位，固定 6～7 周。对于有移位的骨折应采用持续牵引与外展夹板固定结合，牵引重量为 6～8kg，固定患肢于外展中立位 6～10 周，至骨折临床愈合后去除牵引（图 3-51）。对于不稳定性骨折或手法复位失败者，可用鹅头钉、髁钢板等切开复位内固定。

（三）练功疗法

固定期间，应鼓励患者早期在床上进行锻炼，嘱患者每日做踝关节屈伸运动与股四头肌收缩

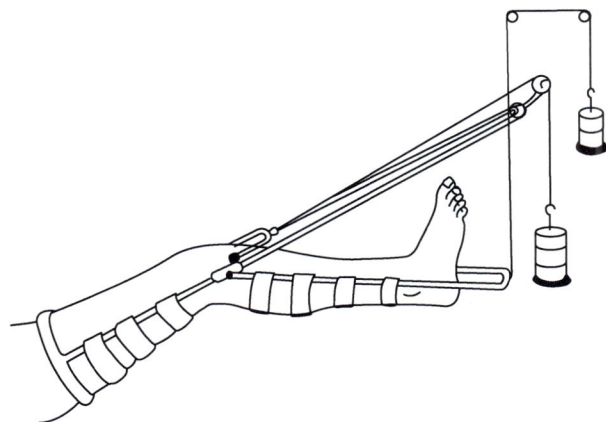

图 3-51　股骨粗隆间骨折牵引固定

锻炼。解除固定后，先在床上做髋、膝关节的功能活动，以后可扶双拐做不负重步行锻炼，待 X 线片证实骨折愈合后才可逐步负重。

（四）药物疗法

与股骨颈骨折用药基本相同。早期患部肿胀，宜适当加大祛瘀消肿药物。因骨折愈合较快，故后期用药时间也较股骨颈骨折短。

知识链接

1. 股骨转子间的血液供应丰富，很少发生骨折不愈合或股骨头缺血性坏死，故其预后较股骨颈骨折佳。

2. 因老年人粗隆部骨质松脆，故多为粉碎性骨折。应首先注意全身情况，预防因骨折后卧床不起而引起危及生命的各种并发症。

3. 由于力线分布的特殊性，在股骨颈、干连接的内后方，形成致密的纵形骨板称为股骨矩。股骨矩的存在决定了转子间骨折的稳定性，手术时候应尽可能达到解剖复位，恢复股骨矩的连续性。

【预防调护】

患者多为老年人，早期应及时观察生命体征的变化。在牵引期间，应防止发生肺炎及压疮等并发症。保持病房空气流通，鼓励患者深呼吸，并经常拍背，进行骶尾部按摩。将患肢保持在外展位，防止内收和外旋。

三、股骨干骨折

股骨干骨折是指股骨小转子下 2～5cm 至股骨髁上 2～5cm 之间的股骨骨折，是人体常见的骨折之一。此骨折多见于儿童及青壮年，男性多于女性。

【病因病机】

股骨干由厚而坚强的圆柱形密质骨构成，表面光滑，后方有一粗线为肌肉附着处，骨干有轻度向前外的弧度，有利于股四头肌发挥其伸膝的功能。股骨外展肌群薄弱，故骨折远端有向内移位的倾向；当骨折端对位后，常出现骨折端向外成角，在治疗时必须予以注意和纠正。

股骨干骨折多为强大暴力所致。直接暴力引起者，如碰撞、辗轧、挤压和重物打砸等，多引起横断、短斜和粉碎性骨折。间接暴力引起者，如由高处坠落、扭转和杠杆外力等引起的骨折，多为斜形或螺旋形骨折，均属于不稳定性骨折。儿童则可能为不完全骨折或青枝骨折，属稳定性骨折。股骨干闭合性骨折内出血可达到 500～1 000ml，加之疼痛剧烈，早期可出现休克。大腿挤压伤可引起挤压综合征。

股骨干骨折因骨折部位、暴力性质、肌肉收缩、下肢自身重量等因素影响，可发生不同的移位（图 3-52）。①上 1/3 骨折时，骨折近端因受髂腰肌、臀中肌、臀小肌及外旋肌的牵拉而产生屈曲、外展、外旋移位，骨折远端则因内收肌群的作用向后、内、上移位。②中 1/3

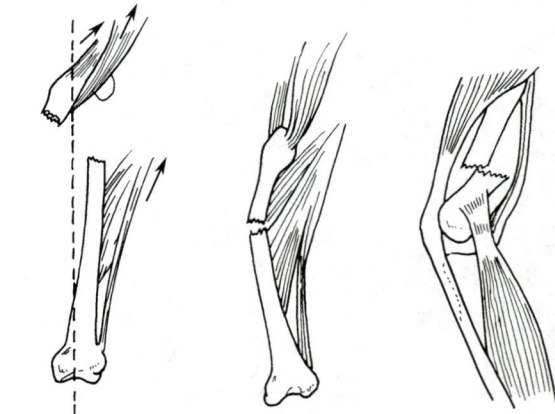

（1）上1/3骨折　　（2）中1/3骨折　　（3）下1/3骨折

图 3-52　股骨干骨折移位

骨折时，除重叠外，移位无一定规律，多数骨折近端呈外展、屈曲倾向，远端因内收肌的作用，其下端向内上方移位，骨折断端多向前外成角。③下 1/3 骨折时，因膝后方关节囊及腓肠肌的牵拉，骨折远端常向后移位，严重移位骨折有损伤腘动脉、静脉及坐骨神经的危险。

【诊断要点】

有明显的外伤史，伤后局部肿胀、疼痛、功能丧失，并出现成角、短缩和旋转畸形，局部有压痛、纵向叩击痛、异常活动及骨擦音。下 1/3 骨折时，应该根据足背、胫后动脉搏动和足踝部的感觉、运动情况，来判定有无血管、神经损伤。

股骨正侧位 X 线片可显示骨折的部位和移位情况。

根据受伤史、症状、体征及 X 线检查可作出诊断。

【辨证治疗】

处理股骨干骨折，应注意患者全身情况，积极防治创伤性休克，重视对骨折急救处理，现场严禁脱鞋、脱裤或做不必要的检查，应以简单有效的方法临时固定，急送医院治疗。

股骨干骨折经过非手术治疗，一般能获良好的疗效。但因大腿的解剖特点是肌肉丰厚，拉力较强，骨折移位的倾向力大，在采用手法复位、夹板固定的同时需配合短期的持续牵引治疗。必要时，还需切开复位内固定。

（一）复位手法

患者取仰卧位，一助手固定骨盆，另一助手立于伤侧用双手握小腿上段，顺势拔伸，并徐徐将伤肢屈髋、屈膝各 90°，沿股骨纵轴方向牵引，矫正重叠、成角畸形后，再按骨折部位的不同分别采用下列手法。

1. 上 1/3 骨折 将患肢外展并略加外旋后，另一助手双手握近端向后挤按，术者双手握远端由后向前端提，对位满意后稍放松牵引，使两骨折端紧密对合。

2. 中 1/3 骨折 将患肢外展，同时以手自断端的外侧向内挤压，然后用双手在断端前后、内外夹挤使之复位。

3. 下 1/3 骨折 在维持牵引下，膝关节徐徐屈曲，并以紧挤在腘窝内的两手作支点，将骨折远端由后向前、向近端推送，使骨折端对位（图 3-53）。

若股骨干横断骨折重叠较多、移位较大，手法复位未能完全矫正时，可用反折手法矫正；若螺旋形、斜形骨折背向移位时，可用回旋手法复位，断端处有软组织嵌顿亦能随之解脱；若有侧方移位时，可用双手掌指合抱或两前臂相对夹挤，施行端提捺正复位。

（二）固定疗法

根据患者年龄、体质状况和骨折类型的不同，采用不同的固定方法。

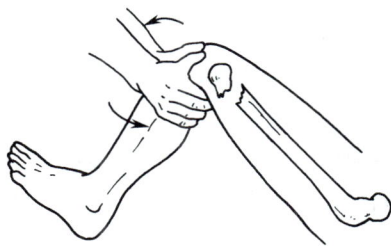
图 3-53 股骨干下 1/3 骨折复位法

1. 夹板固定 儿童及年老体弱稳定性骨折，可采用夹板固定。复位后，①根据不同部位的骨折及移位方向放置压垫，防止骨折的成角和再移位：上 1/3 骨折放在近端的前方和外侧；中 1/3 骨折放在断端的外侧和前方；下 1/3 骨折放在近端的前方。②放置夹板：内侧板由腹股沟至股骨内侧髁，外侧板由股骨大转子至股骨外侧髁，前侧板由腹股沟至髌骨上缘，后侧板由臀横纹至腘窝上缘。后侧夹板上应放置一较长的塔形垫，以保持股骨正常的生理弧度，然后用 4 条布带捆扎固定（图 3-54）。

2. 持续牵引 根据不同的年龄采用不同的牵引方法。

（1）垂直悬吊皮肤牵引：此法适用于 3 周岁以内的患儿。是将患儿两腿同时用皮肤牵引垂直向上悬吊，外贴胶布的长度要超过骨折处 3～5cm 或达大腿根部，方法同前（详见皮肤牵引）。所用牵引重量以患儿臀部稍离开床面为度，但健侧重量稍轻于患侧。牵引期间要注意双下肢

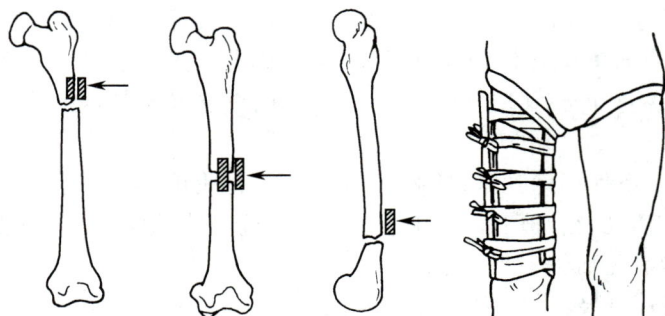

图 3-54　股骨干骨折加垫法及夹板固定

血液循环情况。3 周后去除牵引，改用夹板固定至骨性愈合（图 3-55）。

（2）皮肤牵引：适用于小儿或年老体弱的人。用胶布贴于患肢内、外两侧，再用绷带裹住，将患肢放在牵引架上。4～8 岁的患儿牵引重量为 2～3kg，时间为 3～4 周；成人为1/12～1/7 体重，一般不超过 5kg 为宜，时间为 8～10 周。用皮肤牵引时，应经常检查，以防胶布滑落失去牵引作用。

（3）骨牵引：较大儿童及成人采用骨牵引，并将患肢放在布朗氏架上，按骨折部位和类型不同，可采用股骨髁上骨牵引、股骨髁牵引或胫骨结节牵引。股骨髁上骨牵引，适用于股骨中 1/3 骨折及股骨下 1/3 骨折远端向后移位者。股骨髁

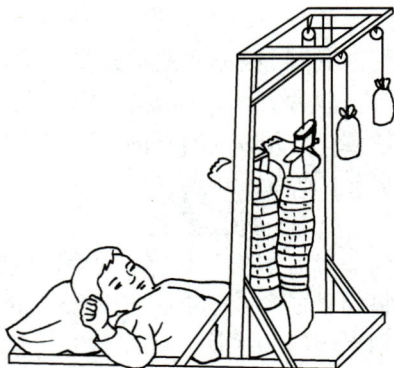

图 3-55　垂直悬吊皮肤牵引法

牵引适用于上 1/3 骨折、股骨下 1/3 骨折远端向后移位者。胫骨结节牵引，适用于股骨上 1/3 骨折及骨折远端向前移位的下 1/3 骨折。但对 8～12 岁儿童，为避免损伤胫骨结节骨骺，应将牵引针穿在胫骨结节以下 2～3 横指处之胫骨干骨皮质上。上 1/3 骨折应置于屈髋外展位；中 1/3 骨折应置于外展中立位；下 1/3 骨折远端向后移位时应置于屈髋屈膝中立位。骨牵引后还可配合小夹板外固定。

（三）练功疗法

较大儿童、成年患者的功能锻炼，应从复位后第 2 日开始，开始练习股四头肌舒缩及踝关节、跖趾关节屈伸活动。自第 2 周开始患者可用健侧足蹬床，用双手支撑练习抬臀，使身体离开床面，以达到使髋、膝关节做轻微的活动。从第 3 周开始，患者可取半卧位，用双手撑床，带动躯干做上下运动，逐步达到用健侧下肢作支撑。从第 5 周开始，两手拉床上吊杆，健足蹬在床上支撑，收腹、抬臀，臀部完全离床，使大腿与小腿呈一直线以加大髋、膝关节活动范围（图 3-56）。经照片或透视，骨折端无变位，可从第 7 周开始扶床架练习站立。解除固定后，对上 1/3 骨折加用外展夹板，以防止内收成角，在床上活动 1 周即可扶双拐下地做患肢不负重的步行锻炼。当骨折端有连续性骨痂时，患肢可循序渐进地增加负重。经观察证实骨折端稳定，可改用单拐。1～2 周后再弃拐行走。此时再摄 X 线片，若骨折没有重新变位，且愈合较好，方可解除夹板固定。

（四）药物疗法

股骨干骨折因出血过多而合并休克时，应及时给予输血、补液抢救休克，也可用 10% 生脉注射液静脉滴注。出血过多而发热不退，脉象洪大而虚，重按无力者，属阴虚发热，可用当归补血汤或大剂量独参汤频服。待症状好转后，则按骨折治疗三期辨证用药。

【预防调护】

骨折持续牵引时，要注意牵引重量的调整、牵引力线的方向、夹板位置及扎带的松紧度。患肢放置在牵引架上，要注意股四头肌和踝、趾关节的功能锻炼，并防止皮肤发生压疮。

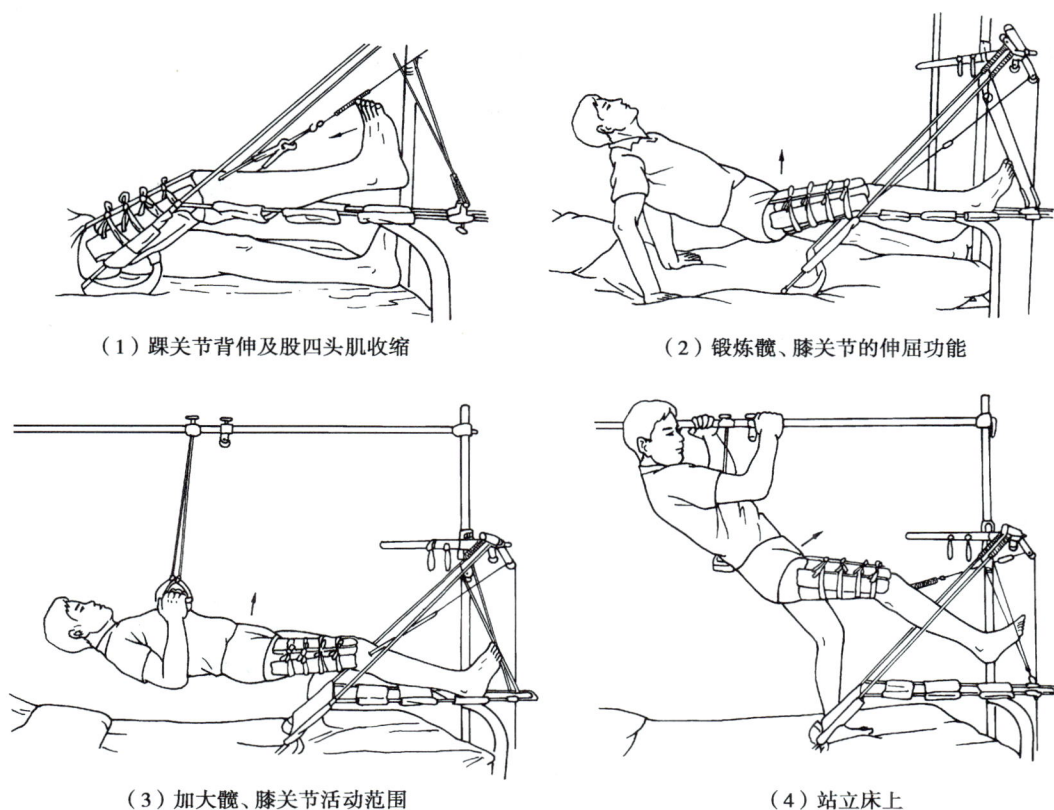

（1）踝关节背伸及股四头肌收缩　　　　（2）锻炼髋、膝关节的伸屈功能

（3）加大髋、膝关节活动范围　　　　（4）站立床上

图 3-56　股骨干骨折的练功方法

四、股骨髁上骨折

股骨髁上骨折是指发生在腓肠肌起点上 2～4cm 范围内的骨折。青壮年人多见。

【病因病机】

多由高处跌下，足部或膝部着地，间接暴力所引起，也可因直接暴力打击所造成。此外，若膝关节强直、失用性骨质疏松，更容易因外力而发生股骨髁上骨折。

股骨髁上骨折可分为屈曲型、伸直型，一般以屈曲型多见（图 3-57）。屈曲型骨折远端向后侧移位，骨折呈横断或斜形，骨折线由后上斜向前下方，骨折远端因受腓肠肌的牵拉和关节囊的紧缩，而向后移位，容易压迫或损伤腘动、静脉和神经；伸直型骨折，远端向前移位，骨折线从前上斜向后下。

【诊断要点】

有明显外伤史，伤后局部肿胀多较严重，疼痛明显，患肢不能站立，患肢缩短，功能障碍。有移位的骨折可触及异常活动及骨擦音。对疑有血管、神经损伤者，应注意检查足踝部的感觉及血

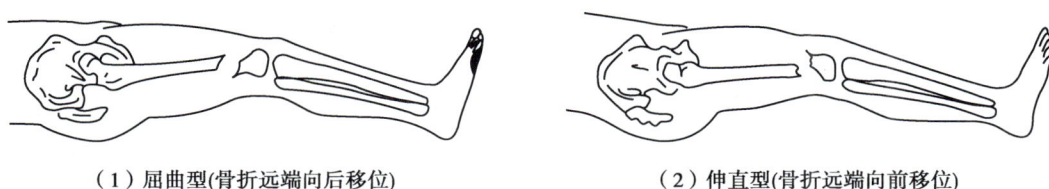

（1）屈曲型(骨折远端向后移位)　　　　（2）伸直型(骨折远端向前移位)

图 3-57　股骨髁上骨折类型

运情况。

摄膝关节正侧位X线片可明确骨折部位、类型和移位情况。

根据受伤史、症状、体征及X线检查可明确诊断。

【辨证治疗】

对青枝骨折或无移位骨折,膝关节内如有积血应在无菌操作下抽净,然后用四块夹板固定患肢。有移位骨折,用股骨髁上或胫骨结节骨牵引纠正移位。若有残余移位,用手法加以纠正,并用夹板外固定。

(一)复位手法

复位可用骨牵引复位,手法复位或二者并用。

1.骨牵引复位　大多数股骨髁上骨折可用骨牵引,能够有效地整复移位。其类型不同,骨牵引选用也有所不同(图3-58)。

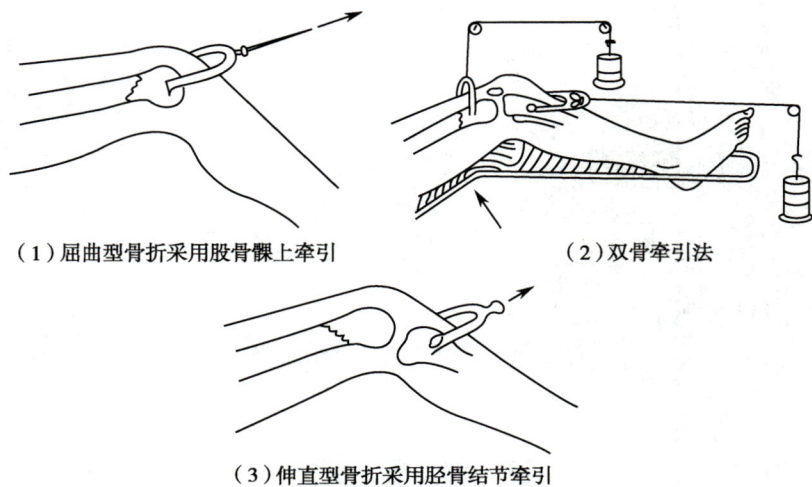

(1)屈曲型骨折采用股骨髁上牵引　　　　　　(2)双骨牵引法

(3)伸直型骨折采用胫骨结节牵引

图3-58　股骨髁上骨折骨牵引方法

(1)屈曲型:可选用股骨髁上冰钳牵引或钢针牵引法,将后移的远折端向前下牵引而复位。若远折端向后移位严重,可选用双骨牵引法,即:一牵引弓做股骨髁牵引,另一牵引弓做胫骨结节骨牵引水平向前。

(2)伸直型:可采用胫骨结节骨牵引,将前移的远折端向后、下牵引而复位。开始牵引重量一般为7~10kg左右,待骨折被牵引复位,应减轻牵引重量至5kg左右维持,有残余移位用手法纠正。

2.手法复位　单纯手法复位,往往因周围强有力的肌肉牵拉而常在手法复位后又出现重新移位。故应在骨牵引下进行手法复位。

(1)屈曲型:在维持股骨髁上骨牵引下,置患肢小腿位于床头悬空,或在骨折下方垫一沙袋。一助手握小腿下段,屈膝关节,使小腿向下牵拉。屈膝关节程度视远折端后倾角度而定。后倾角度越大,即小腿下垂的角度亦越大。术者在下垂牵引的同时,两手抱住小腿上段近腘窝处向前、下牵拉,纠正成角与重叠移位。然后,在维持下垂牵引的同时,术者用两手可将远折端由后向前提托,或用相对挤压,以纠正残余前后及侧方移位(图3-59)。

(2)伸直型:在维持胫骨结节牵引下,膝屈曲20°~30°,两助手分别握住大腿中下段及小腿上段做对抗牵引,术者以一手将近折端由后向前上提托,另一手置于大腿下段远折端由前向后压,握远端的助手逐渐将膝关节屈曲至90°~110°,即可复位。屈曲膝关节时应注意角度不可少于70°,否则易压迫近腘窝血管。

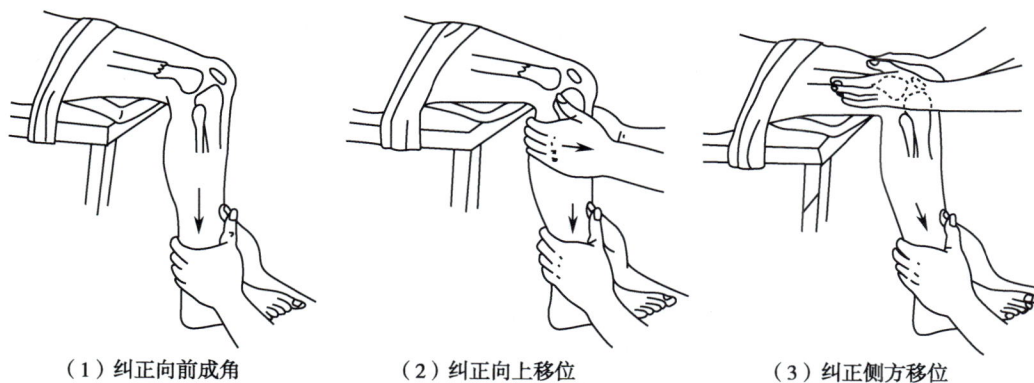

（1）纠正向前成角　　　　　　（2）纠正向上移位　　　　　　（3）纠正侧方移位

图3-59　股骨髁上骨折屈曲型手法复位

（二）固定疗法

复位后，用夹板或骨牵引固定，或两者同时采用（图3-60）。

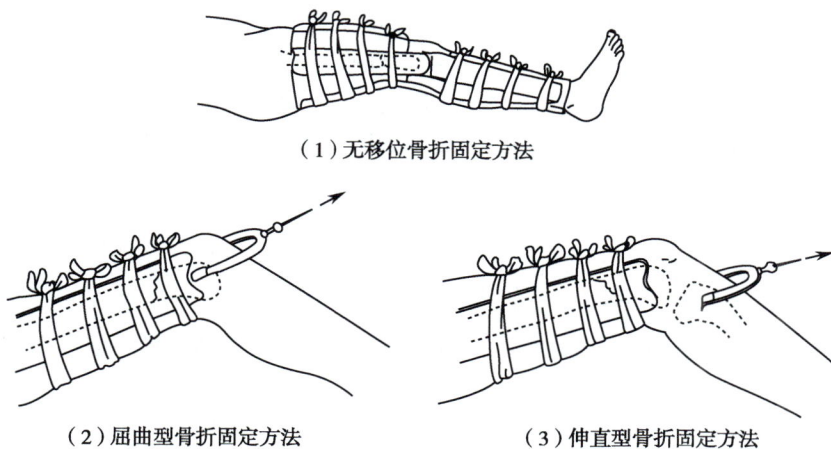

（1）无移位骨折固定方法

（2）屈曲型骨折固定方法　　　　　　（3）伸直型骨折固定方法

图3-60　股骨髁上骨折固定方法

1.无移位骨折　对无移位骨折或青枝骨折，用超关节夹板固定6～8周。若膝关节内有积血，应先抽吸干净。要求前侧夹板下端至髌骨上缘，后侧夹板下端至腘窝中部，两侧以带轴的活动夹板行超膝关节小腿固定。此固定法可以保持膝关节屈伸活动。

2.有移位骨折　复位后，用骨牵引加夹板固定。根据不同类型，采用不同牵引加大腿四块夹板固定。前侧夹板远端抵髌骨上缘，后侧夹板远端抵腘窝中部，两侧夹板根据不同类型而选择。5～7周后去除骨牵引，改换超膝关节夹板固定，直至愈合。

（1）屈曲型：用股骨髁骨牵引加四块夹板固定。两侧夹板远端可改制成叉形。

（2）伸直型：用胫骨结节骨牵引加四块夹板固定。两侧夹板远端可改制成微凹形。

（三）练功疗法

锻炼方法与股骨干骨折基本相同，但因骨折靠近关节，易发生膝关节功能受限，所以应尽早进行股四头肌操练和关节屈伸练功活动。

（四）药物疗法

药物疗法按骨折三期辨证施治。由于股骨髁上骨折邻近膝关节，为了防止关节僵硬，解除夹板固定后应用中药熏洗并结合按摩。

【预防调护】

固定期间应仔细检查足趾末梢血运和活动功能情况。若胫后动脉、足背动脉脉搏减弱或消失时,应考虑为腘动脉损伤;若足部活动功能障碍,应考虑为坐骨神经或其分支损伤。需及时调整牵引重量、牵引力线的方向、夹板位置及扎带的松紧度,若症状未缓解,应考虑手术探查。

五、髌 骨 骨 折

髌骨骨折较常见,属于关节内骨折。多发生于30～50岁的成年人,儿童极少见。

【病因病机】

髌骨是人体最大的呈三角形的籽骨,前方有股四头肌腱膜覆盖,并向下延伸形成髌韧带,止于胫骨结节。两侧为髌旁腱膜。后面为关节软骨面,与股骨面形成髌股关节,髌骨与其周围的韧带、腱膜共同形成伸膝装置。髌骨在膝关节活动中起着重要的功能,有保护膝关节,增强股四头肌力量及伸直膝关节最后10°～15°的滑车作用。因此,除不能整复的粉碎性骨折外,应尽最大努力保留髌骨,绝不可轻易采用髌骨切除术。

髌骨骨折可由间接暴力或直接暴力所造成。以间接暴力多见,如膝关节处半屈曲位跌倒时,髌骨受股四头肌强烈收缩,牵拉髌骨向上,而髌韧带固定在髌骨下部,股骨髁部与髌骨关节面紧密接触向前顶压髌骨形成支点,这三种力量同时作用于髌骨下部,造成髌骨横形骨折,骨折线可在髌骨中部或下部,两骨折端分离(图3-61),股四头肌筋膜及关节囊多有破裂,伸膝装置受到破坏,若治疗不正确,可能影响伸膝功能。直接暴力(如脚踢、撞击、跪倒、重物直接打击等)也可引起骨折,此类骨折多为粉碎性或呈星状,髌骨两旁的股四头肌筋膜和关节囊一般较完整,因受腱膜的保护,骨折多无移位或移位少,对伸膝功能影响较小。临床上可以分为:①无移位的髌骨骨折;②髌骨横断骨折;③髌骨下段粉碎性骨折;④髌骨粉碎性骨折;⑤髌骨上段粉碎性骨折;⑥髌骨纵形骨折(图3-62)。

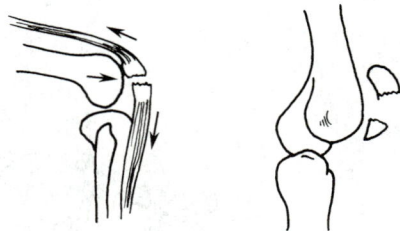

图3-61 髌骨骨折分离移位情况

【诊断要点】

有明显外伤史,伤后膝关节前方肿胀、疼痛,膝关节不能伸直或不能站立。膝关节前方压痛,常有局部瘀斑及膝部皮肤擦伤。无移位骨折,膝前不一定触及凹陷;有移位骨折,骨擦音及

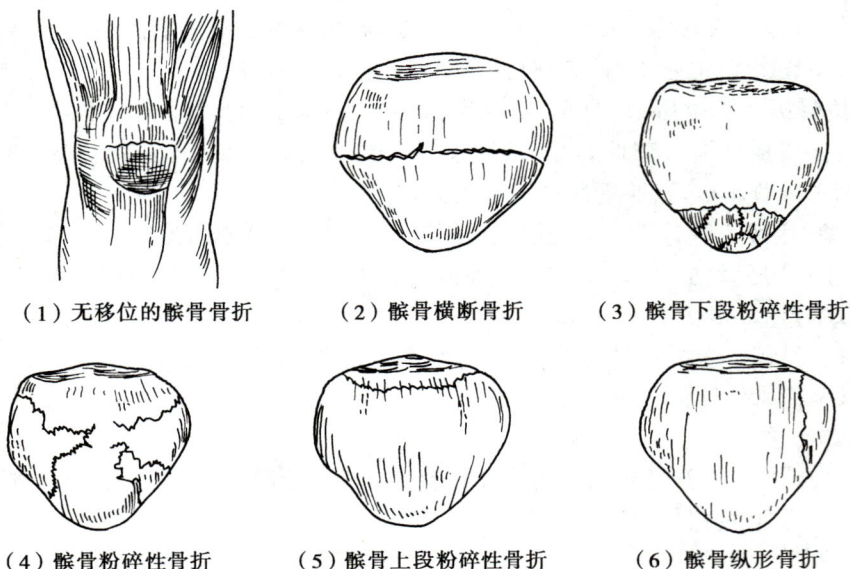

(1)无移位的髌骨骨折　　(2)髌骨横断骨折　　(3)髌骨下段粉碎性骨折

(4)髌骨粉碎性骨折　　(5)髌骨上段粉碎性骨折　　(6)髌骨纵形骨折

图3-62 髌骨骨折类型

异常活动明显,并可摸到呈沟状凹陷的骨折端,膝关节腔积血时浮髌试验阳性。

膝关节正侧位及轴位 X 线片可明确骨折的类型和移位情况。

根据受伤史、症状、体征及 X 线检查,可作出诊断。

【辨证治疗】

髌骨骨折的治疗,要求恢复伸膝装置的功能,并保持关节面光滑完整,防止创伤性关节炎发生和膝关节粘连强直。对无移位的髌骨骨折和移位不大的纵裂骨折、星状骨折,可单纯采用抱膝圈固定膝关节于伸直位。对横断骨折移位在 1cm 以内者,可采用手法复位,抱膝圈固定膝关节于伸直位;对移位较大手法整复困难者,可采用抓髌器固定,也可采用手术治疗。

(一)复位手法

复位时先在无菌操作下将膝关节内积血抽吸干净,注入 1% 普鲁卡因 5～10ml,起局部麻醉作用。患肢置于伸直位,术者以一手拇指及示指、中指先捏挤远端向上推,并固定之,另一手拇指及示指、中指捏挤近端上缘的内、外两侧向下推挤,使骨折断端靠拢,然后术者一手拇指、示指固定两端,另一手触摸髌骨,检查是否平整。如确定平整后可采用抱膝圈或弹性抱膝兜固定等方法固定(图 3-63)。

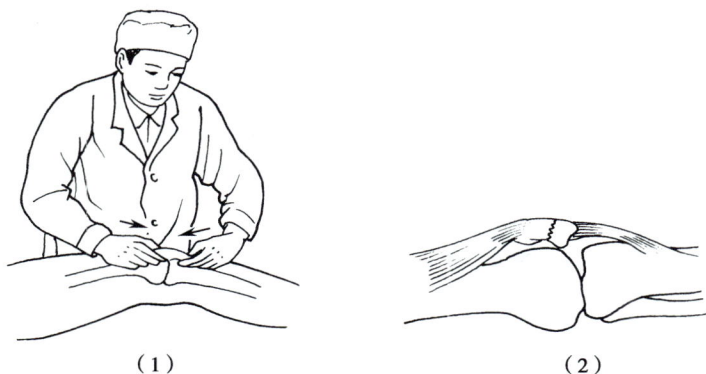

（1）　　　　　　　　　　（2）

图 3-63　髌骨骨折复位手法

(二)固定疗法

1. 抱膝圈固定法　量好患者髌骨轮廓大小,用胶布电线作圈,外层缠棉花和绷带,另加布带 4 条,各长 60cm,后侧托板长度由大腿中部到小腿中部,宽 13cm,厚 1cm,板中部两侧加上固定用的螺丝钉。骨折经整复满意后,立即用抱膝圈固定于髌骨周围,4 条布带分别捆扎在后托板上(图 3-64),膝关节后侧及髌骨周围要衬好棉垫。应注意松紧度,以不妨碍血液循环为度。也可采用布兜多头弹性带固定(图 3-65),一般固定 4～6 周。最初 1 周内应 X 线透视 2～3 次,如有移位,须及时给予矫正。

2. 抓髌器固定法　适用于有分离移位的新鲜闭合性髌骨骨折。在无菌操作下,麻醉后,抽净膝内积血,将抓髌器间距宽的双钩抓在髌骨上极前缘上,将其间距窄的双钩抓在髌骨下极前缘上,拧紧加压螺丝,骨折即可自行复位(图 3-66)。术后 2 日可行走锻炼,3 周可适当屈膝活动,6

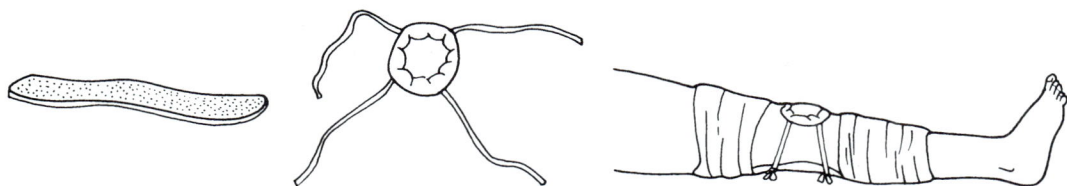

图 3-64　髌骨骨折抱膝圈固定法

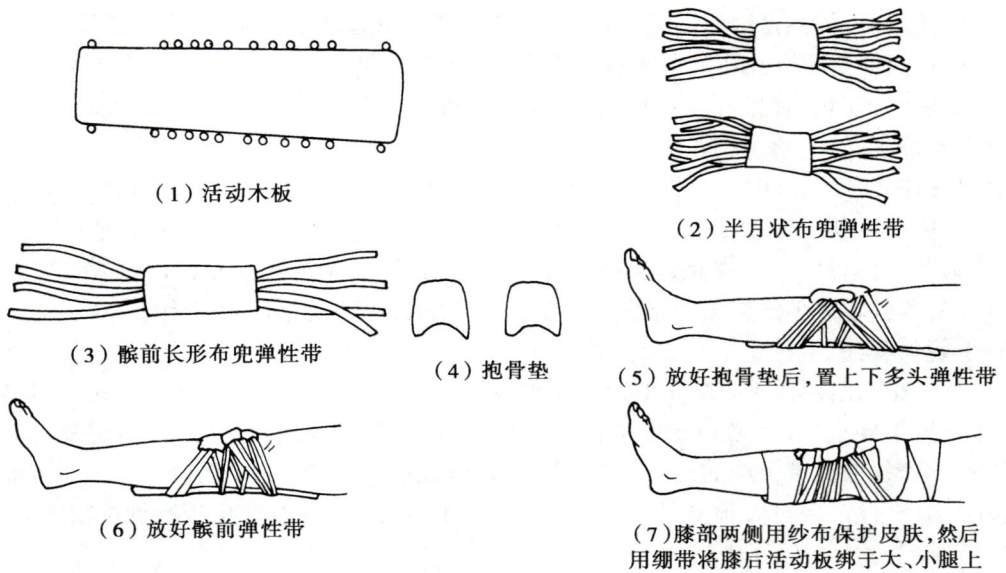

（1）活动木板

（2）半月状布兜弹性带

（3）髌前长形布兜弹性带

（4）抱骨垫

（5）放好抱骨垫后，置上下多头弹性带

（6）放好髌前弹性带

（7）膝部两侧用纱布保护皮肤，然后用绷带将膝后活动板绑于大、小腿上

图 3-65　髌骨骨折布兜多头弹性带固定法

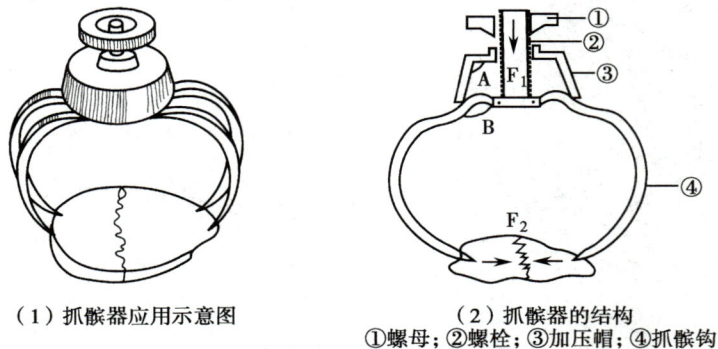

（1）抓髌器应用示意图

（2）抓髌器的结构
①螺母；②螺栓；③加压帽；④抓髌钩

图 3-66　抓髌器固定法

周左右经 X 线检查示骨折愈合，即可去除抓髌器。

（三）练功疗法

在固定期间，可将患肢稍垫高，进行跖趾关节及踝关节屈伸活动，逐步锻炼股四头肌舒缩活动。2 周后开始做膝关节被动屈伸，活动范围不要超过 15°。3 周后可嘱患者扶双拐不负重保持伸膝位下地行走，解除外固定后应进行膝关节屈伸活动，以患者自己感到不疼痛为宜。

（四）药物疗法

骨折后关节内积血严重者，先在无菌操作下抽净关节腔积血，初期服大剂量的活血化瘀、消肿止痛药，可加些利水渗湿药，如活血祛瘀汤加薏苡仁、茯苓、防己、通草、车前子、白茅根等药，以后按骨折三期辨证用药，去除固定后，用海桐皮汤或下肢洗方熏洗。

【预防调护】

注意调整抱膝圈扎带的松紧度或抓髌器螺旋盖的压力，松则不能有效地维持对位，紧则抱膝圈影响肢体的血液循环。骨折未达临床愈合之前，注意勿过度屈曲膝关节。

六、胫腓骨干骨折

胫腓骨干骨折是指胫骨结节、腓骨小头以下至胫腓骨下端内、外踝以上的骨折。为临床常见的骨折，各年龄均可发病，尤以 10 岁以下儿童和青壮年为多见。

【病因病机】

胫骨中、下 1/3 处比较细弱，是骨折的好发部位。胫骨的前缘内侧仅有皮肤遮盖，此处骨折容易刺破皮肤造成开放性骨折。胫骨的滋养血管，由胫骨干上 1/3 的后外方进入，在密质骨内下行一段距离后进入髓腔；胫骨下 1/3 还缺乏肌肉附着，故胫骨中下段发生骨折后，往往因局部血液供应不良发生迟缓愈合或不愈合。

胫腓骨干骨折由直接暴力所致者居多，间接暴力所致者次之。直接暴力多见于交通事故、重物撞击等。暴力多来自外侧或前外侧，多为横断、短斜形骨折，亦可造成粉碎性骨折。胫腓骨两骨折线都在同一水平，软组织损伤较重，常为开放性骨折。间接暴力多由高处坠下时的传达暴力或扭伤时的扭转暴力所致，多为斜形或螺旋形骨折，双骨折时，腓骨的骨折线较胫骨为高（图 3-67），软组织损伤较轻。胫腓骨干严重骨折出血、血肿及肌肉挫伤，可使小腿筋膜间隙内压增高，压迫血管影响血液循环而发生小腿骨 - 筋膜室综合征。

【诊断要点】

伤后小腿疼痛、肿胀和功能丧失，可有骨擦音及异常活动。严重者可有肢体短缩、成角及足外旋畸形。小儿青枝骨折或裂缝骨折，临床症状可能很轻，但患者拒绝站立和行走，局部有轻微肿胀及压痛。胫骨上 1/3 骨折者，检查时应注意腘动脉的损伤。腓骨上端骨折时要注意腓总神经的损伤。

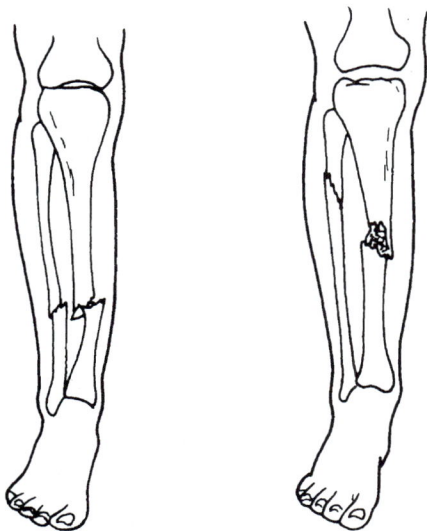

（1）直接暴力骨折型　　（2）间接暴力骨折型

图 3-67　不同外力所致的胫腓骨干骨折

胫腓骨正侧位 X 线片可以明确骨折类型、部位及移位方向。因胫腓骨干可不在同一平面骨折，故 X 线片应包括胫腓骨全长。

根据外伤史、症状、体征及 X 线检查等可作出诊断。

【辨证治疗】

胫腓骨干骨折的治疗原则是恢复小腿的长度和负重功能，因此应重点处理胫骨骨折。对骨折端的重叠、成角和旋转移位，应予以完全纠正，避免影响膝、踝关节负重功能和发生关节劳损。对无移位的骨折，只需用夹板固定，直至骨折愈合；对有移位的稳定骨折（如横断骨折），可采用手法整复和夹板固定；对有移位的不稳定骨折（如斜形、螺旋形骨折），可用手法整复，小夹板固定配合跟骨骨牵引。复位失败，可采用切开复位钢板或带锁髓内钉内固定。开放性骨折应彻底清创，尽快闭合伤口，将开放性骨折变为闭合性骨折。

（一）复位手法

患者平卧，膝关节屈曲 20°～30°，一助手用肘关节套住患肢腘窝部，另一助手双手握住足部，沿胫骨纵轴对抗牵引 3～5 分钟，矫正重叠及成角畸形。若近端向前内侧移位，术者两手环抱小腿远折端，在持续牵引下，近端助手将近端向后外侧按压，术者两手将远端向前内侧端提，一般即可复位。对于斜形、螺旋形骨折，骨折远端易向外侧移位，术者立于患肢外侧，用拇指置于远端前外侧胫腓骨间隙，挤压胫腓骨间隙，将骨折远端向内侧挤压，其余四指置于近端的内侧，向外用力提拉，并嘱握足部的助手在牵引下稍内旋，可完全对位。复位后维持牵引下，术者两手握住骨折部，嘱握足部的助手徐徐摇摆骨折远端，使骨折端紧密叩合。最后以拇指和示指沿胫骨前嵴及前内侧面来回触摸骨折部，检查对线对位情况（图 3-68）。

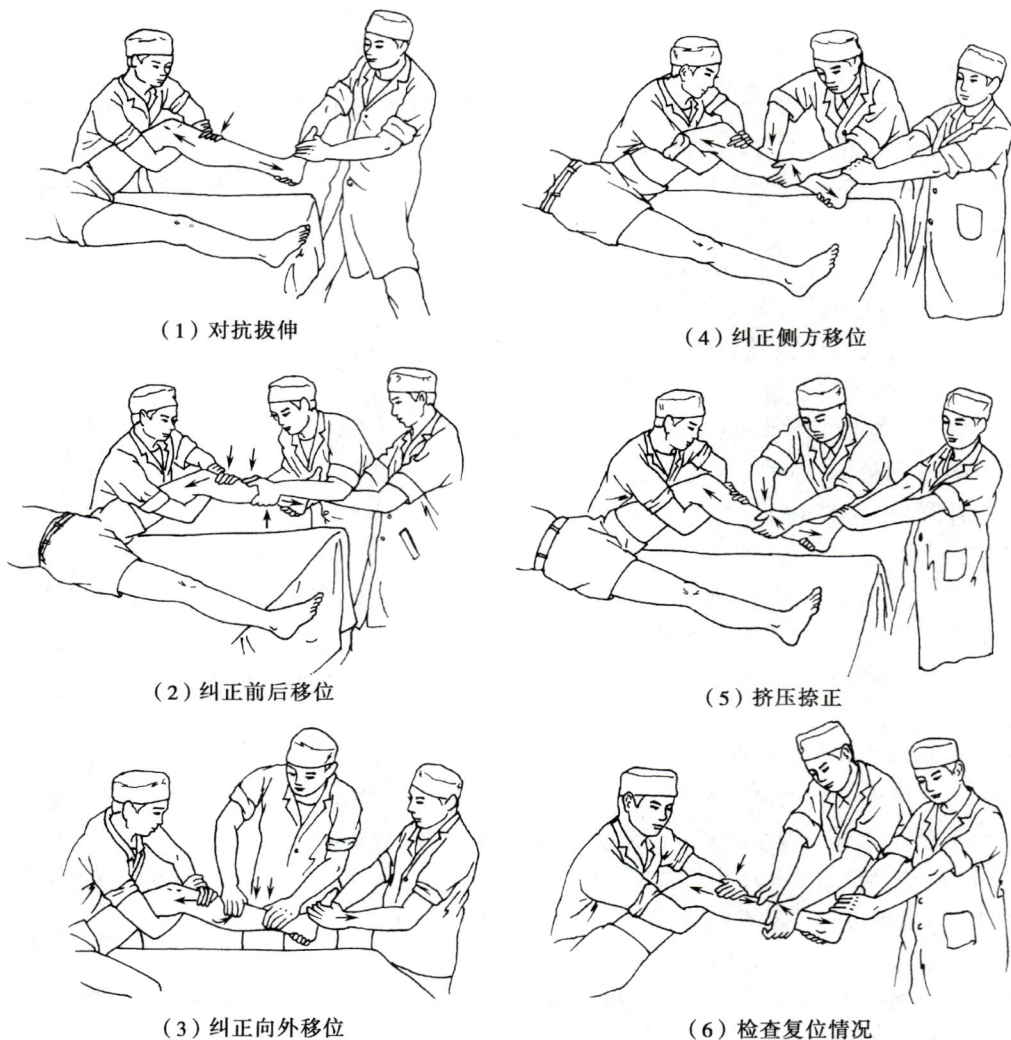

（1）对抗拔伸

（4）纠正侧方移位

（2）纠正前后移位

（5）挤压捺正

（3）纠正向外移位

（6）检查复位情况

图 3-68 胫腓骨干骨折复位法

（二）固定疗法

1.夹板固定 应根据骨折断端复位前移位方向及其倾向性放置适当的固定垫。

（1）上 1/3 骨折：膝关节置于屈曲 40°～80° 位，五块夹板均下达内、外踝上 4cm；内外侧夹板上超过膝关节 10cm，胫骨前嵴两侧放置两块前侧夹板，外前侧夹板正压在分骨垫上，两块前侧夹板上平胫骨内、外侧髁，后侧夹板的上端超过腘窝部，在股骨后下端做超膝关节固定；腓骨小头处应加棉垫保护，避免夹板压迫腓总神经。

（2）中 1/3 骨折：外侧夹板下平外踝，上达胫骨外侧髁上缘；内侧夹板下平内踝，上达胫骨内侧髁上缘；后侧夹板下抵跟骨结节上缘，上达腘窝下 2cm，以不妨碍膝关节屈曲 90° 为宜；两前侧夹板下达踝上，上平胫骨结节。

（3）下 1/3 骨折：内、外侧夹板上达胫骨内、外侧髁平面，下平齐足底；后侧夹板上达腘窝下 2cm，下抵跟骨结节上缘；两前侧夹板与中 1/3 骨折固定方法相同。

夹板放好后，用布带先扎好中间 2 道，再捆两端（图 3-69）。

2.跟骨骨牵引 适用于患肢严重肿胀或有皮肤挫伤不宜立即做夹板固定者，以及粉碎、斜形、螺旋形等不稳定骨折及开放性骨折。跟骨骨牵引方法见前骨牵引，牵引重量一般为 3～5kg，牵引后在 48 小时内拍摄 X 线检查骨折对位情况。重叠移位纠正后，适当减少牵引重量，以防

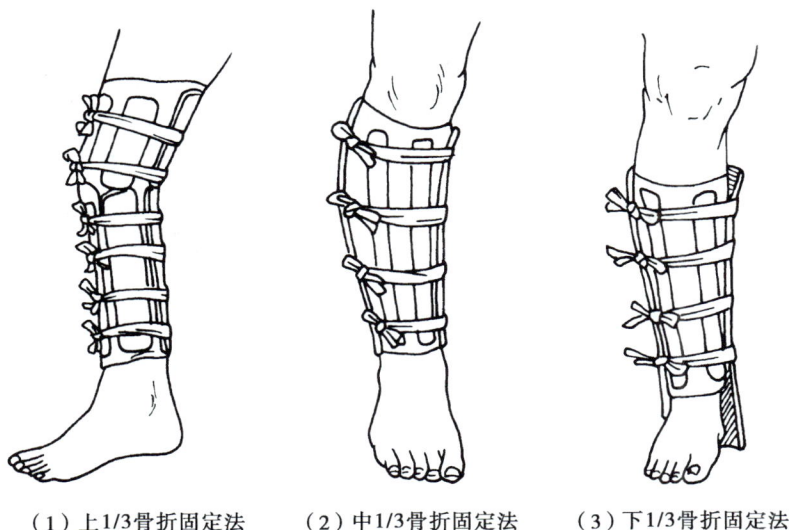

（1）上1/3骨折固定法　　（2）中1/3骨折固定法　　（3）下1/3骨折固定法

图 3-69　胫腓骨干骨折的夹板固定法

过牵。

如患肢严重肿胀、有大量水疱、广泛皮肤擦伤及开放性骨折伤口较大者，则不宜采用夹板固定，以免造成感染或压疮，可暂时用跟骨骨牵引，待消肿后或伤口愈合后再加或单独用夹板固定。在4～6周后拍X线片复查，如有骨痂生长，可解除牵引。

3. 钳夹固定法　适用于小腿斜形、螺旋形等不稳定性骨折。首先进行X线透视，以一手的拇、示指对捏骨折线中部两侧，以确定钳夹位置、钳夹力的方向。然后局部消毒麻醉后，将钳尖直接刺入皮肤，直达骨质，钳夹力的方向应尽量做到与骨折线垂直。一定使固定钳尖端稍进入骨皮质内，做加压固定，以防滑脱（图3-70）。经X线检查，若骨折对位良好，用无菌敷料包扎两个钳夹入口，再以小腿夹板做辅助固定患肢。6～8周后拆除钳夹，小腿夹板可继续固定1～2周。

（三）练功疗法

整复固定后，即做跖趾、踝关节屈伸活动及股四头肌舒缩活动。跟骨骨牵引者，可用健腿和双手支持体重抬起臀部锻炼。稳定性骨折患者在第2周后，在医生指导下进行抬腿及膝关节活动。在第3～5周内为了维持小腿的生理弧度，避免骨折端向前成角，在床上休息时，可用两枕法。若解除跟骨骨牵引后，胫骨有轻度向内成角者，可嘱患者屈膝90°，髋屈曲外旋，将患肢足部放在健肢的小腿上，呈盘腿姿势，纠正向内成角（图3-71）。

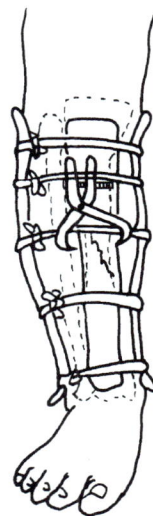

图 3-70　钳夹与小夹板固定外观

在第4周开始扶双拐做不负重步行锻炼，但足底要放平，不能用足尖着地，免致远折端受力引起骨折移位。对不稳定骨折则应在解除固定后，继续在床上锻炼5～7日，方可扶拐不负重步行锻炼。8～10周后根据X线片及临床检查，达到临床愈合标准即可去除外固定。

（四）药物疗法

按骨折三期辨证治疗。骨折早期局部肿胀严重，在活血化瘀、消肿止痛药物基础上，酌加利水消肿之类药，如茯苓、木通、薏苡仁、白茅根等；开放性骨折早期在活血化瘀药中加用清热凉血、祛风解毒之品，如金银花、牡丹皮、蒲公英、黄连、防风、紫花地丁等。若胫骨中下1/3骨折，局部血供较差，容易发生骨折延迟愈合或不愈合，故后期内治法着重补气血、养肝肾、壮筋骨。

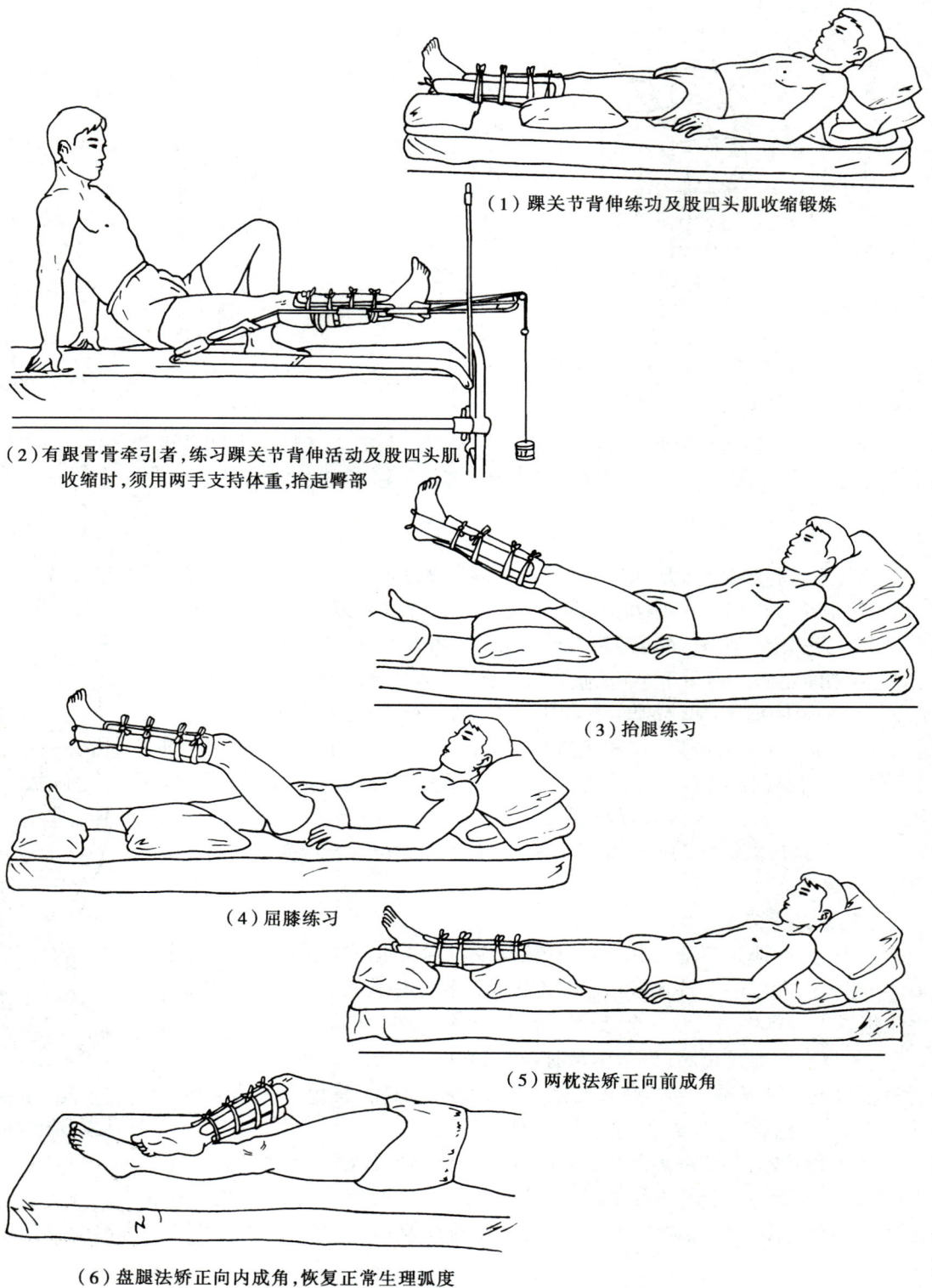

（1）踝关节背伸练功及股四头肌收缩锻炼

（2）有跟骨骨牵引者，练习踝关节背伸活动及股四头肌收缩时，须用两手支持体重，抬起臀部

（3）抬腿练习

（4）屈膝练习

（5）两枕法矫正向前成角

（6）盘腿法矫正向内成角，恢复正常生理弧度

图 3-71　胫腓骨干骨折的功能锻炼

知识链接

1. 骨的前内缘仅有皮肤遮盖，此处骨折容易刺破皮肤造成开放性骨折。
2. 胫腓骨干骨折的治疗原则是恢复小腿的长度和负重功能，因此应重点处理胫骨骨折。

【预防调护】

采用夹板固定时，要注意松紧度适当，既要防止消肿后外固定松动而致骨折重新移位，也要防止夹缚过紧而妨碍患肢血运或造成压疮。

七、踝部骨折

踝部骨折是指胫腓骨远端内、外踝骨折，是最常见的关节内骨折。多发生于青壮年男性，儿童较少见。

【病因病机】

踝关节由胫腓骨下端和距骨组成。胫骨下端内侧向下的骨突称为内踝，其后缘向下突出者称为后踝，腓骨下端骨突称为外踝，较内踝低 1cm 左右。内踝的三角韧带较外踝韧带坚强，故阻止外翻力量大，但阻止内翻力量小，所以踝关节容易发生内翻损伤。内、外、后三踝构成踝穴，距骨位于踝穴内。距骨体前宽后窄，当背伸运动时，距骨体之宽部进入踝穴，踝关节处于稳定位而无侧向活动，不容易扭伤。当踝关节跖屈时，距骨体后部进入踝穴，踝关节的稳定性差，有轻度内收、外展活动，故踝关节在跖屈位易发生扭伤。

踝部骨折因暴力的大小、作用方向及姿势不同，可造成不同类型的损伤，以内翻损伤最多见，外翻损伤次之。

1. 内翻损伤　从高处坠地或步行在不平的路面上，以足外缘首先着地或足底内侧缘踏在凸处，使足突然强烈内翻，外踝受外侧韧带牵拉造成外踝撕脱性骨折，骨折块较小，多为横断形，骨折块向内侧移位。如暴力继续作用，可使距骨强烈内翻，撞挤内踝，可致内踝骨折，骨折线多为斜形，其骨折线从外下方斜向内上方，骨折块向内移位，造成双踝同时骨折，甚至距骨向内侧脱位。如暴力继续加大，则可合并后踝骨折，造成三踝骨折（图 3-72）。

2. 外翻损伤　从高处坠地时足底内侧缘先着地呈外翻位，或足底外侧缘踏在凸处，或外踝受暴力打击而引起踝关节强烈外翻，若暴力较轻可发生单纯内踝撕脱骨折，骨折线为横断形，骨折移位不多。若暴力继续作用，发生内踝撕脱的同时，距骨体挤迫外踝，迫使外踝发生斜形骨折，骨折线由内下斜向外上，骨折块较大，骨折块向外侧移位，造成双踝骨折。暴力强大还可合并距骨向外侧脱位或后踝骨折（图 3-73）。

3. 外旋损伤　从高处跳下及碰撞外力使足过度外旋，或足不动而小腿过度内旋，或小腿不动而使足过度外旋，可发生内踝被撕脱，外踝被距骨前外侧撞挤，造成外踝螺旋形或长斜形骨折。若外旋又加外翻力过大，可发生三踝骨折合并距骨向后半脱位（图 3-74）。

4. 纵向挤压损伤　从高处坠下，足跟平着地，可引起踝关节纵向挤压发生粉碎性骨折，呈"T"或"Y"形。若足于背伸位，可导致胫骨下关节面前缘骨折，骨折块向前移位，距

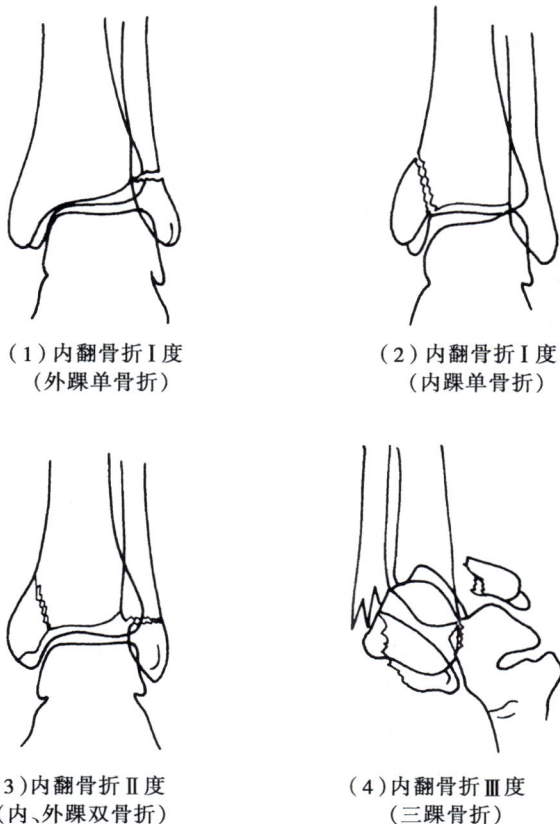

（1）内翻骨折Ⅰ度　　　　（2）内翻骨折Ⅰ度
（外踝单骨折）　　　　　　（内踝单骨折）

（3）内翻骨折Ⅱ度　　　　（4）内翻骨折Ⅲ度
（内、外踝双骨折）　　　　　（三踝骨折）

图 3-72　踝部内翻损伤

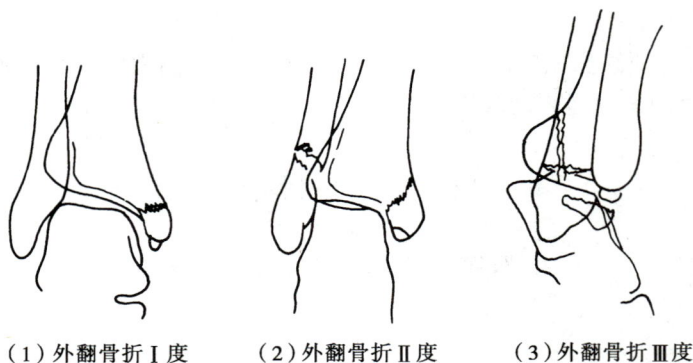

（1）外翻骨折Ⅰ度　　　（2）外翻骨折Ⅱ度　　　（3）外翻骨折Ⅲ度

图 3-73　踝部外翻损伤

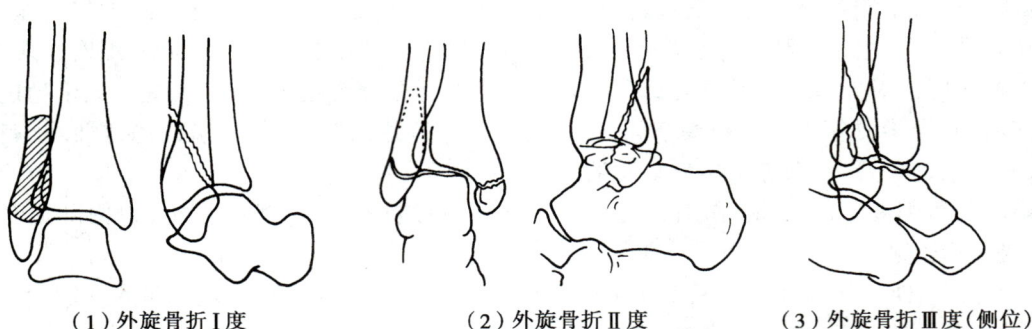

（1）外旋骨折Ⅰ度　　　　　（2）外旋骨折Ⅱ度　　　　　（3）外旋骨折Ⅲ度（侧位）

图 3-74　踝部外旋损伤

骨亦可向前脱位；足处于跖屈位则发生后踝骨折，距骨随骨折块向后上移位（图 3-75）。

　　根据骨折、脱位的程度，踝部骨折又可分三度。单踝骨折为Ⅰ度；双踝骨折、距骨轻度脱位为Ⅱ度；三踝骨折、距骨脱位为Ⅲ度。

【诊断要点】

　　有明显的外伤史，伤后局部瘀肿、疼痛、压痛和功能障碍，可闻及骨擦音。骨折移位明显时，内翻骨折足多呈内翻畸形，外翻骨折足多呈外翻畸形；外旋损伤足多呈外翻畸形并外旋，距骨脱位畸形更明显。

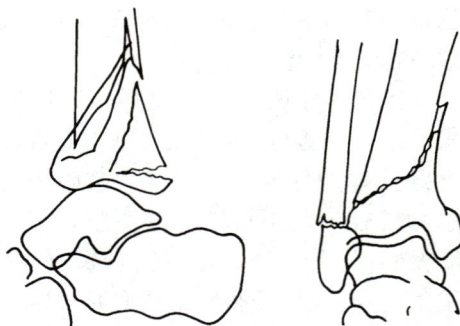

图 3-75　踝部纵向挤压损伤

　　踝关节正、侧位 X 线片可显示骨折脱位程度和损伤类型。

　　根据受伤史、症状、体征及 X 线检查等可作出诊断。

【辨证治疗】

　　踝部骨折是关节内骨折。对无移位骨折仅用夹板或石膏托将踝关节固定在背伸 90° 中立位 3～4 周即可。对有移位的骨折，要求正确复位、有效固定和早期合理的功能锻炼。

（一）复位手法

　　患者平卧屈膝，助手用肘部套住患肢腘窝，另一手抱膝部向上牵拉。术者立于伤肢远端，用两手分别握住足背与足跟用力向远端顺势拔伸牵引，对内翻损伤者将足外翻，对外翻损伤者将足内翻，以纠正踝部的翻转畸形；对外旋损伤，将踝扳向内翻，同时使足内旋，即可复位。对纵向挤压损伤，应根据不同情况，施以各种手法使胫骨远端关节面尽量复平。如有下胫腓关节分离，可在内外踝加以挤压；如后踝骨折合并距骨后脱位，可用一手握胫骨下端向后推，另一手握足前部向前提，并徐徐将踝关节背伸，利用紧张的关节囊将后踝拉下，或利用长袜套套住整个下肢，下端超过足尖 20cm，用绳结扎，做悬吊滑动牵引，利用肢体重量，使后踝逐渐复位（图 3-76）。若手法复位失败或系开放性骨折脱位，可行切开复位内固定。对陈旧性骨折，影响功能及疼痛较严重者，可考虑行踝关节融合术。

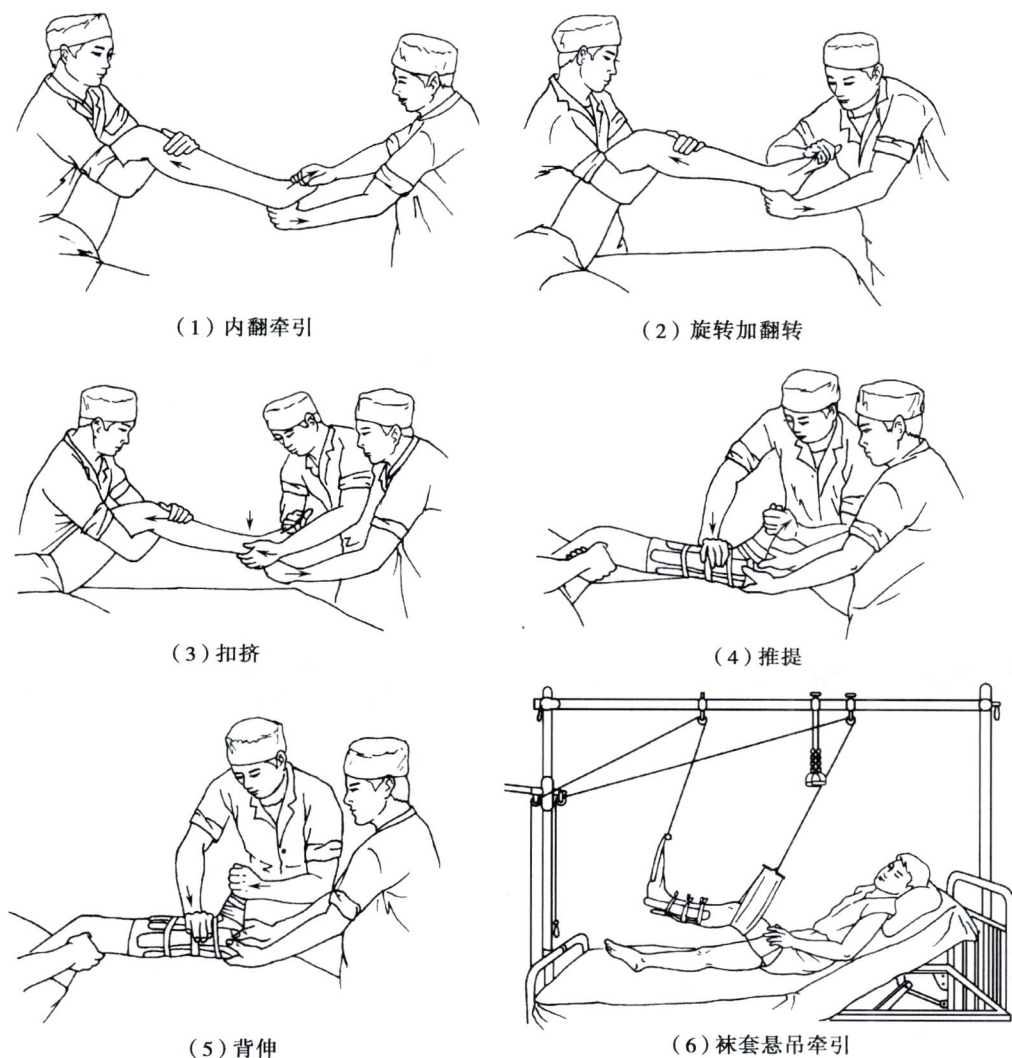

（1）内翻牵引　　　　　　　　　　　　　　（2）旋转加翻转

（3）扣挤　　　　　　　　　　　　　　　　（4）推提

（5）背伸　　　　　　　　　　　　　　　　（6）袜套悬吊牵引

图 3-76　踝部骨折及后踝骨折合并距骨脱位复位手法

（二）固定疗法

准备夹板 5 块，内、外、后侧板上自小腿上 1/3，下平足跟；前内、外侧板较窄，其上起胫骨结节，下至踝关节上方。先在内、外踝的上方各放一塔形垫，下方各放一梯形垫，使内翻骨折固定于外翻位；外翻骨折固定于内翻位；纵向挤压损伤则根据偏重于移向外侧还是内侧，而决定将踝关节固定于内翻位还是外翻位，做超踝关节固定，松紧度适宜。夹板固定后可加用踝关节夹板（铝制或木制），将踝关节固定于 90° 位置 4～6 周。兼有胫骨后唇骨折还应固定踝关节于稍背伸位；胫骨前唇骨折则应固定在跖屈位，并抬高患肢以利消肿（图 3-77）。固定期间应注意患肢血运及足趾活动情况，并注意骨折对位情况，第 1 周内做 2 次 X 线复查，以后每周 1 次，一般成人固定时间为 5～6 周。

（三）练功疗法

整复固定后，即可练习足趾活动，以后逐渐做踝关节的屈伸活动，但禁止做引起损伤的内

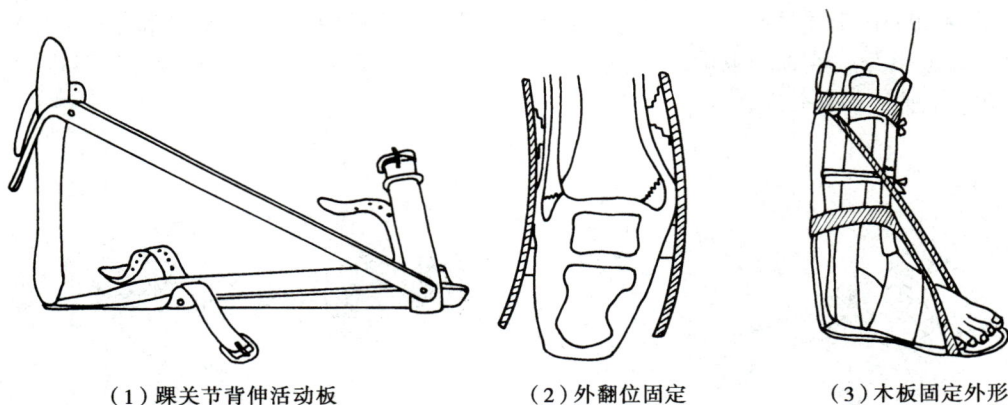

（1）踝关节背伸活动板　　　　（2）外翻位固定　　　　（3）木板固定外形

图 3-77　踝部骨折的固定

翻、外翻、旋转活动，膝关节活动可不受限制。2 周后加大踝关节的主动活动范围，可增加被动的背伸和跖屈活动（一手紧握内、外侧夹板，另一手帮助踝关节活动）。3～4 周后，可做扶杆站立，5～6 周即可解除固定，扶拐不负重下地锻炼。

（四）药物疗法

按骨折三期辨证施治原则，早期瘀血凝聚较重，宜服桃红四物汤加减，或配三七粉、云南白药等，外敷跌打膏；中期应舒筋活络，通利关节；后期局部肿胀难消，应行气活血，健脾利湿，外用伤科洗方先熏后洗患足部，并可对关节周围进行按摩，以促进踝关节功能恢复。

知识链接

1. 踝部骨折是最常见的关节内骨折。多发生于青壮年男性。容易并发创伤性关节炎。
2. 对有移位的骨折，要求正确复位、有效固定和早期合理的功能锻炼，以防止并发症。

【预防调护】

骨折手法整复固定后，早期卧床休息并抬高患肢，以促进患肢血液回流，减轻瘀肿，同时常规检查外固定松紧度，如果患踝出现进行性加重的疼痛、肿胀、麻木，趾端皮肤苍白，常提示局部压迫过紧，应及时予以松解。4～6 日后逐渐消退，此时应及时缩紧固定，以免外固定松脱使骨折移位。

八、跟骨骨折

跟骨骨折是足跗骨骨折之一，多发生于成年人，儿童很少见。

【病因病机】

跟骨是最大的跗骨，呈不规则长方形，跟骨与距骨组成足内外侧纵弓的共同后臂，承担身体重量约 60%。跟骨骨折多由从高处坠落，以足垂直着地，身体坠下时重力从距骨下传和足跟撞击地面的反冲力集中作用在跟骨上，使跟骨被压缩或劈开。骨折多为压缩性或粉碎性。亦有少数因跟腱牵拉而致撕脱骨折，即为跟骨结节横断骨折。跟骨骨折后常有足纵弓塌陷，可使跟骨结节上缘与跟距关节面构成的 30°～45° 的正常结节夹角减小甚至变成负角，从而减弱了跖屈的力量和足纵弓的弹簧作用。

根据骨折线在侧、轴位 X 线摄片上的表现，可分为不波及跟距关节面的骨折和波及跟距关节面的骨折两大类。前者预后较好，后者预后较差。

【诊断要点】

有明显外伤史,伤后足跟部疼痛、肿胀、瘀斑及压痛明显,患足不能站立行走。足跟部横径增宽,严重者足弓变低平。

从高处坠下时,若冲击力量大,足跟部先着地,继而臀部着地,脊柱前屈,引起脊椎压碎性骨折或脱位,甚至冲力沿脊柱上传,引起颅底骨折和颅脑损伤,所以诊断跟骨骨折时,应常规询问和检查脊柱和颅脑的情况。

跟骨 X 线侧位、轴位检查可明确骨折部位,还能显示距骨下关节和载距突的情况。

根据受伤史、症状、体征和 X 线检查可作出诊断。

【辨证治疗】

跟骨骨折治疗原则是:尽量恢复跟骨结节角和跟距关节面的平整,矫正增宽的跟骨体。对无移位骨折或移位不大者,可早期采用活血祛瘀药外敷,局部制动,扶拐不负重行走锻炼3~4周即可。对有移位的骨折,应尽可能复位。如关节面塌陷应考虑手术治疗。

（一）复位手法

1. 不波及跟距关节面的骨折　骨折块有明显向上移位时,必须整复,否则跟骨底不平,影响站立和步行。复位时,应在麻醉下,患者平卧位,患肢垫高伸出床边外,助手两手环抱患肢小腿中部,术者一手托住足跟部,一手握住足背使足跖屈,同时用力向下拔伸牵引,即可矫正骨折块向上移位,继而术者两手指交叉扣于足底,两手掌根用力夹挤跟骨两侧以矫正侧方移位导致的跟骨体增宽。若手法不满意,可采用跟骨夹纠正跟骨体增宽（图3-78）。

2. 波及跟距关节面的骨折　手法整复与不波及跟距关节面的骨折相同。对于关节面塌陷、粉碎型,移位不多的老年人,可不做复位,仅抬高患肢1~2周,用中药外敷,5~6周后可逐渐下地负重。对有关节面塌陷、粉碎而移位较大者,可用手掌叩挤足跟两侧,尽量矫正跟骨体增宽。手法宜稳、准,在尽量摇晃足跟时,顺带用力向下牵引以尽量恢复跟骨结节关节角。

（二）固定疗法

无移位的骨折一般不做固定。对有移位的跟骨结节横断骨折,接近距跟关节骨折和波及距跟关节面骨折,可用夹板固定。即在跟骨两侧各置一棒形压垫,用小腿两侧弧形夹板做超踝关节固定,前面用一弓形夹板维持患足于跖屈位,小腿后侧弓形板下端抵于跟骨结节之上缘,足底放一平足垫,维持膝关节屈曲30°位,一般固定6~8周（图3-78）。

（三）练功疗法

骨折整复固定后,可做足跖屈背伸活动。2~3周后可扶拐下地不负重练习,利用夹板固定

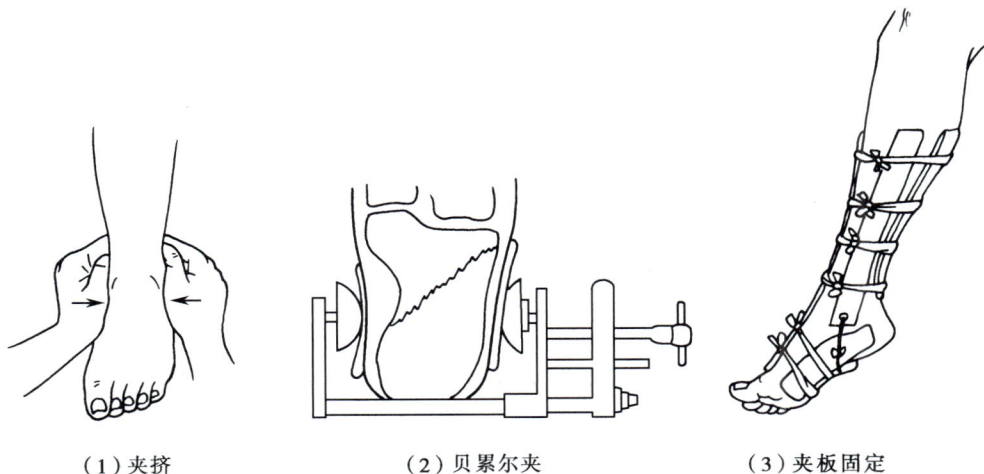

（1）夹挤　　　　　　　（2）贝累尔夹　　　　　　　（3）夹板固定

图 3-78　纠正跟骨体增宽复位法及夹板固定

期间的足部活动,通过关节的自行模造作用而恢复部分关节功能。拆除外固定后可做力所能及的功能锻炼,但早期不可做过量的患足背伸活动,6～8周后逐渐下地负重。

(四)药物疗法

按骨折三期辨证论治,早期可在活血祛瘀药中加木通、防己、木瓜、牛膝等利水消肿之品以加速消散瘀肿。解除外固定后加强熏洗及配合按摩。

知识链接

　　足底静脉泵:足底静脉泵具有改善四肢微动脉血液循环,增加下肢动脉血液供应,减轻各种原因引起的下肢浮肿,预防深静脉血栓形成,并能缓解创伤或手术造成的肢体疼痛等作用。

　　临床常用于外伤或骨折后的下肢浮肿及其他原因引起的下肢浮肿、下肢静脉曲张等慢性血液循环障碍,以及手术或长期卧床患者。

【预防调护】

骨折整复固定后,早期主动活动足趾与小腿肌肉,拆除固定后,再用弹力绷带包扎,并循序渐进增加活动量。累及距跟关节者,外固定拆除早期不可做过量的足背伸活动,后期以锻炼时无锐痛、活动后无不适为度。

第三节　躯　干　骨　折

躯干骨折包括肋骨骨折、脊柱骨折、骨盆骨折等。躯干诸骨为人体躯干部的支架,保护着人体重要脏器,如心、肺、大血管、脊髓、膀胱及尿道等。因此,躯干损伤可严重影响内脏的生理功能。肋骨骨折常损伤胸腔脏器;脊柱骨折或脱位可造成脊髓损伤,轻者尚可恢复,重者可导致终身截瘫甚至死亡;骨盆骨折常造成盆腔脏器损伤;所以要高度重视躯干骨折和并发症的早期诊断、积极治疗。

一、肋　骨　骨　折

肋骨骨折是常见的骨折之一,好发于成年人和老年人,儿童极为罕见。

【病因病机】

肋骨与胸骨、胸椎共同构成胸廓,有支持和保护胸腔脏器的作用。严重的肋骨骨折可合并血气胸,以及胸腔内脏器或肝、脾的损伤。肋骨骨折多发生第4～7肋。因第1～3肋骨短小,且受锁骨、肩胛骨的保护;第8～10肋连于肋软骨弓,缓冲较大;第11～12肋是浮肋,弹性大,均不易骨折。

肋骨骨折可因直接暴力、间接暴力及肋间肌急骤强力收缩造成。①直接暴力:如拳棒打击、车撞等直接作用于肋骨而致骨折,呈横断型或粉碎性,骨折端多向内移位(图3-79),此类骨折易伤及胸膜和肺脏,造成气胸、血胸的机会较多。②间接暴力:如塌方、重物前后夹挤等,胸廓受到前后对挤的暴力,腋中线处肋骨被压向外弯曲加大,最后发生骨折,骨折多为斜形,骨折端向外突出(图3-80),偶尔刺破皮肤而造成开放性骨折,刺破胸膜的机会较少。③肌肉收缩:肋间肌急骤强力收缩可造成下部肋骨骨折。可见于严重咳嗽、喷嚏时,均发生在长期患病脱钙的患者,为病理性骨折。

肋骨骨折教学
(视频)

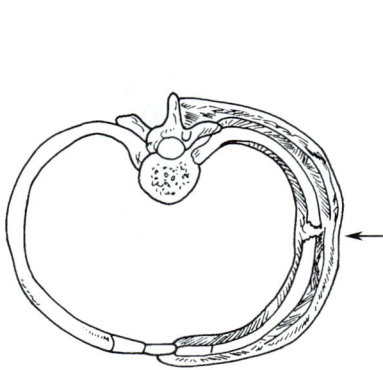

图 3-79 直接暴力骨折   图 3-80 间接暴力骨折

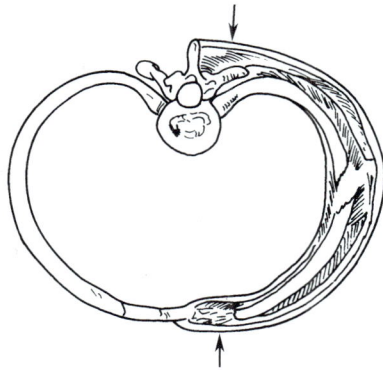

肋骨骨折可分为：①单处骨折：为肋骨上只有一处骨折。②双处骨折：为肋骨两处折断者。③多根肋骨多处骨折时，可使该处胸廓失去支持，吸气时胸内负压增加而向内凹陷，呼气时胸腔压力增高而向外凸出，恰与正常呼吸相反，称为"反常呼吸"。

肋骨骨折后，因有肋间肌交叉固定，发生移位的较少。当暴力强大或作用时间较长时，骨折端可发生严重的移位，造成胸膜、肺脏损伤，空气进入胸腔，则并发气胸。临床可见：①闭合性气胸：胸膜穿破口已闭合，不再有空气进入胸膜腔。②开放性气胸：胸膜穿破口未闭合，空气仍自由进出胸膜腔（图 3-81）。③张力性气胸：在胸膜伤口形成活瓣，吸气时空气从伤口进入胸膜腔，呼气时空气不能排出胸膜腔，胸膜腔内压力不断增高，对肺、纵隔的压力愈来愈大，病情危急，称为"张力性气胸"（图 3-82）。若骨折断端刺破血管，还可并发血胸（图 3-83），严重者可合并休克，危及患者生命。

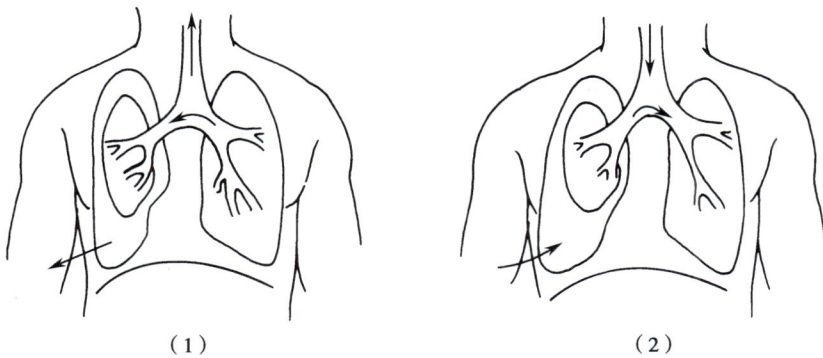

（1）   （2）

图 3-81 开放性气胸的病理变化

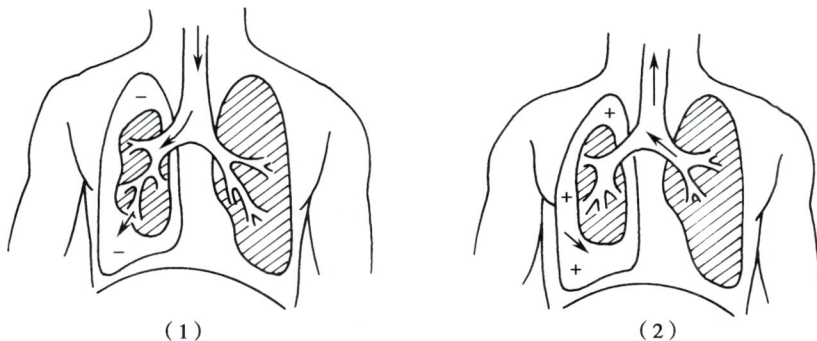

（1）   （2）

图 3-82 张力性气胸的病理变化

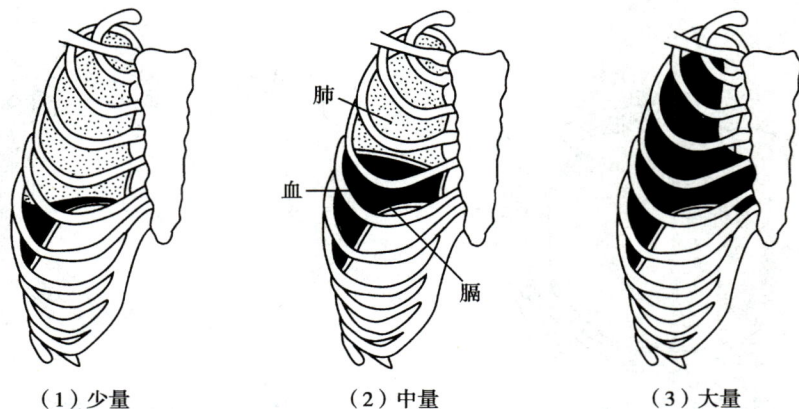

（1）少量　　　　　　（2）中量　　　　　　（3）大量

图 3-83　血胸

【诊断要点】

伤后局部肿胀、疼痛,有血肿或瘀斑。说话、打喷嚏、咳嗽、深呼吸和躯干转动时疼痛加剧。检查时患者多能指出最痛点,骨折处有压痛或畸形,有时可摸到骨擦音。胸廓挤压征阳性。多根多处肋骨骨折时,出现反常呼吸,因影响呼吸和循环功能,表现呼吸困难、发绀,甚至休克等症。若并发闭合性气胸时,可出现胸闷、气促等症。检查可见伤侧呼吸运动减弱,叩诊呈鼓音,呼吸音减弱或消失。开放性气胸患者,可出现呼吸困难、发绀、血压下降,脉细数,伤侧呼吸音低微或消失,并能听到有气体出入创口时发出的嘶嘶声响,肺部叩诊为鼓音。若合并张力性气胸,可产生严重的呼吸困难、发绀和休克,有时气体由胸膜腔挤入纵隔和皮下组织,可在头颈、胸、上肢触到皮下气肿。

并发血胸时,小量的胸膜腔积血,常无自觉症状;但大量积血可出现面色苍白、气促、发绀、脉细数。检查时可见肋间隙饱满,叩诊呈浊音,呼吸音及语颤明显减弱,胸腔穿刺可明确诊断。若胸腔内破裂血管继续出血,症状加重,为"进行性血胸"。

胸部正侧位 X 线片,可确定骨折部位和移位情况,还可查明有无气胸或血胸。如气胸量多时,患侧肺脏可被压缩,纵隔向健侧移位。血胸血量少时,肋膈角消失,血胸血量大时,则全肺被液体阴影所掩盖。若出现气、血胸时,则出现液平面。如肋骨骨折无移位,特别是骨折发生在骨与软骨交接处,早期 X 线检查可能阴性,可 2 周后复查。

根据受伤史、症状、体征和 X 线检查,可作出诊断。

【辨证治疗】

单纯肋骨骨折,因有肋间肌固定和其余肋骨支持,多无明显移位,一般不需整复。多根或伴有多段骨折,移位明显,需予以复位与固定。闭合性肋骨骨折可手法整复,对位后胶布或宽绷带固定;对开放性肋骨骨折可行清创术;合并气、血胸者可胸腔穿刺行闭式引流;对骨折合并有内脏损伤者,视损伤情况,紧急手术处理。

（一）复位手法

1. 立位整复法　嘱患者靠墙站立,术者与患者相对,并用双足掌踏住患者双足,双手通过患者腋下,交叉抱于背后,然后双臂扛起肩部,使患者挺胸,骨折断端自然复位。

2. 坐位整复法　嘱患者正坐,助手立于患者背后,将一膝顶住患者背部（膝顶部位与患者骨折部等高）,双手握患者两肩,缓缓用力向后方拉开,使患者挺胸,术者立于患者前方,一手扶健侧,一手按定患侧,用推按手法将高凸部分按平。若后肋骨骨折,助手扶住胸前,命患者挺胸,术者在患者背后,用推按法将断骨矫正。

3. 卧位整复法　嘱患者仰卧位,助手双手平按患者上腹部,令患者用力吸气,至最大限度时再用力咳嗽,同时助手用力按压上腹部,术者以拇指向下按压突起之肋骨骨折端,即可复位。若为凹陷性骨折,令患者咳嗽的同时,术者双手对挤患部两侧,使下陷的骨折端复起(图3-84)。

(二)固定疗法

1. 胶布固定法 适用于5~9肋骨骨折。患者正坐,在贴胶布的皮肤上涂复方安息香酸酊。患者两臂外展,做深呼气使胸围最小时,然后屏气,用宽7~10cm的氧化锌胶布,自健侧肩胛中线处绕过骨折部紧贴至健侧锁骨中线处,然后以叠瓦状(后1条盖住前1条的1/2)从下向上、从后向前粘贴胶布,以跨越骨折部的上、下各2条肋骨为宜。固定时间3~4周(图3-85)。对多根多处肋骨骨折、老年、肥胖者不宜用。

2. 宽绷带固定法 适用于患者皮肤对胶布过敏者,患者体位同上。在骨折部外敷消瘀膏或双柏膏,嘱患者做深呼气,在胸围最小时,用宽绷带多层环绕包扎固定或多头带包扎固定,3~4日换药并重新包扎固定,固定时间3~4周(图3-86)。

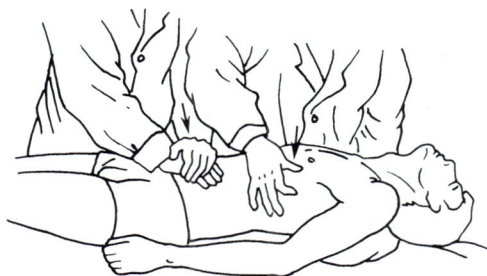

图3-84 卧位整复法(气鼓整复法)

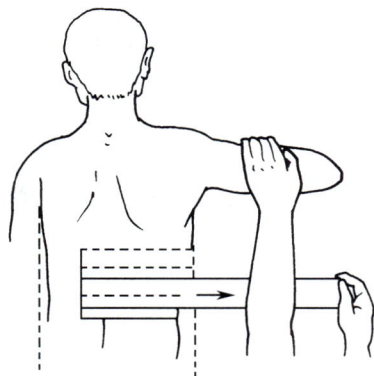

图3-85 肋骨骨折胶布固定法

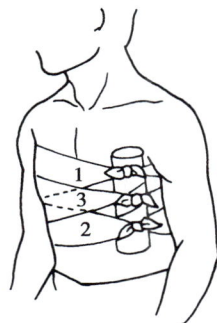

图3-86 多头带或宽绷带固定法

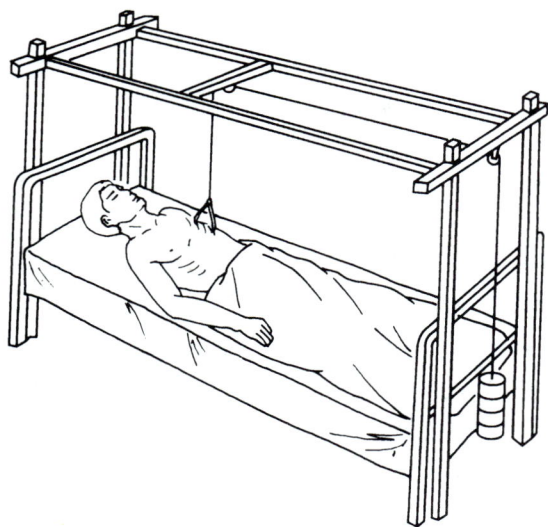

图3-87 肋骨牵引固定术

3. 肋骨牵引固定法 多根多处肋骨骨折,必须迅速固定胸部,减少反常呼吸引起的生理障碍。范围较小的经过加压包扎固定法可达到目的。范围较大或多根多处肋骨骨折时,须采用肋骨牵引固定法。患者常规消毒后,在浮动胸壁的中央,选择1~2条坚硬的肋骨,在局麻下,用无菌巾钳夹住内陷的肋骨,通过滑动牵引来消除胸壁浮动,牵引重量为0.5~1kg,牵引时间一般为1~2周(图3-87)。

(三)并发气、血胸的处理

1. 气胸的处理 闭合性气胸而胸腔积气较少,不需特殊处理,1~2周内可自行吸收。若积气量较多,有胸闷、气急、呼吸困难者,可在第2肋间锁骨中线处行胸腔穿刺抽出积气。开放性气胸应尽快将其处理(凡士林纱布堵塞或行清创术)为闭合性气胸,然后做胸腔闭式引流术。张力性气胸急救时,于第2肋间锁骨中线处,用大针头行胸腔穿刺减压,继之插入引流管进行水封瓶胸腔闭式引流。

2．血胸的处理 首先应防治休克。对进行性血胸除输血补液抗休克外，同时请胸外科专家会诊。非进行性血胸可在损伤12～24小时后于腋后线第6～7肋间穿刺抽吸积血。如积血多可分次吸出，每日1次，每次不超过1 000ml，每次抽后可注入抗生素，预防感染。抽吸时患者出现胸痛、咳嗽不适，应停止抽吸。

（四）练功疗法

整复固定后，病情轻者可下地自由活动。重症需卧床者可取半坐卧位（斜坡卧位），肋骨牵引者取平卧位，进行腹式呼吸运动，待骨折处基本稳定方可下地活动。有痰者应鼓励患者扶住伤处轻声咳痰，并用祛痰药。若痰稠难于咯出者，可采用超声雾化吸入。

（五）药物疗法

初期治宜活血祛瘀、理气止痛。内服复元活血汤或活血止痛汤等加减。中期治宜理气活血、接骨续筋，可选用接骨丹或接骨紫金丹。后期胸胁隐隐作痛，筋络不舒者，宜化瘀和伤、理气止痛，可选用三棱和伤汤、黎洞丸；气血虚弱者用八珍汤。

🌐 知识链接

多根多处肋骨骨折引起浮动胸壁，出现反常呼吸，且患者不能充分换气，不能有效咳嗽排痰时，可考虑手术切开复位，选择不锈钢丝、吸收肋骨钉或记忆合金接骨板等进行内固定。

【预防调护】

肋骨骨折患者因咳嗽无力，排痰困难，呼吸道分泌物潴留易引起肺部感染，所以要鼓励患者咳嗽排痰，正确的使用排痰方法，如协助其翻身拍背、扶住伤处进行咳痰等。病情轻者，早期下床活动，病情重需卧床者，可取半卧位，肋骨牵引者取平卧位，可进行腹式呼吸运动锻炼。忌食烟酒及辛辣之品，以免刺激肺部而发生剧烈咳嗽和疼痛。合并肺部疾病者，应积极治疗肺部疾病。

二、脊 柱 骨 折

脊柱是由33节椎骨紧密连接构成，其中任一块骨发生骨折都为脊柱骨折。临床最常见损伤的部位是：第1～6颈椎，第11～12胸椎，第1～2腰椎，第4～5腰椎；多发生于青壮年。

【病因病机】

脊柱骨折与其脊椎结构有着密切的关系：①脊柱从侧面看有4个生理曲度，即颈、腰段的前凸和胸、骶段的后凸（图3-88）。当脊柱骨折时，生理曲度会发生改变。②颈椎的活动范围最大，它能旋转、前后伸屈和左右侧弯。胸椎1～10活动力极小，略有伸屈、旋转的活动。胸椎11～12和腰椎的活动范围仅次于颈椎，它的主要作用是背伸、前屈、侧弯和旋转。临床上常见脊柱骨折和脱位多数发生在活动度大或活动度小与活动度大的交界处椎体。③脊柱各椎骨的椎孔串连形成椎管，内容脊髓，当脊柱骨折或脱位可以导致脊髓损伤，严重者可引起终身截瘫甚至死亡。④胎儿1～3个月脊髓与椎骨长度一致，但在发育过程中，椎骨的生长速度快而脊髓慢，最终使脊髓的节段与椎体的节段平面不相等。在脊髓损伤的定位中，颈段脊髓分节平面等于颈椎数目加1（如第5颈脊髓节平第4颈椎）；胸椎1～6部位脊髓分节等于胸椎数加2；胸椎7～11部位脊髓分节等于胸椎数加3；整个腰脊髓位相当于胸10～胸12的上半椎体；而骶尾脊髓位于胸12下半椎体及腰1椎体（图3-89）。⑤脊髓有两个扩张部，一个在颈3～7椎体之间，称颈膨大，上肢的运动和感觉中枢集于此；另一个在胸10～腰1椎体之间，称腰膨大，下肢的运动和感觉中枢及膀胱自主排尿中枢集中于此。因此，脊髓膨大部发生脊椎骨折脱位时常引起损伤部位以下截瘫。

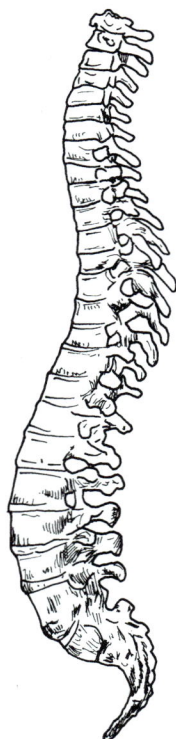

图 3-88　脊柱的生理弯曲（侧位）

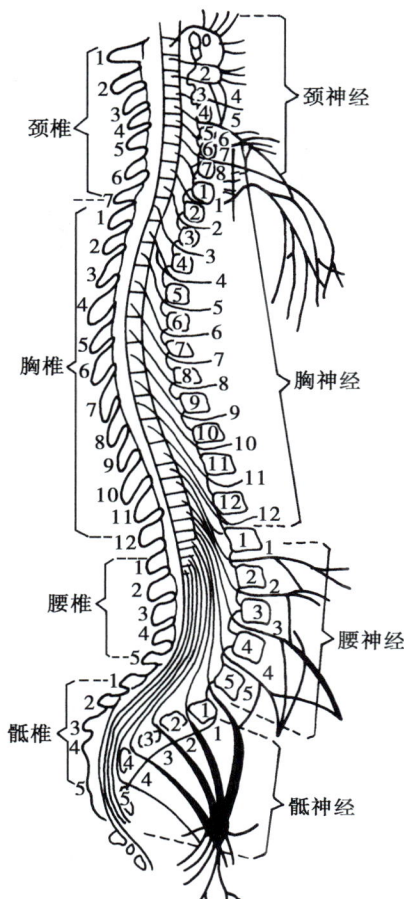

图 3-89　脊髓与脊柱的关系

　　直接暴力和间接暴力均可引起脊椎骨折和脱位。直接暴力如打击、碰撞等，在颈、胸、腰椎多为横突或棘突骨折，在骶椎多为无移位的横断或粉碎性骨折。脊柱骨折与脱位多因间接暴力所致。根据其发病机制可分为屈曲型骨折和伸直型骨折两种类型。屈曲型较为常见，占所有脊柱骨折脱位的 90% 以上，其中大部分（超过 70%）发生胸腰段。例如患者从高处坠落，以足或臀部先着地，或重物由高处坠落下突然冲击患者头、肩、背部等所致，由于脊柱受到暴力作用而骤然过度前屈所致的骨折称为屈曲型骨折。脊柱在前屈位受伤，外力集中到椎体前部，使上一个椎体前下部挤压下位椎体的前上部，致使下位椎体发生楔形压缩骨折，出现向后突畸形（图 3-90）。活动范围较大的椎体，如第 1～6 颈椎、第 11～12 胸椎、第 1～2 腰椎等处好发。除椎体被压缩或折断外，后部的附件（包括椎板、椎弓根、关节突、横突与棘突）可发生撕脱、断裂、脱位或关节交锁，严重者常可并发脊髓损伤。

　　伸直型损伤较少见，因前纵韧带坚强，且外力使脊柱后伸较前屈机会少，故伸直型骨折临床较少见。可发生于腰部急剧过度后伸时，或从高处仰面坠落，背部或腰部撞击在地面的凸起坚硬物体上，使脊柱骤然过伸发生脊椎骨折脱位，还可能合并椎板或关节突及棘突骨折，甚至前纵韧带断裂（图 3-91），称为伸直型骨折。好发于颈椎和腰椎。此外，突然旋转，猛力屈伸，如滑冰时摔倒，可引起椎弓峡部骨折（图 3-92）。肌肉骤然猛烈收缩，如强力举重时，可造成棘突骨折，但均少见。

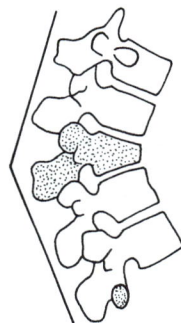

图 3-90　屈曲型椎体压缩骨折（后突畸形）

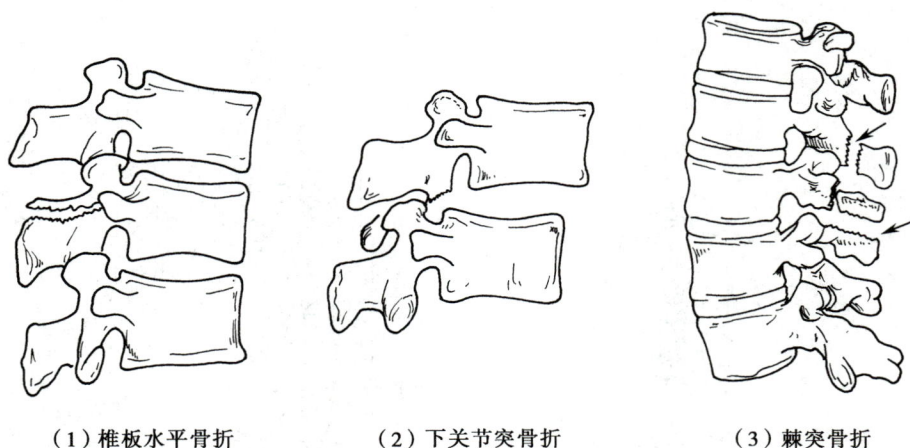

（1）椎板水平骨折　　　（2）下关节突骨折　　　（3）棘突骨折

图3-91　脊椎附件骨折

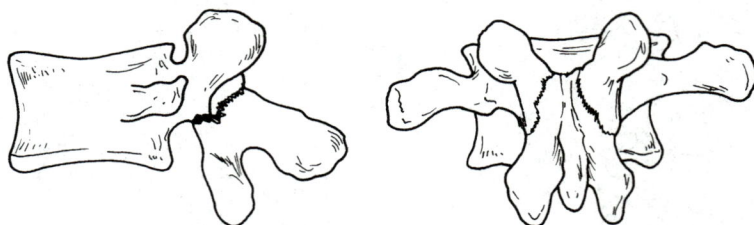

图3-92　椎弓峡部骨折

脊柱骨折后根据稳定性程度可分稳定性与不稳定性骨折。凡单纯椎体压缩骨折（椎体压缩不超过1/2，不合并附件骨折或韧带断裂），或单纯附件骨折，称为稳定性骨折；凡椎体压缩超过1/2，或椎体粉碎性骨折，或椎体伴有脱位，或伴有附件骨折及韧带断裂等。称为不稳定性骨折。不稳定性骨折容易造成脊髓神经损伤。

> **知识链接**
>
> 　　整个脊柱分成前、中、后三柱。前柱包含了椎体前2/3，椎间盘的前半部分和前纵韧带；中柱则包含了椎体的后1/3，椎间盘的后半部分和后纵韧带；而后柱则包含了后关节囊、黄韧带及脊椎的附件、关节突和棘上、棘间韧带。单纯前柱骨折为稳定性骨折；中柱和后柱骨折多为不稳定性骨折。

【诊断要点】

　　有明显的外伤史，患部疼痛、肿胀，骨折处两侧肌肉紧张，上半身不能伸直，翻身困难，脊椎各方向活动障碍。屈曲型可见脊柱后凸畸形，颈椎骨折可见头颈倾斜，常用双手托住头部，检查时骨折处棘突有明显压痛，棘突间距离改变。腰椎骨折时由于腹膜后血肿刺激腹腔神经节，使肠蠕动减慢，可伴有腹部胀满，胃纳不佳，便秘，舌苔黄腻，脉弦数等里实证。伴脊髓神经损伤者，则出现截瘫，损伤平面以下的肢体麻木、无知觉、不能活动，排尿及大便功能障碍。

　　X线正侧位片可显示脊柱骨折的类型和移位情况，怀疑椎弓骨折可加拍斜位片。有条件者可行CT检查；若有脊髓损伤应行MRI检查，有助于正确诊断。

　　根据受伤史、症状、体征和X线检查，可作出诊断。

【辨证治疗】

脊柱骨折、脱位的急救处理中，搬运不当可加重脊髓损伤，造成不可挽回的严重后果。对于任何脊柱骨折脱位的可疑者不能任意搬动，就地给予止痛剂及抗休克处理后，方可转送。在搬运过程中，严禁一人抬肩、一人抬脚或用搂抱的搬运方法（图3-93）。应使脊柱保持伸直位，勿使躯干扭曲或旋转，可采用二人或数人在患者一侧，动作一致地平托头、背、腰、臀、腿的平卧式搬运法（图3-94），将患者移到有厚垫的木板床上，使患者仰卧。如颈椎损伤，应有一人固定头部并略加牵引，勿使其有旋转活动。如用帆布担架或软毯抬送屈曲型骨折者，则应采用俯卧位。

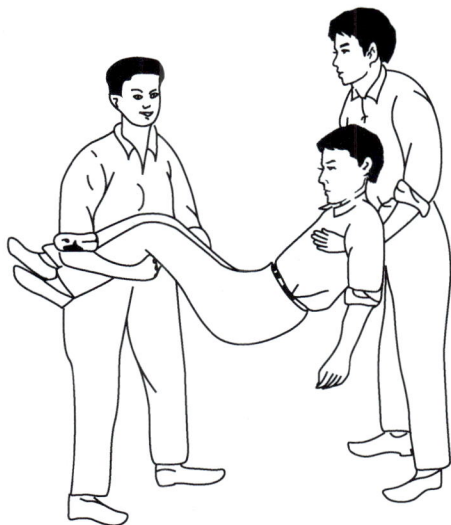

图3-93 脊椎骨折不正确的搬运方法

（一）复位手法

1. 屈曲型脊椎骨折 屈曲型脊椎压缩骨折时，椎体前部坚强有力的前纵韧带往往保持完整，但可发生皱缩。通过手法复位，加大脊柱背伸，使前纵韧带由皱缩变为紧张，附着于韧带的椎体前部及椎间盘有可能膨胀，被压缩的椎体得到改善或恢复。临床上常用以下的整复方法：

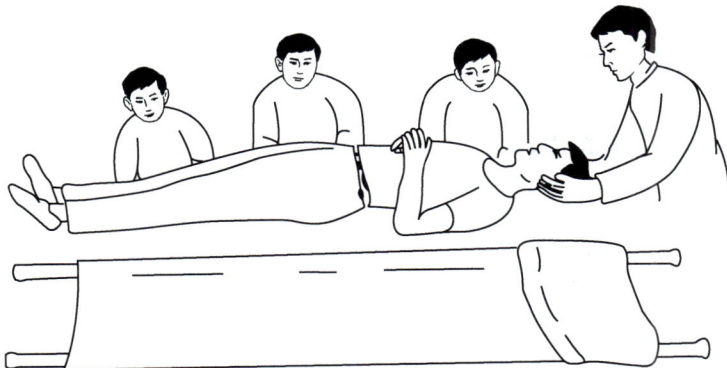

图3-94 脊椎骨折正确的搬运方法

（1）垫枕法：患者仰卧于硬板床上，骨折部垫一软枕，垫枕可逐渐加厚，使脊柱呈过伸。适用于屈曲型单纯性胸腰椎压缩骨折，以及过伸复位后维持复位效果（图3-95）。

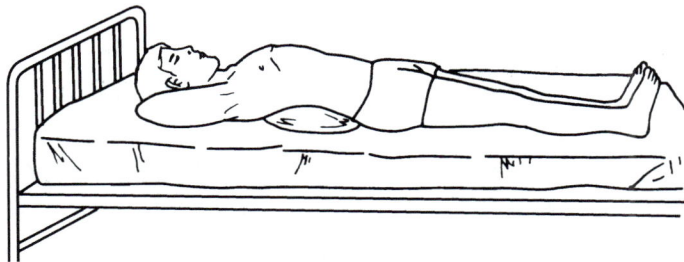

图3-95 垫枕法

（2）双踝悬吊复位法：患者俯卧于硬板床上，两踝部衬上棉垫后用绳扎缚，并将两足徐徐吊起，使身体与床面约成45°角（图3-96）。术者用手掌根部在患处凸起部向下适当按压，使骨折

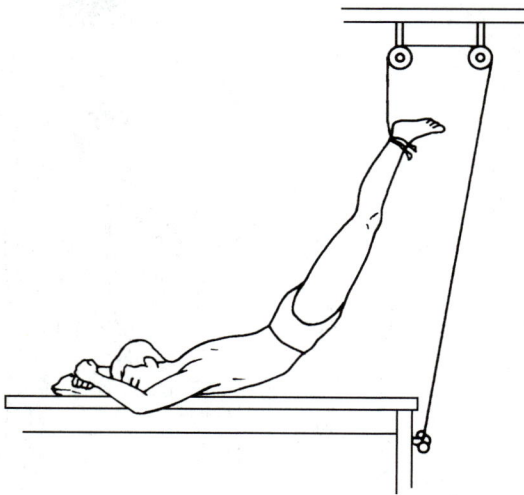

图 3-96　双踝悬吊复位法

得到复位。复位后患者仰卧硬板床，骨折部垫软枕。此法适用于屈曲型单纯性压缩骨折而体格健壮者。

（3）肾托法：让患者仰卧于手术台上，胸腰段置于肾托上，然后逐渐摇起肾托，将患者的胸腰段托起呈拱桥形，使脊柱过伸。复位后在骨折部垫软枕，仰卧位休息（图 3-97）。

（4）枕颌布托牵引法：适用于轻度移位无关节交锁的颈椎骨折。患者仰卧，将枕颌布托套住枕部与下颌部进行牵引，头颈略后伸位，牵引重量 2～3kg，持续 4～6 周（图 3-98）。若颈椎骨折伴关节交锁者，需用颅骨骨牵引，重量为 5～10kg，牵引应略前屈，矫正关节交锁后改为后伸，重量逐减到 1～2kg，持续 4～6 周后换颈托或石膏围领保护。

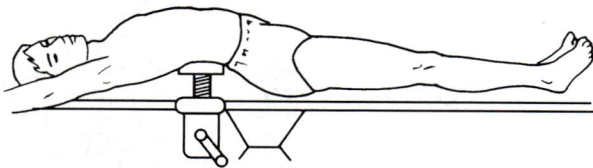

图 3-97　肾托复位法

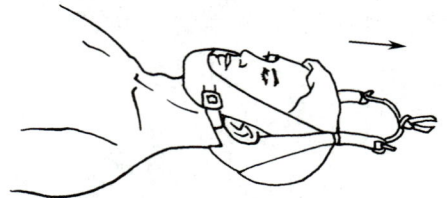

图 3-98　枕颌布托牵引法

2. 伸直型脊椎骨折　此种骨折临床极少见。颈椎骨折时，可采用颈椎中立位枕颌布托牵引，必要时可使颈椎稍向前屈曲。无脊髓损伤者，持续牵引 4～6 周后，换颈托或石膏围领保护。腰椎骨折时，应避免脊柱后伸，根据病情需要将脊柱安置于伸直位或略前屈位持续牵引 4～6 周后，换腰围保护腰部。

（二）固定疗法

稳定性胸腰椎压缩骨折，不需固定，患者卧硬板床，骨折处垫软枕 3～4 周。较严重骨折经复位后用脊柱夹板固定（图 3-99），或石膏背心固定。非稳定性胸腰椎骨折脱位用石膏背心或金属架（钢背心）固定 6～8周后可下床活动，4 个月内避免做弯腰动作。

（三）练功疗法

胸腰椎骨折通过功能锻炼，可达到复位与治疗目的，不但能使压缩的椎体复原，保持脊柱的稳定，而且因早期活动可增强腰脊肌肌力，不致产生骨质疏松现象，也可免除慢性腰痛的后遗症。单纯性压缩骨折，应在复位后第 2 日起开始逐渐进行腰背肌功能锻炼，4 周后带夹板下床活动。对不稳定性骨折，卧床 1 周后开始功能锻炼，6～8 周后带夹板下床活动。功能锻炼的具体方法如下（图 3-100）：

1. 仰卧式

（1）五点支撑法：患者仰卧木板床上，用头部、肘及足跟撑起全身，使背部尽力腾空后伸。

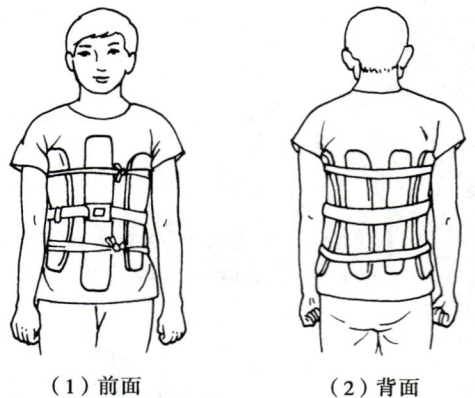

（1）前面　　　　　　（2）背面

图 3-99　脊柱夹板固定法

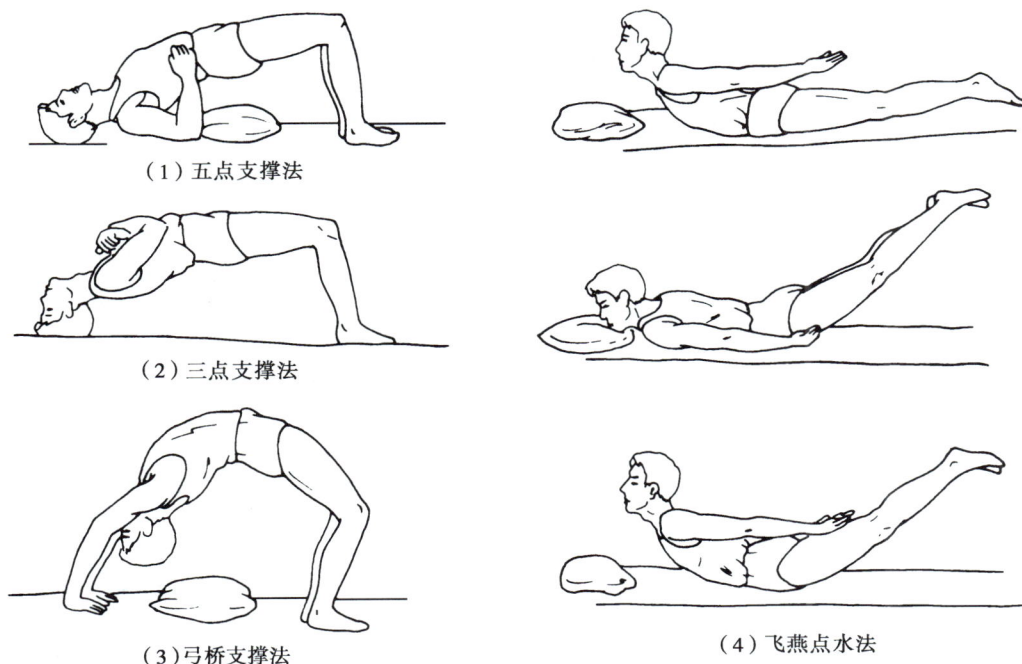

（1）五点支撑法

（2）三点支撑法

（3）弓桥支撑法

（4）飞燕点水法

图3-100　脊柱骨折练功方法

（2）三点支撑法：让患者双手置于胸前，用头部及足跟撑在床上，而全身腾空后伸。

（3）四点支撑法：患者双手及足撑在床上，全身腾空呈一拱桥式。

2.俯卧式

飞燕点水法：本法适用于中后期。患者俯卧位，后背及臀部肌肉收缩使上肢后伸，头与背后仰，下肢后伸直，全身上下两端翘起，仅让腹部着床呈一弧形。

（四）药物疗法

按骨折三期辨证施治。早期主症是肿胀、疼痛、胃纳不佳、便秘、舌苔薄白、脉弦紧，证属气滞血瘀，治宜活血化瘀、消肿止痛，内服复元活血汤或膈下逐瘀汤，外敷消瘀膏。中期肿痛虽消而未尽，舌质暗红、脉弦缓，证属瘀血未尽、筋骨未续，治宜活血生营、接骨续筋，方用复元通气散加减或接骨丹。后期腰酸腿软，四肢无力，活动后腰部隐痛，舌质淡、苔薄白、脉虚细，证属肝肾两虚，治宜补肝肾、益气血，方用八珍汤加减。

知识链接

骨折脱位移位明显，闭合复位失败，或者骨折块突入椎管压迫脊髓者应选择手术切开复位，恢复椎管管径，解除脊髓压迫，重建脊柱稳定性，利于患者尽早康复锻炼，并且可减少护理难度，预防并发症的发生。

【预防调护】

骨折整复固定后，应鼓励患者早期进行四肢及腰背肌锻炼。行石膏及支架固定者，应早期进行背伸及伸髋活动。严重患者也不应绝对卧床，可于术后在支具保护下起坐。为防止压疮，应在1～2小时内帮助患者翻身1次，同时进行按摩。一旦病情稳定，患者有力，即可开始练功活动。轻者8～12周可下地活动，但应避免弯腰动作，12周后即可进行脊柱的全面锻炼。

三、骨 盆 骨 折

骶骨、尾骨和两侧髋骨连接而成的坚强骨环（骨盆）在强大外来暴力下发生骨折。

【病因病机】

骨盆是由骶骨、尾骨和两侧髋骨（髂骨、耻骨和坐骨）连接而成，如漏斗状的环形结构，称骨盆环（图3-101）。骨盆环的后方有两个负重主弓（骶股弓、骶坐弓），前方上下各有一个起约束作用的副弓，其中上束弓经耻骨体及耻骨上支，防止骶股弓分离；下束弓经耻骨下肢及坐骨支，支持骶坐弓，防止骨盆向两侧分开。副弓远不如主弓坚强有力，骨盆遭受暴力后副弓常先分离或骨折；当主弓骨折时，副弓往往同时发生骨折。严重骨折常可伤及盆腔内脏器或血管、神经，尤其是大量出血可并发休克，危及生命。

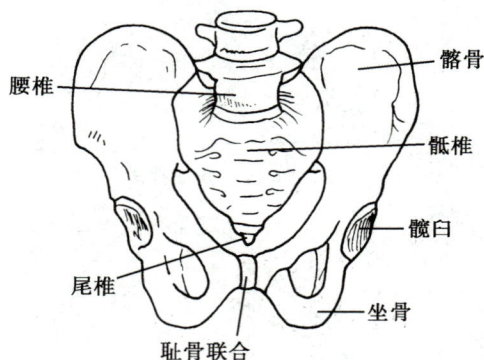

图 3-101   骨盆的结构

骨盆骨折多由强大的直接暴力所致，如车轮压轧伤，矿井塌方、房屋倒塌、机械挤压等。如暴力来自骨盆侧方，可造成耻骨上下支单侧骨折、耻骨联合分离、骶髂关节脱位、髂骨翼骨折、骶骨纵形骨折等。如暴力来自前、后方，可造成耻骨上下支双侧骨折、耻骨联合分离，并发骶髂关节脱位、骶骨骨折和髂骨骨折等，易引起膀胱、尿道损伤。骨盆骨折根据骨折的部位和盆弓完整性受损程度临床可分为以下三大类：

1. 骨盆弓无断裂骨折   这类骨折不影响骨盆的完整性，病情较轻。如髂前上、下棘骨折，坐骨结节骨折，尾骨骨折或脱位（图3-102）。

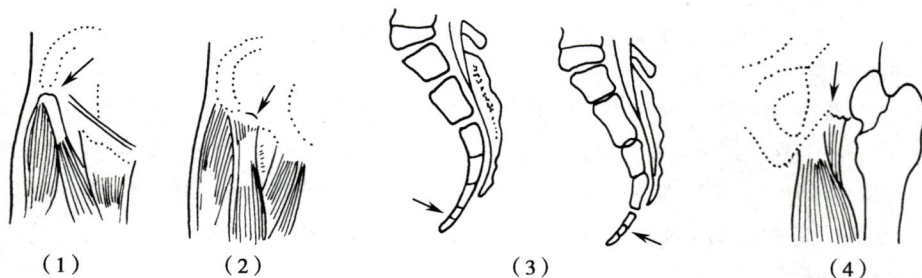

（1）   （2）   （3）   （4）

图 3-102   骨盆弓无断裂骨折

2. 骨盆环单弓断裂无移位骨折   这类骨折影响到骨盆环，但未完全失去连接，基本保持环状结构的完整。如一侧或双侧耻骨上、下支骨折，耻骨联合分离，一侧坐骨上、下支骨折，髂骨翼骨折等（图3-103）。此类骨折较稳定，预后良好。

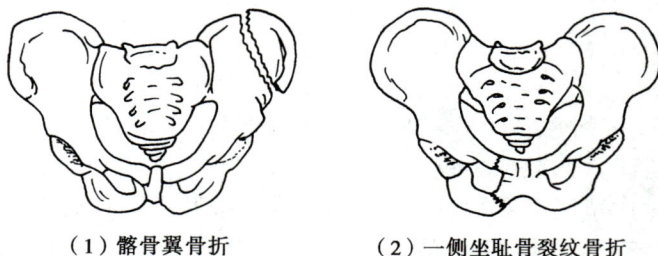

（1）髂骨翼骨折   （2）一侧坐耻骨裂纹骨折

图 3-103   骨盆环单弓断裂无移位骨折

3. 骨盆双弓断裂移位骨折 这类骨折多由强大暴力所致。由于骨折明显移位和伴有关节脱位，而致骨盆环的完整性受到破坏，常损伤盆腔内脏器或血管、神经，导致严重后果。如一侧耻骨上下支骨折合并同侧骶髂关节脱位；髂骨骨折伴耻骨联合分离；骨盆环多处骨折（图 3-104）等。以上骨折的共同特点是折断的骨块为骨盆环的一段，处于游离状态，故移位较大而且不稳定。

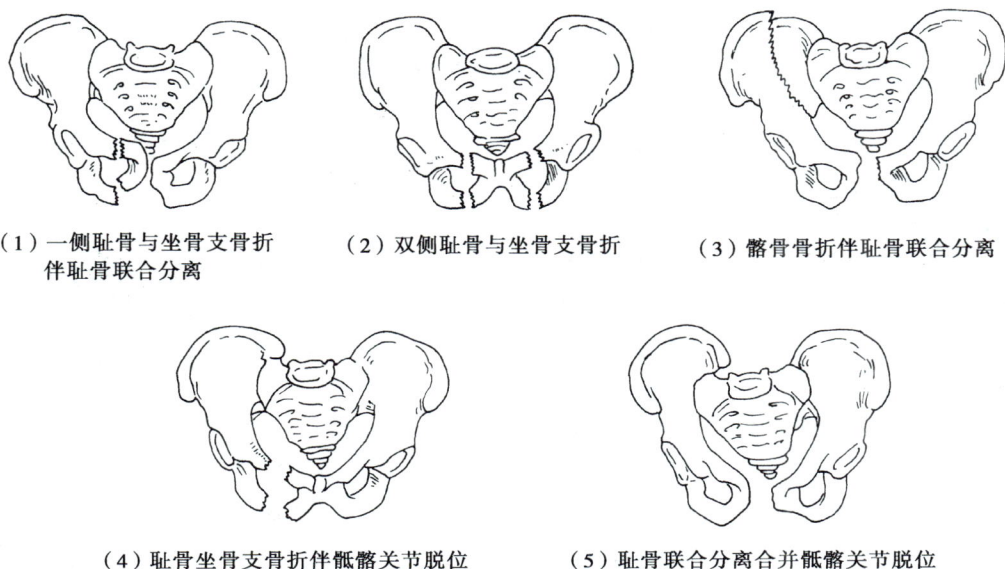

（1）一侧耻骨与坐骨支骨折　　　（2）双侧耻骨与坐骨支骨折　　　（3）髂骨骨折伴耻骨联合分离
伴耻骨联合分离

（4）耻骨坐骨支骨折伴骶髂关节脱位　　　（5）耻骨联合分离合并骶髂关节脱位

图 3-104　骨盆双弓断裂移位骨折

【诊断要点】

有明显的外伤史，伤后局部疼痛、肿胀、瘀斑，患者不能翻身、起坐和站立，下肢活动困难。仔细触摸可寻找到确切的压痛点，骨折或错位的部位压痛敏锐。髂前上、下棘及坐骨结节骨折，常可触及骨摩擦音及移动的骨块，骨盆环移位的骨折可触及骨折线或凹凸不平的骨折端。耻骨联合分离其间隙增宽并有压痛。骨盆挤压试验和分离试验引起骨折部疼痛加剧为阳性。尾骨骨折或脱位尾骨可有坐位时疼痛加重，肛门指检有触痛或可摸到向前移位的尾骨。

直腿抬高试验：让患者缓慢将下肢平抬，首先看下肢肌肉的主动活动，来判断有无神经损伤。如肌肉主动活动良好，而下肢不能平抬起，且局部疼痛，则提示可能有骨盆环两处断裂或关节错位。若仅局部疼痛两下肢尚能抬起，则说明骨盆环尚完整，或仅有一处裂缝骨折，而未影响骨盆的稳定性。

交叉量诊：令患者仰卧躺正，两下肢平放对称位。用软尺测量肩峰至对侧髂前上棘之间的距离，两侧对比，变短的一侧可以是骶髂关节错位或耻骨联合分离，或骨折向上移位。若髂前上棘撕脱骨折向下移位，则患侧尺度变长（图 3-105）。

X 线拍摄骨盆正、侧位片可明确骨折部位和类型。髂骨翼内旋时，其宽度变小，耻骨联合向对侧移位或耻骨支发生驾叠，闭孔变大；髂骨翼外旋时，其宽度增加，闭孔变小，耻骨联合向同侧移位或耻骨支骨折端发生分离。必要时可摄骶尾椎正、侧位或骶髂关节斜位片。

CT 三维重建对于判断骶髂关节损伤的部位、类型和程度，骶骨骨折及骨盆旋转畸形，髋臼骨折，有其独到优势。

骨盆骨折常见严重并发症：①血管损伤：失血性休克（严重骨盆骨折失血量可达 2 500～

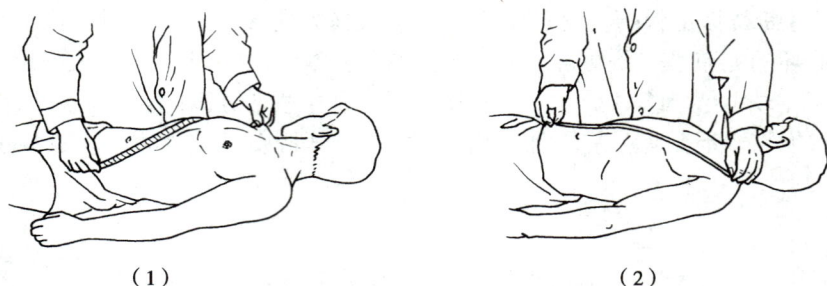

（1）   （2）

图 3-105　骨盆至肩峰交叉量诊

4 000ml）是伤后早期造成死亡的主要原因。②内脏损伤：可导致尿道、膀胱、直肠破裂，出现尿滴血、排尿困难、尿外渗、下腹痛、大便里急后重、腹膜刺激征等症。

【辨证治疗】

骨盆骨折死亡率较高，首先应把抢救创伤性出血休克放在第一位。对失血性休克患者要迅速补足血容量。经积极抗休克治疗，休克不能纠正或合并内脏损伤患者，应请专科医师会诊，及时处理。

（一）复位手法

1.盆弓无断裂或单弓断裂的骨折　多无明显移位，一般不需复位。髂前上、下棘骨折有移位者应予以手法复位，患者仰卧，患侧膝下垫高，使髋关节呈半屈曲位，术者用捏挤按压手法将骨折块推回原位。坐骨结节骨折移位者，嘱患者侧卧成髋伸直膝屈曲位，术者用两手拇指按压迫使骨折块复位。复位后保持伸髋屈膝位休息，以松弛腘绳肌防止再移位。尾骨骨折可用肛门内复位法，术者右手戴手套，示指伸入肛门内，扣住向前移位的尾骨下端，向后推挤使其复位。复位后骶尾部用气垫圈保护，卧床休息。

2.有移位的骨盆骨折　尤其是双弓断裂者，若病情许可，应及时采用手法复位。髂骨翼外旋并耻骨联合分离者，患者仰卧，术者先纵向牵引患侧下肢以纠正半侧骨盆的向上移位，然后用双手对挤髂骨部使骨折复位。或者使患者侧卧于硬板床上，患侧向上，用推按手法对骨盆略加压力，使分离的骨折段复位。若髂骨翼内旋，耻骨联合向对侧移位者，患者仰卧，术者先纵向牵引纠正患侧骨盆向上移位，然后以两手分别置于两侧髂前上棘向外推按分离骨盆，使骨折复位（图 3-106）。

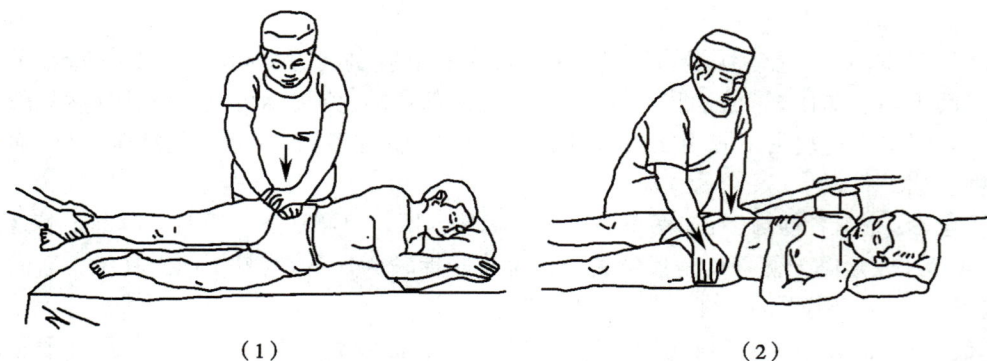

（1）   （2）

图 3-106　骨盆骨折复位手法

（二）固定疗法

无明显移位的骨折不必固定，卧床 3～5 周即可。髂骨翼外旋、耻骨联合分离者，复位后可采用骨盆多头带固定法或骨盆兜带悬吊固定法固定，固定时间 4～6 周（图 3-107）。骨盆向上移位

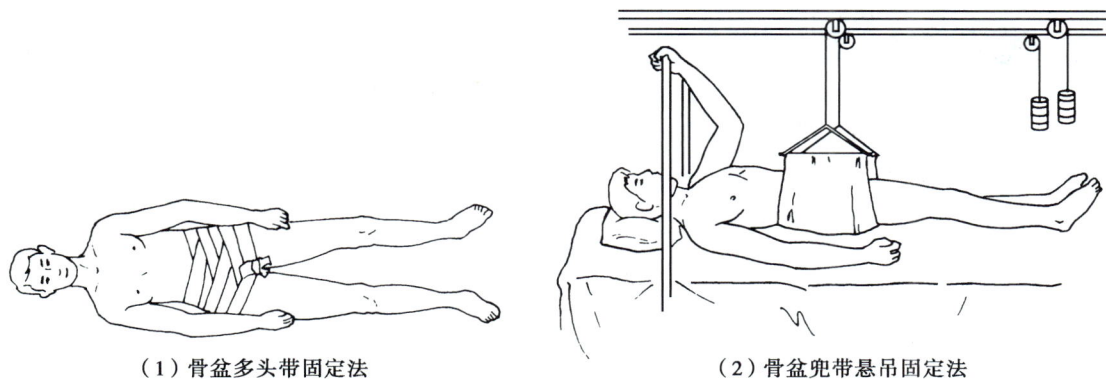

（1）骨盆多头带固定法　　　　　（2）骨盆兜带悬吊固定法

图 3-107　骨盆骨折固定方法

者，可采用患侧下肢皮肤牵引。向上移位超过 2cm 者，应采用股骨髁上或胫骨结节骨牵引，牵引重量为体重 1/7～1/5，牵引时间需 6～8 周。

（三）练功疗法

骨盆周围有坚强的肌肉附着，骨折复位后不易再移位。骨盆为松质骨，血运丰富，骨折容易愈合。未损伤骨盆后部负重弓者，伤后第 1 周练习下肢肌肉收缩及踝关节伸屈活动。伤后第 2 周练习髋、膝关节伸屈活动。伤后第 3 周后扶拐下地活动。如骨盆后部负重弓损伤者，固定牵引期间应加强下肢肌肉舒缩锻炼和踝关节屈伸活动，待解除固定牵引后，即可下床扶拐站立及步行锻炼。

（四）药物疗法

由于骨盆骨折合并症多，对全身影响较大，故药物疗法更为重要。早期如出血过多而引起休克时，可在补液输血抗休克治疗同时，服用独参汤加附子、炮姜，冲服三七粉或云南白药。若局部肿胀、疼痛严重者，宜活血化瘀、消肿止痛，可选用复元活血汤或活血止痛汤。如伤后肠胃气滞，腹胀纳呆、呕吐、二便不通者，治宜活血顺气、通经止痛，可选用顺气活血汤或大成汤。如伤后小便不利，黄赤刺痛，小腹胀满，口渴发热等症，治宜清热泻火、利水通淋，可应用导赤散合八正散加减。中期以接骨续筋为主，内服接骨丹或接骨紫金丹。后期宜补肝肾、养气血、舒筋通络为主，可选用生血补髓汤、健步壮骨丸、舒筋活血汤等方治疗。

🌐 **知识链接**

髂前上棘撕脱骨折移位明显，闭合复位不理想者，可手术切开复位螺钉内固定。髂骨翼骨折分离移位影响骨盆环稳定者，可手术切开复位钢板螺钉内固定。开书型损伤耻骨联合分离大于 3cm 者，在耻骨联合上方用一块四孔钢板固定，可恢复稳定性。侧方压缩型骨折，耻骨上肢突入会阴部，可采取小横行切口，将骨折复位后用螺钉或小钢板内固定。骶髂关节骨折脱位，闭合复位不理想者则需手术治疗。

【预防调护】

骨盆骨折患者，特别是严重骨盆骨折合并出血较多者，应尽量减少不必要的搬动，卧硬板床，以减少骨折端活动与出血，并最好能早期对休克患者使用抗休克裤。对卧床患者要注意预防压疮发生。

（樊新甫　米健国）

? 复习思考题

1. 简述锁骨骨折的典型移位特征。
2. 简述 Colles 骨折的临床表现。
3. 简述股骨颈骨折的诊断要点。
4. 简述如何搬运脊柱骨折患者。
5. 骨盆骨折常见的严重并发症有哪些？

第四章　脱　　位

> **学习目标**
>
> 　　掌握颞颌关节脱位、肩关节脱位、肘关节脱位、小儿桡骨头半脱位的诊断要点及辨证治疗；熟悉颞颌关节脱位、肩关节脱位、肘关节脱位、小儿桡骨头半脱位的病因病机及预防调护；了解人体其他关节脱位的病因病机、诊断要点、辨证治疗及预防调护。

第一节　颞颌关节脱位

　　颞颌关节脱位，亦称下颌关节脱位，是临床常见的脱位之一，多见于老年人及久病体质虚弱者。颞颌关节是由下颌骨的髁状突和颞骨的颞颌关节凹，以及颞颌关节的关节盘构成，其周围有关节囊包绕，囊的侧壁有韧带加强，但前壁较松弛薄弱，没有韧带加强。张口时髁状突向前滑至关节结节之上，为一不稳定的位置。

　　脱位按发生于一侧或两侧，可分为单侧脱位和双侧脱位。按脱位后下颌骨的髁状突在颞颌关节凹的前方或后方，可分为前脱位和后脱位两种。临床上以前脱位多见，后脱位仅见于合并关节凹后壁严重骨折的患者。按脱位的时间和复发的次数，可分为新鲜性脱位、陈旧性脱位和习惯性脱位。

> ### 知识链接
>
> 　　颞颌关节脱位，又称下颌关节脱位、失欠颊车、落下颌、脱颌，俗称掉下巴。老年人筋肉松弛，或久病体质虚弱者，均有不同程度的气血不足、肝肾虚损、筋肉失养、韧带松弛，容易发生习惯性颞颌关节脱位。

【病因病机】

　　当张口过度时，如大笑、打呵欠、拔牙等时，髁状突经前壁向前滑到关节结节的前方，形成颞颌关节前脱位。或因下颌部遭受侧方暴力打击，也可发生脱位。老年人筋肉松弛、无力，或久病体质虚弱，多有不同程度的气血亏损，肝肾不足，筋肉失养，韧带松弛，若固定后过早活动者，容易发生习惯性颞颌关节脱位。

【诊断要点】

　　1. 症状　患者常呈张口位状态，下颌突向前方或健侧，不能闭口和开口，语言不清，咬合不能，吞咽困难，口涎外溢等。

　　2. 体征　①双侧前脱位：下颌骨下垂，向前方突出下颌部，上下齿列不能咬合，下齿列位于上齿列之前，双侧咬肌痉挛，呈块状隆起，面颊变成扁平状，在双侧颧弓下方可触及下颌骨髁状突，双侧耳屏前方，即下关穴处，可触及一明显凹陷，并有空虚感。②单侧前脱位：口角歪斜，颊部向前方突出,向健侧倾斜,患侧低于健侧。在患侧颧弓下方可触及下颌骨髁状突,在患侧耳屏前方,即下关穴处,可触及一明显凹陷。

【辨证治疗】

颞颌关节脱位以手法整复治疗为主,特别是新鲜脱位复位较易成功。对于习惯性脱位应强调固定时间宜长。具体治法如下:

（一）复位手法

1. 口腔内复位法　患者坐于椅上,身体挺直(头背倚墙),术者站在患者前面,可先用伤筋药水在颊车处揉擦数遍,缓解咀嚼肌的紧张,必要时还可以加用热敷。术者用数层纱布或胶布裹住拇指,防止复位时被患者咬伤,同时嘱患者不要紧张,尽量放松面部肌肉,将口张大。准备就绪后,术者将双手拇指伸入患者的口腔内,按住两侧最后一个下臼齿上,其余四指放于两侧下颌骨下缘,用拇指先上下摇晃下颌数次,使咬肌、翼内肌、翼外肌及颞肌松弛,然后将臼齿向下按压,余四指向前牵拉,向上提并向后推。这样使下颌骨向后旋转,关节头髁状突滑入臼窝,当听到复位声,两拇指顺势于滑向牙齿外侧,以防咬伤(图4-1)。对于单侧脱位,亦可应用,只是健侧不需用力,即可复位。如果不能成功,亦可将健侧人为造成脱位后按双侧脱位进行整复。

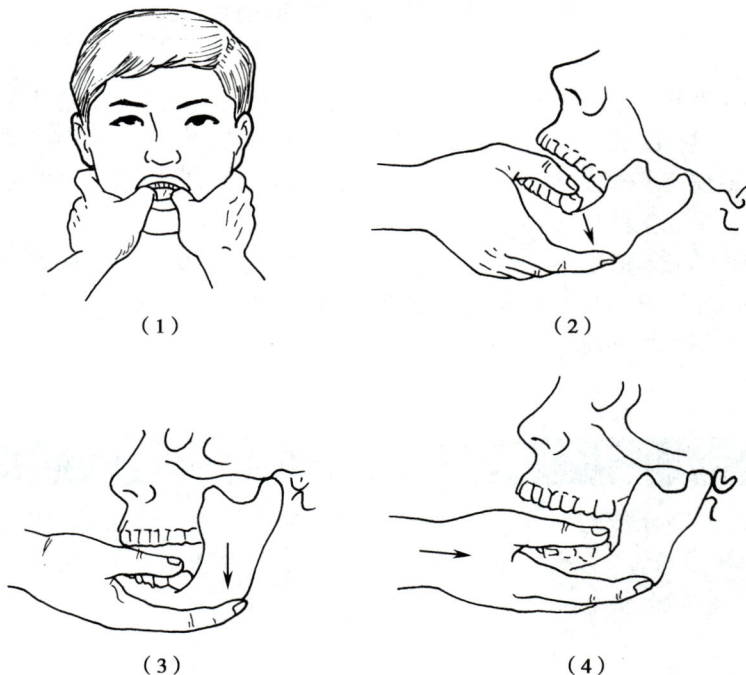

（1）　　　　　　　　　　　　（2）

（3）　　　　　　　　　　　　（4）

图4-1　口腔内复位法

2. 口腔外复位法　用口腔内复位法相同的手法。在口腔外进行复位。术者站在患者前方,双手拇指分别置于两侧下颌体与下颌支前缘交界处,其余四指托住下颌体,然后双手拇指由轻而重向下按压下颌骨,双手用力将其向后方推送,听到滑入关节之响声,说明脱位已整复。

3. 软木整复法　在局部麻醉下,将高1~1.5cm的软木块置于两侧臼齿咬合面上,术者一手扶枕部,一手托住下颌部,向上端抬。此时,软木块为支点,术者上提之手为力点,髁状突为重点,通过杠杆力作用,可将髁状突向下牵拉而滑入下颌窝内。此法适用于陈旧性颞颌关节脱位。

颞颌关节脱位复位成功后,脱位症状即消失,口可张开、闭合,上下齿咬合正常。

（二）固定疗法

复位成功后,托住颌部,维持闭口位,用四头带兜住下颌部,其余四头分别在头顶打结(图4-2),

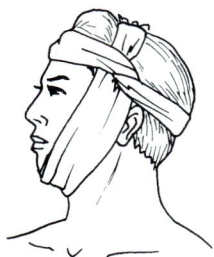

图4-2 四头带固定法

固定时间1～2周，习惯性颞颌关节脱位固定时间为2～3周。其目的是保持复位后的位置，使关节囊得到良好修复，防止再脱位或形成习惯性脱位。固定绷带不应过紧，应允许张口不超过1cm。

对于习惯性颞颌关节脱位，治疗可用硬化剂关节腔内注射法：即在局部浸润麻醉下，于张口位，分别向两侧关节囊内注入5%鱼肝油酸钠0.5ml，经2～3次治疗，多可使关节囊纤维化和收缩，限制颞颌关节活动，预防再脱位。

（三）练功疗法

在固定期间，经常主动做咬合锻炼，以增强咀嚼肌的牵拉力。

（四）药物疗法

以内服为主，治以舒筋活血，补肾壮筋，可用壮筋养血汤或补肾壮筋。

【预防调护】

颞颌关节脱位主要见于老年人及久病体虚者，肝肾不足，气血亏虚，筋骨失养，肌肉弛缓，注意不要张口太大。在固定期间，不能吃硬食物，不做张大口动作。

第二节 上 肢 脱 位

一、肩关节脱位

肩关节脱位又称"盂肱关节脱位"。肩关节是一个典型的球窝关节，肩关节肱骨头大，肩胛盂小而浅，约为肱骨头关节面的1/3，关节囊和韧带薄弱松弛，其中关节囊前下方缺少坚韧的韧带和肌腱加强，为肩关节最薄弱部分。同时肩关节活动范围广泛而结构稳定性差，因此导致肩关节容易发生脱位。

肩关节脱位好发于20～50岁的男性，为临床常见的关节脱位。

根据脱位后肱骨头的位置可以分为前脱位、后脱位、上脱位和下脱位，以前脱位最多见。前脱位还可分为喙突下脱位、盂下脱位、锁骨下脱位（图4-3），甚至有胸腔内脱位，其中喙突下脱位最多见。也可根据脱位的时间分为新鲜肩关节脱位、陈旧性肩关节脱位和习惯性肩脱位。

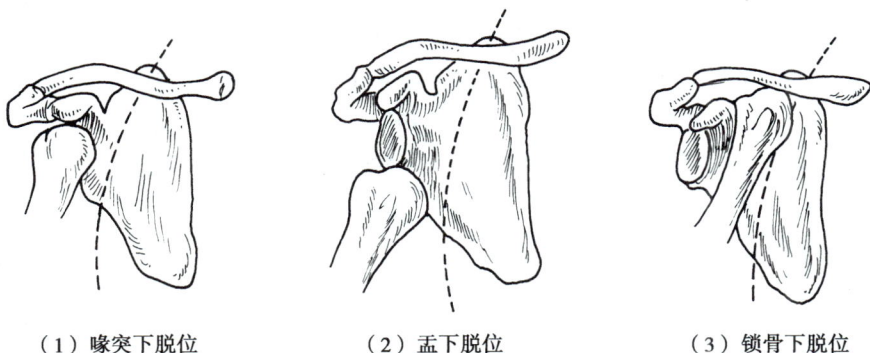

（1）喙突下脱位　　　　（2）盂下脱位　　　　（3）锁骨下脱位

图4-3 肩关节前脱位的类型

【病因病机】

肩关节脱位的病因有直接和间接暴力两种。

1.直接暴力 多因打击或冲撞直接作用于肩关节而引起，但较少见。

2.间接暴力 可分为传达暴力和杠杆作用力两种，临床多见。

（1）传达暴力：患者侧向跌倒时，上肢外展、外旋，手掌向下撑地，暴力由掌面沿肱骨纵轴向上传达到肱骨头。肱骨头可能冲破较薄弱的肩关节囊前壁，向前滑出至喙突下间隙，形成喙突下脱位，较为多见。若暴力继续向上传达，肱骨头可能被推至锁骨下部成为锁骨下脱位。

（2）杠杆作用力：当上肢高举、外展、外旋时，肱骨大结节与肩峰紧密相连，并形成杠杆力的支点。若手掌撑地暴力上传或暴力使上肢过度外展，肱骨头受力后向前下部滑脱，成为盂下脱位。

肩关节脱位的主要病理变化是关节囊撕裂和肱骨头移位。同时肩关节周围的软组织还发生不同程度的损伤，或合并肩胛盂边缘骨折，肱骨头骨折与肱骨大结节骨折等。严重时，合并腋神经、血管损伤，故应注意检查患侧的感觉及运动功能。

【诊断要点】

有上肢外展、外旋或后伸着地病史。患肩肿胀、疼痛、功能障碍，常用健手托患肢前臂，头向患侧倾斜。患肩失去圆润膨隆外形，肩峰异常突出，呈"方肩"畸形，检查见三角肌下空虚，在喙突下，腋窝内或锁骨下可触及肱骨头，弹性固定于肩外展 20°～30° 位。搭肩试验（Dugas 征）呈阳性：将患侧肘部紧贴胸壁，手掌无法搭到健侧肩部，或手掌搭在健侧肩部，患侧肘部无法贴近胸壁。

X 线检查可行正位片、侧位片及穿胸位片，可确定肱骨头移位的方向与位置，确定脱位的类型及有无骨折。

【辨证治疗】

（一）复位手法

1．新鲜肩关节脱位　对于新鲜肩关节脱位，应争取早期手法复位，局部症状轻微者可不需麻醉，或局部浸润麻醉。常用的方法有：

（1）手牵足蹬法：患者仰卧，术者立于患侧，用两手握住患肢腕部，并用足（右侧脱位用右足，左侧脱位用左足）抵于腋窝内，在肩外旋、稍外展位置沿伤肢纵轴方向缓慢而有力地牵引，继而徐徐内收、内旋，利用足跟为支点的杠杆作用，将肱骨头挤入关节盂内，当有回纳感觉时，复位即告成功。有时肱二头肌长腱阻碍肱骨头复位，可做患肢内、外旋转，使肱骨头绕过肱二头肌腱后，再按上述方法复位。

（2）拔伸托入法：患者坐位，术者立于患肩外侧，用两手拇指按压其肩峰，其余四指插入腋窝，第一助手位于患者健肩后，两手于患肩下环抱固定患者，第二助手一手握肘部，一手握腕上，外展、外旋患肢，由轻到重向前外下方做拔伸牵引，与此同时术者插入腋窝的手将肱骨头向外上方勾托，第二助手逐渐将患肢向内收、内旋位继续拔伸，直至肱骨头有回纳感觉，复位即告完成。

（3）膝顶推拉法：此法患者坐于凳上，术者与患者同一方向立于患侧，以左肩脱位为例，术者左足立地，右足踏于患者坐凳上，右膝屈曲小于 90°，膝部顶于患者腋窝，将患肢外展 80°～90°，并以拦腰状绕过术者身后，术者以左手握其腕，紧贴于左胯上，右手掌擒住患者左肩峰，右膝顶，右手推，左手拉，徐徐用力，当肱骨头达到关节盂时，右膝抵住肱骨头部向上用力一顶，即可复位（图 4-4）。

（4）牵引回旋法：患者坐位或卧位（以右肩关节前脱位为例），术者立于患侧，用右手握住患肢肘部，左手握住手腕。屈肘 90° 位徐徐顺势向下牵引，同时外展、外旋上臂，以松开胸大肌的紧张，使肱骨头回到关节盂的前上缘。在上臂外旋牵引位下，逐渐内收其肘部，使之与前下胸壁相触。此时肱骨头已由关节盂的前上缘向外移动，

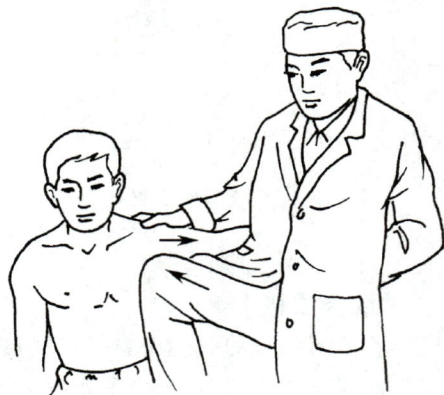

图 4-4　膝顶推拉法

关节囊的破口逐渐张开。在上臂内收下，迅速内旋上臂，同时向外上推送。肱骨头便可通过扩大的关节囊破口滑入关节盂内，并可闻及入臼声（图4-5）。此法应力较大，肱骨颈受到相当大的扭转力，因此，只在其他手法复位失败后选用，但操作宜轻柔稳健谨慎，若用力过猛，可引起肱骨外科颈骨折，尤其是老年骨质疏松者更应注意。

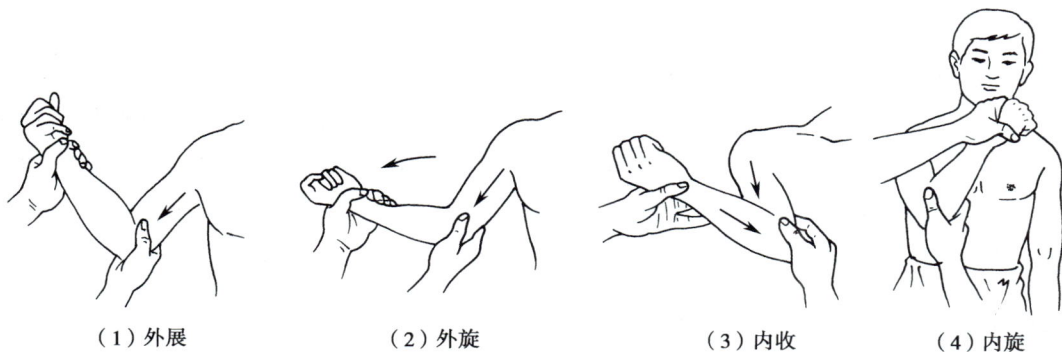

（1）外展　　　　　　（2）外旋　　　　　　（3）内收　　　　　　（4）内旋

图4-5　牵引回旋法

脱位整复成功的表现是"方肩"畸形消失，搭肩试验阴性，肩关节活动自如。X线显示肱骨头与关节盂关系正常。

2.陈旧性肩关节脱位　陈旧性肩关节脱位手法整复疗效亦较好，但操作较困难，处理不当，会造成臂丛神经损伤、肱骨外科颈骨折等严重并发症，应严格掌握适应证，复位操作需轻柔稳健。手法复位前，成人可做尺骨鹰嘴骨牵引，儿童可做皮肤牵引，在肩外展位牵引一周左右，必要时可加用推拿按摩和舒筋活络的中药煎汤熏洗。若脱位时间短，关节活动受限较轻，可以缩短或不做持续牵引。然后在麻醉下，做肩关节各方向的被动活动，动作持续有力，范围逐渐增大，以松解关节与周围组织的粘连，使关节周围挛缩的肌肉松弛和延伸。这一步骤需耐心细致，经过牵引和松解后，可采用下列手法整复：

卧位杠杆复位法：在臂丛或全身麻醉下，第一助手用宽布套住患者胸廓向健侧牵引，第二助手用一手扶住竖立于手术台旁的木棍，另一手固定健侧肩部，第三助手牵引患肢，外展到120°左右。术者双手握住肱骨头，三个助手同时用力，第三助手在牵引下徐徐内收患臂，利用木棍为杠杆支点，迫使肱骨头复位。在复位过程中，用力要适当，动作要缓慢。

3.习惯性脱位　一般轻微手法即可复位。

新鲜肩关节脱位绝大多数可以手法复位，但有如下情况者，应及时做肩关节脱位切开复位内固定术：合并神经、血管损伤，临床者症状明显者；并发肱二头肌长头腱向后滑脱阻碍整复者；肩关节前脱位合并大结节撕脱性骨折，骨折块卡在肱骨头与关节盂之间，影响复位者，或合并肱骨外科颈骨折经手法不能整复者。

陈旧性脱位，应慎重切开复位，因手术操作困难且术后关节功能恢复多不满意。若对上肢功能影响较大，脱位时间长，关节粘连严重，手法松解困难；或合并血管、神经压迫症状；或关节附近有明显骨痂或骨化性肌炎者，可考虑切开复位。

对习惯性脱位采用手术治疗的目的在于加固关节囊和修复盂唇，或行肱二头肌长头腱悬吊增强肱骨头稳定性，防止再脱位。

（二）固定疗法

复位后必须予以妥善固定，一般采用胸壁绷带固定。将患侧上臂保持在内收、内旋位，肘关节屈曲90°，前臂依附胸前，用纱布棉垫放于腋下和肘内侧。将上臂用绷带包扎固定于胸壁，前臂用颈腕带或三角巾悬托于胸前，固定时间3周，合并大结节骨折者适当延长1～2周。

（三）练功疗法

固定期间鼓励患者练习手腕和手指活动。1~2周后去除上臂固定于胸壁的绷带,仅留悬托前臂的三角巾,此时可开始练习肩关节伸屈活动。解除外固定后,应逐步做肩关节各方向主动活动锻炼,以防肩关节软组织粘连与挛缩。禁止做强力的被动牵伸活动,以免软组织损伤及并发损伤性骨化。

（四）药物疗法

按三期辨证用药,内服与外洗相结合。

【预防调护】

复位后妥善固定,固定时间要充分,使损伤的肌腱、关节囊得到良好修复,避免形成习惯性脱位。

固定期间鼓励患者练功活动,以免形成创伤性肩关节炎,影响肩关节的活动功能,但必须防止肩部外展、外旋动作。注意观察血液循环情况,如有异常情况及时处理。注意检查肩三角肌有无收缩能力及肩外展功能,判断腋神经有无损伤。

二、肘关节脱位

肘关节由肱尺关节、肱桡关节与尺桡上关节构成。其中,肱骨内、外上髁及尺骨鹰嘴突构成"肘后三角",是肘部的三点骨性标志,伸直时,此三点形成一直线;屈曲时,形成一等腰三角形。肘关节前后侧关节囊薄弱而松弛,侧方有坚强的尺桡侧副韧带保护,主要完成屈伸活动及很少的尺偏、桡偏活动。肘关节内上髁后面有尺神经通过,前面有正中神经、肱动脉通过,外侧有桡神经通过,脱位时可能会受到损伤。

肘关节脱位是最常见脱位的一种。

【病因病机】

外伤是导致肘关节脱位的主要原因。

根据脱位的方向可分为后脱位、前脱位、侧方脱位三种,其中后脱位最为常见。

1. 肘关节后脱位　跌倒时肘关节半伸直,前臂旋后位手掌着地,外力沿尺骨纵轴上传,使肘关节过度后伸,以致鹰嘴尖端急骤撞击肱骨下端的鹰嘴窝,形成一种杠杆作用力,迫使肱骨下端冲破关节囊的前方而向前移位，同时使尺骨鹰嘴与桡骨头滑向后方，导致肘关节后脱位。若暴力传达到肘关节时，肘关节处于内翻位或外翻位，此时肘关节除向后移位外，还可合并向桡侧或尺侧脱位，形成肘关节侧后方脱位，还可并发内、外髁撕脱性骨折。

2.肘关节前脱位　多系直接暴力所致。如屈肘位跌倒，肘尖触地，暴力由后向前，可将尺骨鹰嘴推移至肱骨的前方，形成肘关节前脱位。常合并有尺骨鹰嘴骨折，肘部软组织损伤较严重。

肘关节脱位因关节附近的肌腱、韧带、骨膜、关节囊被撕裂，可在肘窝部形成严重的血肿，容易发生骨化性肌炎，影响复位后肘关节的功能。

当肘关节处于内翻或外翻暴力时，可发生尺侧或桡侧侧方脱位；尺桡骨呈直向分开，肱骨下端位于尺桡骨之间，形成爆裂型脱位，并伴有广泛软组织损伤，临床上较为罕见。

【诊断要点】

1.肘关节后脱位　有典型的外伤史，肘关节疼痛、肿胀、活动障碍。肘窝前饱满，可摸到肱骨下端，尺骨鹰嘴后突，肘后部空虚，呈靴状畸形（图4-6）。有时可触及喙突或肱骨内上髁的骨折片。肘关节呈弹性固定在45°左右的半屈位，"肘后三角"骨性标志的关系发生改变，前臂缩短（与健侧对比），关节前后径增宽，左右径正常，是与肱骨髁上伸直型骨折的鉴别要点。若有侧方移位，还可呈肘内翻或肘外翻畸形。X线正、侧位片检查可确诊。如合并侧方脱位，应考虑神经损伤的可能，应检查手部感觉、运动功能。

2.肘关节前脱位　肘关节疼痛、肿胀、活动障碍。肘关节过伸，屈曲受限，呈弹性固定。肘前隆起，可触到脱出的尺桡骨上端，在肘后可触到肱骨下端及游离的鹰嘴骨折片。前臂较健侧明显长。X线正、侧位片检查可确诊。

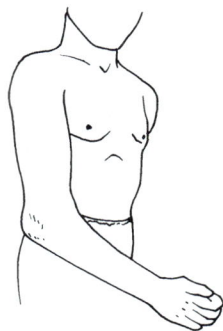

图4-6　肘关节后脱位典型畸形

【辨证治疗】

（一）复位手法

1.新鲜肘关节后脱位　一般不需麻醉，或患部肌肉紧张，可选用针刺麻醉、血肿内麻醉或臂丛麻醉。复位前要了解骨端的移位方向，以及是否并发喙突或肱骨内上髁骨折。原则上先整复脱位，后处理骨折。

（1）拔伸屈肘法：患者坐位，助手立于患者背后，以双手握其上臂，术者站在患侧前面，以双手握住腕部，置前臂于旋后位，与助手相对拔伸，然后术者以一手握腕部继续保持牵引，另一手的拇指抵住肱骨下端（肘窝）向后推按，其余四指抵住鹰嘴前端提，并慢慢将肘关节屈曲，若闻入臼声，说明脱位已整复（图4-7）。或卧位，患肢上臂靠床边，术者一手按其下段，另一手握住患肢前臂顺势拔伸，有入臼声后，屈曲肘关节。

（2）膝顶拔伸法：患者端坐位，术者立于患侧前面，一手握其前臂，另一手握住腕部，同时以一足踏于凳面上，以膝顶患肢肘窝内，沿着臂纵轴方向拔伸，有入臼感后，逐渐屈肘。患肢可触及同侧肩部即为复位成功。复位成功的标志是肘关节恢复正常活动，肘后三点关系恢复正常。

2.新鲜肘关节前脱位　患者取坐位或卧位，一助手固定患肢上部，另一助手握住患肢腕部，顺势牵引前臂，术者用两手拇指由肘前顶住脱出的尺桡骨上端向下后推入，余指由肘后抵住肱骨下端向上端提，有入臼声，说明已复位。肘关节前脱位常伴有鹰嘴骨折，脱位整复后按鹰嘴骨折处理。

3.陈旧性肘关节脱位　肘关节脱位超过2～3周，由于血肿机化、肌腱粘连和挛缩，整复比较困难。手法复位前可做尺骨鹰嘴骨牵引1周，配合推拿按摩及舒筋活血的中药煎汤局部熏洗，使关节周围挛缩组织松解。然后在臂丛神经麻醉下做肘关节屈伸、旋转及左右摇摆活动，力量由轻到重，范围由小渐大。通过牵引与松解后，使肘关节松弛，可采用拔伸牵引或膝顶拔伸法进行复位。

对于新鲜肘关节脱位伴骨折，手法整复失败或脱位整复后骨折片嵌入关节无法解脱者，或合并血管神经损伤时；陈旧性肘关节脱位手法整复失败或不适合手法整复者，宜采用手术切开复位法。

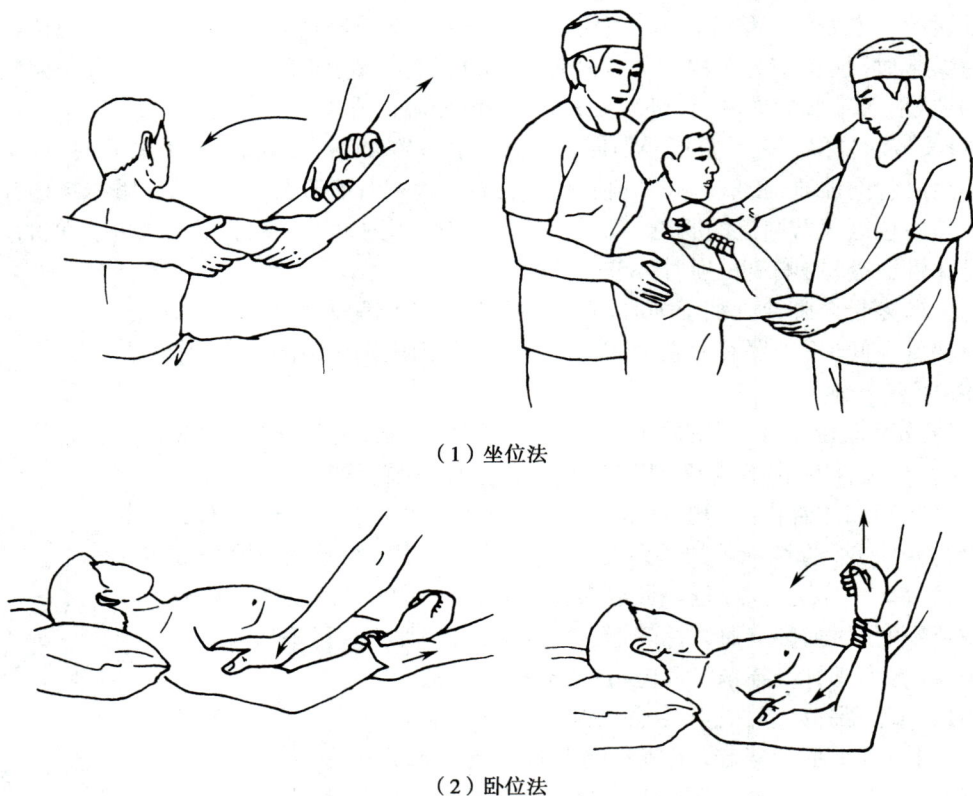

（1）坐位法

（2）卧位法

图4-7　拔伸屈肘法

（二）固定疗法

复位后，用长臂石膏托或直角托板固定于屈肘90°位，并用三角巾悬托患肢于胸前，固定时间2～3周。

（三）练功疗法

肘关节损伤后极易产生关节僵硬，故脱位整复后，应鼓励患者早期开始练功疗法，做肱二头肌收缩锻炼。固定期间可做肩、腕及掌指等关节活动。去除固定后，逐渐开始肘关节主动活动，屈肘、伸肘及前臂的旋转。必须避免肘关节的粗暴被动活动，以防发生骨化性肌炎。

（四）药物疗法

按三期辨证用药，内服与外洗相结合。

【预防调护】

固定的绷带不能过紧，固定后应注意患肢肿胀和血液循环情况，如发现肿胀严重、疼痛剧烈，桡动脉搏动异常、感觉异常等，应及时处理。

肘关节脱位整复时不能粗暴，练功疗法应循序渐进，以免增加新的损伤，加重血肿，产生骨化性肌炎。

固定期间即应开始练功疗法，活动手指和腕部。

知识链接

1. 肘关节脱位一般肿胀比较严重，固定期间，应密切注意远端的血供情况。

2. 肘关节脱位极易产生组织粘连和关节僵硬，应早期在不影响骨折愈合的情况下，开始练功活动。

三、小儿桡骨头半脱位

桡骨头呈椭圆形，近端为浅凹状关节面，与肱骨小头凸面形成关节，与肱尺关节一起完成屈伸活动。桡骨头尺侧与尺骨鹰嘴半月切迹形成上桡尺关节，有环状韧带包绕。

因小儿桡骨头发育尚不完全，桡骨头与桡骨颈几乎相等，环状韧带比较松弛。

小儿桡骨头半脱位又称"牵拉肘"。多发生于5岁以下的幼儿，是临床常见的肘部损伤。

【病因病机】

当小儿在穿衣、走路跌倒时，成人握住腕部向上牵拉、旋转时，肘部突然受到拉力，肱桡关节间隙加大，关节囊内负压增加，部分关节囊和松弛的环状韧带被吸入肱桡关节间隙，解除牵引后，阻碍桡骨头回到正常解剖位置，而是向桡侧移位，形成桡骨头半脱位。

【诊断要点】

患肢有被牵拉史，患肘疼痛，肘关节呈半屈曲，前臂呈旋前位，不能抬举。检查时，被动屈肘患儿疼痛，桡骨小头处压痛，局部可无明显肿胀或畸形。X线检查常不能显示病变。

【辨证治疗】

宜手法复位，家人抱小儿正坐，或直立，术者以一手握住小儿腕部，另一手托住肘部，以拇指压在桡骨头部位，屈肘至90°，做轻柔的旋后活动，同时屈曲肘关节，并以拇指轻压桡骨头，即可复位（图4-8）。也可反复2次。若仍不能复位，则可稍做牵引再行旋后活动，同时屈曲肘关节，即可听到轻微的复位声。复位后小儿肘部疼痛消失，肘部屈伸、旋转活动自如，能上举取物。复位后可不必固定，亦可以三角巾悬吊前臂，屈肘90°位置，2～3日即可。嘱家长不可再牵拉，以免复发。

小儿桡骨头半脱位-手法复位（视频）

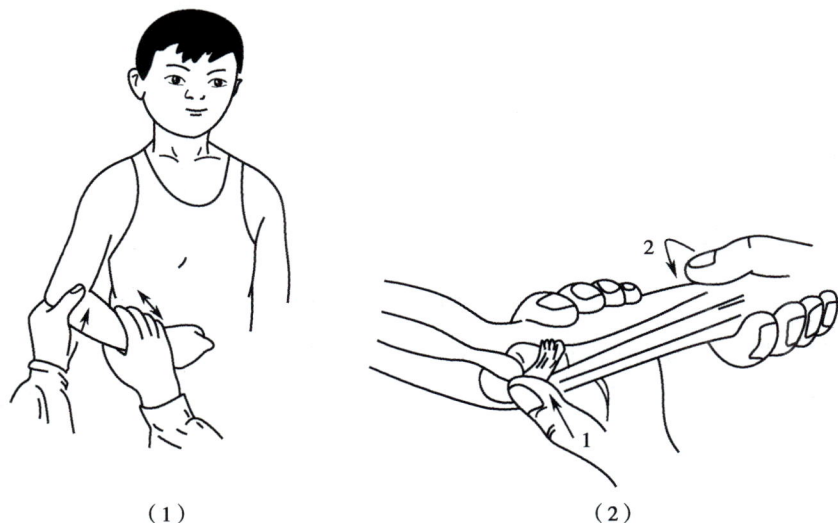

（1）　　　　　　　　　　　（2）

图4-8　小儿桡骨头半脱位的复位方法

（1）拇指直接按在桡骨小头处；（2）将前臂作旋后活动

【预防调护】

桡骨头半脱位发生一次后，每当牵拉时容易复发。应嘱家长为小儿穿、脱衣服或行走玩耍时多加注意，以免形成习惯性脱位。

四、掌指关节脱位及指间关节脱位

（一）掌指关节脱位

掌指关节脱位多在过伸位遭受外来暴力所致。临床上掌指关节脱位以拇指掌指关节脱位为多见，其次为示指掌指关节脱位。

【病因病机】

掌指关节伸直时有 20°～30° 的侧方活动，屈曲时的侧方活动微小，故掌指关节伸直时易受外力作用而发生脱位，临床多见向掌侧脱位。如跌倒时指端触地或运动时指端被猛烈撞击，掌指关节极度背伸，掌侧关节囊被撕裂，掌骨头穿过关节囊裂口脱向掌侧皮下，近节指骨基底向背侧移位。如关节囊裂口较小，掌骨头往往如纽扣状被交锁其中，有的屈肌腱亦可移位于掌骨头和指骨基底之间，造成复位困难。

【诊断要点】

患处疼痛、肿胀、功能丧失，掌指关节过伸，并弹性固定。掌侧面隆起，在远侧横纹皮下可摸到脱位的掌骨头，手指短缩。X 线片可显示移位的掌骨头及近节指骨基底部。

【辨证治疗】

1. 复位手法　局部麻醉下，术者用一手拇指与示指握住脱位手指，呈过伸位，顺势做拔伸牵引，同时用另一手握住患侧腕关节，以拇指抵于患指基底部推向远端，使脱位的指骨基底与掌骨相对，然后向掌侧屈曲患指，即可复位（图 4-9）。

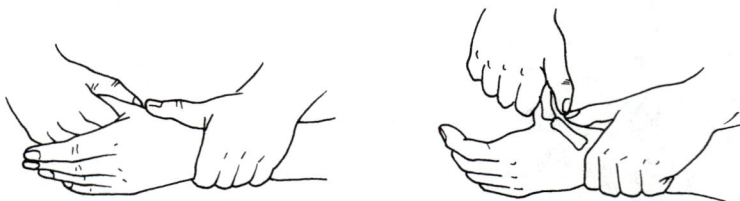

图 4-9　拇指掌指关节脱位整复法

2. 固定疗法　复位后用绷带卷垫于掌指关节的掌侧，固定患指于轻度屈曲对掌位（90°）2～3 周。
3. 练功疗法　早期除患指外可做其余关节的练功活动；去除固定后，可做患指掌指关节的主动屈伸锻炼，范围由小到大。
4. 药物疗法　按三期辨证用药，内服与外洗相结合。

【预防调护】

掌指关节脱位时，伴关节囊撕裂，或侧副韧带撕断，甚至伴有指骨基底部撕脱性骨折。所以在解除固定后，应保护患指，注意减少患指关节活动至局部无压痛。伴有指骨基底部撕脱性骨折者应按骨折治疗，延长固定时间。

（二）指间关节脱位

指间关节脱位较为多见,各指近侧及远侧指间关节均可发生。

【病因病机】

多因外力使关节极度过伸、扭转或侧方挤压,造成关节囊破裂、侧副韧带撕断而引起,甚至伴有指骨基底小骨片撕脱性骨折。脱位的方向大多是远节指骨向背侧移位,同时向侧方偏移,向掌侧移位者较少见。

【诊断要点】

受伤关节呈梭形肿胀、畸形、疼痛、局部压痛,弹性固定,被动活动时疼痛加剧。如果侧副韧带已断裂,则可出现侧方移位。X线摄片显示指间关节脱离正常关系,并可确定是否并发指骨基底撕脱性骨折。

【辨证治疗】

1. 复位手法　术者一手固定患指掌部,另一手握住患指末节,顺势做拔伸牵引,同时用拇指将脱出的指骨基底部推向前方,然后屈曲手指,即可复位。

2. 固定疗法　复位后用绷带卷垫于指间关节的掌侧,固定患指于轻度屈曲对掌位(90°)2～3周,或以压舌板固定患指于伸直位,亦可采用邻指胶布固定。

3. 练功疗法　早期除患指外可做其余关节的练功活动;去除固定后,可做患指指间关节的主动屈伸锻炼,范围由小到大。

4. 药物疗法　按三期辨证用药,内服与外洗相结合。

【预防调护】

指间关节脱位时,伴关节囊撕裂,或侧副韧带撕断,甚至伴有指骨基底部撕脱性骨折。在解除固定后,应保护患指,减少指关节活动至局部无压痛;伴有指骨基底部撕脱性骨折者应按骨折治疗,延长固定时间。

第三节　下 肢 脱 位

一、髋关节脱位

髋关节是典型的杵臼关节,由球形股骨头和大而深的髋臼构成。髋关节周围有许多韧带分布,并有丰厚肌肉群包绕。其中,髋关节囊内下方与后下方较薄弱,是较易发生脱位的部位。在强大的暴力作用下可引发脱位,临床并不少见。

临床上根据脱位后股骨头所处的位置可分为三型,即后脱位、前脱位、中心脱位。其中,以后脱位最常见。

（一）髋关节后脱位

【病因病机】

大多数髋关节后脱位发生于交通事故,多因间接暴力所致。当屈髋90°时,过度内收、内旋髋关节,使股骨颈前缘紧抵髋臼前缘,形成杠杆支点,此时股骨头位于较薄弱的关节囊后下方,当受到来自腿与膝前及后方作用于腰背部向前的暴力作用时,可使股骨头冲破关节囊而脱出髋臼,造成后脱位。

【诊断要点】

有明显的外伤史,局部疼痛、肿胀、功能障碍、弹性固定等,严重者还可发生骨折及神经血管损伤等并发症。

患肢呈屈髋、屈膝、内收、内旋、短缩畸形,患侧臀部隆起,大转子向后上方移位,可在髂前上棘、坐骨结节连线后方扪及股骨头。伤膝屈曲并靠在健侧大腿上呈"黏膝征"阳性（图4-10）。黏膝征是鉴别诊断髋关节前、后脱位的重要指征。X线片可见股骨头向后上方移位及有无骨折，必要时行CT检查以了解骨折移位情况。

【辨证治疗】

新鲜脱位一般以手法闭合复位为主。复位通常需采用腰麻或硬膜外麻，甚至全麻。

1. 复位手法

（1）屈髋拔伸复位法：患者仰卧于木板床或地面上，助手用两手按压髂前上棘以固定骨盆。术者面向患者，弯腰站立，骑跨于患肢上，用双前臂、肘窝部扣在患肢腘窝部，使其屈髋、屈膝各90°，顺势拔伸，使股骨头接近关节囊破裂口，在向上牵拉的同时，略将伤肢旋转，使股骨头滑入髋臼，当感到入臼声后，再将患肢伸直，即可复位（图4-11）。

（2）回旋复位法：患者仰卧，一助手以双手按住髂前上棘，固定骨盆。术者立于患侧，一手握住患肢踝部，另一手以肘窝提托其腘窝部，在向上提拉的基础上，将大腿内收、内旋，继而使髋关节极度屈曲，使膝部贴近腹壁，然后将患肢外展、外旋，再伸直下肢，即可听到或感到复位的声响，复位即可成功。因为此法的屈曲、外展、外旋、伸直是一连续动作，形状恰似一个问号（左侧）或反问号（右侧），故又称为画问号复位法。回旋法是利用杠杆力，采用与脱位过程相反的顺序进行复位。由于回旋法的杠杆作用力较大，施行手法时必须动作柔和，不要使用暴力，以免引起骨折或加重软组织损伤（图4-12）。

（3）俯卧下垂复位法：此法适用于肌肉较弱或松弛的患者。患者俯卧于床缘，两下肢完全置于床外，健肢由第一助手扶持，维持水平位，患肢下垂。第二助手用双手固定骨盆。术者一手握住患肢踝上部，使屈膝90°，利用患肢的重量向下牵引，术者在牵引过程中可轻旋患侧大腿，用另一手加压于腘窝以增加牵引力，使其复位。或取同样体位，只是固定骨盆的助手改为扶持患踝及按压小腿，术者用力向外下方推压股骨头，迫使股骨头向髋臼中心滑入而复位。术者也可用膝部跪压患者腘窝，用力下压使之复位，但此法力量较大，使用时要注意（图4-13）。

2. 固定疗法　复位后可用皮肤牵引或穿丁字鞋，中立位固定，维持在髋外展10°～20°，2～3周。如合并髋臼骨折，固定6周左右。

3. 练功疗法　整复后即可进行股四头肌舒缩及踝关节练功活动。解除固定或牵引后，在床上先后练习被动及主动髋膝伸屈、内收、外展及内、外旋活动。1个月以后扶拐不负重活动。3个

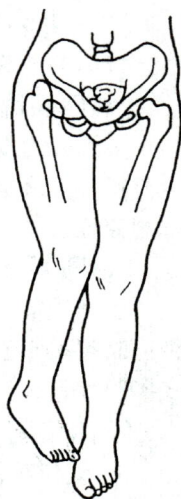

图4-10　髋关节后脱位畸形

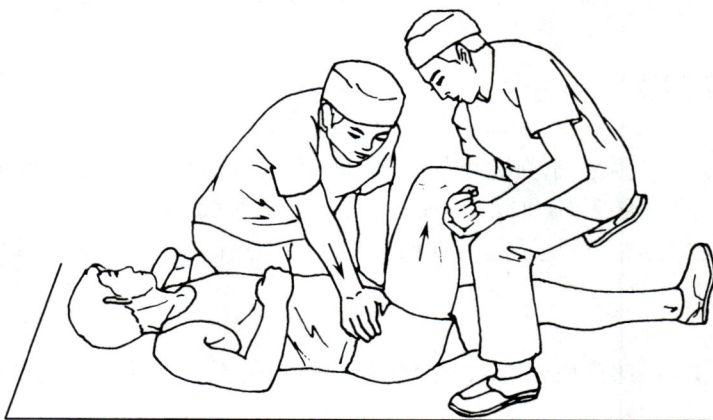

图4-11　髋关节后脱位屈髋拔伸复位法

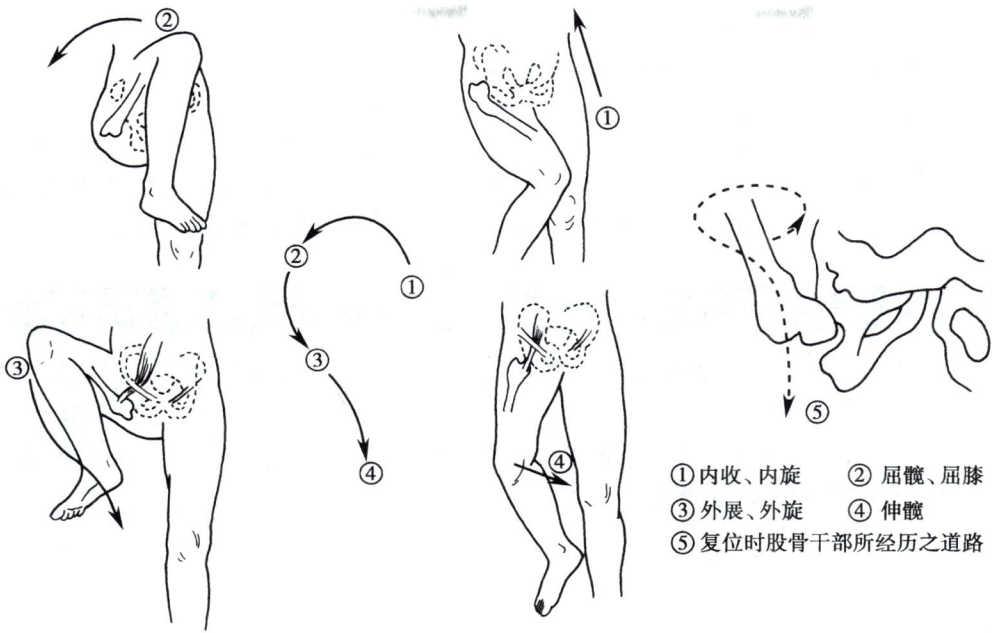

① 内收、内旋　　② 屈髋、屈膝
③ 外展、外旋　　④ 伸髋
⑤ 复位时股骨干部所经历之道路

图 4-12　回旋复位法

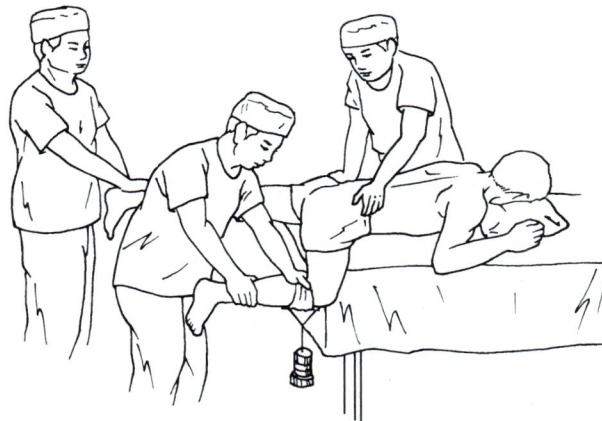

（1）加压于腘窝

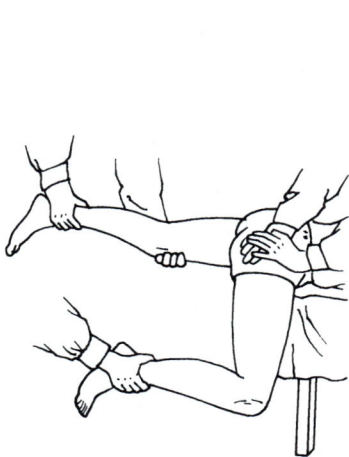

（2）推压股骨头

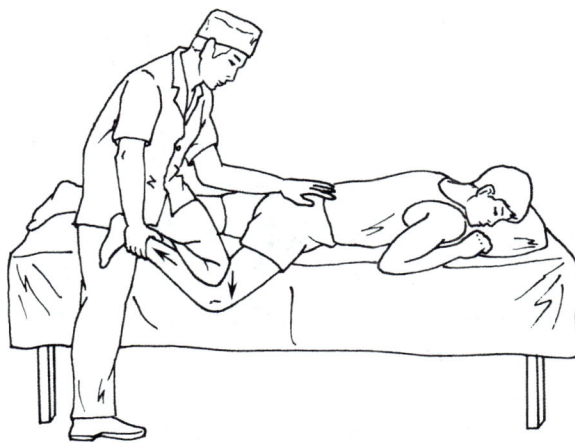

（3）跪压于腘窝

图 4-13　俯卧下垂复位法

月后可下地行走、练习负重等。

4.药物疗法 按三期辨证用药,内服与外洗相结合。

【预防调护】

髋关节后脱位外固定常采用皮肤牵引,术后护理注意牵引方向正确,保持体位正确。固定期注意患肢的血液循环情况,如患肢皮肤对胶布过敏要及时更换固定方法。髋关节脱位固定时间和卧床时间长,应鼓励患者积极进行练功活动,勤翻身,以防压疮等并发症发生。

知识链接

1.髋关节后脱位,部分病例有坐骨神经损伤的表现,多为挫伤,2~3个月后可自行恢复。

2.髋关节脱位必然发生关节囊撕裂和圆韧带断裂,可能影响股骨头血供,应定期摄片检查,密切关注病情,避免发生股骨头缺血性坏死。

(二)髋关节前脱位

【病因病机】

临床较少见。当髋部因外力强度外展、外旋时,大转子顶端即与髋臼上缘相接触,股骨头因受杠杆作用而被顶出髋臼,突破关节囊的前下方,而形成前脱位。如股骨头停留在耻骨支水平,则可引起股动、静脉受压而导致血液循环障碍。

【诊断要点】

患肢除一般症状外,并呈外旋、外展稍屈髋畸形,患肢较健肢稍长。在闭孔附近或腹股沟韧带附近可扪及股骨头。患侧膝部不能靠在对侧大腿上,即"黏膝征"阴性(图4-14)。X线检查可见股骨头向前下方移位。

【辨证治疗】

1.复位手法

(1)屈髋拔伸复位法:患者仰卧于铺在地面的木板上,一助手按住双侧髂嵴固定骨盆,另一助手屈曲其膝关节并握住患肢小腿,并在髋外展、外旋位渐渐向上拔伸至90°位,与此同时,术者双手环抱大腿根部,将大腿根部向后外方按压,可使股骨头回纳髋臼(图4-15)。

(2)反回旋复位法:其操作步骤与后脱位相反,先将髋关节外展、外旋,然后屈髋、屈膝,再内收、内旋,最后伸直下肢。应用此法时,原理与后脱位一样,即向脱出时畸形的相反方向使股骨头回纳髋臼内。只是左髋脱位用反问号,右髋脱位用正问号(图4-16)。

(3)侧牵复位法:患者仰卧于木板床上,一助手用两手按住髂前上棘以固定骨盆;另一助手用一宽带绕过大腿根部内侧,向外上方牵拉,术者两手分别扶住患膝及踝部,做连续屈伸患髋动作,在屈伸过程中,可慢慢内收、内旋患肢,即可听到股骨头回纳髋臼声音,畸形也随之消失,即复位成功(图4-17)。

2.固定疗法 复位后可用皮肤牵引或穿丁字鞋,中立位固定,维持髋内旋、内收、伸直位2~3周,避免髋外展。

3.练功疗法 同髋关节后脱位。

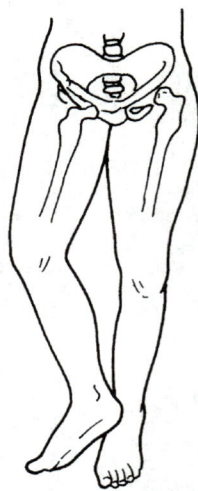

4.药物疗法 按三期辨证用药,内服与外洗相结合。

【预防调护】

同髋关节后脱位。

图4-14 髋关节前脱位畸形

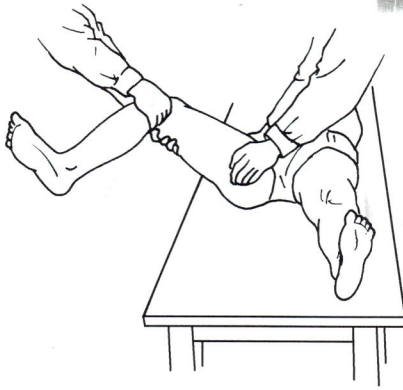

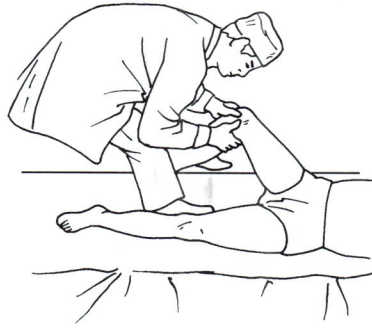

（1）屈髋拔伸　　　　　　　　　（2）先变成后脱位，后用拔伸复位法

图 4-15　髋关节前脱位屈髋拔伸复位法

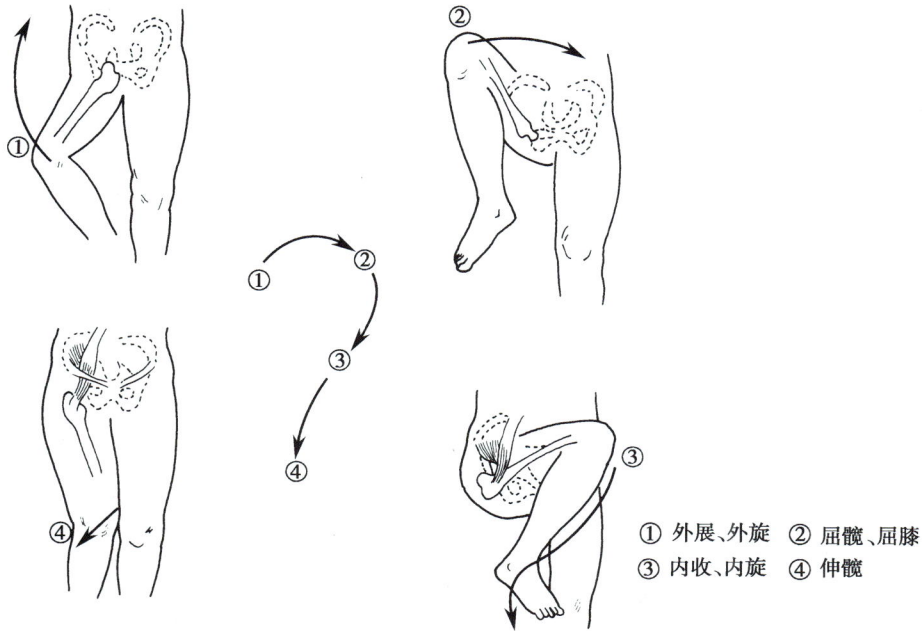

① 外展、外旋　② 屈髋、屈膝
③ 内收、内旋　④ 伸髋

图 4-16　反回旋复位法

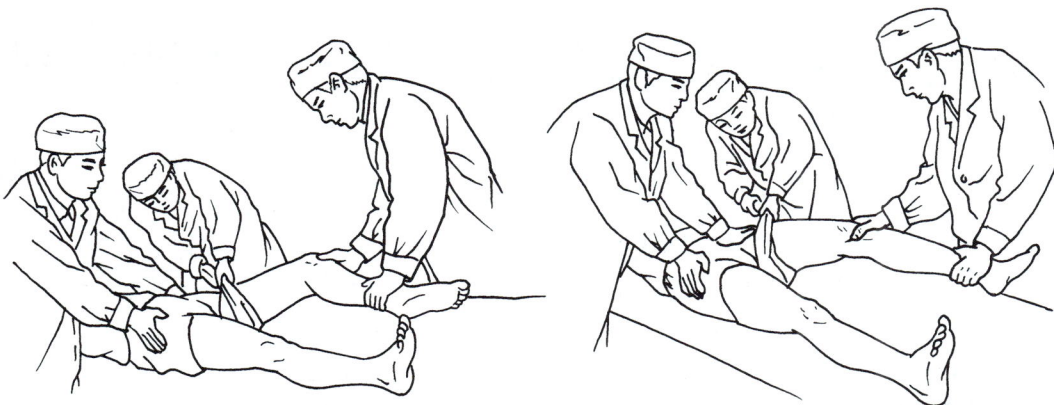

（1）向外拔伸　　　　　　　　　（2）屈伸患髋

图 4-17　侧牵复位法

（三）髋关节中心脱位

【病因病机】

多由传导暴力所致。当强大暴力作用于股骨大转子外侧或髋关节轻度外展屈曲位时，暴力顺着股骨纵轴传递到股骨头而冲击髋臼底部，引起臼底骨折。暴力继续作用于股骨头可连髋臼骨折块一同向盆腔内移位，成为中心脱位。中心脱位必然引起髋臼骨折，骨折可块状或粉碎，严重的脱位时，股骨头整个从髋臼骨折的断端间穿入盆腔，头颈部被骨折片夹住，使复位困难。但此种情况很少见。

【诊断要点】

伤后患髋疼痛显著，肿胀不明显，髋关节屈伸功能丧失。移位明显的脱位有肢体缩短，内旋或外旋畸形，股骨大转子较健侧平坦或轻度内陷。有骨盆骨折时，骨盆分离及挤压试验阳性，同时可出现腹胀、下腹痛、二便不利等症，肛门指检常在患侧有触痛和包块。合并腹部内脏损伤的并不少见，也可能出现失血性休克。X线摄片显示髋臼底骨折，股骨头突入盆腔（图4-18）。

【辨证治疗】

必须及时处理失血性休克及合并腹部内脏损伤者。若髋臼损毁严重，可考虑行关节融合术或全髋置换术。

1.复位手法

（1）拔伸扳拉复位法：适用于轻度脱位者，患者仰卧，一助手握患肢踝部，使足中立，髋外展30°位，在此位置上拔伸旋转；另一助手把住患者腋窝行反向牵引；术者立于患侧，先用宽布带绕过患侧大腿根部，一手推骨盆向健侧，另一手抓住绕大腿根部之布带向外扳位，即可将内移的股骨头拉出。触摸大转子与健侧比较，两侧对称，即整复成功（图4-19）。

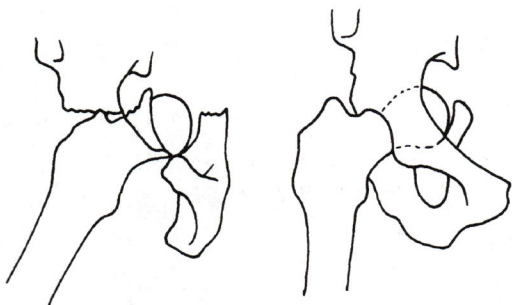

图4-18　髋关节中心脱位X线示意图　　　　图4-19　拔伸扳拉复位法

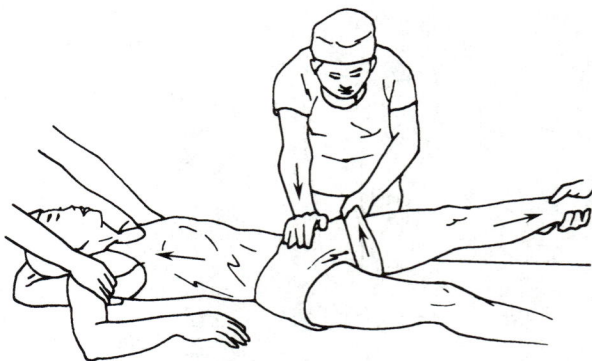

知识链接

人工关节置换术：人工关节置换术是在关节成形术的基础和理念上发展起来的一门技术，采用金属、高分子聚乙烯、陶瓷等材料，根据人体关节的形态、构造及功能制成人工关节假体，通过外科技术植入人体内，代替患病关节功能，达到缓解关节疼痛，恢复关节功能的目的。根据保守估计，全世界每年有超过150万人接受人工关节置换术。随着社会人口老龄化、平均寿命的不断延长，以及生活质量的进一步提高，对人工关节置换术的医疗需求也在持续增长。

目前，膝关节置换和髋关节置换是人工关节置换术中最常见的两类手术，其10年的成功率已经超过90%，更有80%以上的患者可以正常使用植入的假体长达20年以上，甚至伴随其终生。此外，肩、肘、腕、掌指、指间、踝、跖趾等关节置换也在不断发展，并取得了良好的效果。

（2）骨牵引复位法：适用于股骨头突入盆腔较严重的患者。患者仰卧位，患侧用股骨髁上骨牵引，重量5～12kg，可逐步复位。若不成功，可同时在大转子部做前后位骨圆针贯穿，或大转子钻入一带环螺丝钉，做侧方骨牵引，重量5～7kg，在向下、向外两个分力同时作用下，可将股骨头牵出（图4-20）。

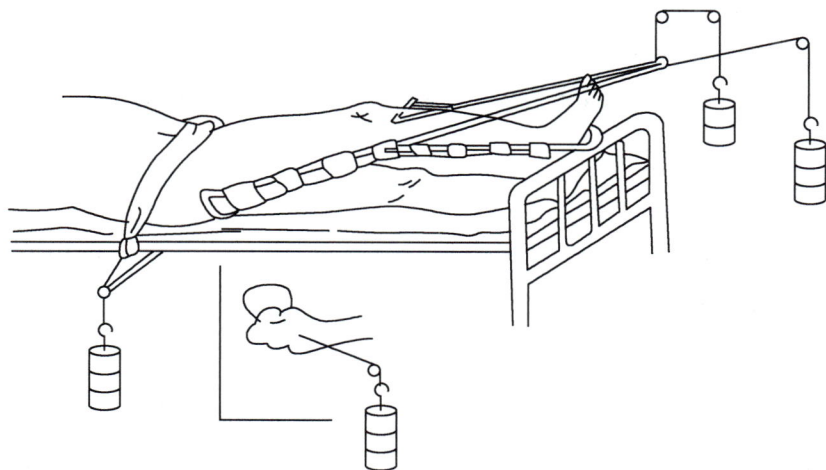

图4-20　双向牵引复位法的侧方牵引

2. 固定疗法　复位后可采用皮肤牵引或骨牵引固定，患肢两侧置沙袋或穿丁字鞋防止内、外旋，牵引重量5～7kg。中立位牵引4～6周，待髋臼骨折愈合后才考虑解除牵引。

3. 练功疗法　整复后即可在牵引制动下进行股四头肌舒缩及踝关节练功活动。早期开始床上练习，负重锻炼应相对推迟。在3个月后，方可下地行走，逐渐练习负重等，以减少创伤性关节炎及股骨头缺血性坏死的发生。

4. 药物疗法　按三期辨证用药，内服与外洗相结合。

【预防调护】

髋关节中心脱位外固定一般采用皮肤牵引或股骨髁上骨牵引，每日要检查牵引装置，牵引力线，牵引绳是否脱出滑轮，牵引重量适当，防止牵引过程中重新脱位。患者不能早期下床活动，3个月后无合并症才能下地行走，逐渐练习负重，以免发生股骨头缺血性坏死。髋关节脱位固定时间和卧床时间长，鼓励患者积极进行练功疗法，勤翻身，以防压疮等并发症发生。

二、髌 骨 脱 位

髌骨是人体最大的籽骨，也是伸膝装置的重要组成部分。因膝关节存在生理性外翻角，当髌骨在用力伸膝时，有向外侧移动的倾向。正常发育的股骨外侧髁较内侧髁高起，是阻挡髌骨向外侧移位的屏障。股内侧肌止于髌骨的内侧缘，其下部纤维向内侧斜行，也成为向内侧牵拉髌骨防止其向外侧移动的装置。

【病因病机】

1. 外伤性脱位　在人体膝关节外翻角度过大、股骨外侧髁发育不良、股内侧肌肌力弱等基础上，髌骨内侧受到直接暴力打击或猛力伸膝，髌骨向外侧越过股骨外侧髁，发生髌骨外侧脱位，脱位时多发生股内侧肌的撕裂。当暴力作用于股四头肌腱或髌韧带时，使其断裂，髌骨向上或向下移位，故可发生髌骨上脱位、髌骨下脱位。髌骨的内侧脱位极少见。

2. 习惯性脱位　膝外翻畸形、股骨外侧髁低平、股内侧肌松弛、先天性小髌骨等因素，造成髌骨的外移倾向加大、阻止髌骨外移的装置薄弱，在轻微的外力作用下，甚至屈伸膝关节时，发生髌骨向外侧脱位。外伤性脱位后，股内侧肌撕裂未修补或修补不当，亦是习惯性脱位的发生因素之一。

【诊断要点】

1. 外伤性脱位　膝部肿痛，膝关节呈半屈曲位，活动受限，不能伸直。在膝关节的外、上、下方可触及脱出的髌骨。

2. 习惯性脱位　女性多发，多为单侧，亦可双侧。脱出时伴响声，膝前平坦，在股骨外侧髁前外方可触及脱位的髌骨。局部压痛，轻度肿胀，当患者忍痛自动或被动伸膝时，髌骨可自行复位，且伴有响声。

【辨证治疗】

（一）复位手法

针对外侧脱位患者多采用此手法。具体操作：患者取仰卧位，术者站于患侧，一手握患肢踝部，一手拇指按于髌骨外方，使患膝在微屈状态下逐渐伸直的同时，用拇指将髌骨向内推挤，使其越过股骨外侧髁而复位。

（二）固定疗法

复位后予以长腿石膏托或夹板屈膝20°～30°位固定2～3周。

（三）练功疗法

患肢固定后，抬高患肢，积极行股四头肌收缩及踝、足趾关节屈伸训练，避免过度劳累。当固定解除后，逐步行膝关节功能训练。

（四）药物疗法

按三期辨证用药，内服与外洗相结合。

【预防调护】

复位后，积极行股四头肌收缩训练。固定解除后，循序渐进行患膝关节屈伸功能训练。早期避免负重下蹲，以免再次发生脱位。

三、跖趾关节脱位及趾间关节脱位

（一）跖趾关节脱位

跖趾关节脱位指的是跖骨头与近节趾骨构成的关节发生分离。一般临床上以第1跖趾关节向背侧脱位多见。跖趾关节可做屈、伸、收、展活动。

【病因病机】

跖趾关节脱位多由足趾踢硬物或者重物砸压造成，在外力作用下迫使跖趾关节过伸，近节趾骨基底脱向趾骨头的背侧。因其第1趾骨较长，最容易损伤，故第1趾骨关节脱位最为常见。

【诊断要点】

有明显外伤史，局部疼痛、肿胀、活动受限。患足不能触地，跖趾关节过度背伸，趾间关节屈曲，第1跖趾关节脱位时，第1跖骨头在足底突出，蹬趾近节趾骨基底部向背部突出，关节呈弹性固定。

足部正斜位X线可明确诊断及是否合并骨折。

【辨证治疗】

1. 复位手法　嘱一助手固定患侧踝部，术者一手持蹬趾，一手握前足，先用力向背牵引，加大畸形，然后握足背的指用力将脱出的趾骨基底部向远端推出，当滑到跖骨头处，在维持牵引下，将蹬趾迅速跖屈，即可复位。

2. 固定疗法　跖趾关节脱位整复后，用绷带包扎患部数圈，再用适当小夹板固定跖趾关节伸直位 2～3 周。

3．练功疗法 早期可作踝关节屈伸活动。肿胀消退后可扶拐以足跟负重行走。3 周后可拆除外固定逐步练习负重行走。

4．药物疗法 按三期辨证用药,内服与外洗相结合。

【预防调护】

固定后应抬高患肢,以利消肿。固定期间避免患肢负重行走。

（二）趾间关节脱位

趾间关节脱位指的是近节趾骨与远节趾骨间关节发生分离。趾间关节为屈伸关节,仅仅能做屈、伸活动。本病好发于成年人。

【病因病机】

趾间关节脱位亦多由足趾踢硬物或者重物砸压造成,远节趾骨移位于近节趾骨的背侧,如果侧副韧带撕裂,也可向侧方移位。

【诊断要点】

有明显外伤史,局部疼痛、肿胀、活动受限。足部正斜位 X 线可明确诊断及是否合并骨折。趾间关节脱位,脱位患趾缩短、上翘,关节前后径增大。

【辨证治疗】

1．复位手法 术者一手握踝部或前足,一手捏紧足趾远端,水平牵引拔伸即可复位。

2．固定疗法 趾间关节脱位整复后可外敷活血化瘀、消肿止痛类膏药,以邻趾固定法固定 2～3 周。

3．练功疗法 早期可作踝关节屈伸活动。肿胀消退后可扶拐以足跟负重行走。3 周后可拆除外固定逐步练习负重行走。

4．药物疗法 按三期辨证用药,内服与外洗相结合。

【预防调护】

固定后应抬高患肢,以利消肿。固定期间患肢不负重,但可扶拐下床活动。

（乔 野）

? **复习思考题**

1. 关节脱位如何分类?
2. 简述脱位的并发症及发病机制。
3. 肩关节脱位的诊断要点有哪些?
4. 肘关节后脱位的局部特征是什么?
5. 如何鉴别各型髋关节脱位?

ER-4-6

扫一扫,测一测

第五章　筋　　伤

学习目标

掌握肩关节周围炎、肱骨外上髁炎、腕背腱鞘囊肿、桡骨茎突狭窄性腱鞘炎、屈指肌腱腱鞘炎、踝关节扭挫伤、落枕、颈椎病、急性腰肌扭伤、慢性腰肌劳损、腰椎间盘突出症的诊断要点及辨证治疗；熟悉肩关节周围炎、肱骨外上髁炎、腕背腱鞘囊肿、桡骨茎突狭窄性腱鞘炎、屈指肌腱腱鞘炎、踝关节扭挫伤、落枕、颈椎病、急性腰肌扭伤、慢性腰肌劳损、腰椎间盘突出症的病因病机及预防调护；了解人体其他筋伤的病因病机、诊断要点、辨证治疗及预防调护。

第一节　上肢筋伤

一、肩部扭挫伤

肩部因外力打击、过度牵拉、扭捩等导致肩关节周围软组织损伤，称为肩部扭挫伤。肩关节是人体活动方向最多、活动范围最大的关节，同时也是容易受到损伤和发生病变的部位。肩关节包括肩胛骨、锁骨、肱骨及其通过肌肉、韧带、关节囊相互连接而形成的四个关节，即肩肱关节、肩锁关节、胸锁关节和肩胛胸壁关节（图5-1）。由于肩关节囊松弛，韧带薄弱，关节盂较浅，主要依靠关节附近肌肉维持关节的稳定性，因此扭挫跌仆易引起肩关节扭挫伤。损伤部位多发生于肩部的上方或外上方，以闭合性损伤为多见，可发生于任何年龄。

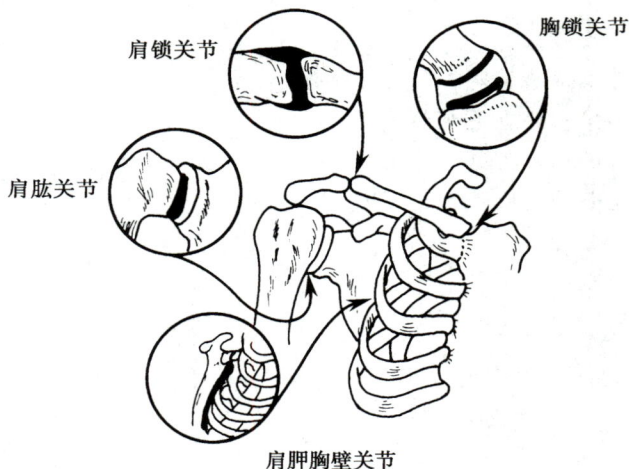

肩锁关节　　胸锁关节

肩肱关节

肩胛胸壁关节

图5-1　肩部关节

【病因病机】

由于间接暴力引起肩关节过度牵拉、扭捩，引起肩部关节囊、肌腱、韧带、筋膜的损伤或撕裂；或重物直接打击、碰撞肩部，引起肩部肌筋或脉络的损伤或撕裂，致使局部气滞血瘀。出现肿胀、疼痛、功能障碍等症状。

【诊断要点】

有明显外伤史，肩部疼痛、肿胀、功能障碍。挫伤部皮下常青紫、瘀肿严重；扭伤当时多不在意，休息后出现症状，逐渐加重，瘀肿不明显，但有局限性压痛，痛点多在肩部上方或外侧方。轻者 1 周内症状明显好转，较重者伴有组织纤维断裂或小的撕脱性骨折，症状迁延数周不愈。对于关节部肿胀、功能受限严重者，应拍摄 X 线片排除骨折等其他病变。

【辨证治疗】

以理筋手法治疗为主，配合固定、练功、药物、针灸、封闭等疗法治疗。

1.理筋手法 先以轻柔缓和的按揉法、拿揉法在肩关节周围及患侧背部、上臂部进行松解；痛点部位采用点按、拨络法以疏经通络，缓解止痛；再以摇、扳法做肩关节前屈、后伸、内收、外展及环转动作以松解粘连、调节关节活动范围；最后以肩部拿揉法，上肢部搓、抖法结束理筋手法治疗。

2.固定疗法 急性期肿痛剧烈时，可用肩人字绷带包扎，再用三角巾将患肢屈肘 90° 悬吊胸前，限制患肩活动 1～2 周。

3.练功疗法 以主动活动为主，被动活动为辅，做肩部外展、内收、前屈、后伸、旋转等活动，促进肩关节功能的恢复。

4.药物疗法 按筋伤三期辨证用药。初期及中期以活血祛瘀、消肿止痛为主，内服舒筋活血汤，痛甚者加服云南白药，外敷三色敷药；后期以活血通络为主，内服舒筋丸，配合局部熏洗。

5.其他疗法

（1）针灸疗法：以肩井、肩髃、肩髎、肩内陵、阿是穴、天宗穴为主穴，早期泻法为主，留针 15～20 分钟。

（2）痛点封闭：醋酸泼尼松龙注射液 12.5～25mg 加 0.5%～2% 普鲁卡因注射液 2～10ml 行痛点封闭。每周 1 次，2～3 次为 1 个疗程。

【预防调护】

肩部扭挫伤的初期，出现瘀肿时局部可冷敷，忌热敷，以减轻疼痛和抑制患部出血。由于肩部急性筋伤易迁延成慢性筋伤，因此在治疗过程中要始终注意动静结合，制动时间不宜过长，要早期练功，争取及早恢复功能，尽量避免转变成慢性筋伤。

二、肩关节周围炎

肩关节周围炎简称肩周炎、漏肩风等，属中医"肩痹""肩凝"等范畴。是肩关节周围肌肉、肌腱、滑液囊及关节囊的慢性非特异性炎症。以肩部疼痛，肩关节功能活动障碍为主要临床特征。本病好发于 50 岁左右的中老年人，故又称"五十肩"，女性发病率高于男性，多为慢性疾病。

【病因病机】

肩关节周围炎的发病是因年老体衰，气血虚损，筋失濡养，风寒湿外邪侵袭肩部，导致经脉拘急，肩关节周围软组织出现退行性变，加之肩部受到轻微外伤，发生积累性劳损，继发无菌性炎症，造成肩周围组织挛缩，肩周软组织广泛性粘连，出现肩部疼痛，使关节活动严重受限。其主要的病理变化为肩关节及其周围组织发生的一种范围较广的慢性无菌性炎症。

【诊断要点】

多数病例呈慢性发病，常因上举、外展动作引起疼痛始被注意。亦有疼痛较重及进展较快者。个别病例有外伤史。

主要症状为肩周疼痛，肩关节活动受限或僵硬。疼痛可为钝痛或刀割样痛，夜间加剧，甚至

ER-5-3

肩关节周围炎-
体格检查
（视频）

痛醒,可放射至前臂或手、颈、背部等。检查:常见肩部广泛压痛而无局限性压痛点。肩关节各方向活动受限,但以外展、外旋、后伸障碍最显著,如不能梳头、穿衣等。根据不同病理过程,可分为急性期、粘连期、缓解期。

1.急性期 此期约1个月,亦可延续2~3个月。本期患者的主要临床表现为进行性加重的肩部疼痛,以及肩关节活动受限。如果此期积极治疗,可直接进入缓解期。

2.粘连期 此期约3~6个月。本期患者疼痛症状已明显减轻,其临床表现为肩关节活动严重受限。肩关节因肩周软组织广泛粘连,活动范围极小,外展及前屈运动时,肩胛骨随之摆动而出现耸肩现象。

3.缓解期 此期约6个月或以上。本期患者疼痛基本消失,在治疗及日常生活劳动中,肩关节的挛缩、粘连逐渐缓解并恢复正常功能。

X线检查:肩周炎是软组织病变,所以X线检查多无异常改变,但可以排除骨与关节的其他疾病,后期部分患者可见骨质疏松、冈上肌腱钙化等。

【辨证治疗】

本病主要是非手术治疗。部分患者可自行痊愈,但时间长,痛苦大,功能恢复不全。积极地治疗可以缩短病程,加速痊愈。肩关节的功能锻炼在发病初期就应积极进行,可缩短病程,加速恢复。

(一)急性期(早期)

以疼痛为主,治宜舒筋活血、通络止痛;以药物、封闭、针灸、理疗为主。

1.药物疗法 以补气血、益肝肾、温经络、祛风湿为主,常用独活寄生汤或三痹汤加减治疗。

2.封闭疗法 在关节囊内或明显压痛点处,用0.5%普鲁卡因注射液2ml加醋酸泼尼松龙注射液12.5mg做局部封闭。每周1次,2~3次为1个疗程。

3.针灸疗法 取肩髃、肩髎、肩外俞、曲池、巨骨或阿是穴,用泻法加灸法治疗。

4.物理疗法 可采用超声波、磁疗、蜡疗、光疗、热疗等,以减轻疼痛,促进恢复。

(二)慢性期(中后期)

关节被动活动功能严重障碍,肩部肌肉萎缩。治以理筋手法治疗和自我练功为主。

1.理筋手法 患者正位,术者用右手的拇指、示指、中指对握三角肌束,做垂直于肌纤维走行方向的拨动5~6次,再拨动痛点附近的冈上肌、胸肌各5~6次,然后按摩肩前、肩后、肩外侧。继之左手扶住肩部,右手握患者手腕部,做牵拉、抖动、旋转活动。最后帮助患肢做外展、上举、内收、前屈、后伸等动作。操作时注意用力适度,以患者能忍受为度。主要是通过适度的手法松解及被动运动关节,使粘连松解,逐步增加关节的活动范围。

肩关节广泛粘连,肩部僵硬,疼痛已经缓解而关节功能未能恢复的患者可在颈神经丛阻滞麻醉下,使肌肉放松,施行手法扳动。患者卧位,术者一手握住肘关节,另一手握住肩关节,同时助手固定肩胛骨。先使肱骨头慢慢内外旋转,然后做肩关节前屈、外旋、上举;外展、外旋、上举;后伸、内旋、摸背动作。手法扳动的范围由小到大,在扳动的过程中常能听到粘连带被撕裂的声音,经过反复多次的操作,直至肩关节达到正常范围。

2.练功疗法 为肩关节周围炎治疗的重要环节,临床常用下列几种医疗体操。

(1)爬墙:患者面对墙壁站立,躯干正直。以患侧手指在体前接触墙壁逐步向上爬行,当不能再上行时,在墙壁上做一高度标志,下一次练习时不能低于这一高度。每日2~3次,每次3~5分钟。此法主要锻炼肩关节的外展、前屈、上举功能。

(2)洗脸:取端坐位,躯干及头颈部正直。以患侧手部在面部做洗脸状动作,逐步向对侧面部深入,最后以患侧手指能通过面颊、前额至对侧颞部及耳部为佳。每日2~3次,每次3~5分钟。此法主要锻炼肩关节的外展、前屈、内收等功能。

（3）梳头：取端坐位，躯干及头颈部正直。以患侧手握木梳或用手指在头部由前向后做梳头动作，逐步由患侧至对侧，最后以手指通过头顶部触摸对侧耳部为佳。每日2～3次，每次3～5分钟。此法主要锻炼肩关节的外展、前屈、上举、旋后等功能。

（4）体前摆臂：取端坐位，躯干及头颈部正直。两手体前交叉，手心朝下，健侧手背部托住患侧手心部，在体前缓慢抬起至最大限度，然后两手分别向两侧分开由身体后侧缓慢下落。每日2～3次，每次3～5分钟，或以能耐受为度。此法主要锻炼肩关节的前屈、外展、后伸等功能。

（5）体后拉手：取端坐位，躯干及头颈部正直。两手体后相交，以健手握住患侧手腕部，缓慢向健侧牵拉，并逐渐上提至最大限度。每日2～3次，每次3～5分钟，或以能耐受为度。此法主要锻炼肩关节的后伸、内收等功能。

（三）注意事项

1. 治疗前先拍X线片，以排除骨关节本身病变；因骨折或脱位而继发的冻结肩，须经复位或骨折愈合后，方可进行理筋手法治疗。

2. 运用手法要轻柔缓和，不可使用粗暴手法，以免造成不必要的损伤。

3. 平时要注意保暖，防止受凉，以免加重病情，影响治疗效果。

【预防调护】

肩周炎有自愈倾向，其自然转归期多在数月至2年左右，因此要鼓励患者树立信心，配合治疗，加强自主练功活动，以增进疗效，缩短病程，加速痊愈。平时要注意肩部保暖，勿受风寒湿邪侵袭，坚持合理运动，以增强肩关节周围肌肉和肌腱的强度。急性期应减少肩关节活动，减轻持重，必要时采取一些固定和镇痛的措施；慢性期以积极进行肩关节功能锻炼为主。

三、冈上肌腱炎

冈上肌腱炎又称冈上肌腱综合征、肩外展综合征，是指冈上肌腱长期在喙肩韧带和肩峰的摩擦、挤压下发生劳损，致使局部产生无菌性炎症，从而引起肩部疼痛及活动受限。好发于长期重复肩部外展工作的各种人员。

【病因病机】

冈上肌处在肩峰与肱骨头之间（图5-2），是肩部肌肉收缩力量的交叉点。随着肩部的外展，其间隙逐渐变小，特别在外展达60°～120°时间隙最小。在外展达90°后，肩峰下滑液囊完全缩进肩峰下面，这时冈上肌腱直接与肩峰骨面相摩擦挤压，长期频繁的运动造成该肌腱的劳损，继发无菌性炎症，引发临床症状。

人到中年后，机体气血渐衰，肝肾不足，筋骨痿软，冈上肌腱失于濡养，韧性降低，脆性增强，承受外界暴力和抵御风寒湿邪侵袭的能力减弱。在肩部活动时更容易出现劳损，引起局部的无菌性炎症，且由于退变，局部渗出的组织液、水肿难以被吸收，更易出现软组织的粘连，加重局部疼痛及活动受限。

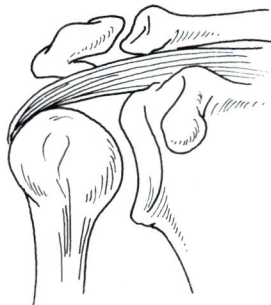

图5-2 冈上肌

【诊断要点】

常有急、慢性损伤史或受凉史。发病时肩部外侧疼痛，可放射至颈部、肘部及前臂。检查：在肱骨大结节顶部或肩后冈上窝处有明显压痛点。冈上肌腱炎的特征为疼痛弧试验阳性（图5-3），即每当肩外展60°～120°时，出现明显疼痛，若越过此范围继续外展上举时则又无疼痛，反之，上肢由外展上举位落下达120°～60°时又出现剧痛。慢性、劳损性患者肩部肌肉多伴有失用性萎缩。

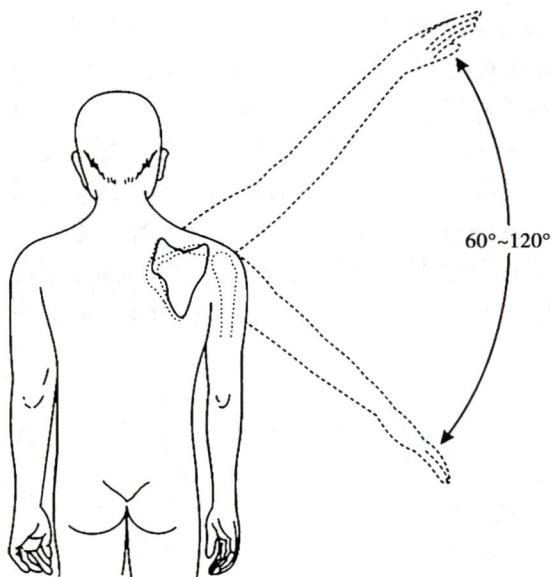

图 5-3 疼痛弧试验

诊疗中疑有下列病症时,需要进一步鉴别诊断:

冈上肌腱钙化:X 线片显示局部钙化灶,可伴有骨质疏松。

冈上肌腱断裂:耸肩试验阳性,落臂试验阳性。X 线检查时用关节内充气或碘油造影,可见肩关节腔与肩峰下滑囊阴影相互贯通,表示肩袖完全断裂。必要时可行 MRI 检查明确诊断。

【辨证治疗】

急性期患者可用三角巾悬吊胸前 1～2 周,短期制动,注意局部保暖。

1.理筋手法 医生站于患侧,以三角肌为重点来回拿揉,再上下移行拿揉颈项部和上肢至肘部以下,以舒松筋络;用擦法施术于肩外、后部,逐渐加力。操作过程中配合肩关节的外展、内收及内旋活动。然后用擦法操作于肩胛区、肩胛间区,以及肩胛骨的外侧区。在操作过程中配合肩胛间区、天宗穴处的拇指按揉,以活血祛瘀止痛;再用拇指点按或按揉肩井、缺盆、秉风、肩髃、肩贞、曲池等穴,以酸胀为度。然后用拇指拨痛点及病变处,以肱骨大结节顶部,冈上肌腱附着处为重点,以解痉止痛、剥离粘连;最后用双手掌放置患肩前后做对掌搓揉,同时将肱骨头向外上方牵拉;然后摇肩关节(左手扶住肩部,右手托住肘部将肩摇转,动作幅度由小到大),接着进行搓、抖上肢以活血通络、滑利关节,结束理筋手法治疗。

2.药物疗法

(1)内服药:①肩部疼痛肿胀,夜间为甚,痛处固定,拒按,肩部活动时可闻及摩擦音;舌质暗红,或有瘀斑,苔白或薄黄,脉弦或细涩。属瘀血壅滞,治宜活血散瘀、通络止痛,方用舒筋活血汤。②肩部酸痛,劳累后疼痛加重,遇寒痛剧,得温痛缓;舌质淡,苔薄白,脉沉细无力。属虚寒证,寒甚者,治宜温经散寒,可服大、小活络丹;体弱血虚者,治宜益气补血而不留瘀,方用当归鸡血藤汤加减。

(2)外用药:急性期局部疼痛肿胀者,外敷消瘀止痛膏或三色敷药;后期局部疼痛畏寒者,可用温经通络膏,或温通散。亦可用熏洗或用熥药热熨患处。

3.针灸疗法 取穴如天宗、肩髃、曲池等,用泻法,以疏风通络、温经散寒;用提插捻转,以肩臂酸痛胀麻为主。留针 20 分钟,可加艾灸。

4.封闭疗法 在肩峰与肱骨大结节之间,用醋酸泼尼松龙注射液 12.5～25mg 加 0.5%～2% 普鲁卡因注射液 2～10ml 行痛点封闭。每周 1 次,2～3 次为 1 个疗程。

5.功能锻炼 急性期应避免进行肩关节外展、外旋等用力动作;中后期可逐渐增加肩关节各方向功能活动,如肩外展、前屈、外旋、甩手、上举等活动,逐渐恢复肩关节活动功能。

【预防调护】

中老年人,尤其是平时缺乏锻炼者,在肩部活动时要避免突然、强力的动作,特别是在大角度的外展、后伸、上举等动作时更要注意,以防止本病的发生。发病后肩部疼痛明显时,应避免上肢外展、外旋等用力动作,肩部注意避风寒;中后期肩痛缓解后,逐步开始功能锻炼。

　　慢性冈上肌腱炎治疗中，针对肩袖中冈下肌、小圆肌、肩胛下肌的起止点施行松解手法，可收到理想效果。

四、肘关节扭挫伤

　　肘部因过度扭转或受直接暴力打击而致肘关节周围软组织损伤称为肘部扭挫伤，是常见的肘关节闭合性损伤。本病好发于青壮年。

　　肘关节由肱尺、肱桡及上尺桡三个关节组成，共同在一个关节囊内，是颇为稳定的屈戌关节。肘关节的内、外侧有侧副韧带加强，周围有伸肌群、屈肌群的肌肉、肌腱所包裹附着，上桡尺关节有环状韧带固定。肘关节的伸屈活动范围在 $0°\sim140°$，前臂的旋转功能由上、下桡尺关节完成。

【病因病机】

　　直接暴力的打击可造成肘关节挫伤。但临床以间接暴力致伤多见，如跌仆、失足滑倒时手掌撑地，肘关节处于过度外展、伸直位置，迫使肘关节过度扭转，可造成肘关节扭伤。临床上以肘关节囊、桡尺侧副韧带、环状韧带和肌腱等损伤多见。

【诊断要点】

　　有明显的外伤史，肘关节处于半屈伸位，肘部呈弥漫性肿胀、疼痛、功能障碍。有时出现青紫瘀斑，以桡后侧明显。初起肘部疼痛，活动无力，压痛点往往在肘关节的内后方和内侧副韧带附着部。

　　严重的扭挫伤，特别是局部肿胀严重者注意辨别是否伴有骨折、脱位。可通过 X 线检查作出鉴别。

【辨证治疗】

　　以理筋手法、固定和练功疗法为主，配合药物疗法等。

　　1. 理筋手法　先将肘关节在牵引下做一次 $0°\sim140°$ 的被动伸屈活动，以纠正微细的关节错位。在触摸到压痛点后，以双手掌环握肘部，轻轻按压 $1\sim2$ 分钟，有疏散血肿、减轻疼痛的功效。然后以患侧为中心，用轻柔缓和的按揉、拿揉等理筋手法在肘关节及其周围操作，以患者有舒适感为度。

　　2. 固定疗法　早期可将患肘用三角巾悬吊在肘关节屈肘 $90°$ 位；或采用夹板、石膏托等外固定，限制肘部活动 $2\sim3$ 周。

　　3. 练功疗法　早期多做手指伸屈握拳活动，2 周后肿痛减轻。可逐步练习肘关节的伸屈活动。如做被动伸屈活动，必须是轻柔的、不引起明显疼痛的活动，禁止做被动粗暴的伸屈活动，以避免引发骨化性肌炎等并发症。

　　4. 药物疗法

　　（1）内服药：根据损伤轻重不同，选用活血化瘀、消肿止痛之药，如桃红四物汤加减。

　　（2）外用药：早期外敷消瘀止痛膏，后期用中药熏洗。

　　5. 其他疗法

　　（1）针灸疗法：选曲池、肘髎、天井、小海等穴，强刺激手法。

　　（2）封闭疗法：醋酸泼尼松龙注射液 $12.5\sim25mg$ 加 $0.5\%\sim2\%$ 普鲁卡因注射液 $2\sim10ml$ 行痛点封闭。每周 1 次，$2\sim3$ 次为 1 个疗程。

【预防调护】

　　严重的肘关节扭挫伤，治疗不及时或处置不当，或进行不适当的反复按摩，都可造成关节周围组织的钙化、骨化，形成骨化性肌炎。因此，肘关节损伤后的功能恢复不能操之过急，否则常遗留关节强直的后患。

五、肱骨外上髁炎

肱骨外上髁炎是前臂伸肌起点受到反复牵拉，导致肱骨外上髁部局限性疼痛，并影响伸腕和前臂旋转功能的慢性劳损性疾病，又称为"网球肘"。本病属中医"筋痹"范畴，多发于男性，以右侧多见。

【病因病机】

肱骨外上髁炎常因急性损伤或慢性积累性劳损，使腕伸肌腱附着处反复受到牵拉刺激，引起部分撕裂和慢性炎症或局部的滑膜增厚、滑膜炎等变化，出现外上髁骨膜炎、滑膜炎、环状韧带退行性改变，重者可致肌腱断裂。常发生于反复屈伸腕关节和旋转前臂者，如瓦工、木工、机械维修工及网球、羽毛球等项目的运动员。

【诊断要点】

症状往往逐渐出现。初起时肘外侧疼痛，以后疼痛转为持续性，轻者不敢拧毛巾，重者提物时有突然"失力"现象。但休息时疼痛明显减轻，甚至消失。一般在肱骨外上髁和肱桡关节间有局限的压痛点，压痛可向前臂背侧方向扩散。肘关节屈伸活动一般不受影响，但有时前臂旋前或旋后时局部疼痛；前臂伸肌群抗阻力试验和腕伸肌紧张试验阳性，X线检查一般无异常表现，病程长者在肱骨外上髁附近有钙化沉积现象。

【辨证治疗】

以理筋手法治疗为主，配合药物、练功、针灸、针刀、理疗等疗法治疗。

1．理筋手法

（1）剥筋法：在肱骨外上髁及前臂桡侧用拨法和指揉法刺激桡侧腕伸肌和肱桡肌，如有明显痛点可用拇指拨筋。

（2）弹筋法：患者坐位，术者一手握腕，前臂托于肘下，另一手拇指、示指相对呈钳形，提弹肘桡侧深、浅之筋，先弹深层，再弹浅层各3～5次。

（3）屈肘旋前过伸推拿法：患肢伸直，医生一手虎口对手腕背面，握住腕部；另一手掌心顶托肘后部，拇指置于肱桡关节处。然后，握腕部之手使桡腕关节掌屈并使肘关节做屈曲和伸直相交替的动作，另一手于肘关节由屈曲变伸直时在肘后部向前顶推，使肘关节过伸，此时可听到"咯吱"声，有时发出撕布样声音，患者立即可感轻松。

2．药物疗法

（1）内服药：风寒阻络型治宜温经散寒、通络止痛，方用桂枝汤加减；湿热内蕴型治宜清热利湿、通络止痛，方用加味二妙散等；气血亏虚型治宜补气补血、养血荣筋，用补中益气汤加鸡血藤、桂枝、威灵仙等。

（2）外用药：外敷消炎止痛膏或热醋洗患处。还可用中药离子导入法。

3．练功疗法　为防止肘关节僵硬及周围软组织粘连，每日主动进行伸屈肘关节的练习，可配合云手、前推八匹马、倒拉九牛尾等功能锻炼。

4．其他疗法

（1）针灸疗法：取曲池、阳溪、尺泽、阿是穴等强刺激加艾灸。

（2）封闭疗法：用醋酸泼尼松龙注射液12.5mg加1%普鲁卡因注射液2～4ml做局部痛点封闭。每周1次，2～3次为1个疗程。

（3）小针刀疗法：对症状严重者，可采用小针刀治疗，一般平行肌纤维方向进针刀，纵向疏通剥离。

（4）物理疗法：可采用超短波、磁疗、光疗、离子透入疗法等，以减轻疼痛，促进炎症吸收。

（5）手术疗法：仅适用于长期非手术疗法无效而症状严重者，一般行肱骨外上髁前臂伸肌总腱附着处剥离手术。

【预防调护】

肱骨外上髁炎是由于前臂旋前和伸腕动作的频繁活动，腕伸肌的起点反复受到牵拉刺激而引起，因此尽量避免其剧烈活动和过度劳累。疼痛发作期应减少活动，必要时可选择三角巾悬吊等做适当固定，待疼痛明显缓解后应及时解除固定并逐渐开始肘关节功能活动，但要避免使伸肌总腱受到明显牵拉的动作。

知识链接

1. 急性网球肘治疗中，前臂中上段用弹力绷带临时包扎，有明显止痛效应。
2. 急性期治疗中，注意休息，避免前臂伸肌群活动，是治疗中的关键环节之一。
3. 急性期治疗中可用颈腕带悬吊制动1～2周。

六、腕三角软骨损伤

腕三角软骨为纤维软骨组织，位于尺骨茎突内侧的小凹中，基底边附着于桡骨远端的尺骨切迹的边缘，软骨尖端附着于尺骨茎突基底部。腕三角软骨边缘较厚，掌、背侧缘均与腕关节囊相连，中央较薄，呈膜状（图5-4），当遭受直接暴力或间接暴力作用时容易破裂。

【病因病机】

腕三角软骨是一块位于桡骨远端、尺骨切迹边缘与尺骨茎突基底部之间的纤维软骨，是腕尺侧的缓冲垫，为桡尺远侧关节的主要稳定装置，具有限制前臂过度旋转的功能。当腕关节遭受突然过度扭动、旋转暴力时，可引起腕三角软骨的损伤或破裂。

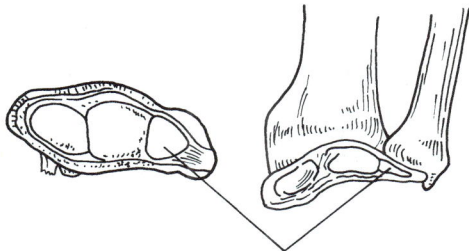

图5-4 腕三角软骨

【诊断要点】

腕部有明显外伤史。初期肿胀、疼痛局限于腕关节尺侧，腕关节做伸屈、旋转动作时引起疼痛。后期肿胀基本消退，但尺骨小头部仍有微肿及压痛，酸楚乏力，握力减退，腕关节尺偏并做纵向挤压时，可引起局部疼痛。做腕关节被动旋转活动，尺骨头向背侧移位，桡尺远端关节活动时有弹响声。

X线检查可见桡尺远端关节间隙增宽，尺骨小头向外背侧移位。应用碘油与空气造影可显示腕三角软骨破损病变的位置。CT、MRI及腕关节镜等可辅助诊断。

【辨证治疗】

1．理筋手法 医生在患者前方先行适当的相对牵引，并将腕部环转摇晃2～3次，然后轻轻抚按、揉捏尺骨小头与桡骨远端的尺侧缘，使其突出处复平，再以指尖或指腹轻压痛点，将分离的桡尺远端关节捺正并保持稳定位置。

2．固定疗法 用与腕部适宜的纸夹板或铝板将腕关节固定于功能位4～6周，后期佩戴护腕保护。

3．练功疗法 损伤早期应避免腕部旋转活动，解除外固定后在佩戴护腕时逐步加强腕部练功活动。

4．药物疗法

（1）内服药：初期宜祛瘀消肿、活血止痛，方用定痛和血汤加减。

（2）外用药：早期外敷消瘀止痛膏，后期用海桐皮汤熏洗。

5．其他疗法

（1）针灸疗法：取阳谷、养老、阳溪、合谷、外关等穴，得气后留针20分钟，每日1次。

（2）封闭疗法：用醋酸泼尼松龙注射液12.5mg加1%的普鲁卡因注射液4ml做尺骨茎突与桡骨远端痛点间注射，每周1次，2～3次为1个疗程。

（3）手术疗法：如保守治疗效果不满意，可考虑手术治疗，主要有尺骨缩短术、三角软骨清创术、腕关节镜下三角软骨清创术。

知识链接

伴有下桡尺关节分离者，应采取夹板固定2～3周，对临床治疗及预后有着积极的作用。

【预防调护】

避免腕关节的过度扭转活动。腕三角软骨具有损伤容易而痊愈难的特点，因此损伤早期应固定4～6周，为软骨修复提供良好环境。疼痛消失、解除固定后应尽量避免做腕关节的旋转活动，并佩戴护腕保护。

七、腕管综合征

腕管综合征是由于正中神经在腕管中受压，而引起的以手指麻痛乏力为主的综合征。腕管系指腕掌侧的掌横韧带与腕骨所构成的骨-韧带隧道。腕管中有正中神经、拇长屈肌腱和4个手指的指深屈肌腱、指浅屈肌腱。正中神经居于浅层，处于肌腱与腕横韧带之间。本病好发于中年人，以女性多见，常单侧发病。

【病因病机】

腕部的创伤，如桡骨远端骨折、腕骨骨折脱位、腕部扭挫伤、腕部慢性损伤，或腕管内有腱鞘囊肿、脂肪瘤等原因，致腕管容积减少。由于腕管内腔缩小，屈指肌腱和正中神经与腕横韧带来回摩擦，而引起肌腱、肌腱周围组织及滑膜水肿、肿胀、增厚，使管腔内压力增高，压迫正中神经，发生腕管综合征。

【诊断要点】

腕管综合征主要表现为正中神经受压后，引起腕以下正中神经支配区域内的感觉、运动功能障碍。患者桡侧3个半手指麻木、刺痛或烧灼样痛、肿胀感。患手握力减弱，拇指外展、对掌无力，握物、端物时偶有突然失手的情况。夜间、晨起或劳累后症状加重，活动或甩手后症状可减轻。寒冷季节患指可有发冷、发绀等改变。病程长者大鱼际萎缩，患指感觉减退，出汗减少，皮肤干燥脱屑。

屈腕压迫试验，即掌屈腕关节的同时压迫正中神经1分钟，患指症状明显加重者为阳性。叩击试验，即叩击腕横韧带之正中神经处，患指症状明显加重者为阳性。肌电图检查，可见大鱼际出现神经变性，可协助诊断。

本病应注意与颈椎病、多发性神经炎等疾病相鉴别。颈椎病引起神经根受压时，则麻木区不单在手指，往往前臂也有痛觉减退区，并且运动、腱反射也出现某一神经根受压的变化，同时有颈部的症状和体征。多发性神经炎症状常为双侧性，并不局限在正中神经，桡、尺神经也受累，呈手套状感觉麻木区。

ER-5-4

腕管综合征-
体格检查
（视频）

【辨证治疗】

本病以理筋手法治疗为主,配合练功、药物、针灸治疗,必要时行手术治疗。

1.理筋手法　先在外关、阳溪、鱼际、合谷、劳宫及痛点等穴位处,施以按压、揉摩手法;然后将患手在轻度拔伸下,缓缓旋转、屈伸腕关节数次;再将术者左手握于患手腕上,右手拇、示指捏住患手拇、示、中、环指远节,向远心端迅速拔伸,以发生弹响为佳。手法可每日1次,局部不宜过重过多施用手法,以减少已增加的腕管内压。

2.练功疗法　练习手指、腕关节的屈伸及前臂的旋转活动,防止失用性肌萎缩和粘连。

3.药物疗法　治宜祛风通络,内服大活络丹,外贴宝珍膏或万应膏,并可用八仙逍遥汤或海桐皮汤熏洗。

4.针灸疗法　取阳溪、外关、合谷、劳宫等穴,得气后留针15分钟,每日或隔日1次。

5.手术疗法　对于症状严重的患者,经治疗无效时,可考虑手术切开腕横韧带以缓解压迫。

【预防调护】

对腕部的创伤要及时、正确地处理,尤其是腕部的骨折、脱位,要求对位良好。已发生腕管综合征者,施行理筋手法之后要固定腕部,可用纸壳夹板,也可以将前臂及手腕部悬吊,不宜做热疗,以免加重病情。经保守治疗无效者,应尽快手术治疗,防止正中神经长时间严重受压而变性。

八、腕背腱鞘囊肿

腕背腱鞘囊肿是发生在腕背部的囊性肿物,内含有无色透明或微呈白色、淡黄色的浓稠冻状黏液。古称"腕筋节""腕筋瘤"等。任何年龄均可发病,以青壮年和中年多见,女性多于男性。

【病因病机】

本病多为劳损所致。形成囊肿的原因与关节囊、韧带、腱鞘中的结缔组织营养不良,发生退行性变有关。腱鞘囊肿与关节囊或腱鞘密切相连,但并不一定与关节腔或腱鞘的滑膜腔相通。囊壁外层由致密纤维组织构成,内层为光滑之白色膜遮盖,囊腔多为单房,但也有多房者,囊内为无色透明胶冻样黏液。

【诊断要点】

囊肿生长缓慢,多无自觉疼痛,少数有局部胀痛。局部可见一个半球形隆起,肿物突出皮肤,表面光滑,皮色不变,触之有囊性感,与皮肤不相连,周围境界清楚,基底固定或推之可动,压痛轻微或无压痛。部分患者囊肿经长期的慢性炎症刺激,囊壁肥厚变硬,甚至达到与软骨相似的程度。

【辨证治疗】

以理筋手法治疗为主,配合药物、针灸治疗,必要时可行手术治疗。

1.理筋手法　对于发病时间短,囊壁较薄,囊性感明显者,可用按压法压破囊肿。将腕关节掌屈,使囊肿固定和高凸,术者用双手拇指压住囊肿,并加大压力挤压囊肿,使之囊壁破裂。捏破后局部按摩,以便囊内液体充分流出,散于皮下,逐渐减少或消失

2.药物疗法　囊壁已破,囊肿变小,局部仍较肥厚者,可搽擦茴香酒或展筋丹,亦可贴万应膏,并用绷带加压包扎2～3日,使肿块进一步消散。

3.针灸疗法　对囊壁厚,囊内容物张力不大,压不破者,可加针刺治疗。患处消毒后,用三棱针垂直刺入囊肿内。起针后在肿块四周加以挤压,可使囊肿内容物挤入皮下,部分胶状黏液可从针孔中挤出,然后用消毒敷料加压包扎,以减少复发。

4.手术疗法　对于反复发作者,可手术切除。仔细分离并完整切除囊壁,如囊壁与关节相通者,应用细针线,缝合关节囊,再将筋膜下左右两侧组织重叠缝合,术毕加压包扎。

【预防调护】

囊壁挤破后,在患部放置半弧形压片(如纽扣等),适当加压保持1~2周,以使囊壁间紧密接触,形成粘连,避免复发。患部的活动应掌握适当,避免使用不适当的按摩手法,以免增加滑液渗出,使囊肿增大。

九、桡骨茎突狭窄性腱鞘炎

本病是拇长展肌和拇短伸肌腱通过桡骨茎突部的腱鞘发生的无菌性炎症。桡骨茎突腱鞘为拇长展肌腱和拇短伸肌腱的共同腱鞘(图5-5)。在日常的劳作中,拇指的对掌和伸屈动作较多,使拇指的外展肌和伸肌不断收缩,以致该部位发生无菌性炎症,造成狭窄性腱鞘炎。本病好发于中年人,以女性多见。

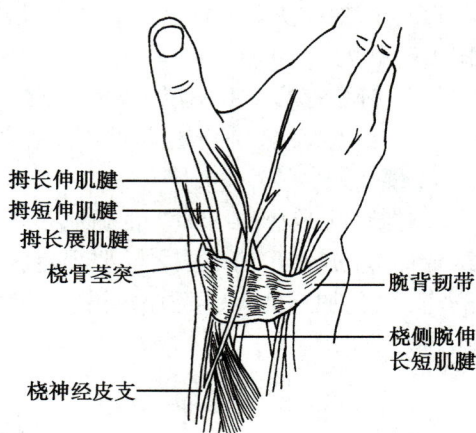

拇长伸肌腱
拇短伸肌腱
拇长展肌腱
桡骨茎突
桡神经皮支
腕背韧带
桡侧腕伸长短肌腱

图5-5　桡骨茎突部位解剖

【病因病机】

桡骨茎突部的腱鞘内有拇长展肌和拇短伸肌通过。腕指活动过度,使肌腱在狭窄的腱鞘内不断的摩擦,局部出现水肿、渗出、增厚等无菌性炎症表现,引起肌腱粘连或腱鞘狭窄,从而产生桡骨茎突部的肿胀疼痛(图5-6)。

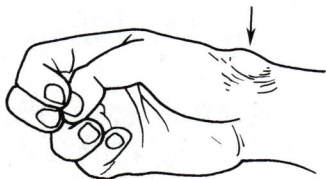

图5-6　桡骨茎突狭窄性腱鞘炎

【诊断要点】

本病多见于中年妇女,起病缓慢。偶因腕部过度用力活动,自觉腕部桡侧疼痛,提物乏力。严重者患侧疼痛可向手或前臂传导,甚至夜不能寐。并可因腕部的各种动作(如提热水瓶、倒水等活动)或拇指外展等动作而加剧,拇指软弱乏力。检查可见桡骨茎突处轻微隆起,可触及摩擦音,局部压痛明显,握拳尺偏试验阳性。

【辨证治疗】

本病以理筋手法治疗为主,配合固定、练功、药物、针灸和针刀等疗法治疗,必要时行手术治疗。

1.理筋手法

(1)按揉弹拨法:医生一手握住患手,另一手置腕部桡侧痛点处及周围做上下来回按揉及捏摩,然后点压揉阳溪、合谷、曲池、手三里、外关、阿是穴等,并弹拨肌腱,手法由轻到重,反复数次。再轻度拔伸患手并旋转屈伸。最后医生用手指捏住患手拇指末节,向远端托伸,可发生弹响,起到舒筋作用。每日1次。

(2)推按阳溪法:以右手为例,医生左手拇指置于患肢阳溪穴部(相当于桡骨茎突部)右手示指及中指夹持患肢拇指,余指握住其他四指,并向下牵引。同时向尺侧极度屈曲;然后,医生用左拇指捏紧桡骨茎突部,用力向掌侧推压挤按,同时右手用力将患者腕部掌屈;最后伸展,反复3~4次。每日1次。

2.固定疗法　疼痛严重时,可用纸板或铝板将拇指伸展,腕关节桡偏15°,固定3~4周。

3.练功疗法　拇指与腕部及其余四指的活动,应在不引起桡骨茎突部疼痛的情况下循序渐进。

4.药物疗法

(1)内服药:瘀滞型治宜活血化瘀、行气止痛,方用活血止痛汤加减;虚寒型治宜温经通络、调和气血,方用桂枝汤加减。

(2)外用药:手法治疗后在桡骨茎突处外敷消肿膏,外用海桐皮汤熏洗。

5. 其他疗法

（1）封闭疗法：用醋酸泼尼松龙注射液 12.5mg 加 1% 普鲁卡因注射液 2ml 做腱鞘内注射，每周 1 次，2～3 次为 1 个疗程。

（2）针灸疗法：取阳溪、列缺为主穴，配合合谷、外关等，加用艾灸。

（3）小针刀疗法：沿肌腱走向进针刀，行纵行疏通分离，注意避开桡动脉、静脉及桡神经等。

（4）手术疗法：局麻下行狭窄腱鞘切开松解术，术中避免损伤桡神经浅支。

【预防调护】

患者平时做手部动作要缓慢，尽量脱离手腕部过度活动的工作，少用凉水以减少刺激。疼痛严重时可用夹板或硬纸板将腕关节固定于桡偏、拇指伸展位 3～4 周，以限制活动，可缓解症状。

十、屈指肌腱腱鞘炎

屈指肌腱腱鞘炎又称"弹响指""扳机指"。好发于拇指，亦有单发于示指和中指，少数患者为多个手指同时发病。

【病因病机】

屈指肌腱腱鞘是掌骨颈和掌指关节掌侧的浅沟与鞘状韧带组成的骨性纤维管，拇长屈肌腱和指深、浅屈肌腱分别从各相应的管内通过，进入拇指和各个手指。当局部劳作过度，积劳伤筋，或受寒凉，气血凝滞，气血不能濡养经筋则发病。病变多发生在掌骨头、颈相对应的屈指肌腱纤维鞘起始处。手指频繁的伸屈活动，使屈肌腱与骨性纤维管反复摩擦、挤压；长期用力握持硬物，使骨性纤维管受硬物与掌骨头的挤压，致骨性纤维管发生局部充血、水肿，继之纤维管变性，使管腔狭窄，屈指肌腱在狭窄的管腔内受压而变细，两端膨大呈葫芦状。屈指时，膨大的肌腱部分通过腱鞘狭口受到阻碍，使屈伸活动受限，勉强用力伸屈患指或被动伸屈时，便出现扳机样的弹跳动作，并伴有弹响声。

【诊断要点】

初起为患指不能伸屈，用力伸屈时疼痛，并出现弹跳动作，以晨起、劳动后和用凉水后症状较重，活动或热敷后症状减轻。在掌骨头的掌侧面明显压痛，并可触到米粒大的结节。压住此结节，再嘱患者做充分的屈伸活动时，有明显疼痛，并感到弹响由此发出。由于伸屈受限，给工作和生活带来不便，严重者患指屈曲后不能自行伸直，需健手帮助伸直。

ER-5-5

屈指肌腱腱鞘炎 - 体格检查（视频）

【辨证治疗】

采用理筋手法、针灸、封闭、针刀及手术等疗法治疗。

1. 理筋手法 术者左手托住患侧手腕，右手拇指在结节部做按揉弹拨、横向推动、纵向拨筋等动作，最后握住患指末节向远端迅速拉开，如有弹响声则效果较好。每日或隔日做 1 次。

2. 针灸疗法 取结节部及周围痛点针刺，隔日 1 次。

3. 封闭疗法 用曲安奈德 20mg 或醋酸泼尼松龙 12.5～25mg 加 1% 利多卡因 2ml 行局部鞘管内注射，每周 1 次，2～3 次为 1 个疗程。药物准确注入腱鞘内，疗效多可满意。

4. 针刀疗法 局麻后，用针刀或腱鞘松解刀平行于肌腱方向刺入结节部，沿肌腱走行方向做上下挑割，不要向两侧偏斜，否则可损伤肌腱、神经和血管。如弹响已消失，手指活动恢复正常，则表示已切开腱鞘。若创口小者可不缝合，以无菌纱布加压包扎即可。

5. 手术疗法 经非手术治疗无效或反复发作、腱鞘已有狭窄者，可在局麻下行腱鞘切除术，术中避免损伤指神经和指神经血管束。

【预防调护】

患者平时做手部动作要缓慢，避免劳累，少用凉水，以减少局部刺激。对发病时间短、疼痛严重的患者更要充分休息，有助于损伤筋腱的恢复。施用理筋手法要适当，对晚期硬结明显者尽量不用，以免适得其反，可采用封闭或针刀治疗。

十一、指间关节扭挫伤

手指指间关节及掌指关节因各种暴力而过度掌屈、背伸和扭转所导致的关节囊、侧副韧带等软组织损伤称为指间关节扭挫伤。发病人群中以青壮年多见。

【病因病机】

掌指关节、指间关节均有关节囊，其两侧有侧副韧带加强，限制其侧向活动。当掌指关节屈曲时，侧副韧带紧张，而指间关节的侧副韧带则在手指伸直时紧张，屈曲时松弛，可见手指在伸直位时最容易遭受损伤。因此当手指受到撞击压轧，或间接暴力而过度背伸、掌屈和扭转时均可引起损伤。如各种球类运动员，当手指受到侧向的外力冲击，迫使手指远端向侧面过度弯曲，则可引起关节囊及侧副韧带的撕裂，甚至掌指、指间关节发生错缝、脱位、骨折等。

【诊断要点】

有明显外伤史。伤后患指关节剧烈疼痛，并迅速肿胀，手指屈伸活动障碍。若侧副韧带损伤，可在一侧有疼痛，并有侧向活动及侧弯畸形。若指伸肌腱断裂，则手指不能主动伸直而屈曲畸形，出现在末节手指时，可出现锤状指畸形。严重者伴有撕脱骨折或脱位，拍 X 线片可明确诊断。

【辨证治疗】

可采取理筋手法、固定、练功、药物等疗法进行治疗。

1. 理筋手法　术者右手拇指及示指握住患指末节向远端牵引，轻轻推揉挤压，将弯曲的患指伸直，使筋膜舒顺，继续将伤处轻柔屈伸、旋转，以滑利关节。筋伤断裂者还可顺筋的方向轻轻推压，将分离的组织推复原位，使其接续，并需轻轻按压片刻，再在局部做推揉按摩，以局部舒适为度。如伤指正直，为理筋手法成功。

2. 固定疗法　对单纯扭挫伤及错缝有侧副韧带损伤的患者，可用铝板或硬纸板将患指固定于屈曲 35°～45° 位 3～4 周。对末节指伸肌腱断裂及伴有撕脱小骨片者，则将患者近侧指间关节尽量屈曲，远端指间关节过伸位固定 4～6 周。

3. 练功疗法　去除外固定后。主动练习指关节的屈伸活动。

4. 药物疗法　初期宜活血祛瘀、消肿止痛，内服活血止痛汤加减，外用消肿止痛膏；后期加海桐皮汤熏洗或热敷。

5. 手术疗法　如有骨折片妨碍关节运动，可行骨片切除与韧带修补术。

【预防调护】

指间关节扭挫伤后，往往需要较长的时间才能痊愈，伤后肿痛期应以制动为主，肿痛减轻之后再进行活动，不应操之过急。

第二节　下肢筋伤

一、髋部扭挫伤

髋部扭挫伤是指髋关节在超范围活动或者姿势不当情况下所受到的扭挫损伤，导致髋部周围肌肉、韧带和关节囊受到异常牵拉而发生的撕裂、出血、肿胀等现象，以髋部肿痛、功能障碍为主要临床表现的疾病。临床上以青壮年多见。

【病因病机】

由于剧烈运动时或摔跤、从高处跌落时，使髋关节突然在过度外展、内收、屈曲、过伸时扭挫伤,使髋部周围的肌肉、韧带、关节囊等受损,造成局部肌肉、韧带和关节囊发生伸长、部分撕裂、断裂或有嵌顿,导致髋部脉络受损、气血壅滞,产生肿胀、疼痛、功能障碍等功能失调征象。

【诊断要点】

有明显的外伤史。损伤后患侧髋部疼痛、肿胀、功能障碍。患肢呈保护性姿态,如跛行、拖拉步态、骨盆倾斜等。患侧腹股沟部有压痛及轻度肿胀,股骨大转子后方亦有压痛,臀部某个区域肌肉压痛,髋关节各方向活动时均可出现疼痛加剧。偶有患肢外观变长,托马斯征可出现阳性。X 线检查多无异常发现,MRI 检查可见髋关节腔积液、肌肉间积液或肌肉、韧带、关节囊不连续信号。

【辨证治疗】

以理筋手法治疗为主,配合固定、练功、药物等疗法治疗。

1. 理筋手法 患者取俯卧位,医生在髋部痛点采用按揉、弹拨、搓法、拔伸等手法,并配合髋部被动活动,以舒筋通络、消肿止痛、滑利关节。若大腿内侧疼痛,患者改仰卧位,伤肢屈膝屈髋,轻微旋外位;医生双手拇指按压疼痛部肌肉,用分筋法左右弹拨,然后顺肌肉走行方向上下舒通数次,顺筋归位同时将髋关节伸直,使血脉流畅、筋络舒展。

2. 固定疗法 严重的髋部扭挫伤,应卧床休息 2 周,或患肢不负重,并注意保暖,避免风寒侵袭。

3. 练功疗法 对于肌肉纤维部分断裂者,早期患肢应处于外展拉长受伤肌肉位,以防瘢痕挛缩形成;后期主动加强功能锻炼,促进功能恢复。

4. 药物疗法

(1)内服药:初期瘀血肿胀较甚者,可内服桃红四物汤加减,以活血祛瘀、消肿止痛,或内服中成药如三七片、舒筋活血片等;中期舒筋通络、祛风除湿,可用舒筋活血汤或蠲痹汤加减;后期补益肝肾,可用壮筋养血汤加减。

(2)外用药:初期瘀血肿胀甚,可外敷消瘀止痛药膏,或外贴麝香止痛膏,外擦正红花油等。后期用海桐皮汤熏洗等以促进血液流通,解除肌筋挛缩。

5. 其他疗法

(1)封闭疗法:用醋酸泼尼松龙注射液 12.5～25mg 加 1% 普鲁卡因注射液 4～6ml 行痛点封闭。

(2)针灸疗法:以阿是穴、环跳、风市、居髎、承扶等局部穴为主,用泻法。

(3)手术疗法:对肌肉完全断裂者或有血肿形成者宜手术治疗。

【预防调护】

不需严格的固定,但应限制患肢活动或负重,并注意保暖,避免风寒侵袭。

二、弹 响 髋

弹响髋是指髋关节在做某些动作时出现听得见或可感觉到的"咔哒"弹响声,为青壮年的一种常见疾病。

【病因病机】

弹响髋根据病变发生的部位不同,可分为关节内和关节外两种。关节内弹响较少见,一种发生于儿童,是由于股骨头在髋臼内的后上方边缘轻度自发性移位,造成大腿突然的屈曲和内收而发生弹响,日久可变成习惯性;另一种见于成年人,由于髂股韧带呈条索状的增厚,在髋关节过伸,尤其是外旋时与股骨头摩擦而产生弹响。关节外弹响较多见,习惯上称为弹响髋或阔筋膜紧张症,是由于髂胫束的后缘或臀大肌肌腱部的前缘增厚,在髋关节屈曲、内收或内旋活动时,增厚的组织滑过大转子的突起部而发生弹响,有时可摸到和见到一条粗而紧的纤维带在大转子上滑过。

中医认为本病是因局部肌筋气血凝滞、血不濡筋，导致肌肉挛缩、疼痛，活动弹响；或者是因关节活动过度，慢性积劳成伤，迁延日久，肌筋肥厚、粘连、挛缩，活动弹响。

【诊断要点】

多有慢性劳损史，髋关节屈伸或行走时出现弹响声，疼痛不明显，髋关节活动不受影响，很少引起明显不适，但患者因出现响声而感到精神不安。若继发大转子滑囊炎，则可出现疼痛、局部肿胀和滑囊积液。经 X 线摄片可排除髋部骨关节病变。

【辨证治疗】

无明显不适症状，一般无需治疗。有疼痛不适者，可采用非手术对症治疗。若症状重，条索状物增厚明显，经非手术治疗无效者可考虑行手术治疗。

1. 理筋手法　患者侧卧，医生立于其后侧，先在臀部及大转子周围按摩，放松局部的肌肉，然后再弹拨髂胫束及阔筋膜张肌，点按居髎、风市、梁丘、阳陵泉等穴位，最后手擦髋部外侧，以发热为度。

2. 固定疗法　疼痛剧烈者应卧床休息，一般无需固定。

3. 药物疗法

（1）内服药：筋脉失养宜用壮筋养血汤加减。

（2）外用药：可用下肢熏洗方或海桐皮汤熏洗、热敷；外贴宝珍膏、关节止痛膏等。

4. 其他疗法

（1）封闭疗法：用醋酸泼尼松龙注射液 12.5mg 加 2% 普鲁卡因注射液 4ml 做局部痛点封闭。

（2）针灸疗法：选阿是穴、环跳、风市、居髎等。

（3）小针刀疗法：用小针刀沿髂胫束走行方向松解，治疗后 1 周内避免剧烈活动。

（4）手术疗法：切断或切除引起弹响的增厚肌腱和纤维组织。如转子部骨突过大，亦可切除部分突出部。

【预防调护】

对无症状而精神紧张的患者，要耐心细致地解释，消除患者的紧张情绪。急性期疼痛剧烈，伴有滑囊炎时，应适当限制活动。

知识链接

本病治疗中，髂前上棘与股骨粗隆之间的压痛点松解是手法治疗的重要部分。

三、膝关节侧副韧带损伤

膝关节侧副韧带损伤是指膝部外伤后，引起侧方韧带损伤，出现关节不稳定及疼痛。膝关节侧副韧带损伤，可分为部分断裂与完全断裂。

膝关节的内、外侧各有坚强的副韧带所附着，是维持膝关节稳定的重要结构。内侧副韧带起于股骨内上髁，下止于胫骨内侧髁的内侧面，分深浅两层，其深部纤维与关节囊及内侧半月板相连，其具有限制膝关节外翻和外旋的作用。外侧副韧带起于股骨外上髁，下止于腓骨小头，为束状纤维束，具有限制膝关节内翻的作用。

【病因病机】

膝关节在伸直位时，侧副韧带较紧张，膝关节稳定而无侧向及旋转活动；膝关节处于半屈曲位时，侧副韧带松弛，关节不稳，有轻度的侧向活动，易受损伤（图5-7）。

当膝外侧或内侧受到暴力打击或重物压迫，迫使膝关节过度外翻、外旋或内翻时，可使膝内侧或外侧间隙拉宽，内侧或外侧副韧带发生拉伤、撕裂、断裂等损伤。

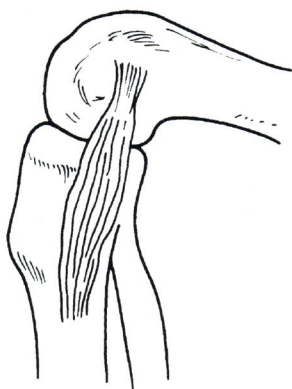
图 5-7 膝关节侧副韧带

由于膝关节有 10° 左右的生理性外翻角，且膝关节外侧易受到外力的打击或重物的压迫，因此临床上以内侧副韧带损伤多见。若为强大的旋转暴力，内侧副韧带完全断裂的同时易合并内侧半月板和前交叉韧带的损伤，称之为膝关节损伤三联征。严重损伤，还可伴有关节囊撕裂和撕脱性骨折。

【诊断要点】

有明显外伤史。膝关节呈半屈曲位，局部肿胀、疼痛、皮下瘀斑，膝关节屈伸功能障碍。内侧副韧带损伤，压痛点在股骨内上髁；外侧副韧带损伤，压痛点在腓骨小头或股骨外上髁。膝关节侧向挤压试验（膝关节分离试验）阳性。

膝关节侧向挤压试验有重要临床意义。侧副韧带部分撕裂时，做膝关节侧向分离，关节无明显的侧翻活动，但伤侧疼痛加剧；完全断裂时，可有异常的侧翻活动。若合并半月板或交叉韧带损伤者，可有关节内血肿。

在膝关节内、外翻应力下摄 X 线片，可发现侧副韧带损伤处关节间隙增宽，有助于诊断，并可发现是否有撕脱性骨折。MRI 检查目前是韧带损伤类疾病最可靠的影像学检查手段之一，韧带损伤部位显示信号异常。

【辨证治疗】

以理筋手法治疗为主，配合药物、固定和练功等疗法治疗。

1. 理筋手法　侧副韧带部分撕裂者，初诊时先在膝关节侧方痛点部位及其上下施以指揉法、摩法、擦法，再沿侧副韧带走行方向施以顺筋手法，最后扶膝握踝，予以屈伸一次膝关节，以整复轻微之错位，并可以舒顺卷曲的筋膜。这种手法不宜多做，否则有可能加重损伤。在后期，可做局部按摩，使用拇指或手掌面在损伤处做横行拨动数遍，点按梁丘、血海、阳陵泉、阴陵泉、足三里等穴，并做膝关节屈伸动作，最后擦损伤部位，以透热为度。

2. 药物疗法

（1）内服药：初期宜活血消肿、祛瘀止痛为主，内服桃红四物汤加减；后期治以温经活血，壮筋活络为主，内服小活络丹。

（2）外用药：初期局部外敷消瘀止痛膏，后期用四肢损伤洗方或海桐皮熏洗患处。

3. 固定疗法　侧副韧带有部分断裂者，可用石膏托或超膝关节夹板固定于膝关节功能位 3～4 周。

4. 练功疗法　外固定后做股四头肌舒缩活动，解除固定后做膝关节屈伸活动。

5. 其他疗法

（1）物理疗法：可采用超短波、磁疗、蜡疗、光疗、热疗等，以减轻疼痛，促进恢复。

（2）手术疗法：侧副韧带完全断裂，应尽早进行手术修补，术后屈膝 45° 位石膏外固定，3～4 周后解除固定，逐渐进行膝关节屈伸锻炼及康复治疗。

【预防调护】

早期或术后采取有效的固定，防止关节不稳，对韧带完全断裂者，应修复韧带。解除固定后，进行膝关节屈伸锻炼，防止肌肉萎缩和软组织粘连。

知识链接

严重损伤者，须配合夹板或石膏托固定治疗，是保证疗效的重要内容。

四、膝关节创伤性滑膜炎

膝关节创伤性滑膜炎是指膝关节损伤后出现的滑膜无菌性炎症反应,以关节疼痛和积血、积液为主要临床表现。

膝关节的关节囊滑膜层是构成关节腔的主要结构之一,膝关节的关节腔除了股骨下端内外侧髁、胫骨平台及髌骨的关节软骨面之外,其余大部分为关节囊滑膜所遮盖。滑膜有丰富的血管,血运丰富。滑膜细胞分泌的滑液,能润滑和营养关节软骨,排除代谢产物。一旦滑膜病变,如不及时、有效地处理,滑膜将发生功能障碍,影响关节活动而成为慢性滑膜炎,导致关节软骨受损,常并发骨性关节炎。

【病因病机】

膝关节创伤性滑膜炎,临床上分为急性创伤性炎症和慢性劳损性炎症两种。

急性创伤性炎症多发生于爱好运动的年轻人,以出血为主。由于外力打击、扭伤、关节附近骨折或者手术创伤等,使滑膜受伤充血、水肿、渗出,产生大量积液,滑膜损伤破裂,则大量血液渗出。积液、渗血可增加关节内压力,阻碍淋巴、血液循环。如不及时清除积液或积血,则关节滑膜在长期慢性刺激和炎性反应下逐渐增厚、纤维化,并引起关节粘连,影响关节功能活动。

慢性劳损性炎症,多发生于中老年人、身体肥胖者或过用膝关节负重者,以渗出为主。一般由急性创伤性滑膜炎失治转化而成,或慢性劳损导致滑膜产生炎症渗出、关节积液。属中医的"痹证"范畴,多由风寒湿三气杂合而成,一般夹湿者为多,或肥胖之人湿气下注于关节而发病。

【诊断要点】

急性滑膜炎有膝关节明显外伤史。膝关节伤后肿胀、疼痛,一般呈膨胀性胀痛或隐痛,尤以伸直及完全屈曲时胀痛难忍。膝关节活动不利,跛行。压痛点不定,可在原发损伤处有压痛。肤温可增高,按之有波动感,浮髌试验阳性,关节穿刺可抽出血性液体。

慢性滑膜炎有劳损或关节疼痛的病史。膝关节肿胀、胀满不适,下蹲困难,或上下楼梯疼痛,劳累后加重,休息后减轻,肤温正常,浮髌试验阳性。病程久则股四头肌萎缩,滑膜囊壁增厚,摸之可有韧厚感,关节不稳,活动受限。关节穿刺可抽出淡黄色清亮的渗出液,表面无脂肪滴。X线片示膝关节结构无明显异常,可见关节肿胀,有的可见骨质增生。

【辨证治疗】

可采用理筋手法、药物、固定、练功及抽吸积液等疗法治疗。

1. 理筋手法

(1)急性期:应将膝关节屈伸 1 次,先伸直膝关节,然后充分屈曲,再自然伸直,可使局限的血肿消散,疼痛减轻。肿胀消退后手法以活血化瘀、消肿止痛、预防粘连为目的,动作要轻柔,以防再次损伤滑膜组织。术者先点按髀关、伏兔、双膝眼、足三里、阴陵泉、三阴交、解溪等穴;然后将患者髋、膝关节屈曲 90°,术者一手扶膝部,另一手握踝上,在牵引下摇晃膝关节 6~7 次;再将膝关节充分屈曲,之后将其伸直;最后,在膝部周围施以擦法、揉捻法、散法、捋顺法等。

(2)慢性期:可在肿胀处拿捏、按揉,膝部周围行擦法。点按髀关、伏兔、双膝眼、足三里、阳陵泉、三阴交、解溪等穴;再屈伸膝关节;最后搓、揉、擦膝部。

2. 药物疗法

(1)内服药:急性期滑膜损伤,瘀血积滞,治宜散瘀生新为主,内服桃红四物汤加三七末 3g;慢性期水湿稽留,肌筋弛弱,治宜祛风燥湿、强壮肌筋,内服羌活胜湿汤加减或健步虎潜丸。若寒邪较盛,治宜散寒、祛风、除湿,内服乌头汤;若风邪偏盛,治宜祛风除湿,内服蠲痹汤。

(2)外用药:急性期外敷消瘀止痛药膏等;慢性期可外贴万应膏或用熨风散热敷,或用海桐皮汤熏洗患处。

3.固定疗法 急性期应将膝关节固定于伸直位制动2周,卧床休息,抬高患肢,并禁止负重,以减轻症状。但不能长期固定,以免肌肉萎缩。

4.练功疗法 膝关节制动期间进行股四头肌舒缩锻炼,防止肌肉萎缩。后期加强膝关节的屈伸锻炼。

5.其他疗法

(1)抽吸积液:对膝关节积血、积液较多者,可穿刺抽液。抽尽关节内的积血、积液后,用弹性绷带加压包扎,以促进消肿和炎性的吸收,防止纤维化和关节粘连。

(2)针灸疗法:取内膝眼、外膝眼加阳陵泉、三阴交等,可用艾条或艾绒作温针灸法,还可加用脉冲电流或高频电针刺激,对慢性滑膜炎有明显缓解症状的作用。

【预防调护】

急性期应卧床休息,及时、正确的治疗,以免转变成慢性期。慢性期,关节内积液较多者,亦应卧床休息,减少关节活动。平时要注意膝部的保暖,勿受风寒,勿过度劳累。

知识链接

急性期膝关节肿胀严重者,首先应注意排除关节内骨折,其次在髌骨上方髌上囊处加压包扎,是消肿止痛的重要措施。

五、膝关节半月板损伤

膝关节半月板损伤是指膝部因急、慢性损伤,导致半月板撕裂,从而引起膝关节肿胀、疼痛、关节交锁等一系列综合征。本病以青年人多见,多见于球类运动员、矿工、搬运工等。

半月板是位于股骨髁与胫骨平台之间的纤维软骨盘,分为内侧半月板和外侧半月板,分别位于膝关节的内、外侧间隙内(图5-8),半月板周边较厚而中央部较薄,切面呈三角形,加深了胫骨髁的凹度,以适应股骨髁的凸度,因此半月板具有缓冲震荡和稳定关节的功能。

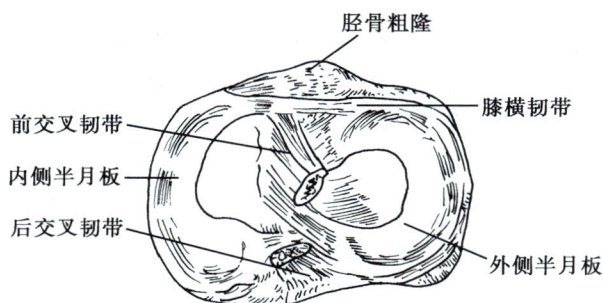

图5-8 膝关节半月板

内侧半月板较大,呈"C"形,前后角间距较远,前角附着于胫骨髁间隆起的前方,在前交叉韧带附着点之前;后角附着于胫骨髁间隆起和后交叉韧带附着点之间。其后半部分与内侧副韧带相连,故后半部稳定,扭转外力易造成交界处损伤。

外侧半月板稍小,近似"O"形,前后角间距较近,前角附着于胫骨髁间隆起的前方,在前交叉韧带附着的后方,后角附着于胫骨髁间隆起的后方。且不与外侧副韧带相连,因而外侧半月板活动度比内侧大。外侧半月板常有先天性盘状畸形,称先天性盘状半月板。正常膝关节有轻度外翻,胫骨外侧髁负重较大,故外侧半月板承受压力也较大,易受损伤。

【病因病机】

引起半月板损伤的外力因素有撕裂性外力和研磨性外力两种。

撕裂性外力发生在膝关节半屈曲状态下的旋转动作，当膝关节处于半屈曲位时，半月板向后方移位，此时做内外翻或向内外扭转时，半月板紧贴股骨髁部随之活动，而下面与胫骨平台之间形成旋转摩擦剪力最大，当旋转碾挫力超过了半月板所能承受的拉力，就会发生半月板的撕裂损伤。在膝关节半屈曲外展位，股骨髁骤然内旋牵拉，可致内侧半月板破裂；若膝关节为半屈曲内收位，股骨髁骤然外旋伸直，可致外侧半月板破裂。

研磨性外力多发生在外侧半月板，因外侧半月板负重较大（或先天性盘状半月板），长期蹲、跪工作的人，由于半月板长期受关节面的研磨挤压，加快半月板的退变，发生外侧半月板慢性撕裂性损伤，常见分层破裂。

半月板损伤一般分为：边缘撕裂、前角撕裂、后角撕裂、水平撕裂、纵行撕裂（桶柄式撕裂，此型易套住股骨髁发生交锁）、横行撕裂（多在中偏前，不易发生交锁）等类型。由于半月板属于纤维软骨组织，无血液循环，营养来自滑液，故损伤后修复能力极差，除了边缘损伤部分可获愈合外，一般不易愈合。

【诊断要点】

多有膝关节扭伤史。伤后膝关节立即发生剧烈的疼痛、关节肿胀、屈伸功能障碍，急性期由于剧痛，难以做详细的检查，故早期确诊比较困难。

慢性期或无明显外伤史的患者，病程漫长，持续不愈，主要症状是膝关节活动痛，以行走和上下坡时明显，部分患者可出现跛行。屈伸膝关节时，膝部有弹响，或出现"交锁征"，即在行走的情况下突发剧痛，膝关节不能屈伸，状如交锁，将患膝稍做晃动，或按摩2~3分钟，即可缓解并恢复行走。检查时见患膝不肿或稍肿，股四头肌较健侧萎缩，尤以内侧头明显。膝关节不能过伸和屈曲，关节间隙处有压痛。回旋挤压试验、研磨提拉试验阳性。必要时做膝关节镜检查或MRI检查可明确诊断。

【辨证治疗】

以理筋手法治疗为主，配合药物、固定和练功疗法治疗，必要时可采用手术疗法。

1. 理筋手法

（1）急性损伤期：可做一次被动的屈伸活动，嘱患者仰卧，放松患肢，术者左拇指按摩痛点，右手握踝部，徐徐屈曲膝关节并内外旋转小腿，然后伸直患膝，可使局部疼痛减轻。

（2）慢性期损伤期：每日或隔日做1次局部推拿，先用拇指按压关节边缘的痛点，然后在痛点周围推揉拿捏，促进局部气血流通，使疼痛减轻。

2. 药物疗法

（1）内服药：初期治宜活血化瘀、消肿止痛，内服桃红四物汤加牛膝、防风，或舒筋活血汤；后期治宜温经通络止痛，内服补肾壮筋汤、大活络丸等。

（2）外用药：初期外敷消瘀止痛药膏等；后期可用四肢损伤洗方或海桐皮汤熏洗患处。

3. 固定疗法　急性损伤期膝关节功能位固定3周，以限制膝部活动，并禁止下床负重。

4. 练功疗法　肿痛稍减后，应进行股四头肌的舒缩锻炼，以防止肌肉萎缩。解除固定后，除加强股四头肌锻炼外，还可练习膝关节的伸屈活动和步行锻炼。

5. 手术疗法　因半月板之边缘部血运较好，所以损伤在边缘部者，通过上述治疗多能获得治愈。对于其他类型的半月板损伤，若迁延不见好转者，可考虑手术治疗，以防止继发创伤性关节炎。

【预防调护】

一旦出现半月板损伤，应减少患肢运动，避免膝关节骤然的屈伸、扭转动作。若施行手术治疗，术后1周开始股四头肌收缩锻炼，术后2~3周如无关节积液，可下地步行锻炼。若出现积液则应立即停止下地活动,配合理疗及中药治疗。

六、髌骨软化症

髌骨软化症又称髌骨软骨病、髌骨劳损,是髌骨软骨面和股骨髌面的关节软骨由于损伤而引起的退行性病变。髌骨的前面粗糙,后面为关节面,由软骨覆盖,表面光滑,呈"V"形,与股骨髁间切迹关节面相对应,形成髌股关节。本病好发于膝部活动较多的人员,在运动损伤和劳动损伤中多见,尤其以运动损伤为甚,如运动员、舞蹈演员、杂技演员等。

【病因病机】

反复扭伤、积累劳损,高位、低位髌骨,膝内、外翻畸形或长期感受风寒湿邪等均是本病的致病因素。

由于膝关节在长期过度伸屈活动中,髌股之间反复摩擦,互相撞击,致使软骨面被磨损产生退行性病变,软骨表面粗糙、软化、纤维化、弹性减退、碎裂和剥脱,甚至软骨糜烂、骨质暴露,晚期在髌软骨边缘可形成骨刺。

【诊断要点】

有膝部劳损史或外伤史。起病缓慢,初为膝部隐痛或酸痛、乏力,继而有髌骨后方疼痛,自觉髌股之间有摩擦感,膝部活动时疼痛加重,膝软,蹲下站起或上下楼梯时尤为明显,行走时有卡住感和清脆响声。检查膝部无明显肿胀,髌骨压痛,髌骨周围挤压痛,活动髌骨时有摩擦音,关节内有时可有积液,股四头肌有轻度的萎缩。髌骨研磨试验阳性(患膝伸直,检查者用手掌将髌骨推向股骨髁并做研磨动作,有粗糙摩擦感且疼痛加剧),挺髌试验阳性(患膝伸直,检查者用拇指、示指将髌骨向远端推压,嘱患者用力收缩股四头肌,可发生髌骨部剧烈疼痛),单腿下蹲试验阳性(患肢单腿站立,逐渐屈膝下蹲时出现膝软、膝痛)。

X线摄片检查,早期无明显变化,中、后期的膝关节侧位及髌骨轴位片可见髌股关节间隙变窄,髌骨软骨面粗糙不平,软骨下骨硬化和髌骨边缘骨质增生等改变。膝关节镜检查可明确诊断。

【辨证治疗】

可采用理筋手法、药物、固定和练功等疗法治疗。

1.理筋手法　患者仰卧,患肢伸直,医生用双手拿揉患者膝部及大腿股四头肌,按揉髌骨周围,叠掌揉髌骨,搓髌骨周围,再在髌骨两侧做滑按、抒顺动作,然后屈伸膝关节数次,搓髌骨两侧,拿抖髌骨,最后擦膝关节周围结束手法治疗。

2.药物疗法

(1)内服药:治宜补肝肾,强筋骨,温经通络止痛,可选用健步虎潜丸或补肾壮筋汤。

(2)外用药:可用下肢熏洗方或海桐皮汤熏洗患处。

3.固定疗法　疼痛较甚者应适当休息,一般不做固定。

4.练功疗法　加强股四头肌力量锻炼,如股四头肌收缩、直腿抬高等运动;避免做剧烈运动及过度屈膝、下跪、下蹲等动作。

5.其他疗法

(1)封闭疗法:用醋酸泼尼松龙注射液12.5mg加1%普鲁卡因注射液2ml做关节内注射。

（2）物理疗法：可酌情选用中药离子导入、磁疗、超短波、红外线等。

（3）手术疗法：症状较重，非手术治疗无效，可做手术治疗。

【预防调护】

适当休息，注意膝部保暖，勿受风寒，勿过度劳累。症状明显时要减轻劳动强度或减少运动量，膝关节屈伸动作宜缓慢。

知识链接

髌骨软化症的主要病理改变是由于膝关节基质中的硫酸黏多糖的减少引起髌骨的退行性改变。根据肉眼观察和显微镜下改变，其病理过程一般分为四期。Ⅰ期：局限性关节软骨软化，没有或轻微关节面碎裂；Ⅱ期：软骨部分纤维化、出现裂隙，关节面不平整；Ⅲ期：裂隙由表浅发展到深部软骨下骨皮质层，关节镜下可见病变软骨面如"蟹肉状"改变；Ⅳ期：软骨完全脱落，暴露皮质骨。

七、踝关节扭挫伤

踝关节扭挫伤是指踝部因行走不慎或受到暴力的直接打击所引起的损伤，以伤后局部疼痛、瘀肿及活动障碍为主要临床表现，为最常见的一种关节损伤，临床上以内翻位损伤为多见，可发生于任何年龄，好发于青壮年。

踝关节周围的主要韧带有内侧副韧带、外侧副韧带和下胫腓联合韧带。内侧副韧带又称三角韧带，起于内踝，向下呈扇形止于足舟骨、距骨内侧和跟骨的载距突，内侧副韧带相对坚强，不易损伤；外侧副韧带起自外踝，止于距骨前外侧的为距腓前韧带，止于跟骨外侧的为跟腓韧带，止于距骨后外侧的为距腓后韧带，外侧副韧带相对薄弱，容易损伤。下胫腓联合韧带，为胫骨与腓骨下端之间的骨间韧带，是保持踝穴间距、稳定踝关节的重要韧带。

【病因病机】

多因踝关节突然受到过度的内翻或外翻暴力引起，如行走或跑步时踏在不平的地面上，上下楼梯、走坡路时不慎失足踩空，或骑车、踢球等运动中不慎跌倒，使踝关节突然过度内翻或外翻而致踝部扭伤。

临床上分为内翻扭伤和外翻扭伤两类。内翻扭伤以跖屈内翻扭伤多见，因踝关节处于跖屈位时，距骨可向两侧轻微活动而使踝关节不稳定，容易损伤外侧的距腓前韧带；单纯内翻扭伤时，容易损伤外侧的跟腓韧带；外翻扭伤，由于三角韧带比较坚强，较少发生损伤，但可引起下胫腓联合韧带撕裂。

直接的暴力打击，除韧带损伤外，多合并骨折和脱位。

【诊断要点】

有明显的外伤史。伤后踝关节骤然出现肿胀、疼痛，不能行走或尚可勉强行走，但疼痛加剧，局部压痛。伤后2～3日局部可出现瘀斑。内翻扭伤时，在外踝前下方肿胀、压痛明显，若将足部做内翻动作时，则外踝前下方发生剧痛；外翻扭伤时，在内踝前下方肿胀、压痛明显，若将足部做外翻动作时，则内踝前下方发生剧痛。

严重扭伤疑有韧带断裂或合并骨折脱位者，应做与受伤姿势相同的内翻或外翻位X线摄片检查。一侧韧带撕裂往往显示患侧关节间隙增宽，下胫腓联合韧带断裂可显示内外踝间距增宽。

【辨证治疗】

以理筋手法治疗为主，严重者外固定，配合药物、练功等疗法治疗。

1. 理筋手法　对单纯韧带扭伤或韧带部分撕裂者，可进行理筋。瘀肿严重者，则不宜重手法。患者平卧，术者一手托住足跟，一手握住足尖，缓缓做踝关节的背伸、跖屈及内翻、外翻动作，然后用两掌心对握内外踝，轻轻用力挤压，有散肿止痛作用。并由下而上理顺筋络，反复进行数遍，再于商丘、解溪、丘墟、昆仑、太溪、足三里等穴按摩。

2.固定疗法　损伤严重者，根据其损伤程度可选用弹力绷带或石膏外固定，保持踝关节于受伤韧带松弛的位置。内翻扭伤采用外翻固定，外翻损伤采用内翻固定，并抬高患肢利于消肿，暂时限制行走。一般固定 3 周左右，若韧带完全断裂者固定 4～6 周。

3.药物疗法

（1）内服药：初期治宜活血祛瘀、消肿止痛，内服七厘散或舒筋丸；后期宜舒筋活络、温经止痛，内服小活络丹。

（2）外用药：初期外敷五黄散或定痛散；后期用散瘀和血汤熏洗。

4.练功疗法　固定期间做足趾屈伸活动；解除固定后开始锻炼踝关节的屈伸功能，并逐步练习行走。

5.其他疗法

（1）封闭疗法：损伤中后期，踝关节仍疼痛，压痛局限者，可用醋酸泼尼松龙 12.5mg 加 1% 普鲁卡因 2ml 作痛点局部封闭。1 周 1 次，3～4 次为 1 个疗程。

（2）手术疗法：陈旧性损伤，内、外侧韧带断裂可考虑手术治疗。

【预防调护】

踝关节扭挫伤早期，瘀肿严重者可局部冰敷，忌手法按摩。

知识链接

踝关节的严重扭伤、韧带撕裂伤，易造成韧带松弛，要注意避免反复扭伤以免形成习惯性踝关节扭伤。

八、跟　痛　症

跟痛症是指跟骨底面由于慢性损伤所引起的以疼痛、行走困难为主的病证，常伴有跟骨结节部的前缘骨质增生。好发于 40～60 岁的中老年人、肥胖人员。跟痛症临床一般分为两类：①跟后痛，主要有跟骨滑囊炎、痹证性跟痛症等。②跟下痛，主要有足底筋膜炎、跟骨下滑囊炎、跟骨下脂肪垫炎、肾虚性跟痛症等。

足跟部是人体负重的主要部分。跟部皮肤是人体中最厚的部位，其皮下脂肪致密而发达，又称脂肪垫；在脂肪与跟骨之间有滑液囊存在；跖筋膜及趾短屈肌附着于跟骨结节前方；跟腱呈片状附着在跟骨结节的后上方。

【病因病机】

多因老年人肝肾不足或久病体虚，气血衰少，筋脉懈惰，加之形体肥胖，体重增加，久行久站造成足底部皮肤、皮下脂肪、跖腱膜负荷过重。足底的跖腱膜起自跟骨跖面结节，向前伸展，止于 5 个足趾近侧趾节的骨膜上，如果长期、持续牵拉，可在跖腱膜的跟骨结节附着处发生慢性劳损，或骨质增生，致使局部无菌性炎症刺激引起疼痛。

【诊断要点】

起病缓慢，多为一侧发病，可有数月或数年的病史。足跟部疼痛，行走加重。典型者晨起后站立或久坐起身站立时足跟部疼痛剧烈，行走片刻后疼痛减轻，但行走或站立过久疼痛又加重。跟骨的跖面和侧面有压痛，局部无明显肿胀。若跟骨骨质增生较大时，可触及骨性隆起。

X 线摄片常见有骨质增生，但临床表现与 X 线征象不符，不成正比，有骨质增生者可无症状,有症状者可无骨质增生。

【辨证治疗】

以理筋手法治疗为主,配合药物、固定及其他疗法治疗。

1.理筋手法　在跖腱膜的跟骨结节附着处做按压、推揉手法,以温运气血,使气血疏通,减轻疼痛。

2.药物疗法

(1)内服药:治宜养血舒筋、温经止痛,内服当归鸡血藤汤;肾虚者治宜滋补肝肾、强壮筋骨,内服六味地黄丸、金匮肾气丸。

(2)外用药:外用八仙逍遥汤熏洗患足,或用熨风散热熨。

3.固定疗法　急性期宜休息,并抬高患肢,症状好转后仍宜减少步行。

4.其他疗法

(1)封闭疗法:可用曲安奈德 20mg 加 1% 利多卡因 2ml 做痛点封闭,1 周 1 次,2～3 次为 1 个疗程。

(2)物理疗法:可选用超短波、红外线等。

【预防调护】

减轻体重,避免长期持久的站立、行走。鞋以宽松为宜,并在患足鞋内放置海绵垫,以减少足部压力。

知识链接

《素问·五脏生成》:"足受血而能步……"本病属中医学"骨痿"范畴,多因气血不足或肝肾亏虚,寒湿凝滞与风湿痹阻或外伤、劳损所致,经络不通则痛。

第三节　躯　干　筋　伤

一、颈部扭挫伤

因各种暴力使颈部过度扭转、牵拉或受外力直接打击,引起颈部软组织损伤者,称为颈部扭挫伤。颈部扭挫伤以胸锁乳突肌、斜方肌等损伤多见。青壮年发病率较高。

【病因病机】

颈部连接头部和躯干,肌肉众多,能完成多个方向较大范围的活动,加之活动频繁,故损伤机会多。颈部扭挫伤多因颈部突然扭转或前屈、后伸而受伤。如快速行驶的车辆骤然刹车可使头部猛然前倾,继而后伸,易造成颈部肌肉、筋膜、韧带等组织损伤,严重者合并颈椎骨折或脱位,引起脊髓损伤。钝器直接打击引起颈部挫伤者较颈部扭伤少见。

【诊断要点】

有明确的外伤史。伤后颈部疼痛,有负重感,转动不灵活,疼痛可向肩背部放射。颈部活动受限,以旋转、侧屈为甚。在患处可摸到肌肉痉挛,压痛明显;局部有轻度肿胀。检查时要注意有无手臂麻痛等神经损伤症状,必要时拍 X 线片排除颈椎骨折及脱位。

【辨证治疗】

1.理筋手法　患者坐位,术者立于背后,左手扶住患者额部,右手用拇指点按压痛点,以及天柱、风池、肩井等穴。随后轻轻拿揉颈项部肌肉数次,点按、理筋、弹拨后再施以颈部摇法和拔伸等运动类手法。应注意的是,早期不宜在伤处行手法治疗,以免加重损伤,宜休息 2～3 日后,再行手法治疗,且应尽量轻柔。

2．固定疗法　若损伤严重,疼痛剧烈,有神经损伤症状者,应配合颈部牵引,佩戴颈托,卧床休息1周,以减轻肌肉痉挛。

3．练功疗法　疼痛缓解后练习头颈的前屈后伸和左右旋转动作,以舒筋活络,增强颈部肌肉力量。

4．药物疗法　中药按损伤内治法三期辨证治疗。疼痛剧烈者,可酌情使用布洛芬、对乙酰氨基酚、曲马多等止痛药。外治药物,早期可使用具有散瘀消肿止痛作用的双柏膏,后期可使用具有温经通络作用的温经通络膏。

5．其他疗法

(1)针灸疗法:可针刺风池、大椎、天柱、颈部夹脊穴、列缺、悬钟、合谷等穴。

(2)物理疗法:可选用电疗、磁疗、超声波等,以局部透热,缓解肌肉痉挛。

【预防调护】

1．参加激烈运动或乘车时要注意自我保护,以防颈部损伤。

2．平时经常做颈部功能锻炼,增强颈部肌力及抗损伤的耐受力。

3．较重的损伤早期可考虑佩戴颈托固定,并卧床休息,不宜过早进行颈部旋转活动。

4．随着症状改善,逐渐做头颈俯仰活动。

二、落　　枕

落枕,又称"失枕",是一种常见病,好发于青壮年,以冬春季多见。落枕一般发生于睡醒后,常见发病经过是入睡前并无任何症状,晨起后感到颈肩部疼痛、活动不利等临床表现。落枕本身有自愈的趋向,只要及时采取治疗措施,1周以内多能痊愈。及时治疗可缩短病程,不经治疗者也可自愈,但复发机会较多。

【病因病机】

落枕多由静力性损伤引起,主要是夜间睡眠姿势不良,头颈长时间处于过度偏转的位置;或因睡眠时枕头过高、过低或过硬等,使局部肌肉处于长时间紧张状态,受到持续牵拉而发生。或睡后感受风寒,使颈部气血凝滞,筋络痹阻,以致僵硬疼痛,动作不利。

【诊断要点】

落枕多急性起病,主要表现为起床后感觉颈部疼痛、头颈部活动受限(转头及仰头受限最为明显)。疼痛以颈部一侧为多,或有两侧俱痛者,或一侧重,一侧轻。头部活动时,颈部肌群力量改变,可引起疼痛进行性加重,可见头颈部强迫于某个体位。若风寒外束,尚有恶风、怕冷、头痛等。检查时颈部肌肉有触痛,胸锁乳突肌、斜方肌、菱形肌及肩胛提肌等处压痛。患侧颈肌痉挛、僵硬,胸锁乳突肌、斜方肌等触之有"条索感"。

【辨证治疗】

落枕以理筋手法、药物疗法为主,可配合针灸、理疗等疗法治疗。

1．理筋手法　落枕行手法治疗可获得满意疗效。一般落枕经1～2次治疗即可缓解,轻者即可治愈。患者坐位,医生站于患者身旁,从患侧颈上方开始,直到肩背部为止,施以㨰法、揉法、拿法、点按法等反复按摩2～3遍,再以空心拳轻叩按摩过的部位,使痉挛的颈肌松弛;再行颈部牵引手法,嘱患者放松颈部肌肉,在向上牵引颈部的同时轻轻摇晃头部使颈椎各方向活动,以理顺颈部筋络;最后进行头颈部前屈、后仰、左右侧偏及旋转等活动,此动作应缓慢进行,切不可用力过猛。头痛严重、颈部不能转动者,可先按揉患侧肩井穴2～3分钟,并嘱患者缓缓转动颈项,当疼痛稍减后,再行治疗。

2．药物疗法　本病多采用外用药物疗法,如膏药、药膏等。膏药多外贴颈部痛处,需注意,某些膏药中含有辛香走窜、动血滑胎之药，故孕妇忌用。内服中药宜疏风散寒、活血通络，可用葛根汤、舒筋活血汤加减。风寒束表者，可用羌活胜湿汤加减。

3.针灸疗法　可选用悬钟、养老、后溪、肩井为主穴，配合内关、外关、中渚、阳陵泉。

4.物理疗法　热敷疗法采用电热水袋、热毛巾及红外线灯照射，均可起到止痛作用。必须注意防止烫伤。

5.练功疗法　疼痛减轻后，嘱患者加强头颈部的屈伸、旋转锻炼。

【预防调护】

1.用枕适当　枕头的高度适中，最佳的枕头高度是能支撑颈椎的生理曲线，并保持颈椎的平直。

2.颈部保暖　在秋冬季节，最好穿高领衣服；炎热季节，空调温度不能太低，夜间睡眠时应注意防止颈肩部受凉。

3.睡姿良好　睡眠时以仰卧为主、侧卧为辅，左右交替侧卧。

4.避免过劳　颈部的劳损容易诱发本病，平时工作要注意姿势正确。

三、颈　椎　病

颈椎病是指由于颈椎间盘退行性改变、颈椎骨质增生或颈部损伤等原因引起颈椎内、外平衡失调，刺激或压迫颈部神经根、椎动脉、脊髓或交感神经引起一系列临床症状和体征的综合征，是临床常见病、多发病。随着生活、工作方式的改变，长期低头人群增多，颈椎病的发病率不断上升，且发病年龄日趋年轻化。

【病因病机】

颈椎病是一种退行性疾病。颈椎间盘退行性变是本病的内因，各种急慢性颈部外伤是导致本病的外因。

1.内因　一般情况下颈椎椎间盘从30岁后开始退变，退变从透明软骨板开始，通透性随之降低，髓核中的水分逐渐减少，并缩小变硬成为一个纤维软骨性实体，进而导致椎间盘变薄，椎间隙变窄。由于椎间隙变窄，使前、后纵韧带松弛，椎体失稳，后关节囊松弛，关节腔变小，关节面易发生磨损而导致骨质增生。由于以上因素使颈段的脊柱稳定性下降，椎体失稳，故椎体前后形成代偿性骨质增生。而椎体后关节、钩椎关节等部位的骨质增生，以及椎间孔变窄或椎管前后径变窄是造成脊髓、颈神经根（图5-9）、椎动脉及交感神经受压的主要病理基础。

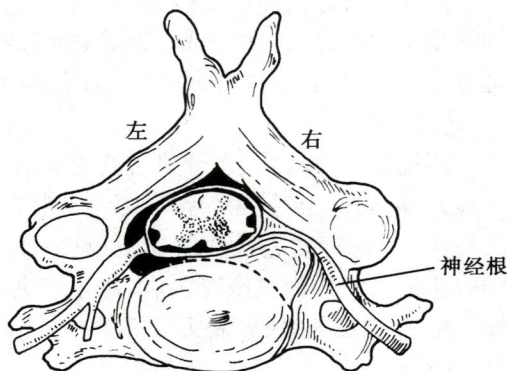

图5-9　颈神经根受压

2.外因　颈椎的慢性劳损或急性外伤是引起颈椎病的外因。由于跌、仆、扭、闪或长期从事低头伏案工作，均可使颈椎间盘、关节突关节、钩椎关节、颈椎周围各韧带及其附近软组织不同程度的损伤，从而破坏了颈椎的稳定性，促使颈椎发生代偿性增生，久之产生骨赘、韧带钙化，直接和间接地刺激或压迫邻近的神经、血管和软组织，出现各种症状。此外，颈项部受寒，肌肉痉挛，使局部缺血缺氧，也可引起临床症状或诱发各型颈椎病的发病。

【诊断要点】

临床一般分为神经根型、椎动脉型、脊髓型、交感型及混合型等。

1.神经根型　也称痹痛型，发病率较高，在各型中约占60%，缓慢起病者多与长期低头或伏案工作有关。临床主要表现为颈肩疼痛，并向一侧或两侧上肢放射。疼痛为酸胀痛或灼热痛，伴有针刺或电击样痛。重者为阵发性剧痛，影响工作和睡眠。颈部后伸时，或咳嗽，打喷嚏，大便时疼痛可加剧。部分患者伴有头晕、头痛、耳鸣，上肢沉重感，酸软无力，握力减退或持物易坠落。麻木和疼痛部位往往相同，多出现在手指和前臂。劳累或受寒后易诱发。

检查：颈椎生理性前凸减少或消失，脊柱侧凸。颈部肌肉张力增高，局部有条索状或结节状反应物，在病变节段间隙、棘突旁及其神经分布区出现压痛，受累神经支配区皮肤感觉减退。椎间孔挤压试验和臂丛神经牵拉试验阳性。X线侧位片可见颈椎生理曲度改变，如生理性前凸减小、消失或反弓，椎间隙狭窄，骨质增生，轻度滑脱和项韧带钙化。斜位片可见钩椎关节骨刺突向椎间孔，椎间孔变小。

临床上凡有颈、肩、上肢痛并有颈脊神经体征者均应进行鉴别诊断。如有无颈部扭挫伤、颈肩肌筋膜炎、肩周炎、网球肘、腕管综合征等。有些疾病通过X线摄片检查即可鉴别，如颈椎结核、颈椎骨髓炎、颈椎肿瘤和颈椎骨折、脱位等。此外，还应与肩周炎、风湿痛、胸廓出口综合征、锁骨上肿瘤、肌萎缩型侧索硬化症、心绞痛等鉴别。

2．椎动脉型　也称眩晕型，由于颈椎骨刺和颈椎间盘萎缩、变性或动脉硬化、椎动脉变形等引起椎基底动脉供血不足而发病。

主要表现为体位性眩晕，常因头部转动或侧弯至某一位置时易诱发或加重。临床常见头痛头晕、耳鸣眼花、记忆力减退等症。

检查：病变节段横突部压痛，颈椎旋转到一定的方位即出现眩晕，改变位置时，症状即可消失。X线检查正位片可见椎体钩椎关节侧方有骨赘；斜位片可见钩椎关节骨质增生，椎间孔变小。椎动脉造影可辨别椎动脉是否正常，有无压迫、迂曲、变细或者阻滞。脑血流图可见基底动脉两侧不对称。

应与梅尼埃病、良性阵发性位置性眩晕、体位性低血压、内听动脉闭塞等疾病相鉴别。

3．脊髓型　也称瘫痪型，主要病理改变为颈脊髓的损害。颈椎退行性变、颈椎间盘突向椎管压迫脊髓，或因椎体后方的骨刺，关节突关节增生、黄韧带肥厚或钙化，甚至椎板增厚等，致使椎管狭窄压迫脊髓，或影响脊髓的血液循环而发病。

临床主要表现为起病缓慢，以行走困难、步态不稳或慢性、进行性四肢瘫痪为特征。上肢可出现一侧或两侧单纯运动功能障碍，或单纯感觉障碍，或感觉障碍与运动障碍同时出现，甚至四肢瘫痪、小便潴留或失禁。

检查：颈部活动受限不明显，上肢活动欠灵活，肌张力增高，腱反射（肱二头肌和肱三头肌、膝腱反射、跟腱反射）亢进。常可引出病理反射，如腹壁反射和提睾反射减弱，霍夫曼征（Hoffmann征）、巴宾斯基征（Babinski征）阳性，甚至出现踝阵挛或髌阵挛等。X线检查可见颈椎生理曲度改变，颈椎骨质增生，椎间隙狭窄，椎间孔缩小。CT检查可见颈椎椎间盘变性，脊髓明显受压。MRI检查可见受压节段脊髓有信号改变，脊髓受压呈波浪样压迹。此外，肌电图检查对诊断也有帮助。

本病应与脊髓肿瘤、脊髓空洞症、原发性侧索硬化症、肌萎缩型侧索硬化症等进行鉴别。

4．交感型　主要表现有颈部酸痛、有沉重感，头痛或偏头痛，头晕，枕部或颈后痛。常伴有交感神经兴奋症状，如恶心呕吐、视物模糊、眼球胀痛、心动过速、血压升高、肢体发凉、耳鸣等。或伴有交感神经抑制症状，如头晕、眼花、眼睑下垂、心动过缓、血压偏低、胃肠蠕动增加或嗳气等。

检查：头颈转动时颈部和枕部不适及疼痛的症状可明显加重，压迫患椎可诱发或加重交感神经症状。X线检查除显示颈椎常见的退行性改变外，颈椎屈、伸位检查可证实有颈椎节段不稳，其中以颈椎3～4椎间不稳最常见。

本病要注意与冠状动脉供血不足、神经症或自主神经功能紊乱等疾病相鉴别。

5．混合型　凡两型或两型以上症状同时出现者称之为混合型颈椎病。

【辨证治疗】

本病的治疗方法很多,可根据分类、病情轻重、病程长短等来酌情选择。采取以非手术疗法为主的综合治疗原则。

1. 理筋手法 理筋手法是治疗颈椎病的重要方法之一,其治则为舒筋通络、活血化瘀、理筋整复。理筋手法操作如下:

(1)舒筋通络:患者坐位。用点穴、按揉、捏拿、弹筋、拨筋等手法在颈项两侧及肩部治疗,使紧张痉挛的肌肉放松,从而加强局部气血运行,促进水肿吸收,为下一步手法治疗创造条件。

(2)拉宽椎间隙:用手法等进行颈椎牵引,使颈椎间隙增宽,以扩大椎间孔;同时为纠正颈脊柱力学平衡创造条件。本法适用于神经根型。脊髓型及椎动脉型慎用。

(3)理筋整复:患者坐位,头部前屈至适当的角度。医师一手用拇指按住患椎棘突,一手用肘部托住患者下颌部,向前上方牵引,同时向患侧旋转头部。

(4)最后按揉颈椎两侧,擦颈椎两侧,以透热为度。搓、抖上肢而结束手法治疗。

理筋手法治疗颈椎病时动作要轻柔和缓,力度适中,切忌动作粗暴,也不可急骤旋颈和做各种超过生理范围的强制被动运动,以免引起脊髓损伤。特别是对脊髓型颈椎病应忌用,有动脉硬化、高血压的老年患者应慎用整复手法。

2. 牵引疗法 颈椎牵引是治疗颈椎病的有效方法,常同手法治疗配合进行。此法适用于各型颈椎病,对神经根型效果最好,对椎动脉型或交感型宜采用轻重量牵引,对脊髓型效果较差,若有不良反应,立即停止牵引。坐位牵引时颈椎前倾20°左右,重量一般以3~5kg开始,逐渐增加至体重的1/12~1/8,一般不超过20kg,每次20~30分钟,20~30次为1个疗程。重症者采用卧位牵引,根据患者性别、年龄、体质强弱、颈部肌肉情况和临床症状酌情处理。

3. 练功疗法 急性发作期应以静为主,以动为辅,佩戴颈围或颈托固定1~2周。慢性期以动为主,特别是长期伏案工作者应注意工间休息,多做颈项活动锻炼,如前屈、后伸、左右旋转及左右侧屈等,各做3~5次。此外,还可以做体操、太极拳、健美操等运动。

4. 药物疗法

(1)神经根型:温经活血,用桂枝加葛根汤或蠲痹汤加减。

(2)椎动脉型:属中气虚损者,治宜补中益气,用补中益气汤加减;属痰瘀交阻者,治宜利湿化痰、散瘀通络,用温胆汤加减;属肝肾不足、肝阳上亢者,治宜补益肝肾、平肝潜阳,用天麻钩藤饮加减。

(3)脊髓型:活血化瘀、疏通经络,方用补阳还五汤加虫类药如全蝎、蜈蚣等。

5. 其他疗法

(1)针灸疗法:针刺颈部华佗夹脊穴、风池、天柱、大椎、百劳、绝骨等穴辨证施治。

(2)物理疗法:可酌情选用超短波、红外线、离子导入等治疗。

(3)外用止痛搽剂、外敷药、药熨等均有一定疗效,可互相配合运用。

6. 手术疗法 经非手术治疗无效或症状加重者,脊髓型颈椎病的脊髓受压症状与体征呈进行性加重或突然加剧者,应考虑手术治疗。

【预防调护】

1. 低头工作不宜太久,避免不正常的工作体位。

2. 避免头顶重物,坚持进行颈部各方向功能锻炼。

3. 睡眠时枕头不宜过高、过低、过硬。

4. 重症患者治疗后,可佩戴颈托,用以固定颈椎,并要注意保暖。

四、急性腰肌扭伤

急性腰肌扭伤是指腰骶、骶髂及腰背两侧的肌肉、筋膜、韧带、关节囊及滑膜等软组织的急性损伤，从而引起腰部疼痛及活动功能障碍的一种病证。本病俗称"闪腰岔气"，是腰痛疾病中最常见的一种。多发生于青壮年体力劳动者，以长期从事弯腰工作和平时缺乏锻炼、肌肉不发达者，易患此病。如治疗及时，手法运用得当，疗效极佳。若治疗不当或失治，可转变成慢性腰痛。

【病因病机】

急性腰部扭伤多发生在腰骶、骶髂关节、椎间小关节或两侧竖脊肌等部位。多因猝然遭受暴力，或由于腰部活动时姿势不正确，用力不当，或用力过度，或搬运抬扛重物时，肌肉配合不协调，以及跌仆闪挫，使腰部肌肉和筋膜受到过度牵拉、扭曲，韧带撕裂、关节错缝、滑膜嵌顿等所致。

【诊断要点】

有明显外伤史。伤后腰部疼痛剧烈，不能伸直，活动明显受限。咳嗽、喷嚏、用力解大便时可使疼痛加剧。患者常以两手撑腰，以免加重疼痛。脊柱多呈强直位，严重时不能坐立和行走，仰卧转侧均感困难。

检查：可见腰背部肌肉紧张。局部肿胀、时有瘀斑，腰椎生理性前凸改变。腰肌及筋膜损伤时，腰部各方向活动均受限，动则疼痛。有局限性压痛，以棘突旁竖脊肌、髂嵴后部或腰椎横突处为多见，并可触及肌紧张。髂腰韧带损伤时，腰椎前屈旋转受限明显，压痛多在髂嵴后部与第5腰椎间三角区。棘上或棘间韧带损伤时，压痛多在棘突上或棘突间，脊柱弯曲时疼痛加剧。椎间小关节损伤时，腰部被动旋转、后伸活动受限，疼痛剧烈。脊柱可有侧弯，损伤棘突可出现偏歪，棘突两旁有深压痛。

X线检查：正位片主要显示肌性侧弯，侧位片可见腰椎生理性前凸消失；必要时可加拍摄腰椎屈曲侧位片，如棘上、棘间韧带断裂者，则可见棘突间隙加宽。

本病应与严重的棘上、棘间韧带断裂，棘突、关节突骨折，椎体压缩骨折及腰椎间盘突出症相鉴别。

【辨证治疗】

急性腰肌扭伤治疗以理筋手法治疗为主，辅以固定、练功、药物疗法，同时配合针灸等其他疗法综合治疗。

1. 理筋手法 患者俯卧位，肢体放松，术者用两手拇指指腹或手掌，自大杼穴开始由上而向下按揉，同时用拇指点压手法依次点压肾俞、命门、腰阳关、志室、大肠俞、环跳及阿是穴，在点压时加以按揉或弹拨，以产生酸、胀、麻感为度。可调和气血，提高痛阈，从而减轻疼痛。再在腰背部㨰推两侧竖脊肌，着重在腰段操作3～4次。然后术者以左手压住腰部痛点，用右手托住患侧大腿，同时用力反向扳动，并可摇晃拔伸数次，如腰双侧疼痛可将两腿同时托起向背侧扳动。最后用全掌按揉、拍、击法等放松手法结束治疗。

棘上、棘间韧带损伤：除上述手法外，可用按摩手法理筋通络，术者先在脊柱两侧用按揉手法，再用一手拇指在患部棘上韧带行弹拨手法，并沿棘上韧带方向上下揉捻，然后直擦腰部督脉，以透热为度。

腰椎小关节错缝、关节滑膜嵌顿：除舒筋活血、解痉止痛按摩松解手法外，主要是采用复位手法，纠正关节错缝，解除滑膜嵌顿。常采用①腰部斜扳法：患者侧卧，患侧在上，患侧腿屈髋屈膝，健侧腿伸直。术者立于患者前侧，一手置于肩部，另一手置臀部，两手相对用力扳动腰部。往往可以听到清脆的弹响声，腰痛随之立即缓解。②腰部牵抖法：患者俯卧位，一助手拉住患者腋下，或嘱患者两手握住头侧床沿，术者握患者双踝关节，做对抗牵引，持续1分钟后，再慢慢松开。如此重复数次。最后用力将下肢快速上下抖动数次，使牵引之力传递至腰部，使其复位。临床上也可用脊柱旋转复位法、背法等手法进行治疗。

2. 固定疗法 急性期应适当卧硬板床休息1～2周，以减轻疼痛，必要时佩戴腰围或宽布带固定站立行走。

3. 练功疗法　疼痛缓解后做腰部各种功能锻炼，以增强腰部肌力。注意棘上或棘间韧带损伤时应避免过度前屈活动。

4. 药物疗法　早期治宜活血化瘀、行气止痛为主，挫伤侧重于活血化瘀，用复元活血汤加减；扭伤侧重于行气止痛，方用舒筋汤加枳壳、香附、木香等。若便秘明显者，宜通里攻下，用桃仁承气汤加减。若伴有气血虚弱者，不宜攻之过猛，可加补气行气、补血活血之药，或适当加服六味地黄丸。后期治宜补益肝肾、活血强筋为主，用补肾壮筋汤加减。

5. 其他疗法

（1）针灸治疗：局部取穴或循经取穴。常用肾俞、命门、腰阳关、志室、委中、承山、昆仑、阿是穴等穴，多用强刺激手法。

（2）物理治疗：可酌情选用超短波、红外线、离子导入等治疗。

（3）外用止痛搽剂、外敷药、药熨等均有一定疗效。

【预防调护】

1. 劳动前或运动前做好充分的准备活动，应注意量力而行。
2. 加强腰部功能锻炼，掌握正确的搬持重物姿势。
3. 对于腰部肌力弱者或劳动活动强度大时应佩戴腰围，保护好腰部。
4. 对急性腰扭伤的治疗务必及时、彻底，以防转为慢性。
5. 注重腰部保暖，以防风寒侵袭。
6. 在进行练功疗法时，不宜过早进行腰部旋转活动，以防病情加重或反复。

五、慢性腰肌劳损

慢性腰肌劳损又称功能性腰痛，中医称为"风湿痛"和"肾虚腰痛"等，是指腰部肌肉、筋膜、韧带、骨与关节等组织的慢性积劳性损伤，临床上以腰部隐痛，反复发作，劳累后加重，休息后减轻为主症。

【病因病机】

引起慢性腰肌劳损的病因较多，而主要原因是劳逸失度的积累性损伤，其次是急性外伤迁延、风寒湿邪侵袭和先天性畸形等。

积累性损伤，多由于长期弯腰工作或腰背部经常负重，以及长期的腰部姿势不良，引起腰背肌肉、筋膜、韧带劳损或慢性的撕裂伤。

急性损伤后治疗不当，或反复多次损伤，致使受伤的腰肌筋膜不能完全修复，因慢性无菌性炎症迁延不愈而引起慢性腰痛。

风寒湿邪侵袭，痹阻筋脉，致使气血运行不畅，筋肉拘挛，从而引起慢性腰痛。

先天畸形和解剖缺陷者，如腰椎骶化、骶椎腰化、骶椎隐裂、游离棘突等，可引起肌肉活动失衡产生慢性腰痛。

【诊断要点】

有腰部慢性劳损或急性损伤迁延病史。腰部酸胀或隐痛，时轻时重，反复发作，劳累后加重，休息后减轻。弯腰困难，若勉强弯腰则腰痛加剧，适当活动或变动体位后腰痛减轻。常喜用两手捶腰，以减轻疼痛。兼有风寒湿邪者，腰部喜暖怕凉，腰痛变化常与天气变化有关，阴雨天加重。

脊柱外形一般无异常，但有时可见生理前曲变浅。腰部功能多无障碍，严重者可能受限。直腿抬高试验阴性，神经系统检查无异常。单纯性腰肌劳损的压痛点，常位于棘突两旁竖脊肌处，或髂后部或骶骨后面的竖脊肌附着点处；若有棘上或棘间韧带损伤，压痛点则位于棘突或棘间上。X线多无异常，可有轻度脊柱腰段的生理曲度改变。有时可发现先天性异常如骶椎隐性裂等。

本病应注意与第3腰椎横突综合征进行鉴别。第3腰椎横突综合征患者腰痛或腰臀部弥散性疼痛，并向大腿后侧扩散，但不超过膝部；晨起或弯腰时疼痛加重，时感翻身与步行困难，有局限性压痛，压痛点在第3腰椎横突尖端，多数可在该处触及纤维性软组织硬化。直腿抬高试验阳性，但加强试验阴性。X线摄片可见第3腰椎横突过长。

【辨证治疗】

理筋手法与练功疗法是治疗的最佳选择。结合练功疗法、药物疗法、针灸疗法则效果更好。封闭疗法、物理疗法等对本病的治疗也有较好效果，一般不需手术治疗。

1. 理筋手法 治则为舒筋活络。其手法大致与急性腰部扭伤的按揉、捏拿、提腿扳动等手法相同。对于寒湿为主或老年腰痛，则宜在痛点周围做揉摩按压和弹拨捏拿，并擦肾俞及痛点，慎用提腿扳动等较重的手法。需要强调的是，手法应轻快、柔和、稳妥，忌用强劲暴力，以免加重损伤。

2. 练功疗法 可行仰卧五点式、三点式或拱桥式锻炼，俯卧位的飞燕式锻炼，以及做腰部前屈、后伸、左右侧屈与旋转活动。

3. 药物疗法 肾阳虚者，治宜温补肾阳，用金匮肾气丸加减；肾阴虚者，治宜滋补肾阴，用知柏地黄丸、大补阴丸加减。风寒湿者，治宜祛风散寒胜湿，可用独活寄生汤或羌活胜湿汤加减；湿热者，治宜清化湿热，可用四妙散加减。外用药可外贴伤湿止痛膏、狗皮膏等膏药。西药可内服布洛芬、对乙酰氨基酚等解热镇痛药。

4. 其他疗法

（1）针灸疗法：取肾俞、命门、腰阳关、委中、承山、昆仑等穴位针灸，痛点拔火罐。

（2）封闭疗法：在劳损组织部位行局部封闭，每周1次，一般2～4次为1个疗程

（3）中药熏蒸疗法：可根据病情使用祛风散寒、除湿通络、补益肝肾、强壮筋骨等中药熏蒸腰背部。

（4）物理疗法：可采用红外线、超短波、频谱仪或中药离子导入等法。

【预防调护】

1. 在日常生活和工作中，注意腰部的正确姿势，以防产生腰肌劳损。
2. 平时应注意加强腰背肌功能锻炼，适当参加户外活动或体育锻炼。
3. 注意腰部保暖，防止受凉，节制房事等。
4. 对腰部的急性损伤，应积极进行治疗，避免延误病情转变成慢性损伤。

六、腰椎间盘突出症

腰椎间盘突出症是临床常见的腰腿痛疾病之一，腰椎间盘退行性改变后，在暴力作用下，纤维环破裂，髓核突出于纤维环之外，刺激或压迫脊髓（圆锥）、马尾、血管或神经根而产生的腰腿痛综合征。本病好发于20～40岁的体力劳动者，发病率约占门诊腰腿痛的15%，男性多于女性，临床以腰4～5和腰5～骶1之间突出最多。

ER-5-8

腰椎间盘突出症-教学（视频）

【病因病机】

1. 内因

（1）解剖结构的因素：椎间盘由髓核、纤维环和上下椎体的透明软骨板三部分组成，是一个富有弹性的软垫，其高度总和占脊柱全长的1/4～1/3，它和脊柱后关节构成脊柱运动的基础，同时可承受压力、缓冲震荡。椎体和附件上附着的肌肉、韧带既是运动的动力，又能对椎间盘起很好的保护作用。腰椎间盘纤维环后外侧较为薄弱，后纵韧带纵贯脊柱的全长，使纤维环的后方得到加强，但自第1腰椎平面以下，后纵韧带逐渐变窄，至第5腰椎和第1骶椎间，宽度只有原来的一半。腰骶部是承受动、静力最大的部分，故后纵韧带的变窄，造成了解剖结构的弱点，在外力

作用下髓核易向后方两侧突出压迫或刺激神经而发病。

（2）椎间盘退行性变和发育上的缺陷：椎间盘随着年龄的增长，有不同程度的退变。20 岁以后，椎间盘逐渐退变，加之负重和脊柱运动，椎间盘经常受到各方力的挤压、牵拉和扭转应力，使椎间盘发生脱水、纤维化、萎缩、弹力下降。致使脊柱内外力学平衡失调，稳定性下降，最后因外伤、劳损、受寒等外因导致纤维环由内向外破裂，髓核自破裂口突出压迫腰脊神经根而引起腰腿痛，这是本病发生的主要原因。

2. 外因

（1）损伤和劳损：尤其是积累性损伤，是引起该病的重要因素。由于腰椎排列成生理性前凸，椎间盘前厚后薄，人在弯腰搬运重物时受到体重、肌肉和韧带等张力的影响，髓核产生强大的反抗性张力，在此情况下，如腰部过度负重或扭伤，就很可能使髓核冲破纤维环而向侧后方突出（图 5-10），引起脊神经根、马尾或脊髓的刺激或压迫症状。

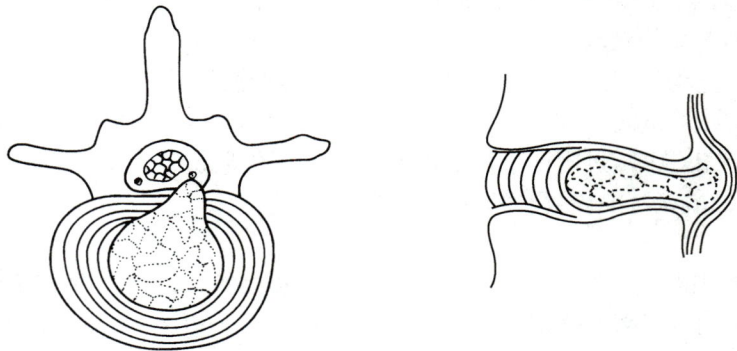

图 5-10　腰椎间盘突出症示意图

若长期从事弯腰工作，或腰部肌肉积累性劳损，致髓核长期受压得不到正常恢复，纤维环的营养供应也长期不足，加之腰背肌肉张力增高，导致椎间盘内压力升高，故轻微的外力也可使纤维环破裂而致髓核突出。

（2）寒冷刺激：受寒冷的刺激，肌肉紧张痉挛，导致椎间盘内压力升高，特别是对已变性的椎间盘，更可造成进一步的损害，致使髓核突出。

3. 病理分型　①根据髓核突出的方向，分为向后突出、向前突出、向椎体内突出三种类型。②根据向后突出的部位不同，分为单侧型（临床最为多见）、双侧型、中央型。③根据髓核突出的程度，分为膨出型、突出型、脱出型、游离型。

【诊断要点】

主要表现为腰痛伴下肢放射痛。多有不同程度的腰部外伤史，腰部反复疼痛，逐渐向一侧下肢放射（多向一侧沿坐骨神经分布区域放射），程度轻重不等，严重者不能久坐久站。腰部各方向活动均受限，翻身转侧困难，咳嗽、喷嚏或大便用力时疼痛加重（因腹内压增高），卧床时减轻。久病患者或神经根受压严重者常有患侧下肢麻木、肌力减弱，患肢不温、怕冷，与健肢对比，患肢肤温降低等症状；中央型可见马尾神经压迫症状，如阴部麻木、刺痛，排便及排尿障碍或失控，男子阳痿或双下肢不全瘫痪等症。

检查：正常腰椎生理性前凸消失，个别患者可出现腰椎后凸畸形，80%～90% 的患者有脊柱侧弯，侧弯的方向取决于髓核突出物的位置与神经根的关系，如突出物位于神经根的前外侧，则脊柱弯向健侧；若突出物位于神经根的内侧或前内侧，则脊柱弯向患侧。腰椎活动受限，一般为腰椎前屈、旋转及侧向活动受限，合并椎管狭窄者后伸亦受影响，急性发作期腰部活动完全受限。在腰 4～5 或腰 5～骶 1 间隙、棘突旁有明显压痛点，用力按压或叩击压痛点时，可引起下肢放射痛（可帮助定位）；在患侧居髎、环跳、委中、阳陵泉、绝骨等穴处常有不同程度的压痛。

特殊检查：直腿抬高试验及加强试验阳性，严重者在 15° 以下。本试验是确诊本病的重要检查，阳性率可达 90% 以上。趾背伸或跖屈力减弱或消失；屈颈试验阳性；股神经牵拉试验阳性。

腱反射改变：患者跟腱反射减弱说明骶 1 神经根受压，膝反射减弱说明腰 4 神经根受压。神经根受压严重或压迫过久，其相应的腱反射消失。

皮肤感觉异常：早期多为皮肤感觉过敏，待压迫加重或压迫过久可出现麻木、刺痛及感觉减退。患肢感觉异常对椎间盘突出定位有一定意义。若腰 3～4 椎间盘突出，腰 4 神经根受压，则小腿的前内侧发生感觉改变；腰 4～5 椎间盘突出，压迫腰 5 神经根，则小腿前外侧，足背前内侧发生感觉异常；腰 5～骶 1 椎间盘突出，压迫骶 1 神经根，则小腿后外侧、足背外侧皮肤感觉异常。中央型椎间盘突出压迫马尾神经，则出现马鞍区麻木，膀胱、肛门括约肌功能障碍。

肌力检查：被压神经根所支配的肌肉可出现肌力减退或肌萎缩现象，腰 3～4 椎间盘突出，股四头肌肌力减弱；腰 4～5 椎间盘突出，足背伸及各趾背伸力减弱；腰 5～骶 1 椎间盘突出则足跖屈及各趾跖屈力都减弱；病程长者可出现肌肉萎缩。

X 线检查：腰骶椎 X 线检查的目的在于排除其他疾病，如肿瘤、结核、骨折等。同时可查到与本病有关的异常改变。正位片可显示腰椎侧凸，椎间隙变窄；侧位片显示脊柱腰椎前凸消失，甚至后凸，椎间隙变窄，椎体边缘骨质增生。

肌电图检查：根据异常肌电图的分布范围可判定受损的神经根及其对肌肉的影响程度。

CT、MRI 检查：可清晰地显示椎间盘突出的影像，通过断层反映出硬脊膜囊及神经根受压的状态。

根据病史、症状和体征，对多数腰椎间盘突出症可作出诊断。

临床上尚需与急性腰扭伤、腰椎结核、马尾神经瘤、腰椎管狭窄症、强直性脊柱炎、梨状肌综合征等相鉴别。

【辨证治疗】

以理筋手法治疗为主，配合固定、牵引、药物、练功等疗法治疗，必要时手术治疗。

1. 理筋手法

（1）治疗原则：①降低椎间盘内压力，增加椎间盘外压力，促使突出物回纳，为纤维环的修复创造有利条件。②改变突出物的位置，松解粘连，解除或减轻对神经根的压迫。③加强局部气血循环，促使受损伤的神经根恢复正常功能。

（2）手法治疗：①患者俯卧位，在患侧腰臀部及下肢用轻柔的按摩法、按揉法等手法，放松紧张痉挛的肌肉，为下一步治疗创造条件。②患者仰卧位，用手法或机械进行骨盆牵引。使椎间隙增宽，从而降低椎间盘内压力，同时可扩大椎间孔和神经根管，减轻突出物对神经根的压迫。③患者俯卧位，用双手有节奏地按压腰部，使腰部振动。然后在固定患部的情况下，用双下肢后伸扳法，使腰部过伸。④用腰部斜扳法或脊椎旋转复位手法，以调整后关节紊乱，从而相对改变突出物与神经根的位置。反复多次进行，可逐渐松解突出物与神经根的粘连。再在仰卧位用强制直腿抬高以牵拉坐骨神经和腘绳肌，对松解粘连可起一定作用。⑤沿受损神经根及其分布区域用擦、按、点、揉、拿等手法，促使气血循行加快，从而使萎缩的肌肉及麻痹的神经逐渐恢复正常功能。

（3）麻醉推拿法：硬膜外麻醉后的具体手法为：①患者仰卧位，两助手分别拉住患者两腋部和两踝，对抗牵引 10 分钟，然后将患肢屈髋屈膝、旋转髋关节 3～4 圈后，再将患肢最大限度抬高。并将踝关节充分背屈 3 次，健侧同法也做 3 次。②患者侧卧位，患肢在上，医生立于患者身后。以一侧手臂托起患侧大腿，另一手掌顶住患侧腰部，先转动髋关节 2～3 圈，然后在髋关节外展 30° 位做向后过伸动作 3 次，换体位做另一侧。③患者俯卧位，医生一手臂托住患者两腿，另一手压住患腰，将两下肢摇动数次，然后过伸腰部 2～3 次。④患者俯卧，两助手再次对抗牵引，同时医生以掌根部按压病变椎体棘突部 3 次，每次 1 分钟。

在麻醉下施行手法治疗,应密切观察麻醉反应,手法结束后加强术后护理。卧硬板床休息2～3周。

2．固定疗法　急性期间严格卧床休息(大小便均不下床或坐起),3周后症状可基本缓解。待症状基本消失后在佩戴腰围保护下起床活动。

3．牵引疗法　主要采用骨盆牵引法,适用于早期患者或反复发作的急性患者。患者仰卧于病床,夹缚骨盆牵引带。牵引重量可根据患者的感受进行调节,一般在20kg左右。每日牵拉1次,每次约30分钟。

4．药物疗法

(1)内服药:急性期或初期中药治宜活血止痛为主,用舒筋活血汤加减。疼痛剧烈时用西药对症处理:20%甘露醇250ml配合地塞米松5～10mg静滴,每日1次,连续使用3～7日;也可口服吲哚美辛、布洛芬等。慢性期或晚期治宜补益肝肾、温通经络,可用补肾壮筋汤加减。

(2)外用药:外用止痛搽剂、外敷药、药熨等均有一定疗效。

5．练功疗法　症状缓解后应积极进行腰背肌的功能锻炼,可采用拱桥式、飞燕式,经常后伸腰部、压腿等,以增强腰腿部肌力。

6．其他疗法

(1)针灸疗法:常用肾俞、环跳、委中、承山、阳陵泉等穴,每日1次,也可穴位注射,慢性期可配合灸法。

(2)封闭疗法:可行椎间孔内封闭或硬膜外封闭,对慢性期疗效尚可。

(3)髓核溶解法:是将一种酶注入椎间盘内以溶解病变的髓核组织,从而减轻对神经根的压迫。目前已用的药物有木瓜凝乳蛋白酶和胶原酶。

(4)物理疗法:可配合超短波、中频电疗、水疗等治疗。

(5)手术疗法:经非手术治疗无效、症状严重者及中央型突出压迫马尾神经者,可行椎板切除及髓核摘除术或经皮穿刺髓核摘除术。

【预防调护】

1．纠正不良的工作和生活姿势。

2．改善居住环境,注意保暖防寒。

3．加强腰背、腹肌功能锻炼,禁止弯腰搬重物。

4．睡硬板床,节制房事等。

七、腰椎管狭窄症

腰椎管狭窄症是指腰椎管、神经根通路及椎间孔的骨性或纤维性结构变形或狭窄,而引起马尾神经或神经根受压,并产生相应的临床症状的疾病,又称腰椎管狭窄综合征。临床上以长期反复腰腿痛和间歇性跛行为主要特征。好发于中老年人,男性多于女性,体力劳动者多见。

【病因病机】

本病病因主要为原发性和继发性两种。原发性腰椎管狭窄是由先天性或发育性因素而致的腰椎管狭窄,临床上较少见。继发性腰椎管狭窄最常见的原因是腰椎退行性变,如腰椎骨质增生、小关节肥大、黄韧带及椎板肥厚等,使腰椎管容积狭小。此外,陈旧性腰椎间盘突出、脊椎滑脱、腰椎骨折脱位复位不良、椎板切除术后等,也可引起腰椎管狭窄。由于椎管容积狭小,压迫马尾神经或神经根而发病。如有外伤炎症、静脉瘀血等因素,可使症状加剧。

中医认为发生本病的主要内因是先天肾气不足,后天肾气虚弱,劳役伤肾等,致肾虚不固,邪阻经络,气滞血瘀,荣卫不和,以致腰腿筋脉痹阻而产生疼痛。

【诊断要点】

腰椎管狭窄症起病缓慢，主要症状为下腰痛，双下肢酸胀、麻木、疼痛、无力和间歇性跛行。间歇性跛行是本病特征性症状，即步行一段距离后出现下肢疼痛麻木、酸胀乏力，甚至不能继续行走，坐下或蹲下休息片刻，症状明显减轻，若继续行走后，症状再次出现。

主要体征可见腰后伸受限，背伸试验阳性，即背伸可引起后背与小腿疼痛，这是本病的一个重要体征。部分患者可出现下肢肌肉萎缩，以胫前肌及𧿹长伸肌最为明显，小腿外侧痛觉减退或消失，跟腱反射减弱或消失。直腿抬高试验可出现阳性。但部分患者可没有任何阳性体征，其症状和体征不一致是本病的特点之一。病情严重者可出现马鞍区感觉减退，尿频尿急或排尿困难，两下肢不完全瘫痪，肛门括约肌松弛、无力或阳痿。

X线摄片常在腰4～5、腰5～骶1之间可见椎间隙狭窄、骨质增生、小关节突肥大、腰骶角增大、椎体滑脱等现象，CT与MRI可确诊。

【辨证治疗】

非手术治疗是本病轻症患者的首选治疗措施，综合运用理筋手法、药物、牵引、练功、针灸、理疗等疗法较单一方式治疗效果更加明显。若经正规非手术治疗无效者，马尾神经受压出现大小便功能障碍者，影像学显示腰椎管严重狭窄者，应考虑手术疗法。

1. 理筋手法　治则为舒筋活血、松解粘连。急性期应卧床休息2～3周，病情稳定者，可行手法治疗，常用手法有按揉、点压、擦法、提捏，配合斜扳法、腰部牵抖、直腿抬高、屈髋屈膝法等。手法操作应轻柔，禁用强烈的旋转手法，以免加重病情。

2. 药物疗法　偏于肾阳虚者宜温补肾阳，用右归丸或金匮肾气丸加减；偏于肾阴虚者宜滋补肾阴，用左归丸或六味地黄丸加减。属寒湿腰痛者，治宜祛寒除湿、温经通络。偏于风湿者以独活寄生汤为主；寒邪重者以麻桂温经汤为主；湿邪偏重者，以加味术附汤为主；湿热型腰痛者治宜清热化湿，以三妙丸加减。西药可内服布洛芬、吲哚美辛、对乙酰氨基酚等解热镇痛药，严重疼痛时可使用曲马多等成瘾性较小的麻醉性镇痛药。

3. 牵引疗法　行骨盆牵引，缓解神经根受压。

4. 练功疗法　病情缓解后宜加强腰腹肌练功，还可练习行走、蹬空增力、侧卧外摆等动作以增强腿部肌肉力量。

5. 其他疗法

（1）针灸疗法：取华佗夹脊穴、肾俞、命门、腰眼、腰阳关等穴针刺。还可根据病情使用三棱针刺络放血疗法，也可选用热敏灸疗法。

（2）物理疗法：可根据病情酌情使用激光疗法、石蜡疗法、超声波疗法、磁疗法、中频电疗法等。

（3）手术疗法：经非手术治疗无效，病情严重的患者应考虑手术治疗。

【预防调护】

1. 平时注意腰部保暖，避免风寒，节制房事。
2. 急性发作时应卧床休息2～3周，尽量减少后伸活动，避免腰部感受风寒及劳累。
3. 手术治疗者、术后应卧床休息1～2个月，再结合腰围或腰背支具保护，3个月内避免弯腰。
4. 坚持腰部功能锻炼，以巩固疗效。

八、梨状肌综合征

由梨状肌损伤、炎症刺激压迫坐骨神经引起臀腿痛，称为梨状肌综合征。梨状肌损伤在临床腰腿痛患者中占有一定比例，为常见损伤之一。

梨状肌起自骶骨前面,经坐骨大孔向外,止于股骨大转子内上方,是髋关节的外旋肌。坐骨神经一般从梨状肌下缘出骨盆,在臀大肌下面降至大腿后面,并在该处分为胫神经及腓总神经,传导小腿、足部的感觉及支配运动(图5-11)。

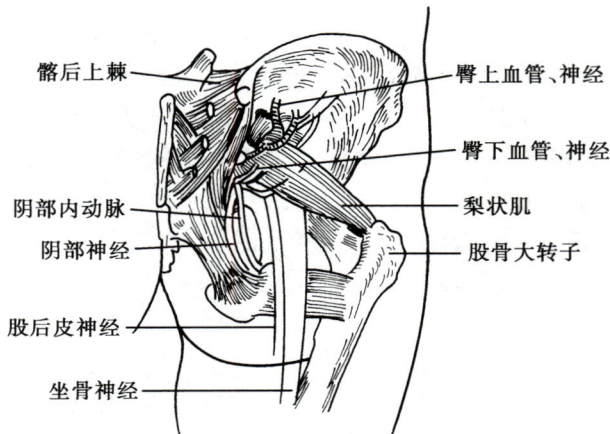

図 5-11　梨状肌与周围神经血管的关系

【病因病机】

在跌闪扭伤时,髋关节急剧内外旋或外展,使梨状肌牵拉损伤;或感受风寒,侵袭损伤;或盆腔内炎症刺激等,均可使梨状肌发生充血、水肿、痉挛、粘连等改变,引起坐骨神经在锐利和坚硬的肌缘之间受到卡压而引起臀部后部及大腿后外侧疼痛麻木。特别是在变异的肌肉或神经更易发生本病。

【诊断要点】

主要症状是后腰臀部钝痛或一侧臀部深在性酸胀痛,伴下肢放射性疼痛,休息时减轻,活动、咳嗽时重,可因腹压增加而加重疼痛。若压迫阴部神经,可出现会阴不适,阴囊、睾丸抽掣疼痛等症。梨状肌肌腹有压痛,有时可触及条索状隆起肌束;直腿抬高试验在小于60°时,梨状肌紧张,疼痛明显,大于60°时,疼痛反而减轻;梨状肌紧张试验阳性,梨状肌封闭后疼痛消失。

【辨证治疗】

以理筋手法治疗为主,配合药物、封闭、针灸等疗法治疗。

1. 理筋手法　患者俯卧,先按摩揉推臀部痛点数分钟,然后用拇指或肘尖来回拨动梨状肌,弹拨方向与梨状肌肌纤维方向垂直,共10~20次。最后以按压痛点和牵抖患肢而收功。手法每周2次,连续2~3周。

2. 药物治疗

(1)内服药:急性期筋膜扭伤,气滞血瘀,疼痛剧烈,动作困难,治宜化瘀生新、活络止痛,内服桃红四物汤加减。慢性期病久体亏,经络不通,痛点固定,臀肌萎缩,治宜补养气血、舒筋止痛,可用当归鸡血藤汤加减。

(2)外用药:急性期外敷消瘀止痛药膏,或外贴宝珍膏、复方南星止痛膏等。慢性期外治可用坎离砂热熨臀部。

3. 封闭疗法　多在急性期运用,用1%利多卡因注射液10ml加醋酸泼尼松龙注射液25mg以20号长针头,依梨状肌之体表投影深刺封闭,可解除痉挛。5~7日1次。

4. 针灸疗法　取阿是穴、环跳、殷门、承扶、阳陵泉、足三里等穴,用泻法,以有酸麻感向远端放散为宜。针感不明显者可加强捻转。急性期每日针刺1次,好转后隔日1次。

【预防调护】

1. 手法治疗后,需将患肢保持在外旋、外展位。

2．注意臀部保暖、防寒。

3．平时要加强臀肌锻炼。

（王惠礼　邓卫华　黄铭祥）

❓ 复习思考题

1．试述肩关节周围炎的病因病机、诊断要点和理筋手法、练功疗法。

2．简述肱骨外上髁炎的诊断要点及理筋手法。

3．试述腰椎间盘突出症腰腿痛的特点。

4．简述腰椎管狭窄症的临床表现。

5．简述神经根型、脊髓型及椎动脉型颈椎病的临床表现。

ER-5-9

扫一扫，测一测

第六章 内 伤

　　掌握脑震荡、气胸、胸部屏挫伤的诊断要点及辨证治疗；熟悉脑震荡、气胸、胸部屏挫伤的病因病机、预防调护；了解脑损伤、血胸、腹部屏挫伤、腹部挤压伤的病因病机、诊断要点、辨证治疗、预防调护及各种损伤内证的表现。

第一节 头 部 内 伤

　　头部内伤主要因交通事故、坠落、跌仆等所致。死亡率和致残率高居身体各部位损伤之首。头部内伤可发生在头皮、颅骨无损伤的患者。按伤势轻重可分为脑震荡和脑损伤（属西医学脑挫裂伤、颅内血肿和脑干损伤）。

一、脑 震 荡

　　脑震荡亦称"脑气震动""脑海震动"，是指头部受到暴力伤害，大脑功能发生一过性功能障碍而产生的临床综合征。

【病因病机】

　　中医认为，脑为奇恒之腑，藏精气而不泻，元神舍居于脑中，性喜静守，恶扰动。头部受到外力震动，脑气受损，扰乱清窍，清阳不升，浊阴不降，神不守舍，心乱气越，脑功能发生障碍或紊乱，使诸证皆发。

　　现代医学认为，脑震荡仅是中枢神经系统暂时的功能障碍，并无可见的器质性损害。

【诊断要点】

　　1. 意识障碍，损伤后有短暂昏迷史，持续时间可数秒或数分钟，一般不超过30分钟，意识清楚后可以恢复正常。

　　2. 近事遗忘，清醒后不能回忆受伤时或受伤前后的经过，但对往事却能清楚回忆，故称"逆行性遗忘症"。

　　3. 清醒后可有头痛、头晕、恶心、呕吐等症状，搬动头部或坐起时症状加重。

　　4. 神经系统检查无阳性体征，脑脊液检查、X线检查、CT检查均无异常发现。

【辨证治疗】

　　脑震荡轻者一般无需特殊治疗。对症状重者应及时治疗。

　　1. 昏迷期　以开窍通闭为主，方用苏合香丸灌服。

　　2. 苏醒期　以头痛、头晕、恶心、呕吐、夜寐不宁等症为主要临床表现，治以活血通窍、疏肝安神，方用通窍活血汤合逍遥散加减。

　　3. 恢复期　10日以后，主要症状基本消失，但仍有头晕、乏力等症。治宜益气补肾健脑，方用八珍汤或归脾汤加减。

【预防调护】

　　脑震荡患者除了适当药物疗法和绝对卧床休息外，需要给予安静的环境和合理的调养，同时帮助解除对脑震荡的恐惧心理。

二、脑 损 伤

脑损伤,亦称脑海损伤、脑髓损伤,是头部内伤的重症,包括现代医学所称的脑挫裂伤、颅内血肿、脑干损伤等。损伤常伴有不同程度的脑水肿,若控制不力或者过于严重者,常形成脑疝,造成严重后果。

【病因病机】

脑挫裂伤是脑组织的实质性损伤,分为脑挫伤和脑裂伤,前者只有脑皮质表面散在出血点,局部静脉瘀血和水肿,脑组织遭到破坏较轻;后者在损伤部位还可见到软脑膜和脑组织的断裂及严重出血。因挫伤、裂伤同时存在,故常称为脑挫裂伤。严重损伤时,局部出血、水肿,甚至形成血肿,导致颅内压增高,最终引发脑疝,可危及生命。

颅内血肿形成的初期,人体有一定的代偿能力,早期表现为颅内血管的收缩,脑血流量减少,脑脊液产生的速度减慢,脑室排空,脑脊液吸收加快,脑体积缩小,颅内压可无明显升高。若血肿进一步发展,导致代偿性功能失调,造成颅内压增高,脑静脉回流阻滞,严重时脑脊液循环通路梗阻,脑组织受压移位,形成脑疝,危及生命。

脑干内有很多重要脑神经核、网状结构和运动、感觉神经的传导束,是生命中枢。原发性脑干损伤常可见到不同部位的挫裂、出血、水肿、局部缺血坏死、软化等,是头部损伤中最严重的损伤,损伤后病症险恶,死亡率高。

【诊断要点】

（一）脑挫裂伤

1. 颅内压增高的症状 主要是生命体征的变化,即意识、瞳孔、血压、脉搏、呼吸等方面的变化。在代偿期,患者的意识和瞳孔多无变化,只有血压逐渐上升,脉搏减慢,脉缓而无力,呼吸仍可正常;当颅内压继续上升,接近于瘫痪期,患者意识逐渐昏迷,瞳孔对光反射消失,并开始散大,脉搏渐渐加快,心跳减弱,血压逐步下降,呼吸不规则或出现潮式呼吸,接着患者自主呼吸停止,称为中枢衰竭危象。

2. 局灶性症状和体征 伤后立即出现与脑挫裂伤部位相应的神经功能障碍或体征,如运动区损伤出现对侧瘫痪,语言中枢损伤出现失语,如"哑区"损伤,可无明显症状和体征。

3. 脑膜刺激征 蛛网膜下腔出血,可引起脑膜刺激征,表现为头痛、颈项强直和克尼格氏（kerning）征阳性。

4. 辅助检查 脑脊液内含有血液是有力诊断依据之一。CT 能清楚显示脑挫裂伤部位、范围和程度,是目前最常用、最有价值的检查。

（二）颅内血肿

临床主要特点是再昏迷和瘫痪进行性加重。

1. 意识障碍特点 常见再昏迷有三种情况:①昏迷、苏醒（中间清醒期）、再昏迷。②昏迷进行性加重,即开始感觉敏感,后迟钝并加深。③开始清醒,以后逐渐进入昏迷。

2. 运动体征的改变 伤后逐渐出现肢体瘫痪,并有进行性加重,如伤后开始一侧肢体正常,逐渐出现不全瘫痪,最后出现偏瘫。同时伴有肌张力增高,腱反射亢进,病理反射阳性,说明偏瘫对侧的颅内有血肿。

3. 瞳孔变化 血肿侧瞳孔进行性散大,对光反射消失,若病情发展速度快,另一侧瞳孔亦随之扩大。

4. 颅内压增高 血肿引起颅内压增高发生早,往往在 24 小时内达到高峰,而脑水肿引起的颅内压增高常在伤后 2～3 日内达到高峰。

5．脑疝　常见颞叶疝，表现特点为再次昏迷，同侧瞳孔散大，对侧肢体不全瘫痪，病理反射阳性，若进一步加重可危及生命。

（三）脑干损伤

是指中脑、脑桥、小脑及延髓等处的损伤，损伤后症状严重，死亡率高。

1．昏迷　昏迷时间长，恢复慢，轻者数周，重者数年，甚至终生昏迷。

2．去大脑强直　呈角弓反张状态。

3．锥体束征　因脑干内的锥体束损伤，可出现肢体瘫痪，肌张力增高，腱反射亢进，浅反射消失，或出现一侧或双侧病理反射。如出现肌张力由高而变为松弛，一切反射消失，常为死亡的前兆。

此外，脑干损伤还可出现高热、肺水肿、消化道出血、眼球和瞳孔的变化。

CT 及 MRI 检查，对颅内血肿、脑组织挫裂出血的性质、定位可明确诊断。

【鉴别诊断】

1．脑挫裂伤与脑震荡　前者为脑实质损伤有定位症状，有生命体征变化，有阳性神经系统体征，脑脊液混有血液。脑震荡无上述症状。

2．脑挫裂伤与颅内出血　①脑挫裂伤定位症状（偏瘫）在伤后即出现，而且比较稳定；颅内血肿的定位症状需隔一定时间出现，呈进行性加重。②颅内血肿多有中间清醒期，而脑挫裂伤很少有清醒期。③颅内血肿常可出现颞叶疝，脑挫裂伤则很少出现，两者均有颅内压增高。④脑挫裂伤在伤后即出现偏瘫，无进行性加重，自主活动少，颅内血肿则不然。

【辨证治疗】

1．早期治疗　对严重的头部内伤，有生命危险者必须及时抢救，不可延误抢救时机。

（1）保持呼吸道通畅，清除口腔内呕吐物、血块，将舌头牵出。严重者可行气管切开术。

（2）头位与体位：制止头部伤口出血，头部升高 15°，有利于脑部静脉回流，对脑水肿的治疗有帮助。定时翻身，预防压疮。

（3）对呼吸循环不稳定者，切忌远道转送，应原地抢救，待病情稳定后再转送。

（4）及时观察：入院后 24 小时内根据病情，每 15～30 分钟测血压、脉搏、呼吸 1 次，随时检查意识、瞳孔变化及有无新体征出现，并做好手术准备。

（5）注意及时调整和保持体内水电解质平衡，并给予足够的维生素。

（6）对疑有颅内血肿，可行脑血管造影、CT、MRI 等检查，确诊后尽快手术。

（7）颅内压增高除了颅内血肿引起外，还可由脑水肿引起，故抗脑水肿的治疗应早开始，可应用脱水剂、利尿剂、激素等。

（8）蛛网膜下腔出血严重者可用止血剂；合并脑脊液漏时，应使用抗生素，预防颅内感染。

（9）伴高温、肌张力增高或去大脑强直者，应尽早进行冬眠疗法。

（10）如患者呕吐频繁，有昏迷，损伤严重者应禁食，待病情好转后再给饮食，一般以高蛋白、高热量的流质或半流质为宜。

2．昏迷期的治疗　中药以开窍通闭治疗为主。

（1）辛香开窍法：用苏合香丸磨汁灌服，治气闭昏厥、两手紧握、牙关紧闭、脉沉迟者。

（2）清心开窍法：用安宫牛黄丸治高热、神昏窍闭、抽搐者。

（3）清热豁痰开窍法：用至宝丹治昏迷痰热阻窍者。

（4）脱证：用独参汤或参附汤回阳救脱。

3．苏醒期治疗　可用镇心安神、平肝息风或升清降浊等法进行辨证施治。

4．中、后期治疗　以肝肾亏虚，脑气衰弱为主，治宜补肝肾、益脑髓为主。仍应抓住主要矛盾，审因施治。

5．脑损伤手术指征

（1）开放性颅脑损伤。

（2）闭合性颅脑损伤中有下列情况者：①经确诊为颅内血肿者。②有中间清醒期者。③意识障碍逐渐加重者。④一侧瞳孔进行性扩大者。⑤凹陷或粉碎性骨折引起一定症状者。⑥36 小时后出现去大脑强直者。⑦长期昏迷伴颅内压增高者。⑧脑脊液鼻漏或耳漏 1 个月不愈者。

【预防调护】

1．加强安全意识，以防意外事故发生。

2．普及急救知识，一旦发病，及时采取有效的治疗手段，防止病情恶化。

3．本病昏愦日久，需仔细护理，严防肺部感染及压疮等发生。

第二节　胸　部　内　伤

胸部内伤是指整个胸廓及其内脏受到外力打击或用力屏气而致内部气血、经络或内脏损伤。因"心主血""肺主气"，胸部损伤往往引起气血失和，严重者可伤及内脏，引起大量出血，出现气随血脱而亡。因此，治疗胸部损伤，应注意及时改善和调整气血功能，积极防治内脏的损伤。

一、胸部屏挫伤

胸部因负重屏气或受外来暴力直接作用胸壁而致胸部气血、经络及胸壁软组织损伤者，称胸部屏挫伤，前者称胸部屏伤，后者称胸部挫伤。两者皆是以胸肋部疼痛、胀满为主症的损伤性疾患。

【病因病机】

屏伤，多因强力负重，突然过度用力屏气，筋肉过度牵拉，气机运行失常，出现胸部屏伤。屏伤以伤气为主，损伤严重者，可由气及血，产生气血两伤。

挫伤，多因暴力直接作用胸部，如挤压、拳击、跌仆等，使胸部皮肤、筋肉受挫，络脉损伤，血溢于外，瘀血停滞，产生胸部挫伤。挫伤以伤血为主，而血瘀也可导致气滞，血伤及气，也可产生气血两伤。

【诊断要点】

1．**伤气型**　有明显的屏伤史，症见胸胁胀痛，痛无定处，胸闷气急，外无肿胀及固定压痛点。

2．**伤血型**　有明显的挫伤史，症见胸部疼痛固定不移，呈刺痛，局部肿胀，瘀斑，压痛明显。翻身或咳嗽时胸痛加剧。

3．**气血两伤型**　具有以上两型的症状。

4．**胸肋陈伤型**　可见明显的胸肋受伤史，胸肋隐痛，经久不愈，时轻时重，但外无肿胀及固定压痛，脉多弦细或细涩。

【辨证治疗】

1．**理筋手法**

（1）以伤气为主者，理筋手法以摇拍法为主。患者正坐，医生先用手指点按内关、缺盆、肺俞、至阳等穴。医生再以右手握、拉伤侧手指，使该手臂于外展位做由前向后或由后向前摇动 6～9 次，然后使该臂做快速上下抖动数次。并以同法施于对侧。若有胸闷，呼吸不畅者，医生用拍法用力拍击患者背部数下。

（2）以伤血为主者，理筋手法以揉摩手法为主。患者取卧位，医生用手掌沿肋间隙由前向后施行揉摩2~3分钟,随后集中于痛点施行揉摩手法。

2.药物疗法

(1)内治法:①伤气型:伤后胸胁胀闷、疼痛走窜为主,治宜疏肝理气止痛,方用柴胡疏肝散加减。②伤血型:伤后胸胁刺痛,痛有定处为主,治宜活血化瘀止痛,应用血府逐瘀汤加减。③气血两伤型:具有上述两型症状。治宜活血化瘀、理气止痛并重,方用柴胡疏肝散合血府逐瘀汤加减。④胸肋陈伤型:治宜行气破瘀,气滞为主者方用柴胡疏肝散;血瘀为主者方用三棱和伤汤。

(2)外治法:胸部挫伤局部瘀肿痛者,可用消瘀退肿、行气止痛类的消瘀止痛膏等外敷治疗。

3.练功疗法   急性期应适当的半卧位休息,鼓励患者咳嗽、做深呼吸运动,嘱患者尽量下地行走活动,做扩胸、肢体伸展运动。

4.针灸疗法   取内关、支沟、阳陵泉等穴,用强刺激手法。

【预防调护】

避免负重过度,出院后注意休息和呼吸功能锻炼等。

二、气   胸

胸部损伤时,空气由胸壁伤口、肺或支气管破裂处进入胸膜腔者,称为损伤性气胸。临床上根据损伤性质和胸腔压力的不同,将气胸分为闭合性、开放性和张力性三类。

【病因病机】

胸膜腔是两层胸膜间的一个潜在的空隙,胸膜腔内的压力低于大气压,称为负压。胸部受伤后,如刀、子弹、弹片等刺伤胸壁及胸膜,或肋骨断端刺破肺组织,或气管、食管破裂等,均可使空气进入胸膜腔而形成气胸。

(一)闭合性气胸

胸壁无伤口,气体多来自肺组织损伤的破裂口,空气进入胸膜腔后,伤口迅速闭合,空气不再继续进入胸膜腔,则称为闭合性气胸。此类气胸对胸腹腔内负压影响不大,仅使伤侧肺部分萎缩。

(二)开放性气胸

多由刀刃锐器或弹片火器刺伤胸壁及胸膜所致,胸壁有较大的伤口,致使胸膜腔与外界相通,空气随呼吸自由出入胸膜腔者,则称为开放性气胸。其常可严重影响呼吸功能。吸气时大量气体进入胸膜腔,使伤侧肺受压萎缩,纵隔被推向健侧。呼气时空气由伤口排出,随之纵隔被推向伤侧。因此,纵隔随着呼吸而移动,称为纵隔摆动(图6-1、图6-2)。纵隔摆动严重地影响呼吸功能,造成缺氧,同时增加静脉回流阻力,导致循环衰竭。

(三)张力性气胸

又称高压性气胸或活瓣性气胸。多见于胸壁有窄长的伤口或肺、支气管裂伤,伤口与胸腔呈

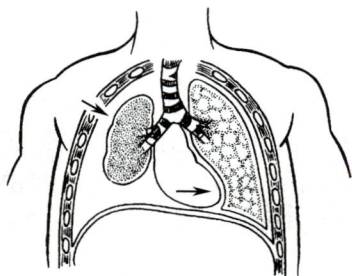

图6-1   吸气时纵隔摆动   图6-2   呼气时纵隔摆动

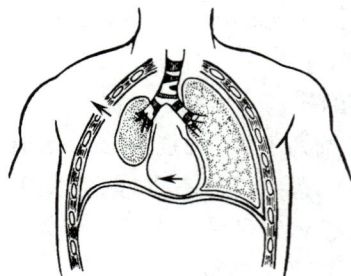

活瓣状相通者。即吸气时，空气进入胸膜腔；呼气时，活瓣闭合，空气不能排出。于是，胸膜腔内压力不断增高，形成张力性气胸。这时，伤侧肺被显著压缩，纵隔被推向健侧，明显移位使健侧的肺亦受压缩，造成比开放性气胸更严重的呼吸循环障碍。

【诊断要点】

（一）闭合性气胸

临床症状与气体的进入量有关，少量空气进入可无任何症状。如空气进入较多时，由于肺受到一定的压缩，可表现胸闷、气促不适等症。查体见伤侧呼吸音减弱，叩诊呈鼓音。X线检查可见不同程度的肺压缩。

（二）开放性气胸

胸壁有开放性伤口，并随空气进入而见响声，同时有胸胁疼痛，胸满气促，端坐呼吸，面色苍白，口唇发青，汗出肢冷，脉搏细数，血压下降等症状。查体除见闭合性气胸的体征外，尚可发现气管和纵隔移向健侧。X线检查除肺有压缩外，尚有纵隔移位等。

（三）张力性气胸

其症状和体征与开放性气胸相似，但本病表现为进行性呼吸困难，发绀，休克，并可有皮下或纵隔气肿，患侧胸廓显著膨隆。胸腔穿刺时有高气压。穿刺抽出大量气体后，胸腔内压力很快又增高。X线检查胸腔内有大量气体和瘀血存在，纵隔明显推向健侧。

【辨证治疗】

（一）局部处理

治疗的关键是将胸膜腔内异常的正压转化为正常的负压，使肺迅速复张。

1. 闭合性气胸　少量气胸（肺压缩在30%以下者）可在1~2周内自行吸收，不必特殊处理。积气较多引起症状时，可在患侧锁骨中线第2肋间处，在消毒和局麻下进行胸膜腔穿刺，将气体抽出。

2. 开放性气胸　首要的任务是封闭伤口，将开放性气胸转变为闭合性气胸，急救时用无菌厚纱布填塞伤口并加压包扎，使之不漏气。待一般情况改善后，经X线检查，施行清创术，去除污染组织、碎骨及异物，修补肺裂口，并用胸腔闭式引流（图6-3），污染严重者胸壁开放引流。

3. 张力性气胸　首要的是排除胸膜腔内高压空气，解除对肺和纵隔的压迫。急救时立即用粗针头于锁骨中线第2肋间处刺入排气减压，或用一带孔的橡胶指套扎

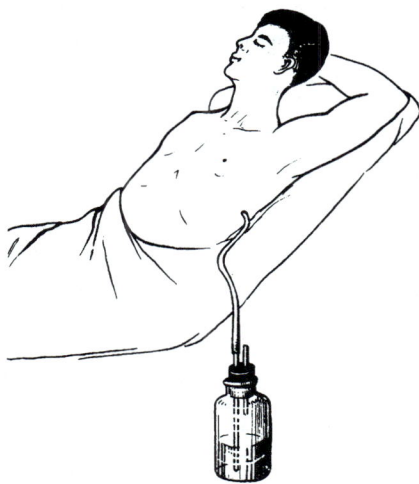

图6-3　胸腔闭式引流

于针头的尾端，作为活瓣或单向排气装置，进行穿刺排气减压，然后再在局麻下，于锁骨中线第2肋间处置管进行胸腔闭式引流。若24小时后，仍有气体不断排除，须开胸修补或切除肺组织。

（二）药物疗法

若呼吸困难，面色苍白，唇绀者，宜扶正祛邪平喘，方用二味参苏饮加减；若气促兼有发热，苔黄，脉数者，则宜宣肺清热，方用十味参苏饮、千金苇茎汤加减；若咳嗽痰涎壅盛者，宜祛痰平喘，方用三子养亲汤加减。

（三）其他疗法

1. 合并休克者，采用综合性抗休克治疗。

2. 呼吸困难者，给氧，必要时行气管切开。

3．预防和控制胸腔内感染。

4．开放性气胸，注射破伤风抗毒素 1 500U。

【预防调护】

1．加强安全意识，以防意外事故发生。

2．宣传急救知识，遇有开放性气胸时要迅速封闭胸壁伤口；张力性气胸者要迅速用粗针头穿刺排气，降低胸膜腔内的压力。

3．严密观察病情变化，监测生命体征，发现异常情况，应尽快处理。

4．出院后注意休息和呼吸功能锻炼。

三、血　　胸

胸部损伤后造成胸膜腔积血称为血胸，有时可与气胸同时存在。

【病因病机】

其病因多为刃器、火器或肋骨骨折断端直接刺伤胸内脏器和血管所致。血胸的出血源自肺损伤、胸壁血管损伤、心脏或胸内大血管的损伤。

根据胸膜腔内积血量分为：少量血胸者，出血量一般不超过 500ml，积血仅限于肋膈角；中等量血胸者，出血量为 500～1 500ml，积血平面可达肩胛骨中部；大量血胸者，血量在 1 500ml 以上，积血平面超过肩胛骨中部。

血胸发生后，不仅因丢失血容量出现内出血征象，并且随着胸膜腔内血液的积聚和压力的增高，可压迫肺使之萎缩，并将纵隔推向健侧，因而严重地影响呼吸和循环功能。

【诊断要点】

血胸的临床表现与出血量有关，少量血胸可以没有明显的症状和体征。较大量的出血引起的血胸，可出现面色苍白，胸闷气促，甚至发绀，脉细数而微弱，血压下降等低血容量性休克的症状。

胸部检查时，有胸腔积液的体征，如积血量较多，可见肋间隙饱满、气管移向健侧，伤侧叩诊呈浊音，听诊时呼吸音减弱或消失。

胸膜腔穿刺抽血是诊断血胸简单而有效的方法。X 线检查可了解血胸量的多少，有无合并伤的存在。有气胸同时存在时，可见液平面。

早期胸部损伤发现有血胸，还应进一步判断是否继续出血，应严密观察病情，有下列表现者，表示出血未止，为进行性血胸：①持续脉搏加快、血压降低，纠正血容量后血压仍不稳定。②胸膜腔穿刺可因血凝固而抽不出血液，但 X 线检查显示胸膜腔阴影继续增大。③血红蛋白、红细胞计数、红细胞比容进行性降低，引流出的胸腔积血的血红蛋白量、红细胞计数与周围血接近。④胸腔闭式引流量超过 200ml/h，持续 3 小时。

【辨证治疗】

（一）胸膜腔积血的处理

1．非进行性血胸　少量血胸，一般能自行吸收，不需穿刺抽吸。若积血量较多，而病情稳定者，应早期进行胸膜腔穿刺，抽吸积血，促使肺膨胀，以改善呼吸功能。每次抽吸积血不超过 100ml，以后每日或隔日胸穿，至积血抽完为止。每次抽血后，可注入青霉素 80 万 U，或庆大霉素 12 万 U，以预防感染。为便于观察有无进行性出血，宜早期进行胸膜腔引流术，可有效地排净胸膜腔内积血，促使肺充分地膨胀。

2．进行性血胸　应在积极防治失血性休克的同时，及时作剖胸探查止血。

3．凝固性血胸　应行剖胸探查，取出血块和将增厚的纤维层剥脱。

（二）药物疗法

1.气血衰脱者 宜补气摄血，方用独参汤，当归补血汤加三七、白及、炒蒲黄等。

2.瘀血凝结者 宜活血祛瘀，方用血府逐瘀汤。

3.血瘀化热者 宜清热凉血化瘀，方用活血散瘀汤合五神汤加减。

（三）其他疗法

1.大量血胸，应输入足够的血液，以防止低血容量性休克。

2.预防和控制胸部感染。

3.必要时给予止血剂。

4.合并胸部其他损伤时，亦应同时进行处理。如有肋骨骨折，予以固定胸壁；软组织挫伤，局部外敷消瘀止痛药膏。

【预防调护】

1.加强安全意识，以防意外事故发生。

2.严密观察病情变化，预防失血性休克。

3.应适当补充营养，增加高蛋白、高维生素及富含铁的食物。

4.注意伤口卫生，防止胸部感染。早期适当休息，中、后期鼓励患者做深呼吸和主动咳嗽。

第三节 腹 部 内 伤

腹部内伤是指腹壁及腹腔脏器（有肝、胆、脾、胃肠、膀胱、子宫等）的闭合性损伤。由于腹部体表面积较大，又不如胸部有胸廓保护，因此受伤机会较多，特别是肝脏和脾脏容易因外伤而致破裂。

一、腹部屏挫伤

腹部屏伤，因生理活动（如剧烈咳嗽）、劳动（如搬运重物）或体育运动（如举重、体操）时，用力过猛，致使腹内压骤然增加而引起的腹部损伤。当腹壁遭受撞击、碾挫等外力作用后，腹部皮肤完好无缺损，腹内出现瘀肿疼痛等症者，称之为腹部挫伤。

【病因病机】

腹部屏伤是由于患者体格瘦弱、肥胖、先天性腹壁组织缺损及术后瘢痕粘连等使腹壁组织薄弱，因咳嗽或用力过猛导致腹内压急骤增加，致使腹直肌因急骤收缩使部分血管因过分牵拉而撕裂出血，导致腹直肌腱鞘血肿、腹直肌断裂和创伤性腹壁疝气，甚至出现肝、脾和肠破裂等。

腹部挫伤多因直接暴力（如拳打、脚踢、棍棒打击及车祸、塌方等）使腹壁遭受机械性、钝性暴力的打击、压迫或碾压；或气浪、水浪等冲击波损伤腹壁。轻则气滞络阻，或血络损伤，产生瘀肿；重则气滞血瘀，肿痛并见，且损伤范围较广泛。

腹部屏挫伤若失治或误治，则气血凝滞，经络壅闭，病程迁延，日久导致内脏器官功能失调，体质虚弱征象。

【诊断要点】

有腹部骤然用力病史，伤后出现腹痛、包块，局部压痛明显，咳嗽等使腹内压增加时症状加剧。腹直肌断裂可有局部缺损及腹膜刺激征象等。

腹部挫伤多表现为腹部钝痛，腹部皮下瘀血或有血肿，腹肌紧张，压痛点比较局限，一般无恶心、呕吐等消化道症状和腹膜刺激征象。

根据腹部屏挫伤的临床表现,可分为以下几种类型:

1. 伤气型　表现为腹痛走窜不定,腹软喜按,腹部胀闷,嗳气或矢气后痛减等,脉弦。

2. 伤血型　表现为腹壁刺痛,瘀肿拒按,重者腹壁坚硬,辗转不安,活动受限,脉多沉实。

3. 气血两伤型　表现为腹部肿胀疼痛,青紫瘀血,按之痛甚,脉沉紧。

4. 陈伤型　腹部隐痛,喜温喜按,闷咳,伴形体羸瘦,面色苍白或萎黄,腹部胀满,食欲不振,舌淡苔白腻,脉弦紧或濡细。

【辨证治疗】

1. 药物疗法

(1) 内服药物:

伤气型:治宜活血理气止痛,方用理气止痛汤或天台乌药散加减。

伤血型:治宜活血化瘀,消肿止痛,方用膈下逐瘀汤、橘术四物汤加减。

气血两伤型:行气活血,化瘀止痛,方用行气活血汤、当归导滞散加减。

陈伤型:①虚证:治宜攻补兼施,拟益气养血,化瘀生新,方用八珍汤、十全大补汤、理气补血汤加减。②实证:治宜破瘀散结,润肠通便,方用三棱和伤汤或少腹逐瘀汤和黎洞丸送服。

(2) 外治法:新伤外敷消瘀止痛膏、三色敷药、紫荆皮散等。陈伤外敷狗皮膏、宝珍膏等。

2. 加压包扎　早期冰敷、后期湿热敷,血肿较大可穿刺抽吸后,加压包扎患部。

3. 手术疗法　腹壁血肿巨大,经非手术治疗无效,需手术切开排除血块,结扎出血血管,缝合撕裂的肌肉等。肝、脾、肠破裂等除少数裂口小或包膜下血肿外,原则上应及早进行手术治疗。

【预防调护】

出院后也应注意康复锻炼、避免用力过猛,保证充足的睡眠、保持良好的情绪状态,以促进机体功能早期恢复。

二、腹部挤压伤

腹部遭受重物碾压或挤压等造成严重创伤,称之为腹部挤压伤。多由于交通及工伤事故所致,尤以车祸、工程塌方或被搬运的重物压伤为多见。

【病因病机】

由于外力作用的方式及作用部位的不同,往往有以下几种情况:

1. 前腹壁受力　暴力作用于前腹壁,将腹内脏器急骤挤向脊柱,使胃肠所占空间突然变狭小,可导致肠胃、胰腺、肾脏的挤压伤;若暴力猛烈,被挤压的内脏向四周冲击,膈肌可被冲破(图6-4),腹腔内脏从破裂处进入胸腔,造成创伤性膈疝。

2. 季肋部受力　可致下部肋骨折断,使肝脏、脾脏失去胸廓的保护被挤压而破裂。

3. 下腹部受力　可致膀胱、直肠或后尿道损伤,常合并骨盆骨折。

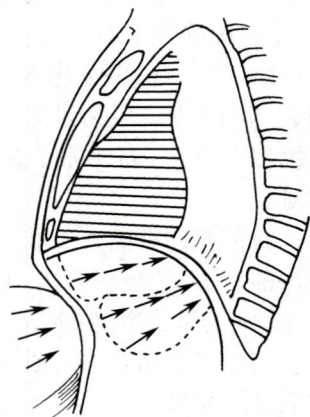

图6-4　挤压致膈肌破裂模拟图

【诊断要点】

根据受伤程度不同可分为内脏挫伤,创伤性膈疝,合并骨折等。

内脏挫伤:轻者引起内脏挫伤或包膜下血肿,患处疼痛,十二指肠、脾、胰、胃损伤可向肩胛骨方向放射;泌尿系(肾、输尿管、膀胱、尿道)挫伤可见尿血。挫伤一般疼痛较局限,无明显腹膜刺激症状。

创伤性膈疝：膈肌破裂后，因胸腔负压使腹内脏器进入胸腔，心肺受压，纵隔移位，导致呼吸、循环障碍。X线检查可见伤侧膈肌明显升高或固定，胸腔内出现密度增高的块状阴影、不正常的空泡影、血气胸影、下叶肺不张等。

合并骨折：除腹部脏器挫伤症状外，合并肋骨骨折，伴有肋骨骨折处疼痛，肿胀，有血肿或有瘀斑，压痛明显，可触及骨擦音，胸廓挤压试验阳性，严重者骨折端刺破胸膜和肺脏，可产生血、气胸；合并骨盆骨折者，伤处剧痛，肿胀瘀斑，骨盆挤压试验和分离试验阳性，因出血过多，常发生失血性休克。

【辨证治疗】

1．药物疗法

（1）腹内脏器挫伤：治宜行气逐瘀，内治用膈下逐瘀汤、少腹逐瘀汤、橘术四物汤、当归活血汤等。外用消瘀止痛膏、三色敷药或紫荆皮散等。

（2）创伤性膈疝：以手术治疗为主，内治宜行气止痛，活血散瘀，方用复元通气散、理气止痛汤、复元活血汤、血府逐瘀汤等。

（3）合并骨折：治宜活血化瘀，续骨和伤，内服用新伤续断汤、续骨活血汤、生血补髓汤等。外用消瘀止痛膏、接骨续筋膏等。

2．固定疗法　肋骨骨折用胶布或多头带固定；骨盆骨折用骨盆兜固定。

3．手术疗法　凡腹内脏器破裂或创伤性膈疝，一经确诊应立即手术治疗。但有严重合并症者，术前应积极采取输血、输液及其他抗休克措施，可根据具体病情，合理使用呼吸器、胃肠减压和给氧等。

【预防调护】

腹腔内脏的损伤一经确诊，应立即进行手术治疗，以免发生失血性休克或弥漫性腹膜炎。

第四节　损　伤　内　证

凡暴力引起损伤，导致机体气血、脏腑、经络功能紊乱，以某一病症为主要表现的病证，称为损伤内证。内伤可表现出内证，如在严重的四肢损伤中，也可见到不同程度的损伤内证。因此，损伤内证既是内伤的外在表现，也是一切严重外伤的全身证候。

一、损　伤　出　血

血不循经，溢于脉外，谓之出血。损伤后，血液离经妄行，或溢出体外，或郁积于体内，称为损伤出血。常见的损伤出血可按以下方法进行分类：

1．按出血来源可分为动脉、静脉、毛细血管和内脏出血。

2．按出血的部位可分为外出血和内出血。

3．按出血时间可分为原发（受伤时出血）、继发（伤后一段时间所发生的出血）出血。

4．按出血的量可分为小量、中量和大量出血。

一旦出血，急救止血是内伤出血的主要治疗原则。可根据出血的不同情况和解剖部位选择各种止血方法（详见第二章第六节创伤急救技能）。出血量过多时可导致全身出现不同的反应，甚至可危及患者生命。所以在临床上应根据情况采取药物止血、输血、输液、补益气血等方法进行治疗。

二、损 伤 疼 痛

损伤疼痛是指外力伤害机体后气血受损，经络不畅，气机郁滞而引起的局部疼痛。

1. 气滞疼痛

临床表现：常有外伤史，如闪伤、岔伤、逆气等。胀痛，痛多走窜，弥漫，或痛无定处，甚则动或用力疼痛加重。

治则方药：理气止痛，用复原通气散加减。

2. 瘀血疼痛

临床表现：常由跌、碰、压、打等损伤所致。刺痛、拒按，痛有定处。局部多有青紫、瘀斑、血肿。

治则方药：活血祛瘀止痛，可用四物汤加减。

3. 夹风寒湿

临床表现：有伤后居住湿地或受风寒病史，起病缓慢，病程较长，常反复发作。局部酸痛重着，固定不移，屈伸不利或肌肤麻木不仁，遇阴雨发作或加重，得热痛减。

治则方药：祛风散寒除湿，佐以活血化瘀，选用羌活胜湿汤加减。

4. 热毒内蕴

临床表现：发热起病较急，全身高热、恶寒，局部红、肿、热、痛、功能障碍。

治则方药：清热解毒、活血止痛，用五味消毒饮合桃仁四物汤加减。

三、损 伤 发 热

损伤发热是指受伤积瘀化热或感受邪毒而发热。

1. 瘀血发热　伤后脉络破损，离经之血瘀滞于肌腠、体腔，壅遏积聚，郁而发热。

临床表现：在损伤24小时后发热，体温38～39℃，无恶寒，有心烦口渴、口苦等证。

治则方药：祛瘀活血为主，瘀去则热自清，方用肢伤一方加丹皮、栀子。

2. 邪毒发热　损伤后皮肤破损，污浊之物染触伤口，感毒发热；或因伤后气滞血瘀，经络壅塞，积瘀成痈而发热。

临床表现：初起发热、恶寒、头痛、全身不适，苔白微黄，脉浮数。进而局部红、肿、热、痛，积块化脓。

治则方药：疏风清热解毒，用银翘散。若毒邪壅于肌肤积瘀成脓，局部红、肿、热、痛，治以透脓托毒，用透脓散加减；若脓肿穿溃，流出黄白稠脓，伴全身发热、恶寒、头痛、周身不适等症，治以清热解毒、消肿溃坚，用仙方活命饮；若热入营血，出现高热、神昏谵语，夜间尤甚，舌质红绛，治以清营凉血，用犀角地黄汤合化斑汤。

3. 血虚发热　因出血过多而致阴血亏虚，阴不制阳，虚阳外越而成血虚热。

临床表现：症见头晕目眩、肢体麻木、面色无华、脉细虚。

治则方药：补气养血，用加味四物汤加减治疗。

四、损 伤 昏 厥

因损伤引起意识障碍或意识丧失，称为损伤昏厥。多见于脑震荡、脑挫伤、脂肪栓塞综合征、出血过多等。

1.气闭昏厥 从高处坠下或受外力打击,脑受震荡,气为震激,心窍壅闭。

临床表现:伤后猝然昏倒(昏迷时间30分钟以内),醒后伴头晕、头痛、恶心呕吐等症。

治则方药:通闭开窍,用苏合香丸。

2.瘀滞昏厥 头部受伤,元神受损而昏迷;或伤后瘀血攻心,神明受扰而昏厥。

临床表现:头痛呕吐,肢体瘫痪,烦躁扰动,神昏谵语或昏迷不醒。

治则方药:中西结合,内服逐瘀开窍的黎洞丸;结合手术减压、脱水等法治疗。

3.血虚昏厥 大失血后,心失所养,而致昏厥。

临床表现:神志呆滞,面色爪甲苍白,目闭口张,四肢厥冷,二便失禁,脉细微。

治则方药:补气固脱回阳,急用独参汤或输血扩容治疗(参考本章第一节头部内伤)。

五、损 伤 眩 晕

损伤眩晕是指伤后头晕目眩或听力和视力减退,甚至听觉丧失或视物模糊不清。

1.瘀血阻滞 头部损伤或耳目直接损伤,瘀血蓄积于头部或耳目,导致气血瘀滞。

临床表现:伤后耳目部青紫瘀斑,耳鸣耳聋,或重听,白睛红赤,黑睛出现"红膜上冲"或见灰白条状浑浊,或眼底出血,晶体浑浊,或视物不清或失明,畏光流泪,眼周青紫,目胀痛,头额剧痛等。

治则方药:活血化瘀、消肿止痛,可用血府逐瘀汤加减;严重者转专科诊治。

2.气血亏虚 伤后气不足,则清阳不行,清窍不利,肝血不足,则营血亏虚,目睛耳窍失于充养。

临床表现:视物不清,眼花耳鸣,头晕目眩,面色无华,心悸怔忡,少气懒言,舌淡,脉细弱。

治则方药:益气补血、明目聪耳,可用八珍汤加减。

3.肝肾亏虚 损伤后期,精气亏损,髓海空虚,则耳目失养。

临床表现:损伤后期,脑转耳鸣,重听或耳聋,视物模糊,眼冒金星,头晕目眩,手足痿软,肌肉羸瘦,舌淡脉细。

治则方药:滋补肝肾,可用杞菊地黄丸加减。

六、伤 后 癃 闭

伤后癃闭是指排尿困难,甚至小便闭塞不通的病证。

1.瘀阻经络 脊髓受损,瘀阻督脉,膀胱气化功能障碍,使窍隧不通,发生癃闭。

临床表现:腹满胀,烦躁,漱水不欲咽,小便不利,脉细而涩。

治则方药:逐瘀利水、活血通闭,方用抵当丸。

2.尿路破损 多见骨盆骨折合并膀胱或尿路损伤。

临床表现:尿液流入腹腔,可有腹膜刺激征;若尿道破裂,可有膀胱膨胀,排尿困难、会阴部硬肿。

治疗方法:手术修补治疗。

七、伤 后 便 秘

伤后便秘是指伤后腹胀便结难下,或有便意而排便困难。

1.瘀血蓄结 胸、腹、脊柱、骨盆等损伤,瘀血蓄积腹中,肠道传导失常。

临床表现：腹胀满，疼痛拒按，便秘，苔黄厚而腻。

治则方药：攻下逐瘀，常用桃红承气汤。

2．血虚肠燥　伤后失血过多，血虚肠燥。

临床表现：头晕目眩，心悸气短，面色苍白，便秘，脉沉细弱。

治则方药：养血润燥，用润肠丸加减治疗。

3．气虚便秘　损伤后期，气血大衰，脾胃运化无权，遂致便秘。

临床表现：精神倦怠，多卧少动，大便不干，排便努挣乏力。

治则方药：益气升阳，方用补中益气汤加减。

八、痿 软 麻 木

痿软麻木是筋骨痿废失用，运动障碍；麻木是肢体触觉、痛觉、温度觉障碍。

1．脊髓神经损伤　骨折脱位，伤及脊髓或周围神经。

临床表现：局部肿痛、瘀斑，肢体痿软麻木、功能障碍。

治则方药：活血祛瘀、疏通督脉，方用活血祛瘀汤加减；后期可补脾肾、温经络，用补肾壮阳汤治疗。

2．气血亏虚　伤后气血亏虚，肌腠、筋脉失养。

临床表现：四肢不知痛痒，甚则痿软麻木等气血虚证。

治则方药：补气血、通经脉，用人参养荣汤治疗。

3．筋骨痿废　伤后肢体长久不用。

临床表现：肌肉萎缩、肌腱挛缩、关节强直，产生痿软麻木。

治疗方法：加强功能锻炼，配合按摩、针灸、药物熏洗等法治疗。

此外损伤内证还有痹征、健忘、不寐等。

九、损 伤 痹 证

损伤痹证是指损伤后人体正虚、风寒湿邪稽留闭阻经络，而发生肌肉关节疼痛、肿胀、重着麻木、屈伸不利，甚则关节畸形、失用为主要表现的病证。

1．风寒湿痹　伤后由于风、寒、湿等外邪侵袭，闭阻经络，气血运行不畅所致的病证。

（1）行痹：

临床表现：肢体关节疼痛，游走不定，关节屈伸不利，兼见恶风，发热等表证。舌苔薄白或腻，脉浮。

治则方药：祛风通络、散寒除湿，可用防风汤加减。

（2）痛痹：

临床表现：肢体关节疼痛较剧，痛有定处，遇寒加重，屈伸障碍，痛处皮肤不红，触之不热。舌苔薄白，脉弦紧。

治则方药：散寒止痛、祛风除湿，可用乌头汤加减。

（3）着痹：

临床表现：肢体关节疼痛重着，兼见肿胀，痛有定处，手足沉重，活动不便，肌肤麻木不仁。舌苔白腻，脉濡缓。

治则方药：除湿通络、祛风散寒，可用薏苡仁汤加减。

2．风湿热痹

临床表现：关节疼痛，活动不便，局部灼热红肿，痛不可触，得冷则舒，皮下结节或红斑，或发热恶风、汗出、口渴烦躁。舌质红，苔黄或黄腻，脉滑数或浮数。

治则方药：清热通络、祛风除湿，可用白虎加桂枝合宣痹汤加减。

3．尪痹

临床表现：关节肿大，僵硬变形，刺痛明显，疼痛时轻时重，筋脉拘紧，曲伸不利；肌肉萎缩，形瘦肢冷，面色无华；或脊柱僵硬，脊以代头，尻以代踵。舌暗红，有瘀点，脉细涩。

治则方药：补肾散寒、涤痰化瘀、搜风通络，可用独活寄生汤加减。

十、伤 后 健 忘

伤后健忘是指伤后记忆力明显减退，表现为记忆力差，容易忘事，做事往往有始无终，说话有头无尾等。

1．瘀阻清窍 头部内伤，瘀血闭阻清窍，扰乱神明而致健忘。

临床表现：伤后健忘心悸，头晕头痛，烦躁不安，心胸痞闷，胁肋胀痛。若头部内伤，常有近事遗忘，不能记忆受伤前后的情况，但对过去的事情能清楚回忆，舌紫，脉弦涩。

治则方药：宜通窍活血，用通窍活血汤加减。若中后期有气虚之象，可加益气之品。

2．气血虚弱 重伤失血过多，失于治疗；或素体脾胃虚弱，气血化生不足，心神失养。

临床表现：健忘，失眠多梦，肢体倦怠，面黄肌瘦，头眩心悸。

治则方药：宜补气养血、安神益智，可用八珍汤、天王补心丹加减。

3．肾精亏损 伤后肾精亏耗，髓海空虚。

临床表现：耳鸣耳聋，头晕头痛，视物模糊，多梦遗精，腰膝酸软，舌淡少苔，脉沉细。

治则方药：宜滋肾补髓，肾阴虚可用左归丸加减；肾阳虚可用右归丸加减。

十一、心 烦 不 寐

心烦不寐是指伤后不能获得正常睡眠而言。轻者入睡艰难，或寐而不酣，时寐时醒，严重者可彻夜不眠。

1．瘀扰神明 肢体外伤，络脉破损，血府积瘀，上扰神明，心神不宁，而致不寐。

临床表现：心烦不安，难以入睡，甚则通宵达旦不寐；患处疼痛肿胀，有瘀斑，甚则指（趾）甲青紫。

治则方药：宜活血祛瘀，可用血府逐瘀汤加减。

2．痰瘀内热 伤后积瘀酿痰，郁而化热，上扰神明，故而心烦不寐。

临床表现：夜寐不安，胸闷头重，目眩口苦，患处肿痛，舌苔黄腻，脉滑数。

治则方药：活血化瘀、化痰清热，可用温胆汤加黄连、栀子、丹参、当归、桃仁等。

3．心血不足 伤后气血不足，血不养心，神不守舍。

临床表现：入睡困难，多梦而致心悸健忘，头晕目眩，面色无华，倦怠无力，舌淡，脉细弱。

治则方药：补血养心，益气安神，可用归脾汤加减。

4．阴虚火旺 伤后肝肾阴亏，水不济水，虚火妄动，上扰心神，故见心烦不寐。

临床表现：心烦不寐，心悸不安，头晕目眩，耳鸣，健忘，腰酸梦遗，五心烦热，舌红，脉细数。

治则方药：滋阴清火、养心安神，可用黄连阿胶汤加减。

（韩贤明 杨琦）

? 复习思考题

1. 叙述脑震荡的诊断要点。
2. 叙述气胸的诊断要点。
3. 叙述血胸的诊断要点。
4. 叙述腹部挤压伤的诊断要点。
5. 概述损伤内证分型。

第七章　骨　病

学 习 目 标

　　掌握类风湿性关节炎、痛风性关节炎、骨性关节炎、骨质疏松症的诊断要点及辨证治疗；熟悉类风湿性关节炎、痛风性关节炎、骨性关节炎、骨质疏松症的病因病机及预防调护；了解化脓性骨髓炎、化脓性关节炎、骨关节结核、股骨头缺血性坏死、骨肿瘤的病因病机、诊断要点、辨证治疗及预防调护。

第一节　骨感染性疾病

一、化脓性骨髓炎

（一）急性化脓性骨髓炎

　　急性化脓性骨髓炎是骨与周围组织因化脓性细菌感染引起的急性化脓性疾病，中医学称为附骨疽。本病多见于四肢长骨的干骺端，如胫骨、股骨最易发病，其次是肱骨、桡骨。好发于3～15岁的儿童，男孩多于女孩，男女之比为4∶1。

【病因病机】

　　中医学认为正气虚弱是骨髓炎的发病基础；热毒注骨是骨髓炎的致病因素；损伤是骨髓炎的常见诱发条件。由于人体正气不足，难以抵御外邪，邪毒则乘虚而入，郁结于内，深注于筋骨而发病。临床上多因疔、疖、痈毒或扁桃体炎、中耳炎等化脓性疾病后，正气虚弱，余毒滞于体内；六淫入侵，化热成毒，热毒余邪循经入骨致气血瘀结，蕴热酿脓。或因开放性损伤中邪毒直窜入骨，阻塞经络，久而化热，热盛腐骨；跌打闪挫，气血凝滞，邪毒乘虚而入，积瘀成痈。

　　西医学认为，急性化脓性骨髓炎是化脓性细菌引起的骨组织感染，常见的感染途径包括血源性骨髓炎，开放骨折感染或术后感染，邻近软组织感染蔓延等三个方面。最常见的致病菌是金黄色葡萄球菌，其次是溶血性链球菌，较少见的有白色葡萄球菌、肺炎链球菌、大肠杆菌、绿脓杆菌等。急性化脓性骨髓炎在病理演变过程中，始终存在着"正邪相搏"。急性化脓性骨髓炎的病理特点是骨质破坏、坏死与骨膜增生同时存在。早期以破坏、坏死为主，后期以增生为明显。在局部则腐骨化脓，会产生如下的病理变化：①形成脓肿；②形成包壳骨；③形成死骨（图7-1）。

【诊断要点】

　　1.病史　患者体质虚弱，有感染病灶史，有的可能存在局部受伤史。

　　2.症状和体征　起病急骤。有寒战，继而高热至39℃以上，可出现明显的毒血症症状。儿童伴有烦躁，呕吐与惊厥。重者有昏迷与感染性休克。

　　（1）初期：突然起病，全身不适，倦怠，食欲减退。很快转入高热寒战，体温可达39～40℃，甚至神昏谵语，局部患区剧烈疼痛，肢体半屈曲状，周围肌肉痉挛，因疼痛抗拒作主动与被动运动。局部皮温增高，有局限性压痛，肿胀并不明显。实验室检查可见白细胞计数增高，可达（30～40）×10^9/L以上，中性粒细胞增高，血沉快，血培养阳性。

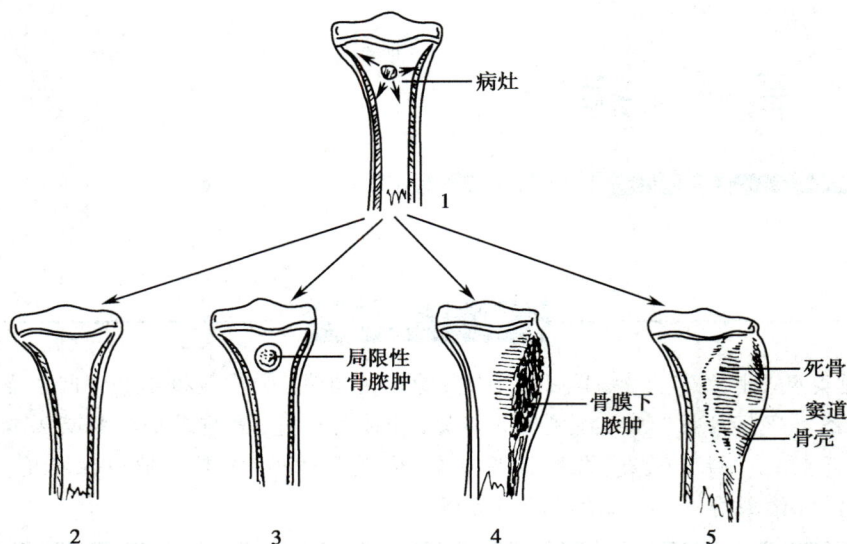

图 7-1　化脓性骨髓炎病理变化示意图

（2）成脓期：发病后 3～4 日，全身壮热不退，全身虚弱。局部肿痛剧烈，压痛更为明显，说明该处已形成骨膜下脓肿。脓肿穿破后成为软组织深部脓肿，此时疼痛反可减轻，但局部红、肿、热、压痛都更为明显。

（3）破溃期：发病 3～4 周。全身表现为衰弱，神疲乏力，形体消瘦，面色㿠白，舌淡苔少，脉细数。局部脓肿穿破后疼痛即刻缓解，体温逐渐下降，脓肿穿破后形成窦道，病变转入慢性阶段。

3. 临床检查

（1）白细胞计数：出现增高，一般在 $20 \times 10^9/L$ 以上，中性粒细胞可占 90% 以上。

（2）血培养：可获取致病菌，但并非每次培养均可获阳性结果，特别是已经用过抗生素者血培养阳性率更低。

（3）局部脓肿分层穿刺：涂片中多发现脓细胞或细菌，可明确诊断。任何性质穿刺液都应作细菌培养与药物敏感试验。

（4）X 线检查：初起时 X 线片往往无明显的病理改变。早期变化通常在发病后 10～14 日以上，用过抗生素的病例出现 X 线表现的时间可以延迟至 1 个月左右。X 线检查难以显示出直径小于 1cm 的骨脓肿，因此早期的 X 线表现为层状骨膜反应与干骺端骨质稀疏。当微小的骨脓肿合并成较大脓肿时才会在 X 线片上出现干骺区散在性虫蚀样骨破坏，并向髓腔扩展，密质变薄，局部骨质呈不规则变化。骨破坏的结果是有死骨形成，死骨可大可小，小死骨表现为密度增高阴影，位于脓腔内，与周围骨组织完全游离；大死骨可为整段骨坏死，密度增高而无骨小梁结构可见。

【鉴别诊断】

1. 软组织化脓感染　全身化脓性感染症状比骨髓炎轻，局部红肿热痛明显但较表浅，多在外伤处附近。

2. 急性风湿热　虽有发热和关节疼痛，但多关节游走性肿痛，局部症状主要在关节非干骺端。炎症消退后，关节功能完全恢复正常。

3. 骨肉瘤和尤因肉瘤　部分恶性肿瘤也可以有肿瘤性发热。但起病不会急骤，部位以骨干居多，特别是尤因肉瘤，早期不会妨碍邻近关节活动，表面有曲张的血管并可摸到肿块。部分病例与不典型的骨髓炎混淆不清，必要时需做活组织检查。

【辨证治疗】

本病起病急,发展快,症状重,若失治误治,可转变为慢性骨髓炎,甚至危及患者生命。早期诊断,及时有效治疗是关键。在临床治疗中强调中西医结合,内外并治。

1. 中医治疗

(1) 初期:此期如能及时确诊治疗,预后甚佳。治疗原则是清热解毒,行瘀通络。治疗方法是以中西医结合为主,内外同治。

1) 内治法:

①症见恶寒发热,肢体疼痛不剧烈,苔薄白,脉浮数。

治则:清热解毒。

方药:黄连解毒汤或五味消毒饮或仙方活命饮。

②症见高热寒战,舌红苔黄腻,脉滑数。

治则:清营退热。

方药:黄连解毒汤合五味消毒饮。

③症见高热昏迷,身现出血点,烦躁不安。

治则:凉血开窍。

方药:清热地黄汤合黄连解毒汤,配服紫雪丹、安宫牛黄丸。遵照抗感染性休克处理者,病情稳定后积极行中西医结合治疗。

2) 外治法:

局部可用拔毒生肌散、如意金黄膏、双柏散外敷,亦可用蒲公英、紫花地丁、四季青、马齿苋、野菊花等捣烂外敷。同时配合患肢制动,用小夹板或石膏等,以缓解肌肉痉挛,减轻疼痛,防止畸形和病理性骨折。

(2) 成脓期:此期包括成脓初期骨膜下脓肿刚形成,以及骨膜下脓肿破裂,软组织化脓感染两个阶段。前者若能及时有效的治疗,预后仍佳。后者则有形成慢性骨髓炎的可能。此期治疗原则是先清营托毒,后托里透脓。治疗方法是中西医结合,内外同治。

1) 内治法:

①症见高热,肢端肿痛剧烈。

治则:清热止痛。

方药:黄连解毒汤、五味消毒饮、透脓散加减。

②症见患肢肿胀、红热疼痛。

治则:托里止痛。

方药:托里消毒饮加减。

③症见神昏谵语,身现出血点,治疗同初期。

2) 外治法:

局部可继续使用中药外敷,患肢牵引制动。如果治疗3~4日效果不明显,且全身和局部症状日趋严重时,可局部穿刺出脓液,考虑手术治疗,局部切开,钻孔开窗引流或闭合性持续冲洗引流。

(3) 破溃期:脓毒已溃。此期病机为虚实夹杂,以虚为主。治则为扶正托毒,去腐生新。治疗方法是中西医结合,内外同治,以恢复机体正气,助养新骨生长,促进疮口早日修复。

1) 内治法:

①初期溃疡,脓多稠厚,略带腥味,为气血充实。

治则:托里排脓。

方药:托里消毒散。

②溃后脓液清晰,量多质薄,为气血虚弱。

治则:补益气血。

方药：八珍汤或十全大补汤。

2）外治法：

①疮口可用冰黄液冲洗，并根据有无脓腐情况，选用九一丹、八二丹、七三丹、五五丹、生肌散换药，每日1次。

②如果疮口太小或者僵硬，可用五五丹、白降丹、红升丹、千金散药捻，插入疮口内，使疮口扩大，脓腐易出。

③疮口腐肉已脱，脓水将尽时，应选用八宝丹、生肌散换药，使其生肌收口。

2. 西医治疗

（1）抗生素治疗：对疑有骨髓炎的病例应立即开始足量、有效的广谱抗生素治疗。由于致病菌大都为溶血性金黄色葡萄球菌，要联合应用抗生素，选用的抗生素一种针对革兰氏阳性球菌，而另一种则为广谱抗生素，待检出致病菌后再予以调整。近年来，由于耐药菌株日渐增多，因此很有必要选择合适时期进行手术。

（2）手术治疗：手术的目的包括①阻止急性骨髓炎转变为慢性骨髓炎；②引流脓液，减少毒血症症状。手术治疗宜早，最好在抗生素治疗后48～72小时仍不能控制局部症状时进行手术，也有主张提前为36小时的。延迟的手术只能达到引流的目的，不能阻止急性骨髓炎向慢性阶段演变。手术方式有钻孔引流术和开窗引流术两种（图7-2）。术后伤口的处理方式有闭式灌洗引流（图7-3）和单纯闭式引流，如果伤口不缝合，则需要填充碘仿纱布，5～10日后再作延迟缝合。

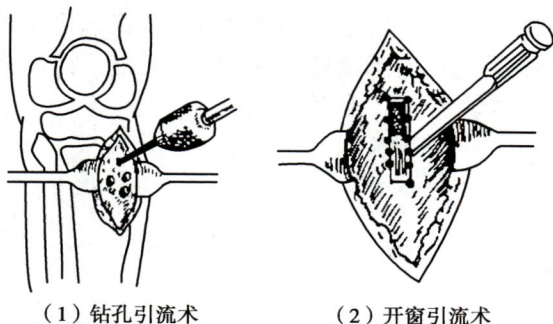

（1）钻孔引流术　　　　（2）开窗引流术

图7-2　钻孔引流术和开窗引流术

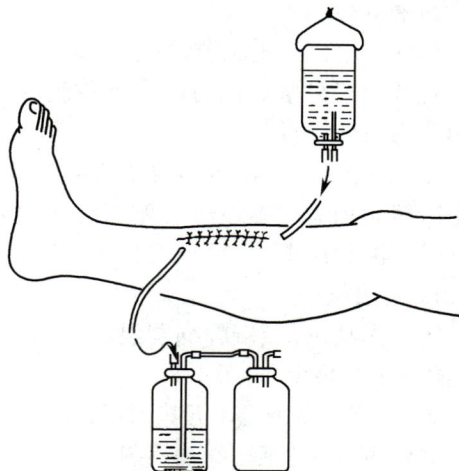

图7-3　闭式灌洗引流

（3）全身辅助治疗：高热时降温，补液，补充热量。化脓性感染时往往会有贫血，可隔1～2日输给少量新鲜血，以增加患者的抵抗力。

（4）局部制动：肢体可作皮肤牵引或夹板、石膏托固定，能够①止痛；②防止关节挛缩畸形；③防止病理性骨折。如果包壳不够坚固，可上管型石膏2～3个月，并在窦道处石膏上开洞换药。

【预防调护】

1. 注意饮食营养，增强机体抵抗力，积极处理开放性损伤，预防慢性化脓性骨髓炎发生。

2. 对体温高于39℃者，配合使用物理降温，根据病情需要予以输液、输血。

3. 抬高患肢，以利减轻肿胀；限制患肢活动，必要时用石膏托固定患肢，防止发生病理性骨折。

（二）慢性化脓性骨髓炎

慢性化脓性骨髓炎是整个骨组织的慢性化脓性疾病，多数是由急性感染消退后遗留的慢性病灶或窦道引发的，也有一开始就呈慢性病变过程，又称附骨疽。本病的特点是感染的骨组织增生、硬化、坏死、无效腔、包壳、瘘孔、窦道、脓肿并存,反复化脓,缠绵难愈,病程可长达数月、数年,甚至数十年,容易造成残疾。

【病因病机】

本病的致病因素与急性化脓性骨髓炎相同,绝大多数由急性治疗不及时或不彻底转变而来,少数为开放性骨折合并感染所致。从急性骨髓炎到慢性骨髓炎是一个逐渐发展变化的过程,一般认为在发病4周后为慢性骨髓炎,急性炎症消退后,如有死骨、窦道、无效腔存在者,即为慢性骨髓炎。由急性骨髓炎发展到慢性骨髓炎,在病理上是一个连续的过程,即由显著的骨破坏为特征的急性期逐渐发展为以修复增生为主的慢性骨髓炎。

病灶静止及亚急性发作时,全身和局部可无炎症表现。复发时全身症状较轻,但在原患处红、肿、热、痛明显。如果炎症继续发展,可从原窦道排除脓液和小块死骨,有时破口经过一定时间也能自行闭合,但是当患者抵抗力下降时,炎症又急性发作,待脓液重新穿破皮肤流出后,炎症又消退,如此反复发作。由于病灶中的致病菌始终不能彻底消灭,反复化脓,炎症刺激,造成大量新生骨增厚和钙化,形成包壳、无效腔、死骨、炎性肉芽组织、脓肿、窦道并存,邻近软组织大量瘢痕形成,成为慢性化脓性骨髓炎病理改变的基本特点。在长期炎症刺激下窦道附近的皮肤有癌变的可能。

【诊断要点】

1. 病史 有急性化脓性骨髓炎或开放性骨折合并感染的病史。

2. 症状与体征

(1)患肢长期隐痛、酸痛,时轻时重,局部有压痛、叩击痛。皮肤上有长期不愈或反复发作的窦道口一至数个,流出稀薄脓液,淋漓不尽,或有小块死骨片流出。窦道口常有肉芽组织增生,周围有色素沉着。若脓液排出不通畅时,局部肿胀疼痛加剧,并有发热和全身不适等症状。经过治疗,症状可消失,窦道也可逐渐愈合;若身体抵抗力下降,可再度复发。

(2)患肢增粗,皮肤上留有凹陷窦道瘢痕,紧贴于骨面,可触及病骨表面凹凸不平,轮廓不清,皮下组织变硬。

3. 并发症

(1)关节强直:病变侵犯邻近关节,关节软骨被破坏,使关节呈纤维性或骨性强直;或因患肢长期制动固定所致。

(2)屈曲畸形:多因急性期未作持续牵引,导致局部软组织瘢痕挛缩所致。

(3)患肢增长或缩短:多见于儿童,因骨骺受到炎症刺激或骺板破坏,导致生长过度或生长障碍。

(4)关节内翻或外翻:多指儿童患者因骨骺和骺板受累致骨生长发育不对称所致。

(5)病理性骨折:感染造成骨质破坏导致骨折发生。

(6)癌变:窦道口皮肤长期不愈合,反复的炎症刺激可致恶变。

4. X线检查 受累骨干呈现不规则增粗、皮质增厚、密度增高、硬化的变化,周围有新生的包壳。髓腔变窄或消失,同时有大小不等的死骨,死骨的密度较周围骨密度为高,有空洞透光区,有骨质增生和破坏并存现象,且增生范围大于破坏范围(图7-4)。

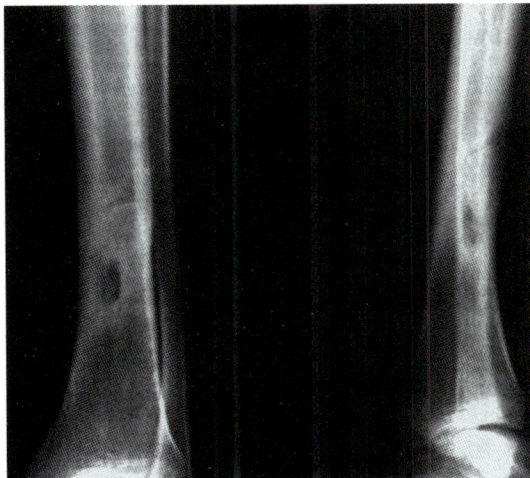

图7-4 慢性化脓性骨髓炎 X 线表现

【鉴别诊断】

骨样骨瘤 以持续性疼痛为主要表现的良性骨肿瘤。位于骨干者,骨皮质可见致密阴影,整段骨干变粗、致密,其间有小的透亮区,中央可见小死骨,周围呈葱皮样骨膜反应。位于骨松质者,也有小透亮区,周围仅少许致密影,无经久不愈的窦道。

【辨证治疗】

慢性骨髓炎由于病变经久不愈,导致全身正气虚弱。在治疗上应局部与整体结合起来,法以扶正祛邪,内外兼治。

1. 内治法

(1)急性发作期:

治则:清热解毒,托里排脓。

方药:透脓散合五味消毒饮,或用托里金银地丁散临征加减。

(2)非急性发作期:

治则:扶正祛邪,托毒生肌。

方药:消炎解毒汤加减。

(3)辅助治疗:配合高蛋白饮食。选用对症支持治疗。

2. 外治法

(1)急性发作期的局部处理:

1)初起局部微红微肿,外敷金黄膏、玉露膏、拔毒消疽散。

2)成脓后,即行切开排脓引流。

3)已溃破或切开的疮口,用冰黄液或三黄液冲洗,黄连液纱条填入疮口内,外用玉露膏或生肌玉红膏敷盖。

4)卧床休息,患肢采用制动固定。

(2)非急性发作期的局部处理:

1)局部皮肤无疮口或窦道,虽有骨坏死但无大块游离死骨者,外敷拔毒消疽散。

2)皮肤窦道经久不愈者,用七三丹或八二丹药线插入疮口内,外贴生肌玉红膏。

3)外有窦道内有死骨难出者,以腐蚀窦道使疮口扩大便于死骨和脓腐排出,宜用千金散或五五丹药线插入疮口。脓尽后改用生肌散。

4)死骨、无效腔、窦道并存,脓腐甚多时,可用中药制剂持续冲洗疮口,用冰黄液灌注引流。

5)对经久不愈的瘘管、窦道,宜施行病灶清除手术,目的是彻底摘除死骨,清除瘢痕肉芽组织,切除瘘管窦道,消灭无效腔。

6)其他疗法:如闭合性持续冲洗引流法(见急性化脓性骨髓炎)。

3. 手术治疗 手术是治疗慢性骨髓炎的一种重要方法,在全身治疗后,用手术能摘除死骨,消灭无效腔,改善病灶血液循环,为彻底治愈创造条件。常用手术方法有:

(1)单纯死骨摘除术。

(2)切骨及截肢术。

(3)消灭无效腔术。

【预防调护】

1. 重视个人卫生,勤洗澡防止皮肤疮疖的发生。外伤后,要及时进行清创预防感染。伤口换药,保持引流,积极使用抗菌药预防感染。对炸伤引起的开放性骨折,必须彻底清创,不缝合伤口,以利引流。

2. 提倡清淡饮食,增强机体的抵抗力,忌大量吃肉,多食蔬菜水果。

3. 嘱卧床休息,限制活动,多饮水避风寒,防外感。体温较高时及时给予物理或药物降温、维持水电解质平衡等。

二、化脓性关节炎

化脓性关节炎是关节腔内由细菌所引起的化脓性感染。本病可发生于任何年龄,多见于儿童和青少年,男多于女。发病以髋、膝关节最多见,其次是肘、肩、踝和骶髂关节。愈合后往往留下不同程度的关节功能障碍。

【病因病机】

多因人体正气不足,邪毒壅滞关节所致。其邪毒来源,可概括为暑湿邪毒、热毒余邪、化热成毒、邪毒直入等四个方面。

现代医学认为化脓性关节炎多继发于身体某部位的化脓性病灶,经过血液循环播散至关节内所致,也可由关节附近的化脓性骨髓炎,炎症突破骺板进入关节腔所为,极少数由开放性伤口直接感染而成。此病多见于成年人。关节感染后,关节内渗出液变化可分为浆液性渗出期、浆液纤维蛋白渗出期、脓性渗出期三个阶段。

【诊断要点】

1. 病史 患者可能有外伤史和身体其他部位的感染史。

2. 症状与体征

(1)全身表现:常起病急骤,初期全身不适,纳差,继而寒战高热,脉紧数。高热可达40℃以上,小儿往往发生惊厥,或表现为脓毒血症或败血症。

(2)局部表现:

1)关节疼痛:为本病最早的局部表现,程度因病情轻重而异。活动受累关节时疼痛加重。

2)关节肿胀:浅表的关节如肘、腕、膝,早期就可以见到局部肿胀,甚至有波动感,伴有红、热。在膝关节有浮髌现象。

3)关节功能障碍:由于疼痛和炎症的刺激,患肢肌肉发生保护性的痉挛,肢体多呈屈曲状。

4)关节脱位:由于关节囊积液膨胀而囊腔扩大,加上有强烈的肌肉痉挛,常发生病理性脱位或半脱位。

(3)实验室检查:白细胞计数升高,血沉增快,血培养常为阳性。关节液穿刺对本病的诊断具有重要价值。

(4)X线检查:早期节周围软组织影增大,关节间隙增宽,关节囊肿胀,骨质疏松。晚期关节间隙变窄或消失,骨质破坏,周围骨质可出现增生,关节边缘骨赘增生。

【鉴别诊断】

1. 骨关节结核 发病较急的关节结核与发病缓慢的化脓性关节炎不易区别,但是关节液检查的结果可作出区别。

2. 关节出血性疾病 有外伤引起的关节内血肿,可表现为关节肿胀,功能受限,但患者多有外伤史,不伴有高热等全身中毒症状,关节穿刺为血性液体。血友病引起的关节内出血,患者往往有出血不止的病史,多发于男性,全身症状轻,局部症状明显,且有凝血时间异常等。

【辨证治疗】

早期诊断,早期治疗是本病治疗的关键。要根据不同的病理阶段和患者体质状况及其病因,采用中西医结合治疗。

1. 初期

(1)内治法:早期应用抗生素,方法同急性化脓性骨髓炎。中医药治疗原则为清热解毒、利湿化瘀。方用黄连解毒汤合五神汤加减。

(2)外治法:

1)局部敷药:可选用拔毒生肌散、金黄膏、玉露膏等。

2）关节腔穿刺与冲洗：病变关节出现肿胀积液，有波动时，可行关节腔穿刺（图 7-5），反复冲洗后注入抗生素，每日或隔日 1 次。

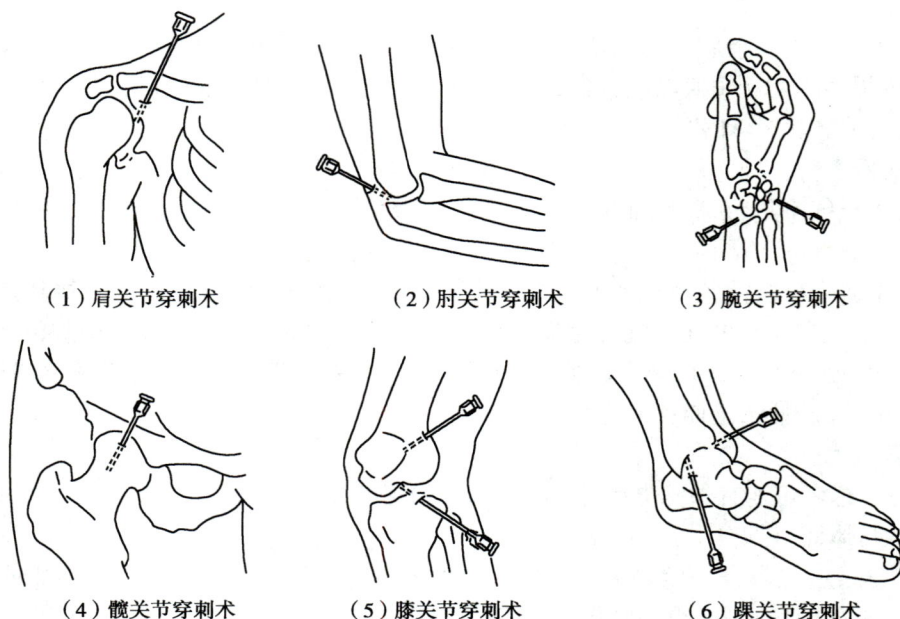

（1）肩关节穿刺术　　　　（2）肘关节穿刺术　　　　（3）腕关节穿刺术

（4）髋关节穿刺术　　　　（5）膝关节穿刺术　　　　（6）踝关节穿刺术

图 7-5　人体常见部位关节腔穿刺术

3）患肢制动：可选用外固定固定患肢。

2. 酿脓期

（1）内治法：足量使用有效的抗生素。必要时适当输血。注意纠正水、电解质和酸、碱平衡失调。全身中毒性反应严重，甚至出现休克表现者，应按脓毒症处理。中医药治疗原则为清热解毒、凉血利湿。方用五味消毒饮合黄连解毒汤加减。

（2）外治法

1）局部敷药：同初期。

2）关节穿刺与冲洗：如关节腔抽出液为脓性或镜检出现脓细胞，可吸净关节腔内积液，并进行生理盐水注射灌洗，再注入抗生素。

3）患肢制动：方法同初期，多采用牵引术。

3. 脓溃期

（1）内治法：继续选择性使用抗生素，适当输液、输血，增加营养摄入。

1）初溃脓泄不畅：中医药治疗原则为托里透脓。方用托里消毒饮或透脓散加减。

2）溃后正虚：中医药治疗原则为补益气血。方用八珍汤或十全大补汤加减。

（2）外治法：

1）局部外用五加皮、白芷、芒硝水煎湿敷，以促其局限及早日穿溃。

2）切开引流是局部治疗的主要手段之一，不仅能减少毒素的吸收，清除关节腔内压力，而且有利于彻底冲洗，同时可以放置引流管，行闭合性持续药物冲洗吸引疗法，14 日后拔管。

3）患肢继续牵引制动，有病理性脱位者，应通过持续牵引使其复位；估计当关节强直不可避免时，应将患肢固定在功能位。

4. 恢复期　经过治疗，局部炎症消退后可采用促进关节功能恢复的方法，用五加皮汤或海桐皮汤熏洗僵硬关节。还可适当按摩和理疗，以促进局部血液循环，剥离粘连，松解挛缩，增加关节活动。

5．后遗症的处理原则　本病的后遗症主要为关节强直、病理性脱位和周围软组织瘢痕挛缩。

（1）关节强直：强直在功能位可不用治疗；强直在非功能位，可根据情况选择关节置换术、矫形截骨术或关节融合术。

（2）陈旧性病理性脱位：关节活动尚可的可以选择理疗，中药熏洗及手法按摩等；脱位严重，功能障碍大者，可以做关节融合术或矫形截骨术。

（3）周围软组织瘢痕挛缩：通过恢复期治疗无效，影响关节活动功能者，须作手术松解处理。

【预防调护】

1．注意饮食营养调护，增强体质，提高抗病能力。

2．保持皮肤清洁卫生，防止感染。及时、有效、足量的应用抗生素治疗，以控制、消灭病原菌，杜绝感染源。

3．受累关节进行制动。充分有效地进行脓液引流，降低关节内压力。

4．恢复期应注意休息，适当进行练功活动。

三、骨关节结核

骨关节结核是指结核分枝杆菌侵入骨或关节而引起的慢性化脓性破坏性疾病。其病发于骨，消耗气血津液，导致形体虚羸，缠绵难愈，又名骨痨。

中医学早就对骨痨有比较全面的认识。文献中有关骨痨的名称甚多，如生于髋部的叫"环跳痨"，生于膝部的叫"鹤膝痨"，生于脊柱的叫"龟背痨"，生于踝部的叫"穿拐痨"等。

骨关节结核常继发于肺结核、胸膜结核或其他脏器结核。多见于儿童和青少年，其中以10岁以下儿童最多。骨关节结核多见于脊柱，占39.9%；髋部次之，占11.1%；小儿手部骨结核也较多见。

（一）脊柱结核

脊柱结核又称脊柱痨、龟背痨，是骨关节结核中最为常见的一种，占骨关节结核发病的首位。在整个脊柱中，以腰椎发病率最高，其次为胸椎，继之为胸腰段和腰骶段，颈椎、颈胸段、骶尾椎较少。病变99%在椎体，1%在椎弓。

【病因病机】

由于先天肝肾不足，后天失养，风寒湿邪乘虚而入，流注脊背而发生。结核分枝杆菌一旦侵入脊椎，破坏骨质，其初发病灶99%在椎体（称为椎体结核），1%在椎弓（称为椎弓结核）。椎体结核又可分为中心型、边缘型和韧带下型三种。中心型结核，多见于儿童，以胸椎病变为多；边缘型结核，多见于成年人，以腰椎病变为多，病灶在椎体边缘；韧带下型结核病少见，病灶主要累及椎旁韧带。

【诊断要点】

1．**病史**　患者既往可能有肺结核史或结核病接触史。

2．**症状与体征**　本病多见于儿童和青少年。40岁以上发病者比较少见，症状临床上可分三期辨证。①初期起病缓慢，症状不显著，患处仅有隐隐酸痛，常不引起重视，继而少气无力，全身倦怠，夜间疼痛明显，脊背肌肉僵硬，脊柱活动不利，动则疼痛加剧，舌质淡红、苔薄白，脉象沉细。②中期则受累部位逐渐肿起，出现寒热交作，潮热盗汗，失眠，纳差，舌质红，少苔或无苔，脉沉细数。③后期窦道形成，时流稀脓，或夹有豆腐花样（干酪样）物质，久则疮口陷凹，周围皮色紫暗，经久不愈。全身症状可表现为精神萎靡，面色无华，肌肉萎缩，日渐消瘦，心悸失眠，盗汗日重，舌质淡红，苔少，脉细或虚大，此属元气虚弱，气血两亏。若午后潮热，口燥咽干，食欲减退，咳嗽痰血，舌红少苔，脉象细数，则属阴虚火旺。

脊柱不同部位结核病变临床表现不尽相同：

（1）颈椎结核：比较少见，以颈5、6椎的发病率较高，症状是颈部僵直、疼痛和活动受限。寒性脓肿常见于咽后壁，椎体破坏严重的，可见后凸畸形。咽后壁脓肿大的，可阻碍呼吸道，患者张口喘气，睡眠时鼾声很大。X线显示生理弧度改变，椎体破坏（图7-6），椎间隙狭窄或消失，椎前软组织阴影增厚。

（2）胸椎结核：比较常见，背痛和局限性后凸是最早的症状和体征。病变刺激神经根则引起肋间神经痛。脓肿多位于椎旁。其后凸畸形状如驼峰、龟背。X线显示胸椎后凸增加，椎体破坏，椎间隙狭窄或消失，椎旁阴影增大。

（3）腰椎结核：发病率最高，最常见的症状、体征是腰痛，腰部强直，俯仰不利，拾物试验阳性。寒性脓肿常见于两侧髂窝、腰三角或大腿上部，脓肿偶可穿入腹腔或肠管。X线片可见腰大肌阴影增宽；椎体破坏，椎间隙变窄或消失，骨密度不均匀。病理检查可发现典型病变。

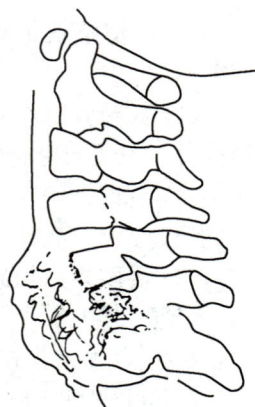

图7-6　椎体结构破坏

3. 实验室检查　脊柱结核的活动期，血沉多增快。白细胞计数及分类正常或稍多。常有轻度贫血。混合感染时，则白细胞明显增多。脓培养在未经治疗者，结核分枝杆菌阳性率为70%左右。

综合病史、症状、体征、X线和实验室检查，一般能得出较为正确的诊断，但确诊须靠细菌学和病理学检查。

【鉴别诊断】

1. 强直性脊柱炎　如果患者脊柱活动受限，血沉增快，应与强直性脊柱炎相鉴别。后者一般累及多个椎体，并多同时伴有骶髂关节病变。X线片表现为韧带骨化，呈"竹节样"改变，椎体无破坏，亦无软组织增宽阴影。

2. 脊柱肿瘤　脊柱肿瘤最多见恶性的，表现为椎体破坏、压缩，但一般只累及一个椎体，相邻椎间隙宽度多保持正常，常见椎弓根破坏，椎体两旁有球形阴影。

【辨证治疗】

1. 内治法

（1）祛邪抗痨：此法为消除病因的根本法则。一经确诊，即内服抗痨方药，至痊愈为止。临床常配合西药抗痨。

（2）辨证治疗：

1）阳虚痰凝：初起症状不显，病变处隐隐酸痛，全身倦怠，少气乏力，关节活动障碍，动则痛甚，舌质淡红，苔薄白，脉濡细。

治则：温经通络，散寒化痰。

方药：阳和汤、大防风汤加减。

如寒性脓肿形成未溃。

治则：扶正托毒。

方药：托里排脓汤加减。

2）阴虚火旺：病变处渐渐漫肿，皮色微红，形成脓肿。伴有午后潮热，颧红，夜间盗汗，食欲减退，或咳嗽咯血。舌红，苔薄白或少苔，脉细数或沉细。

治则：滋肾养阴清热。

方药：知柏地黄丸、大补阴丸、清骨散等加减。

3）肝肾亏虚：溃脓后疮口流稀薄脓液，往往夹有败絮样物，形成窦道。

治则：滋补肝肾，补气养血。

方药：六味地黄丸、先天大造丸等加减。

2．外治法 局部制动，应采取制动措施，控制脊柱活动，根据部位选用石膏领、颈托、石膏背心、石膏围腰、皮质围腰或支架等保护6～12个月。

3．手术治疗 行病灶清除术，即将病灶部位的死骨、脓肿、干酪样的物质、肉芽组织及坏死的椎间盘彻底清除。术前应用抗结核药物约2～4周；有混合感染者应给予有效抗生素；积极改进患者的心、肺、肝、肾功能；改善营养状况，提高患者抵抗力。手术方式应根据病变部位的局部解剖，采取不同的手术途径。手术过程中应保护脊髓，切勿误伤，甚至轻微震荡均可加重截瘫程度。术后应保持脊柱的稳定性，根据情况选择适当的植骨融合术。

【预防调护】

1．注意休息，使机体代谢降低，消耗减少，有利于机体的恢复。休息以卧硬板床为主，患肢可用皮肤牵引或骨牵引，或用夹板、石膏托、支架制动。

2．局部制动，使病变部位活动减少，负重减轻，既可减少疼痛，又能防止病变的扩散，有利于组织的修复。

3．预防压疮的发生，若已发生应积极治疗。

（二）髋关节结核

髋关节结核，发病率为全身骨关节结核的第二位，仅次于脊柱结核，且在下肢骨关节结核发病数中位居第一。患者多数为10岁以下的儿童。男性比女性稍多，常侵犯一侧髋关节。

【病因病机】

先天禀赋不足，后天营养不良，导致正气虚弱，是容易感染结核菌的内在基础。临床上以全髋关节结核最多，单纯滑膜结核次之，单纯骨结核最少。在单纯骨结核中以髋臼结核最多，股骨颈结核最少。髋臼结核所产生的脓液向外可穿破至关节内，向后可流注到臀部，向内可穿破至髂凹。股骨颈结核的脓液一般多在早期即破入关节内。晚期关节破坏严重者可发生病理性后脱位。因屈髋肌和内收肌挛缩常见屈曲内收畸形。

【诊断要点】

1．病史 患者可能有肺结核病史或结核病接触史。

2．症状与体征 患者多有全身症状，如低热、盗汗、食欲不振等。局部症状一般出现缓慢，可有髋部疼痛，最初多较轻微，休息后减轻，活动后加重。

（1）初期：常无明显症状，或有轻度低热，开始时局部疼痛比较轻微，以后日渐加重，儿童对疼痛部位的定位能力较差，常诉膝痛，易感疲劳。

（2）中期：午后低热，精神萎靡，消瘦，纳差，盗汗，舌红苔少，脉象细数，出现全身消耗性疾病虚弱症状。

（3）后期：全身虚弱症状进一步明显。体检时患髋呈屈曲内收挛缩，功能严重障碍，臀部肌肉萎陷，患肢长度缩短，若寒性脓肿穿溃皮肤，可形成窦道。

3．实验室检查 参见本节脊柱结核部分。

4．X线检查 是常用的检查方法，但其征象改变往往迟于临床表现，一般在发病3个月以后才能显现出来。因此，需要定期进行复查，才能及早发现。本病的主要影像学特征如下：

（1）单纯骨结核：骨结核病灶的X线征象，主要呈不规则的透光破坏区，其边缘无硬化增密现象，破坏区内，有时可见到较小的密度增高影（死骨）。

（2）单纯滑膜结核：X线表现为关节周围软组织肿胀，附近骨骼骨质疏松，关节间隙呈云雾状模糊不清。

（3）全关节结核：X线表现为关节边缘局限性破坏凹迹，或边缘不规则。

【鉴别诊断】

暂时性滑膜炎 多见于8岁以下儿童，主诉髋部或膝部疼痛，不敢走路。髋关节活动受限，髋前方稍饱满,很少有症状,做皮肤牵引同时给予行气活血利水中药治疗,3～4周后痊愈。

【辨证治疗】

1.初期

(1)内治法:抗结核治疗同时,内服用阳和汤加减,为期4～5周。

(2)外治法:回阳玉龙膏掺桂麝散或阳和解凝膏局部外敷。

(3)卧床休息,患肢作皮肤牵引制动,注意饮食调养。

2.中期

(1)内治法:继续抗结核治疗,可同时服用清骨散合六味地黄汤。

(2)外治法:如寒性脓肿较大,可行穿刺抽脓,吸尽脓液后,注入链霉素 1g,或异烟肼 100mg,加压包扎。开始每周 1～2 次,以后视积脓情况,如抽不出脓液,坏死组织如败絮黏稠的,可行病灶清除术,行穿刺术时应严格执行无菌操作,以免导致混合感染。

(3)患肢行骨牵引制动,并加强营养。

3.后期

(1)内治法:以抗痨为主,中西药合用。祛邪与扶正相结合。同时施行必要的对症支持治疗。

(2)外治法:可按患者的年龄、关节结核的病理不同情况处理。可作病灶清除或单纯性的滑膜切除术,或在病灶清除后将关节融合在功能位置。

【预防调护】

注意卫生,避免接触结核病环境,增强体质,饮食营养。儿童接种卡介苗。

第二节　非化脓性关节炎

一、类风湿性关节炎

类风湿性关节炎是一种以多发性、对称性关节炎症为主,可引起肢体严重畸形的慢性全身性自身免疫性疾病。类风湿性关节炎早期疼痛剧烈,故属中医"痛痹"范畴。本病常为对称发病,呈慢性过程。早期手、足、腕小关节游走性疼痛、肿胀、功能障碍;晚期出现关节畸形、僵硬、功能丧失、肌肉萎缩。据统计,轻型患者约占全人口的 2.5%,重者约占 10%。女性多见,男女比例约为 1∶2.5,16 岁到 55 岁多发,本病最终导致的结果以关节强直、功能丧失为主,严重者可导致残废,危及生命者少见。

【病因病机】

中医学认为脾肾不足,元阳营气虚损,是本病发病的内因;外感寒湿,邪滞骨节,是本病的外因。正虚邪实,毒滞筋骨,骨蚀筋损,骨节肿痛,畸形强直,功能障碍是本病的发病特点。病邪还可由浅入深,由经络及脏腑,导致脏腑病证出现。

现代医学认为本病原因不明,可能与感染、过敏、内分泌失调、家族遗传,或免疫因素有关。本病的病理变化在关节主要为最初的滑膜炎,之后关节软骨面的改变及软骨下骨质的破坏,最后关节脱位和畸形,在关节外主要为皮下结节、血管炎及眼、心、肺等病变。多数人认为甲型溶血性链球菌感染为本病的诱因。

【诊断要点】

1.临床表现

(1)发病情况:

1)发病类型:①隐渐发病:约占 70% 的患者为此类型,起初,仅少数关节疼痛,无明显肿胀。

时轻时重,时好时坏。数周或数月后病情渐重。②急性发病:不超过 10% 的患者属此型,患者突发高热,全身和局部症状明显。③中间型发病:发病速度和症状轻重介于上述两者之间,约占 20% 的患者。

2)发病诱因:常为受凉、受潮、劳损、受风、产后、外伤。受累关节以腕、指、膝、趾等关节最常见,在手指关节中以掌指关节和近侧指间关节最常见,其次为踝、肘、肩等关节,跟骨、颈椎及骶髂关节最少见。

(2)症状:常见的全身主要症状有发热、倦怠、无力、全身肌肉酸痛、食欲减退、消瘦、贫血等。主要的局部症状有关节晨僵、疼痛、肿胀、功能障碍、关节畸形等。

(3)体征:受累关节出现红、肿、热、痛等炎症表现,关节活动受限;受累关节常呈对称性,以累及双侧的掌指和近侧指间关节常见,还可累及腕、踝、肘、跖趾、趾间关节等;常继发或原发累及手足的腱鞘和肌腱,出现腱鞘炎及肌肉和皮肤萎缩;局部淋巴结肿大;交感神经紊乱,如手掌红斑,或手掌、足多汗;典型畸形有腕关节尺偏畸形,手指的尺偏、鹅颈或扣眼畸形,足外翻畸形(图 7-7、图 7-8、图 7-9、图 7-10)。握力减弱或行走速度减慢,部分患者可查到皮下结节、血管炎等其他关节外结缔组织病损。

(4)实验室检查:

血液检查:血红蛋白减少,白细胞计数正常或降低,但淋巴细胞计数增加。

急性反应蛋白:炎症或组织坏死,都能引起一组血清蛋白的改变或增加,此组血清蛋白统称为急性反应蛋白。红细胞沉降速度(ESR)加快。C 反应蛋白(CRP)阳性。

类风湿因子(RF):阳性。

关节滑液分析:外观黄或黄绿、混浊,白细胞 15×10^9/L,黏性低,滑液含糖量降低。

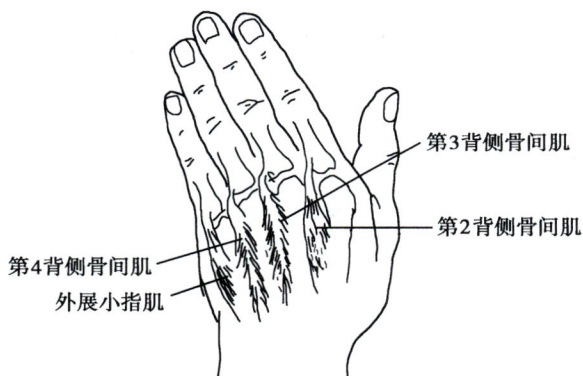

图 7-7 腕关节尺偏畸形

第3背侧骨间肌
第2背侧骨间肌
第4背侧骨间肌
外展小指肌

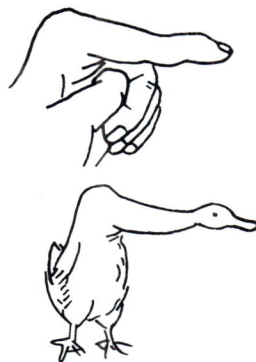

图 7-8 鹅颈畸形

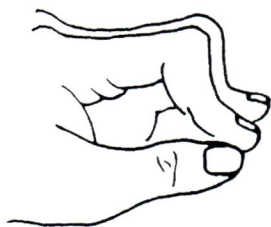

图 7-9 扣眼畸形

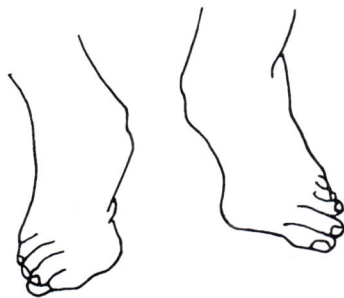

图 7-10 足外翻畸形

（5）X线检查：早期可见关节周围软组织肿胀，有骨质疏松，骨皮质密度降低，骨小梁排列紊乱，关节间隙增宽，软骨面边缘骨质腐蚀，关节软骨下有囊状形成，在手足诸骨及尺、桡骨远端可见到骨膜新生骨形成。后期关节间隙因软骨面破坏而变狭窄或关节间隙消失，关节呈纤维性或骨性强直于畸形的位置。

2．诊断标准　临床上诊断类风湿普遍采用的标准有2个，包括1987年美国风湿病学会的修订分类标准，以及2010年美国风湿病学会和欧洲抗风湿病联盟联合提出的新类风湿分类标准。

（1）美国风湿病学会（ARA）1987年6月第51次类风湿性关节炎的诊断标准为：

1）晨起关节僵硬至少1小时（≥6周）。

2）3个或3个以上关节肿胀（≥6周）。

3）腕关节，或掌关节，或近端指骨间关节肿胀（≥6周）。

4）对称性肿胀，至少6周。

5）手的X线表现改变（至少有骨质疏松和关节间隙的狭窄）。

6）皮下结节。

7）类风湿因子阳性（滴度＞1∶20）。

凡符合上述7项者为典型的类风湿性关节炎；符合上述4项者为肯定的类风湿性关节炎；符合上述3项者为可能的类风湿性关节炎；符合上述标准不足2项而具备下列标准2项以上者（①晨僵；②持续的或反复的关节压痛或活动时疼痛至少6周；③现在或过去曾发生关节肿大；④皮下结节；⑤血沉增快或C反应蛋白阳性；⑥虹膜炎）为可疑的类风湿性关节炎。

（2）2010年美国风湿病学会和欧洲抗风湿病联盟联合提出的新类风湿分类标准如下（表7-1）。

表7-1　2010年新类风湿分类标准

1.受累关节情况	受累关节数	（0～5分）
中大关节	1个	0分
	2～10个	1分
小关节	1～3个	2分
	4～10个	3分
至少一个为小关节	＞10个	5分
2.血清学抗体检测		（0～3分）
RF或抗CCP均阴性		0分
RF或抗CCP至少一项低滴度阳性		2分
RF或抗CCP至少一项高滴度阳性		3分
3.滑膜炎持续时间		（0～1分）
＜6周		0分
＞6周		1分
4.急性时相反应物		（0～1分）
CRP或ESR均正常		0分
CRP或ESR增高		1分
标准：以上4项累计最高评分＞6分则可肯定RA诊断		

注：①受累关节数：指评价时压痛和肿胀的关节数但不包括远端指间关节（DIP）、第1腕掌关节、第1跖趾关节；②关节大小的定义：中大关节指肩、肘、膝、髋、踝；小关节掌指关节（MCP）、近端指间关节（PIP）、第1指间关节、跖趾关节2～5及腕；③滴度的定义：高滴度阳性指RF或抗环瓜氨酸多肽（CCP）抗体中至少1项高于正常上线3倍或以上；低滴度阳性指RF或抗CCP抗体中至少1项高于正常上线但不超过正常上线3倍。

【鉴别诊断】

1．风湿性关节炎　多为儿童患者，起病急骤，伴高热。主要累及大关节，游走性明显。发作后不遗留关节畸形，心脏损害较常见，应用水杨酸剂后，疗效迅速而显著。

2．骨关节结核　发病年龄较轻，起病缓慢，多为单关节发病，可伴有其他结核病灶。类风湿因子检查阴性，结核菌素试验阳性，用脓汁或关节液培养结核菌呈阳性。

3．痛风性关节炎　症状主要表现在跖趾关节，初次发作多在夜间，疼痛日轻夜重，血尿酸增高。

4．强直性脊柱炎　本病以前认为属类风湿性关节炎的一种类型，但是，本病始于骶髂关节，非四肢小关节；关节滑膜炎不明显而钙化骨化明显；类风湿因子检查阴性，并不出现皮下类风湿结节；阿司匹林等对类风湿性关节炎无效的药物治疗本病能奏效。

【辨证治疗】

目前对类风湿性关节炎，尚无根治的良好办法，类风湿关节炎的治疗目的：①让患者了解疾病的性质和病程，增强患者与疾病作斗争的信心，与医生密切配合，主动做好功能锻炼；②缓解疼痛；③抑制炎性反应，消散关节肿胀；④保持关节功能，防止畸形发生；⑤纠正关节畸形，改善肢体功能。

1．支持疗法　包括富有蛋白及维生素的饮食；针对贫血及骨质疏松，可补充铁剂、维生素 D 和钙剂。还可短暂或间断地使用支架或夹板固定受累关节，既可消肿止痛，又不致引起关节强直。慢性期患者，可适当选用物理疗法或中药外敷、按摩、练功、体操、疗养等。

2．内治法

（1）辨证施治：

1）行痹型：肢体关节疼痛，痛无定处，关节屈伸不利，舌苔薄白，脉浮等。治宜祛风除湿，通络止痛。用防风汤加羌活、桂枝。

2）痛痹型：肢体关节疼痛剧烈，遇寒痛甚，痛处皮色不红，触之不热，苔薄白，脉弦紧。治宜散寒止痛，祛风活络。用乌头汤或麻桂温经汤加减。

3）着痹型：肢体关节肿胀疼痛，痛有定处，四肢沉重，肌肤麻木，苔白腻，脉濡缓。治宜除湿消肿，祛风散寒。用薏苡仁汤、蠲痹汤加减。

4）热痹型：关节红肿，局部灼热疼痛，遇冷则舒，或有发热，口干烦躁，舌苔黄，脉滑数。治宜清热活络，疏风胜湿。用白虎汤加桂枝、连翘、葱白、丹皮、忍冬藤、防己、威灵仙、桑枝、赤芍等。

5）尪痹型：病程日久，关节变形，肌肉萎缩。治宜补肾祛寒，通经活络。用桂枝汤、真武汤或补肾祛寒治尪汤加减。

（2）雷公藤治疗：

适应证：长期使用一线药物，效果不明显，或长期使用皮质类固醇，但效果不佳或已出现不良反应者。

禁忌证：孕妇，肝、肾功能不全，心脏病，高血压，贫血症，溃疡和过敏体质者。

用法：雷公藤片或雷公藤多苷片，每次 1～2 片，每日 2～3 次。或取雷公藤根，去内外皮，切碎木质 15g，加水 400ml，文火水煎（不加盖）2 小时，取汁 150ml，渣再加水煎，取汁 100ml，混合后分早晚 2 次服，每日 1 剂，7～10 日为 1 个疗程。疗程之间停药 2～3 日，可用 3～4 个疗程。

（3）西药的应用：

1）一线药物（即首选药物）：①水杨酸制剂：水杨酸钠、阿司匹林等；②乙酸类药物：吲哚美辛等；③灭酸类药物：甲芬那酸、氟芬那酸、吡罗昔康等；④丙酸类药物：布洛芬、萘普生等；⑤吡唑酮类药物：羟基保泰松、保泰松、氨基比林等；⑥苯乙酸类药物：双氯芬酸等。

2）二线药物：可缓解症状，仅适用于长期使用一线药物不能控制病情的患者。①金制剂：硫

ER-7-4

类风湿性关节炎的治疗 - 教学（视频）

代苹果酸金钠、硫代葡萄糖金钠等；②抗疟类：氯喹、羟氯喹等；③D-青霉胺。

3）三线药物：一般在长期使用一、二线药物不能控制病情的情况下，才考虑使用的药。该类药物属免疫抑制剂，亦称为细胞毒或细胞稳定药。如硫唑嘌呤、环磷酰胺等。

4）肾上腺皮质类固醇和垂体促肾上腺皮质素：①皮质类固醇：地塞米松、可的松、氢化可的松、泼尼松、泼尼松龙；②促肾上腺皮质素（ACTH）。本类药消炎止痛作用迅速、完全，但不能根治。长期服用后不良反应颇多，而且停药困难，所以该药的临床使用时应慎重。

3.外治法

（1）中药：可用狗皮膏等敷贴；或可用骨科熥洗药、风伤洗剂等熏洗，用活络水等外擦。

（2）针灸疗法：可用皮针按病取穴，经穴相配，循经弹刺，做到远近结合，中、轻弹刺激结合，以皮肤充血为度。每日1次，15次为1个疗程。

（3）理筋手法：局部肿痛者可选用点穴镇痛及舒筋手法，关节活动不利、功能障碍者可选用活节展筋手法。

（4）物理疗法：可在患处用1%雷公藤或2%乌头直流电导入及同位素疗法、激光疗法、热水浴等。

4.手术疗法

（1）适应证：

1）早期疼痛较剧、功能障碍非手术治疗18个月无效者。

2）晚期严重畸形，功能障碍者。

（2）手术方式：

1）滑膜切除术：适用于活动性滑膜炎非手术治疗关节肿痛仍甚者。

2）关节清理术：适用于已有软骨和骨质破坏者。

3）肌腱延长和关节囊切开术及截骨术：适用于关节畸形严重，尚有一定活动功能者。

4）截骨术：适用于关节严重破坏者。

5）关节融合术：适用于关节严重破坏者。

6）跖趾关节切除术：适用于足趾关节畸形，影响穿鞋、行走者。

知识链接

在当今，类风湿性关节炎不能被根治的情况下，防止关节破坏，保护关节功能，最大限度地提高患者的生活质量，是我们的最高目标，因此，治疗时机非常重要。早期积极、合理使用改善病情的抗风湿药（DMARDs）治疗是减少致残的关键。

【预防调护】

1．避免寒、凉、潮湿的生活、工作环境。劳逸结合，避免过劳，加强体质锻炼。

2．川乌等辛燥之品需久煎，不宜久服，中病即止。

3．关节肿痛严重时需制动，病情静止期可行关节功能锻炼。

4．多食用富含维生素及钙质的食物。

二、痛风性关节炎

痛风性关节炎是由于嘌呤代谢紊乱引起尿酸盐沉积在关节囊、滑囊、软骨、骨质、肾脏、皮下及其他组织中引起相应病损及炎性反应的一种全身性疾病，属于中医学骨关节痹证范畴。临床上以血中尿酸盐增高和痛风石形成为特点，好发于30～50岁的男性。

【病因病机】

中医学认为,痛风性关节炎是由于先天禀赋不足,脾肾功能失调,湿浊瘀阻流注关节经脉,引起气血运行不畅而发病。

现代医学认为痛风性关节炎是由人体嘌呤代谢紊乱,引起尿酸盐沉积于关节而发病。本病的发生与内源性尿酸产生过多、外源性嘌呤摄入过量或尿酸排泄减少等引起尿酸增高有关。多表现为尿酸盐沉积于关节、滑囊等组织,日久导致局部形成痛风石,造成骨关节结构破坏,甚至引起病理性骨折、脱位。

【诊断要点】

1. 病史 患者多有高嘌呤食物,刺激性食物及酒精类饮品的长期服用史。

2. 症状与体征

(1)无症状期:又称为高尿酸期,患者仅有血尿酸增高,此期可持续数月或数年,约有 1/3 患者会出现关节症状。

(2)急性关节炎期:发病急骤,多夜间突发,自诉呈刀割样疼痛,常累及第 1 跖趾关节,其次为足背、足跟、踝、膝等关节。常因酗酒、暴饮暴食、寒凉、劳累、精神紧张等引发,受累关节多呈现明显的红、肿、热、痛和活动受限,全身可出现高热、头痛、心悸、疲乏和厌食等症状。本病首次发作一般持续 3～11 日,以后恢复正常。

(3)间歇期:无症状。间歇期与急性期的反应交替存在,间歇期逐渐缩短,发作时间逐渐延长,病变关节多遗留轻度畸形和活动受限症状。

(4)慢性关节炎期:约有一半患者可转化为慢性关节炎,出现受累关节僵硬畸形,关节功能严重受限。20%～50% 的患者可见痛风石,好发于耳郭、尺骨鹰嘴、髌韧带、胫骨结节、手指、足背等部位。痛风石破溃,可引起局部关节感染。日久则出现尿路结石、慢性肾功能不全等肾脏并发症。

3. 实验室检查

(1)常规检查:发作期白细胞计数可增多,血沉加快。

(2)血液生化检查:

血尿酸增高:多采用尿酸酶法检测,男性＞428μmol/L(7.2mg/dl),女性＞357μmol/L(6.0mg/dl),儿童＞327μmol/L(5.5mg/dl)。

(3)痛风石镜检:呈阳性反应。

4. X 线检查

(1)早期仅见软组织肿胀。

(2)急性期过后则可见骨质疏松、腐蚀或骨质断裂,关节附近可出现穿凿样破坏。

(3)晚期可见关节间隙狭窄及边缘性骨质增生,出现痛风石钙化阴影。

【鉴别诊断】

风湿性关节炎 关节病变表现为多关节游走性红、肿、痛,病变主要侵犯心脏伴有心肌炎,皮肤可见环形红斑和皮下结节,急性炎症消退后关节功能完全恢复,实验室检查抗链球菌溶血素"O"抗体阳性,水杨酸制剂治疗有效。

【辨证治疗】

1. 无症状期的治疗 节制饮食,禁食含嘌呤多或热量多的食物,避免酗酒和精神刺激,多饮水或多食碱性食物。

2. 急性发作期的治疗

(1)西药:

1)首选秋水仙碱,初次剂量 1mg,以后 0.5mg/h,直至控制症状。使用过程中,患者如果出现恶心、呕吐或腹泻等胃肠道症状,应及时停药。治疗中,要密切注意白细胞减少或脱发等反应。

2）保泰松：本药具有较好的消炎镇痛作用。首剂 400mg，以后每 4～6 小时 200mg，症状好转后酌情减量，每日服用 3 次，连续服用 3 日。用药过程中应注意皮疹、水肿、恶心、眩晕或消化性溃疡等。

3）吲哚美辛：首剂 150mg，以后每次 50mg，每 8 小时 1 次，直至疼痛缓解，然后逐渐减药至停药为止。本药常见的不良反应为头痛、恶心和眩晕等，消化性溃疡患者禁用。

4）上述药物都无效时可选择使用促肾上腺皮质激素 20 单位静脉滴注。

（2）辨证施治：

1）风湿热型：治则：祛风除湿，退热清痹。方药：选用清痹汤加减。

2）风寒湿型：治则：祛风散寒，除湿通痹。方药：选用通痹汤加减。

3）瘀血型：治则：活血化瘀，通络除痹。方药：用化瘀通痹汤加减治疗。

3．间歇期和慢性期治疗

（1）低嘌呤、低热饮食。

（2）间断服用秋水仙碱 0.5mg/ 次，每日 1～3 次。

（3）排泄尿酸药和抑制尿酸合成药。如①丙磺舒：每日 1～2g。②磺吡酮：每日 300～400mg，分 2～4 次口服。③别嘌醇：每日 200～300mg，分 3 次口服。

4．手术疗法　痛风石较大者可手术刮除或行关节融合术。

【预防调护】

1．节制饮食，减少含嘌呤的食物。

2．急性期应卧床休息，局部固定冷敷。

3．有痛风家族史的男性要经常检查血尿酸。

4．为了防止复发，可长期服用小剂量的秋水仙碱或丙磺舒。

5．若有高血压、肾炎、肾结石等合并症者，应予以适当的治疗。

6．局部破溃者，可按外科处理。

三、骨性关节炎

骨性关节炎又称退行性关节炎、增生性关节炎、老年性关节炎和骨关节炎，是一种常见的慢性关节疾病。其主要病变是关节软骨的退行性变和继发性骨质增生。多见于中老年人，女性多于男性。好发在负重较大的膝关节、髋关节、脊柱及手指关节等部位。属中医"骨痹"范畴。

【病因病机】

中医学认为，本病不外"邪实正虚"。邪实是外力所伤，瘀血内滞或外邪侵袭，经脉痹阻，关节失利。正虚是肾元亏虚，髓空骨虚关节不利；肝血不足，筋失所润而见节涩、筋急，发为骨痹。

骨性关节炎可分原发性和继发性两种。①原发性是指发病原因不明的骨性关节炎（无创伤、感染、先天性畸形病史，无遗传缺陷、全身代谢和内分泌异常），多见于 50 岁以上的肥胖者。②继发性指有先天畸形，创伤，致关节面后天性不平整，关节不稳，关节畸形及医源性等因素（如长期不恰当使用皮质激素等引起的骨性关节炎）。

成人骨关节软骨内无神经血管，营养物质首先由滑膜血管丛弥散到滑液，再通过软骨基质到软骨细胞。软骨基质由胶原和糖蛋白组成框架，其中嵌镶软骨细胞，含有 80% 的水分，关节活动时，关节透明软骨面之间产生相互挤压和放松作用，基质内的水分随之挤压，进出基质。如此反复交替，保持了关节软骨的营养供应。若这种渠道遭到破坏，即可产生软骨基质的改变，进而使软骨细胞破坏和坏死，导致骨关节病变的一系列变化。它的原因是多方面的，其中年龄是发病的重要因素，55～65 岁的人约 85% 具有本病的 X 线改变，但不一定发病；关节内创伤、炎症、异常代谢产物沉着、反复出血后大量铁质沉积，以及在关节内反复注射皮质类激素等，均可导致关节

骨性关节炎的病因病机 - 教学（视频）
ER-7-5

内软骨基质破坏；内分泌异常产生，可使软骨细胞异常，这些因素都可导致继发性骨关节病的出现。继发于创伤后称为创伤性关节炎。

本病最早的病理改变发生在关节软骨，首先关节软骨局部发生软化、糜烂，最后软骨下骨外露，形成骨赘、关节内游离体。继发骨膜、关节囊及关节周围肌肉的炎症、纤维化和增厚，使关节面上生物应力失调，病变不断加重。

【诊断要点】

（一）临床表现

骨性关节炎的主要症状是疼痛，初期轻微钝痛，以后逐步加重。有的患者在静止或晨起时感到疼痛，稍微活动后减轻，称之为"休息痛"，为软骨下充血所致。如活动过量，关节摩擦也可产生疼痛，休息后好转。疼痛有时与天气变化、潮湿受凉有关。继之患者常感到关节活动不灵活、僵硬，晨起或休息后不能立即活动，需经过一定时间后始能解除僵硬状态，关节时有各种不同响声，如关节摩擦声等。有时可出现关节交锁。

关节炎发展到一定程度，关节肿胀明显，特别是伴有滑膜炎时，关节内可有积液，浮髌试验阳性，主动或被动活动都受限。体格检查有关节肿胀，中度以下积液膝关节浮髌试验阳性；髋关节增大内旋时疼痛加重。关节周围肌肉萎缩，活动时可有不同程度的活动受限和肌痉挛，或关节内吱嘎声。严重时可见关节畸形，如膝内翻。髋关节托马斯征阳性，有时可触及关节内游离体。手指远侧指间关节侧方增粗，形成赫伯登结节。

实验室检查：一般都在正常范围内。关节液检查可见白细胞计数增高，偶可见红细胞。

X 线片显示关节间隙狭窄及不等宽，关节边缘有骨赘形成。后期骨端变形，关节表面不平整，边缘骨质增生明显。软骨下骨有硬化和囊腔形成，伴滑膜炎时髌下脂肪垫模糊或消失。

（二）诊断

1. 病史　起病隐匿，发病缓慢，多见于中老年人。

2. 疼痛　初起病变关节隐隐作痛，活动不利，关节开始活动时疼痛，活动后减轻，负重或活动多时加重；气候变化亦可加重。

3. 僵硬　常出现在清晨起床后，或白天休息一段时间不活动后。特点是僵硬时间短，一般不超过 15 分钟，活动后可缓解。

4. 关节肿胀与肌肉萎缩　局部关节可轻度肿胀，活动时关节内常有吱嘎声或摩擦声。严重者可见肌肉萎缩。

5. 活动受限与关节畸形　早期不明显，后期因关节囊纤维化、骨赘、关节面不平整可出现关节功能受限，严重者可出现关节畸形。

6. X 线检查　骨质疏松，关节面不规则，关节间隙狭窄，软骨下骨质硬化，以及边缘唇样改变，骨赘形成。

7. 关节液检查　可见白细胞计数增高，偶见红细胞。

【鉴别诊断】

1. 腰椎间盘突出症　腰腿窜痛、麻木，咳时加重。腰部活动受限，跛行。下肢前或后外侧感觉迟钝，直腿抬高试验阳性，椎旁有压痛并向下肢放射，可有肌力及腱反射异常。CT 检查有助于诊断。

2. 类风湿性关节炎　关节疼痛、肿胀、畸形，活动受限，与骨性关节炎相似，但类风湿因子检测阳性，抗"O"试验阳性。X 线检查有特有征象（见类风湿性关节炎）。

3. 风湿性关节炎　常见于儿童，起病急骤，主要表现为全身大关节疼痛，红肿，呈游走性，伴全身症状。

【辨证治疗】

关节软骨破坏程度与关节负重有直接关系。故在治疗中除辨证施治外，最重要的是减少关节活动度和负重，对患病关节要"爱惜"，以延缓病变的进程。

（一）内治法

1．中药治疗

（1）肾虚髓空：关节隐痛，腰膝酸软，活动不利。伴头晕、耳鸣、目眩、苔薄白。

治则：补肾益髓，强筋壮骨。

方药：左归丸。

（2）阳虚寒凝：关节疼痛、重着，屈伸不利，天气变化加重，昼轻夜重，遇寒痛增，得热稍减。舌淡，苔白，脉沉细缓。

治则：补肾壮阳，散寒通痹。

方药：右归丸合蠲痹汤

（3）瘀血阻滞：关节刺痛，痛有定处，关节畸形，活动不利，面色晦暗。脉沉细。

治则：行气活血，祛瘀通络。

方药：桃红四物汤。

另可服壮骨关节丸，6g/次，2次/d。

2．西药治疗
双氯芬酸钠缓释胶囊 50mg/次，2次/d。或用保泰松、吲哚美辛、布洛芬等抗炎止痛药。

（二）外治法

1．中药熏洗
羌活 30g，当归 30g，五加皮 30g，川椒 20g，透骨草 20g，用纱布包裹后用水煎煮，趁热熏蒸患处，稍冷后用药液浴洗患处，并轻揉患部，1～2次/d。

2．敷贴法
乳香 10g，没药 30g，生川乌 10g，白芥子 10g，花椒 20g，公丁香 10g 等药研末，以食醋调湿装小布袋蒸热后敷患处。此外可用狗皮膏、天和骨通等局部敷贴。

3．离子透入法
用熏洗剂患处导入。

4．物理疗法
可选用热疗、磁疗等。

（三）手术治疗

1．适应证

（1）骨刺较大，关节内有游离体。

（2）关节畸形，部分关节面完好。

（3）疼痛严重，关节面广泛破坏。

2．手术方式

（1）关节清理术。适应于关节内有游离体之患者。

（2）截骨术和关节成形术。适用于关节畸形，关节面未破坏。

（3）关节融合术或人工关节置换术。适用于关节面破坏严重患者。

【预防调护】

1．肿痛明显时，注意休息，减少关节活动、负重。

2．肥胖患者应减轻体重。

知识链接

本病的治疗方法很多，但是一定要根据病情的不同阶段采用不同的治疗方法。同时应该综合应用自我训练、减肥、有氧操、关节活动度训练、肌力训练、助行工具、膝内翻的楔形鞋垫、职业治疗及关节保护、日常生活的辅助设施，以及对患者的健康教育等方法措施，以最大限度地减轻症状，恢复正常的生活和工作。

第三节　代谢性骨病

当各种原因所引起的骨矿物质或骨基质代谢紊乱,引起的骨组织生物化学和形态学变化(临床表现为骨质疏松、骨的生长发育障碍、发育畸形和骨坏死)及伴随而出现的一系列症状和体征,称为代谢性骨病。

骨质疏松症

骨质疏松症(osteoporosis)是指因全身性骨量减少(表现为单位体积骨量降低),骨强度降低而引起局限性骨痛、畸形及骨折的临床综合征。发病与内分泌紊乱、钙吸收不良等有关,有原发性与继发性之分。中医称为"骨痿",为脾胃、肝肾亏虚所致。以老年人,女性多发。

【病因病机】
骨质疏松症多因饮食不节,损伤脾胃,久则脾失运化,影响水谷精微化生、气血生长,内不能调和五脏六腑,外不能洒陈于营卫筋骨,加之患者年老体弱,肢体少动,日久酿成本病。或肝肾受损,肾阴不足则骨无以充,骨蚀质松,故骨骼疼痛酸楚,甚则骨折,发为本病。

现代医学认为,本病可由内分泌的雌激素缺乏、甲状旁腺激素(IPTH)增高、降钙素(calcitonin,CT)降低而发生;或因营养蛋白质及钙的缺乏;或因久卧、长期不运动,出现肢体废用,成骨细胞活性减弱,破骨细胞活性相对增强,发生骨质疏松;或因遗传、其他因素也可导致骨质疏松症的发生。在病理研究中发现,骨质疏松的主要病理改变为全身骨量减少。一般同时具有皮质骨骨质疏松及骨小梁骨质疏松,但以一种起主导作用。由于破骨细胞(骨内膜为甚)将松质骨和皮质骨的内部吸收,可使骨的厚度变薄,髓腔增大。而骨外膜的成骨细胞仍缓慢地产生新骨,所以骨的外形稍增粗。

【诊断要点】
(一)临床表现

本病多见于老年人、妇女。骨质疏松症的主要表现为局限性疼痛、畸形和骨折。疼痛多见于脊柱胸段及下腰段,疼痛程度与骨质疏松程度正比。在上楼、体位改变及震动时可使疼痛加重,严重者可因轻微的外力,如咳嗽、喷嚏后发生压缩骨折,并即时局部出现急性锐痛,不予特殊治疗,约3~4周后可逐渐缓解。另一些因脊柱侧弯、椎体压缩骨折及椎体后凸可引起慢性背深部广泛性锐痛,伴全身乏力。部分骨质疏松症患者常无明显症状,偶尔拍骨X线片时被发现压缩骨折。本病骨折以椎体、股骨颈和桡尺骨远端多见。胸椎压缩骨折可引起胸廓畸形和疼痛,导致肺部气体交换受限,使肺部易感染,还可影响心脏功能。

(二)诊断

1.全身疼痛,逐渐加重,但以局限性腰背疼痛明显,四肢酸痛为主,活动时疼痛加重,甚至卧床不起。

2.脊柱常有后凸畸形。轻微外伤则致桡骨下端、股骨颈、脊柱等处骨折。

3.X线片后期可见骨质普遍稀疏,以脊柱、骨盆、股骨上端明显。腰椎椎体出现鱼尾样双凹形,椎间隙增宽,有许莫氏结节,胸椎楔形改变,受累椎体可多发、散发。

4.**骨密度检测**　骨密度值降低2S以上。

【鉴别诊断】
1.**骨软化症**　亦有脊柱疼痛、畸形。可有青枝骨折。X线片可见广泛脱钙、椎体双凹。还可见假性骨折线(带状脱钙区),即路塞(LOOSER)线。

2.**骨髓瘤**　可有脊柱疼痛、病理骨折,X线片有骨质疏松。但另有发热、易感染、消瘦、头晕、心悸、截瘫等表现。X 线显示骨骼典型边缘清晰的脱钙区；实验室检查可见贫血及血沉加快、血浆球蛋白（免疫球蛋白 M）增高、血钙升高、血尿酸增多，胆固醇降低、氮质血症，尿本周蛋白（BJP）阳性。骨髓涂片有骨髓瘤细胞。

【辨证治疗】

本病多见于老年人、妇女。为肾精日衰，气血虚弱之故，治宜以调补脾肾为主，兼以饮食调养，适当运动为助，延以数月、数年，才可收效。

（一）内治法

1. 中药治疗　以调补脾肾为主。

（1）脾气虚弱：

治则：健脾益气。

方药：参苓白术散加减。若见饮食不佳，胃脘不适，可加焦山楂、厚朴、麦芽等。

（2）肾阴虚型：

治则：滋阴壮骨。

方药：左归丸加减。如阴虚火旺之症明显者，可与知柏地黄丸合用；也可加血肉有形之品，如鳖甲、鹿茸、紫河车等。

2. 西药治疗

（1）补钙：1～1.5g/ 日；维生素 D 400～500 国际单位 / 日。

（2）性激素：女性（雌激素）口服己烯雌酚 0.5～1.0mg/ 日；连服 4 周后，停 1 周。可与丙酸睾酮合用以增强疗效，肌内注射 50mg/ 次，1 次 /3～4 日。男性可用丙酸睾酮治疗。

（3）氟化钠：有人认为氟化钠可与羟磷灰石结合，对骨盐晶体结构有稳定作用，可抑制骨质吸收。

（二）其他疗法

可配合营养与练功活动，补充骨蛋白和钙盐，刺激成骨细胞活动，以利于骨质形成；还可针对病因治疗，或施行矫形手术治疗。

【预防调护】

1. 调节饮食，补充富含蛋白质、钙盐、维生素 D、维生素 C 的食物。

2. 适当运动，骨痛需卧床者应在床上进行适当的四肢运动，但应避免负重物或颠簸。

3. 需辨明骨质疏松的病因，不可盲目补钙及滥用激素，以免浪费或导致其他疾病。

4. 疗效判断，应以临床症状和实验室检查为主，而不以 X 线征象为主。因骨量丢失＞30% 时 X 线片才可见骨质疏松，骨量增加时亦需较长时间方可反映。骨密度检测较 X 线片灵敏（骨量丢失 10% 即可反映）。

第四节　骨坏死性疾病

骨坏死性疾病是指骨的活力成分（骨细胞、骨髓造血细胞及脂肪细胞）的坏死，主要包括儿童的骨软骨病和成人的缺血性骨坏死。

股骨头缺血性坏死

股骨头缺血性坏死又称股骨头无菌性坏死，是指由于血液循环障碍，导致股骨头因局部缺血而发生的坏死，晚期可因股骨头塌陷，发生严重的髋关节骨性关节炎。本病属于中医"骨痹""骨痿""骨蚀"的范畴。发病年龄以青壮年多见，男性多于女性。

【病因病机】

引起股骨头坏死的病因复杂，尚未完全明了。当前主要分为创伤性和非创伤性两类，创伤性是由于髋部受创伤因素所引起，如髋关节脱位、股骨颈骨折等；非创伤性是由于激素、放射病、减压病、滑膜炎、骨发育不良、大量饮酒等原因所致。其发病机制尚不完全清楚，主要有脂肪栓塞学说、骨内高压学说、血管病变学说和细胞学说等，大体经过骨坏死和骨修复两个病理改变阶段，最后导致髋关节严重的残疾。

中医学认为本病外因为跌仆损伤，气滞血瘀，内因为肝肾亏虚而导致。由于肾主骨、生髓，肝主筋、藏血，肝肾亏虚，则筋骨失养，故见骨质坏死，筋骨枯萎，屈伸不利，经络阻隔，不通则痛。

【诊断要点】

1. 病史 有髋部外伤史或长期使用激素史或长期酗酒史。部分患者有原发病史，主要表现在类风湿性关节炎、强直性脊柱炎、系统性红斑狼疮等引起髋关节症状的多考虑为合并股骨头坏死。

2. 症状和体征

（1）疼痛：最早出现的症状，多数患者以此就诊。疼痛性质、程度、疼痛出现的时间、部位有很大差异。疼痛的出现提示股骨头坏死已有一段时间。总的来说，疼痛以隐痛及刺痛为主，部位可在髋部，特别是内收肌起点处，部分患者可有膝内侧疼痛，部分患者有臀区或下腰痛。

（2）跛行：与疼痛同时出现，早期为痛性跛行，晚期单侧呈摇摆跛行，双侧呈"鸭步"。

（3）髋关节功能障碍：早期髋关节活动正常或轻度外展、内旋受限，后期髋关节活动受限明显，以外展、内旋为主。严重者关节功能完全丧失，丧失劳动力，甚至卧床。

（4）体征：双下肢不等长，肌肉萎缩，托马斯征阳性，"4"字试验阳性，单髋负重试验阳性，Allis 征阳性。

3. 辅助检查

（1）X 线检查：本病诊断、分期的主要手段与依据，拍双髋正位和蛙式位、侧位片。常用分期包括菲卡（Ficat）分期、麦考分期（Marcus）等。临床上可将 X 线表现分为四期（图 7-11）。

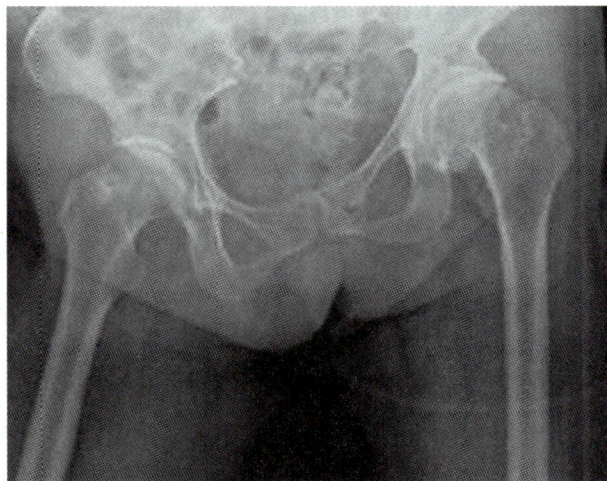

图 7-11 股骨头缺血性坏死

Ⅰ期：软骨下溶解期。头外形正常，仅在某些区域（如负重区）软骨下出现囊性变或"新月征"。

Ⅱ期：股骨头坏死期。头外形尚正常，在头的外方或外上方及中部可见密度增高区，周围有时出现硬化带。

Ⅲ期：股骨头塌陷期。头部出现阶梯状塌陷或双峰征，软骨下有细微骨折线，负重区变扁，并有周围骨质疏松现象。

Ⅳ期：股骨头脱位期。坏死区继续向内下方发展，头扁平、增生、肥大，可向外上方脱位，关节间隙狭窄，髋臼边缘增生硬化。

> **知识链接**
>
> 　　Ficat 分期根据临床表现、X 线片及血流动力学对股骨头缺血性坏死进行分期，具有很强的实用性和科学性。0 期：无症状，无 X 线异常表现，此期称为静默髋。Ⅰ期：偶有轻微髋关节疼痛，晚间较重。体检可发现患髋内旋及外展活动轻度受限。X 线片显示骨质疏松等。Ⅱ期：临床症状逐渐加重，可根据 X 线分为ⅡA、ⅡB。前者可见广泛骨质疏松、囊性变或硬化。后者以"新月征"为特征，是软骨下坏死吸收的表现，头变平，但关节间隙正常。Ⅲ期：疼痛持续加重，关节活动明显受限，跛行。X 线片示股骨头的圆形连续性中断、塌陷，有明显的死骨形成，关节间隙正常。Ⅳ期：X 线片显示髋臼变性、股骨头变扁，甚至完全塌陷，关节广泛增生，关节间隙逐渐变窄或消失。

　　（2）CT 检查：对Ⅰ期股骨头坏死的诊断无帮助，但对Ⅱ、Ⅲ期病变可更清晰显示坏死灶的边界、面积、硬化带情况、病灶的自行修复及软骨下骨折情况。

　　（3）MRI 检查：早期诊断最先进的方法，已较普遍采用。

　　（4）放射性核素骨扫描：通过放射性核素检测骨组织的形态或代谢异常，有助于股骨头缺血性坏死的早期诊断。

　　（5）骨髓功能检查：可做骨髓内压测定。正常静息压 2.67kPa，一般不超过 4kPa（30mmHg），加压试验压力为 5.3kPa，压力超过正常上限，提示早期股骨头缺血性坏死。

　　（6）髓芯活检：空心环锯，钻取髓芯病检，可做确诊诊断。

　　（7）数字图像分析：较 X 线片可提早 9～18 个月诊断。用普通 X 线片置于多光谱彩色数据系统上，进行校正处理，坏死区在彩色图像上呈蓝色。

【辨证治疗】

　　本病的治疗应当遵循以下原则：①解决血液循环障碍，促进骨坏死修复——治疗本病的基本方法。②防止塌陷——保留髋关节功能，防止晚期骨性关节炎的关键。③纠正塌陷和增生变形——针对晚期患者的治疗方法。主要分为非手术治疗和手术治疗。

（一）非手术治疗

1. 一般治疗　停止使用激素，戒酒，减少或禁止负重，理疗。

2. 内治法　中药治疗适用于Ⅰ、Ⅱ期的治疗，特别是一些不愿意手术的患者，Ⅲ、Ⅳ期的配合治疗。

　　（1）气滞血瘀型：多有外伤史，症状以髋部疼痛、轻度跛行为主。可见舌紫暗，脉沉涩。

　　治则：活血行气，通络止痛。

　　方药：桃红四物汤、加味三妙散等为主方加减。

　　（2）肝肾亏虚型：髋关节隐隐作痛伴功能障碍，并有下肢乏力、疲软等症，舌淡苔薄，脉沉细弦。

　　治则：补益肝肾，养血通络。

　　方药：八珍汤、补阳还五汤为主方加减。

　　（3）心脾两虚，肝肾俱亏：以髋部间歇性疼痛，绵绵不休，下肢乏力，关节屈伸不利为主症。伴有神疲气短等虚象，舌苔薄白，脉细滑。

治则：固本培元，气血双补。

方药：六味地黄丸、十全大补汤为主方加减。

3．外治法

（1）制动，患者宜采取卧床休息，可采用皮肤牵引或外展夹板、支架或石膏固定双下肢于外展内旋位。

（2）外用药，可选用消瘀止痛膏、双柏散外敷，亦可用中药外洗。

（3）理疗。

（4）高压氧治疗。

（二）手术治疗

1．髓芯减压术　适用于Ⅰ期。作用：通过减压，降低骨内高压，解除骨内静脉瘀滞，改善血液循环，以促进修复。

2．股骨转子间区截骨术　适用于Ⅱ、Ⅲ期患者，坏死范围较小或不超过股骨头总面积 2/3 者。此法通过截骨将使未发生坏死的坚硬部位承受压力，避免病变部位受压，为自身修复创造条件。目前较少采用（做此手术后再做人工关节会有很大的困难），具体有内翻楔状截骨术、内翻后倾截骨术、经转子间前旋转截骨术。

3．带肌蒂或血管蒂骨瓣移植术　适用于Ⅱ期、Ⅲ期早期。通过提供活骨，改善血供，同时向股骨头内提供力学支撑，防止塌陷。具体方法包括带缝匠肌或股方肌骨瓣移植术、带旋髂深血管蒂髂骨瓣移植术、吻合血管的腓骨游离移植术等（较少用）。

4．多条血管束植入　适用于Ⅱ、Ⅲ期患者。通过提供充分血运，改善静脉回流，降低骨内高压。血管束来源主要是旋股外侧动脉的升支，横降支。做此手术时，要做髓芯减压术。

5．闭孔神经切断术　适用于年老多病不能做大手术的晚期患者，为一种姑息疗法，起到减轻疼痛，缓解症状的作用。

6．人工关节置换术　行人工全髋关节置换术，主要用于年龄大于 60 岁的晚期患者，目前为了提高生活质量，适应证有所放宽。

【预防调护】

1．不吃辛辣刺激食品，禁用激素类药物，注意增加钙的摄入量，食用新鲜蔬菜和水果，多晒太阳。

2．加强髋部的自我保护意识，防止负重，避免髋部扭伤。

3．适度进行髋部的功能锻炼，以感觉身体发热、四肢灵活为度。

4．对职业因素如体力劳动者、高压工作环境中的人员应注意改善工作条件，确已患病者应改变工种并及时就医。

第五节　骨　肿　瘤

骨肿瘤是指凡发生在骨骼或其附属组织（骨髓、骨膜、血管、神经等）的肿瘤。属中医的"骨疽""石疽"和"石痈"的范畴。

骨肿瘤的发生男性比女性稍多。原发性良性肿瘤比恶性多见。良性肿瘤中以骨软骨瘤、软骨瘤多见。恶性肿瘤以骨肉瘤、软骨肉瘤和纤维肉瘤多见。

【病因病机】

1．邪实正虚　体质强弱与本病的发生、发展、预后有着密切关系。正虚体弱，腠理不密，虚邪侵入，脏腑功能失常，气虚血亏，气血不和，气血壅塞，邪居瘀结，结聚成瘤。

2．气滞血瘀　气血瘀滞，经络阻隔，蕴结日久，骨与气并，日益增大，凝结成块。

ER-7-6

骨肿瘤的病因病机 - 教学（视频）

3. 肾虚精亏 先天禀赋不足，髓不养骨，或禀承遗传，易生骨肿瘤。

现代医学认为骨肿瘤的发病与遗传、体质、营养、免疫功能、外界环境等因素有关。另外有些骨肿瘤的发生与损伤有关；有些与感染有关；人体长期接受大量放射性物质亦可滋生本病。

【诊断要点】

（一）发病情况

1. 发病年龄对骨肿瘤诊断有参考价值 如尤文氏（Ewing）肉瘤发病年龄在 8～12 岁的少年；骨肉瘤发病年龄在 15～25 岁的青年；骨巨细胞瘤主要发生于成年人；而老年人则以骨转移癌和骨髓瘤常见。

2. 发病部位 多数骨肿瘤有各自的好发部位，如骨肉瘤好发于长骨干骺端，而且多见于股骨下端及胫骨上端；Ewing 氏肉瘤好发于长骨干骺部、骨干部及骨盆；骨巨细胞瘤好发于四肢长骨的骨端；骨转移性肿瘤发生在骨盆最多。

3. 病程 一般良性骨肿瘤发病病程长，进展速度慢；恶性骨肿瘤发病病程短，进展速度快。

（二）临床表现

1. 全身症状 良性骨肿瘤多无明显变化。恶性骨肿瘤后期出现全身衰弱，食欲不振、形体消瘦、精神萎靡、神疲乏力、面色苍白等。

2. 骨肿瘤的局部症状和体征 主要是疼痛与压痛、肿块、肿胀、功能障碍等，以及由于瘤体所产生的压迫与梗阻症状。

（1）疼痛与压痛：疼痛是生长迅速的肿瘤最显著的症状。良性肿瘤多无疼痛，但有些良性肿瘤，如骨样骨瘤，可因反应骨的生长而产生剧痛。恶性肿瘤几乎均有疼痛，开始为间歇性、轻度疼痛，以后发展为持续性剧痛，夜间加重，并可有压痛。良性肿瘤恶变或合并病理性骨折，疼痛可突然加重。

（2）肿块和肿胀：良性骨肿瘤肿块一般边界清楚，周围软组织无肿胀，硬度如骨样，无活动度；恶性骨肿瘤肿块常出现在疼痛之后，生长迅速，边界不清楚，周围软组织肿胀。位于骨膜下或表浅部位的肿块容易被发现，骨髓内或深层部位的肿块，常在晚期才能发现。

（3）功能障碍：骨肿瘤患者常因疼痛和肿块影响，而出现一定的功能障碍。生长迅速，疼痛剧烈的恶性骨肿瘤大多功能障碍明显。一般良性骨肿瘤无功能障碍。良性肿瘤恶变或病理骨折时功能障碍明显。接近关节部位的骨肿瘤，常因关节功能障碍来就诊。不论是良性的或是恶性的脊髓肿瘤都能引起截瘫。

（三）X 线检查

1. 发病部位 每一种骨肿瘤，都有一定的好发部位，参见发病情况。

2. 单发与多发 原发性骨肿瘤多为单发，转移性骨肿瘤多为多发。

3. 骨质破坏 良性肿瘤一般无骨质破坏，若有破坏，多是膨胀性、规则的破坏，界限清晰；恶性骨肿瘤为浸润性骨质破坏，边界不清，界限模糊。

4. 骨皮质 恶性肿瘤时出现虫蚀样、筛孔样或缺损破坏。

5. 恶性骨肿瘤产生瘤骨 特点是密度高、结构紊乱，可呈现均匀毛玻璃样、斑片状硬化或针状瘤骨。

6. 骨膜改变 良性骨肿瘤一般无骨膜反应。恶性骨肿瘤常有骨膜反应，常见的骨膜反应有葱皮状、日光样、放射状、毛发样、花边样、波浪样及柯得曼氏三角（袖口征）等改变。

7. 软组织中阴影 在 X 线检查中，如软组织中出现肿瘤样阴影，说明肿瘤突破骨质、骨皮质已侵入软组织。常见的有棉花样、棉絮团样、斑点状、象牙样。提示肿瘤恶性程度高，或有恶变倾向。

（四）实验室检查

1. 常规检查 良性骨肿瘤患者的血、尿、骨髓检查一般都正常。恶性骨肿瘤可出现红细胞沉降率加快,晚期大多数出现贫血。骨肉瘤、成骨性转移瘤因形成大量新生骨,所以碱性磷酸酶数值增高。

2. 同位素骨扫描 虽然不能确诊良、恶性肿瘤,但它可发现多发病灶,并且比 X 线片早发现病灶,有助于早期诊断。

3. 病理检查 病理组织检查在骨肿瘤诊断中居很重要的位置,但病理组织检查结果必须结合病史、症状、体征、实验室检查、X 线检查等综合分析加以诊断。

(五)良性骨肿瘤与恶性骨肿瘤的鉴别诊断(表7-2)

表7-2 良性骨肿瘤与恶性骨肿瘤的鉴别

	良性骨肿瘤	恶性骨肿瘤
病史	成年,生长慢,无症状	青少年,肿块生长快,疼痛严重,发热,消瘦
全身反应	多无全身症状	食欲减退、体重下降、全身衰竭及代谢异常等,呈"恶病质"
局部体征	肿块无压痛,皮肤正常,无转移	肿块有压痛,皮肤发热,静脉怒张,晚期有转移
X 线表现	边缘清楚,无骨膜反应	边缘不清楚,骨质有破坏,骨膜反应明显
实验室检查	正常	血沉加快,白细胞计数增多,贫血者碱性磷酸酶可增高
细胞状态	近乎正常	异形的多,大小不等,核大深染,有核分裂

知识链接

骨肿瘤的诊断必须强调临床、X 线表现及病理三有结合,综合分析,才能作出正确诊断。在诊断过程中,应注意区分几个问题:①骨肿瘤与非骨肿瘤性变;②良性骨肿瘤与恶性骨肿瘤;③原发性骨肿瘤与转移性骨肿瘤。

【辨证治疗】

对于骨肿瘤的治疗,应做到早期发现,早期诊断,早期治疗。良性骨肿瘤及肿瘤样变,以手术为主,在保存功能的情况下,彻底切除,防止复发及恶变。恶性肿瘤治疗以救命为主,争取保存一定的功能。以手术、中药、化疗、放疗、免疫等综合治疗。

(一)中药治疗

肿瘤早期以攻为主,攻中兼补;肿瘤中期攻补兼施;肿瘤晚期先补后攻。

临床实践证明,中药黄芪、灵芝、人参、党参、女贞子、山慈菇、半枝莲、白花蛇舌草、水蛭、蜈蚣等对各类骨肿瘤有一定的疗效,可在辨证施治中参考使用。

(二)化疗

是利用化学药物抑制或杀死肿瘤细胞,以达到治疗目的。

1. 烷化剂 能作用于细胞内的蛋白和核酸中的某些成分,达到破坏细胞分裂,导致肿瘤细胞死亡。

(1)盐酸氮芥:用作体外循环动脉灌注,每 10 分钟注入 10mg,一次总量为 40~60mg。

(2)环磷酰胺:静脉滴注,一次剂量为 600~1 000mg,总量为 8~10g。

(3)塞替派:局部注射,每次用 10~20mg,总量为 300mg。

2. 抗代谢药 以甲氨蝶呤(MTX)为主,且以大剂量为佳,一般用量为 100~150mg/kg,一次可用 3~10g 左右,注射 6 小时后,必须用甲酰四氢叶酸钙解毒。给药前一日及当日都需输液和碱化尿液,每日维持尿量在 3 000ml 左右。

3. 抗生素　肿瘤在中晚期,或在治疗过程中常合并感染,所以应根据病情,适当应用有效抗生素,以预防和控制感染。肿瘤患者常用的抗生素有博来霉素、丝裂霉素、长春新碱等。

化疗药物常能抑制骨髓造血功能,所以在使用化疗过程中必须定期检查血常规。凡白细胞计数低于 $3×10^9/L$,血小板低于 $50×10^9/L$ 时,应立即停药。

(三)免疫治疗

免疫治疗是骨肿瘤切除后的辅助疗法之一,只有在原发骨肿瘤切除后才更有效。免疫疗法的作用在于使机体产生免疫反应,制止肿瘤细胞的生长。中药也有调整、提高机体免疫能力的作用,所以在骨肿瘤的治疗中可配合中医辨证施治,提高治疗作用。

(四)放射治疗

是利用放射线或放射性同位素对肿瘤细胞的直接杀伤作用,以达到治疗目的的一种方法。

(1)适用放疗者:

良性——血管瘤、动脉瘤样骨囊肿。

恶性——尤文氏肉瘤、恶性淋巴瘤、骨髓瘤等。

(2)辅助性放疗:手术不彻底,可放疗以减少复发,有些恶性肿瘤,需放疗、化疗同时应用以取得良好效果。

(3)姑息放疗:发展快、症状严重的肿瘤,应用放疗可暂时缓解症状。

(4)禁用放疗者:良性骨来源肿瘤、软骨来源肿瘤者禁用放疗,因为放疗可促进其恶变。

(五)手术治疗

1. 刮除术　适用于良性肿瘤及瘤样病变(图7-12、图7-13、图7-14)。

2. 切除术　适用于良性和生长缓慢的低恶性度肿瘤。

3. 截除术　适用于低恶性度及早期发现的恶性骨肿瘤(图7-15、图7-16)。

4. 截肢及关节离断术　对恶性度高或复发恶性肿瘤,防止肿瘤扩散、转移、挽救患者生命,应考虑牺牲肢体,采用此种手术。

【预防调护】

1. 讲究卫生,增强体质,提高机体的抗病能力。

2. 在工作及生活环境中消除或减少化学、物理及生物等致癌因素对身体的影响。

3. 预防及治疗癌前期病变。

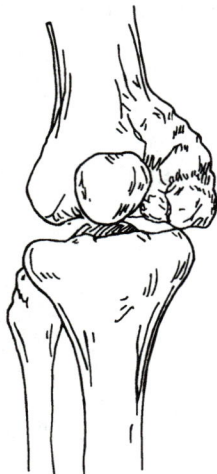

图 7-12　股骨内侧髁肿瘤　　　　图 7-13　刮除肿瘤　　　　图 7-14　植入碎骨块

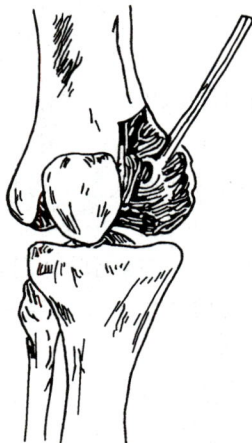

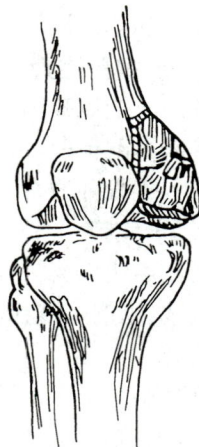

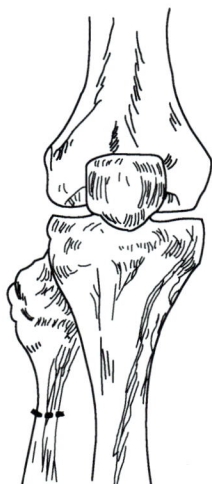

图 7-15　腓骨近端肿瘤

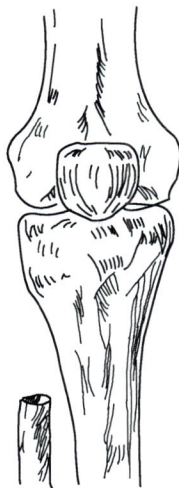

图 7-16　腓骨近端肿瘤截除术后

（李明哲）

❓ 复习思考题

1. 急性化脓性骨髓炎临床初期的诊断要点有哪些？
2. 简述类风湿性关节炎的临床体征。
3. 简述痛风性关节炎急性关节炎期的主要临床表现。
4. 股骨头缺血性坏死的治疗原则是什么？
5. 良性骨肿瘤与恶性骨肿瘤的鉴别要点有哪些？

FR-7-8

扫一扫，测一测

下篇　中医伤科学技能训练

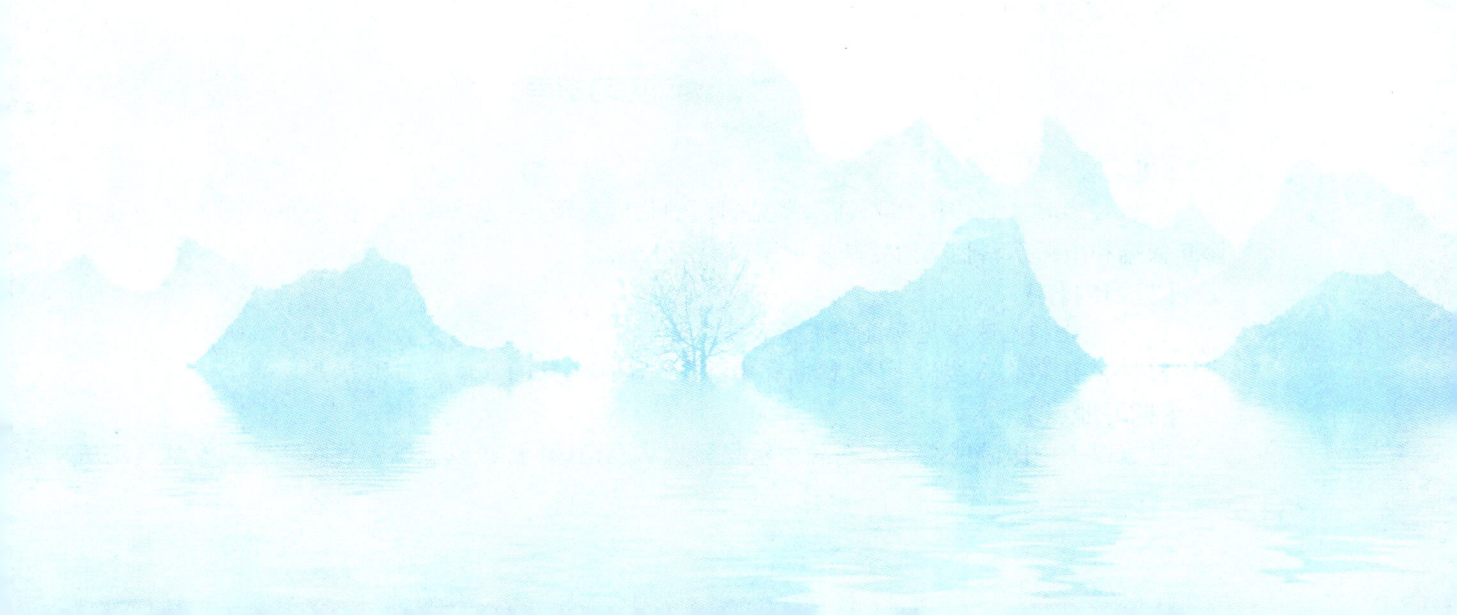

项目一 《中医伤科学》技能训练指导

技能训练指导的目的在于加深学生对《中医伤科学》基本知识的理解，并了解和熟悉中医伤科临床常见病证的诊断和辨证治疗基本程序、原则和方法，为今后参加中医伤科临床奠定基础。

一、课间实验指导

【实验要求】
熟悉中医伤科临床常用的体格检查方法，主要是伤科望诊、闻诊、问诊、切诊、量诊、动诊"六诊"技术及特殊检查技术；掌握中医伤科临床的治疗技能，主要是对中医伤科临床常见病证的诊断及治疗技能（正骨手法、理筋手法、固定疗法、练功疗法、药物疗法等）。

【实验用物】
卷尺、量角器、叩诊锤等。

【实验内容】
1. 中医伤科临床常用的望诊、闻诊、问诊、切诊、量诊、动诊"六诊"技术。
2. 中医伤科临床常用特殊检查技术（上肢部检查法、下肢部检查法、脊柱部检查法）。
3. 中医伤科临床常见病证的诊断。
4. 中医伤科临床常用的手法操作（拔伸牵引、旋转屈伸、提按端挤、按捏触碰、折顶回旋、推、拿、按、摩等手法）。

【实验方法】
1. 老师示范每次实验内容。
2. 学生每两人相互配对，一人扮术者一人扮患者，互相进行角色模拟操作训练；教师逐组进行观察指导，要求每位同学都亲自动手。
3. 随机抽查数组学生进行操作，老师逐一进行评判并纠正错误。
4. 同学们再次进行相互演练。
5. 实验结束前由实验小组学生讨论、提问，带教老师进行归纳总结。
6. 实验结束后，要求学生完成实验报告。

二、课间见习指导

【见习要求】
初步观察和了解中医伤科临床常见病证的临床表现，熟悉和掌握中医伤科临床常见病证的诊断依据和中医伤科临床治疗基本程序、原则和方法。

【见习内容】
1. 中医伤科临床常见病证的临床表现。
2. 中医伤科临床接诊程序，诊断和中医伤科临床治疗的基本原则和方法。

【见习地点】
县级以上中医院或综合性医院中医伤科病房及门诊，县级以上综合性医院骨伤推拿科病房及其门诊。

【见习方法】

1. 每6～8人为一组,指定见习小组长,制定好见习纪律。

2. 印制见习计划(含见习目的要求、见习内容、见习分组、见习时间及地点、见习纪律、带教要求等),与见习医院联系好后,事先发给每位带教老师和见习小组长。

3. 选择住院病例时,学校老师应事先深入病房熟悉病例,联系课堂讲授内容,结合临床选择好典型病例,确定好见习带教医师。

4. 事先交代学生见习目的、见习方法、见习内容、见习时间和地点、见习纪律和分组及小组间轮换方法,要求学生做好见习记录。

5. 在综合性医院见习时,应尽量选择接受中医伤科临床治疗的典型病例,且应以本校授课老师带教为主或有带教经验的临床医师为带教老师;带教老师应先熟悉病例资料,并拟出中医伤科临床诊断和手法治疗的意见,在床边向学生进行讲解及示范操作。

6. 每次见习结束前应留一定时间让见习小组学生进行讨论、提问,并由带教老师进行归纳小结。

7. 见习结束后应要求学生书写见习体会。

8. 课间见习每次以分散或相对集中安排一个上午为佳,也可根据各校实际情况,采取集中一段时间安排。

9. 有些病证在课间见习期间无法见到或无条件见习时,可借助音像或多媒体教学手段加以弥补。

三、临床实习指导

【实习要求】

熟悉中医伤科临床接诊的程序,诊断和辨证治疗的基本原则和方法,为今后进入临床打下基础。

【实习内容】

中医伤科骨折、脱位、筋伤常见病证的诊断及手法治疗、固定疗法、药物疗法等;内伤、骨病常见病证的诊断及药物治疗。

【实习安排】

中医伤科实习课可集中进行或分阶段进行。

【目的方法】

学生在门诊和病房的实习中,临床带教老师应结合典型病例患者进行示范讲解,并组织实习学生进行病例讨论,在带教老师或有临床带教经验医师指导下对典型病例进行实际接诊、诊断和治疗,从而逐渐掌握中医伤科临床常见病证的辨证论治,提高学生临床实践动手操作能力。

项目二　《中医伤科学》基本技能考核方法

一、制定《中医伤科学》基本技能考核的基本原则

1. 根据《中医伤科学》教学大纲要求,为实现专业培养目标,达到本课程教学大纲实践技能要求而制定。

2. 考核内容及考核方法与国家中医执业助理医师资格考试接轨。

3. 客观、公平、公正、公开的原则:制定合理的技能评价指针,明确各项技能和评分标准,考核病例应随机编号,由学生抽签方式决定考核内容,考后当场公布考核结果。

4. 实践性原则:重点考核对《中医伤科学》知识的理解与应用,尽可能结合临床操作实际,突出理论与实践的联系。

5. 科学性原则:病例选择和考核内容应事先周密研究安排,采用临床典型患者及模拟患者考核与笔试相结合的方式。

6. 保护性原则:临床技能考核一定要在保证患者安全前提下进行,不能进行创伤性操作,应注意尊重患者的知情权。

二、考核内容和要求

1. 诊断技能

(1)望、闻、问、切、量、动六诊的检查方法及运用技巧。

(2)中医伤科特殊检查技能及神经功能检查技能。

(3)现代辅助检查技能及运用技巧。

(4)常见疾病的诊断。

2. 辨证治疗技能(主要为中医伤科临床治疗手法操作技能)

(1)根据检查结果运用中医伤科理论进行辨证分析的能力。

(2)中医伤科临床疾病治法的准确性。

(3)中医伤科临床疾病治疗手法的规范性、准确性。

(4)中医伤科临床疾病治疗手法的熟练程度。

三、考核方式方法

1. 临床患者或模拟患者考核方法

(1)由若干名老师或有临床带教经验医师组成考核小组。考前由考核小组在临床医院选择若干典型患者或学校内选择若干模拟患者,并进行编号。由考核小组事先集体讨论确定每位典型患者或模拟患者的正确参考答案。

(2)学生随机抽取考核病例。考核小组成员在现场观察学生接诊、问诊和体格检查,进行诊断及手法操作治疗全过程,根据现场具体情况对学生诊治方法和技巧进行现场评分。

(3)考核时间:对疾病诊断30分钟,治疗30分钟。

2. 试题卡考核方法

（1）由若干名老师或有临床带教经验医师组成考核小组，考核小组根据教学大纲规定的考核病种范围，精心制作若干个病例分析试题卡，并进行编号。

（2）由考生随机抽取试题卡一张，按照试题卡要求在 30 分钟内用答题纸将答案书写完毕。亦可由考生按照试题卡要求，进行口头回答。

四、考核评分标准

1. 临床患者或模拟患者考核评分标准

（1）问诊（病史采集）10 分

1）准确性（4 分）

①完全正确 4 分；②基本准确 2～3 分；③欠准确 1 分；④完全错误 0 分。

2）完整性（3 分）

①完整 3 分；②基本完整 2 分；③欠完整 1 分；④完全错误 0 分。

3）熟练性（3 分）

①10 分钟内完成 3 分；②10～15 分钟完成 2 分；③超过 15 分钟完成 1 分；④超过 30 分钟为 0 分。

（2）望、闻、切诊（体格检查）10 分

1）顺序规范性（4 分）

①规范 4 分；②基本规范 2～3 分；③较大错误 1 分；④完全错误 0 分。

2）方法正确性（4 分）

①正确 4 分；②基本正确 2～3 分；③不太正确 1 分；④完全错误 0 分。

3）操作熟练性（2 分）

①熟练 2 分；②基本熟练 1 分；③生疏 0 分。

（3）常用试验检查法（量诊、动诊、神经系统检查技能及中医伤科特殊检查技能）20 分

1）完整性（5 分）

①完整 5 分；②基本完整 3～4 分；③欠完整 1～2 分；④完全错误 0 分。

2）顺序规范性（5 分）

①规范 5 分；②基本规范 3～4 分；③不太规范 1～2 分；④完全错误 0 分。

3）方法正确性（5 分）

①正确 5 分；②基本正确 3～4 分；③较大错误 1～2 分；④完全错误 0 分。

4）操作熟练性（5 分）

①熟练 5 分；②基本熟练 3～4 分；③不太熟练 1～2 分；④生疏 0 分。

（4）现代辅助检查技能及运用技巧（5 分）

①完全正确 5 分；②基本正确 3～4 分；③较大错误 1～2 分；④完全错误 0 分。

（5）中医伤科临床常见疾病的诊断（10 分）

①正确 10 分；②基本正确 6～9 分；③不太正确 1～5 分；④完全错误 0 分。

（6）治法（5 分）

①准确 5 分；②基本准确 3～4 分；③较大错误 1～2 分；④完全错误 0 分。

（7）治疗（主要为中医伤科临床治疗手法治疗）40 分

1）中医伤科临床治疗手法的顺序规范性（10 分）

①规范 10 分；②基本规范 6～9 分；③较为零乱 1～5 分；④杂乱无序 0 分。

2）中医伤科临床治疗手法的准确性（15 分）

①准确 15 分；②基本准确 7～14 分；③错误较大 1～6 分；④完全错误 0 分。

3）中医伤科临床治疗手法的熟练性（15 分）

①熟练 15 分；②基本熟练 6～14 分；③较为生疏 1～5 分；④完全生疏 0 分。

2．试题卡考核评分标准

（1）辨证与诊断（50 分）

1）辨证辨病依据（20 分）

①能正确分析疾病的病因、病性、病位及病机者 20 分；②分析基本正确 10～19 分；③分析有较大错误 1～9 分；④完全错误 0 分。

2）西医诊断依据（15 分）

①完全正确 15 分；②基本正确 10～14 分；③较大错误 1～9 分；④完全错误 0 分

3）中西医诊断（15 分）

①完全正确为 15 分；②基本正确为 10～14 分；③较大错误 1～9 分；④完全错误 0 分。

（2）辨证治疗（主要为中医伤科临床治疗手法治疗，50 分）

1）治法（10 分）

①完全正确 10 分；②基本正确 6～9 分；③有较大错误 1～5 分；④完全错误为 0 分。

2）中医伤科临床治疗手法治疗（40 分）

①选取手法及操作步骤完全正确为 40 分；②基本正确为 21～39 分；③有较大错误 10～20 分；④完全错误 0 分。

（3）试题样卡

题卡号：××

病例摘要：刘某，男，38 岁。因腰部搬重物扭伤后疼痛 1 周伴右下肢放射痛 1 日入院。

自诉：1 周前由于搬抬重物时扭伤腰部，当即疼痛、腰部活动不利，经休息后缓解。昨日由于过劳突致右下肢放射痛，咳嗽、喷嚏时痛甚，不敢弯腰，严重影响生活，遂到我院推拿科入院治疗。

入院时查体：腰部向右侧弯明显，腰部僵硬、活动障碍，腰部活动度向右侧屈 30°、左侧屈 10°、前屈 30°、后伸 30°，腰 4～5 椎旁右侧压痛明显，叩击痛阳性，直腿抬高试验：右 30°（+），左 80°（-），右小腿外侧痛觉过敏，屈颈试验（±），挺腹试验（+），屈髋伸膝试验（+）。X 线正位片可见腰椎侧凸，腰 4～5 椎间隙右宽左窄；侧位片显示脊柱腰曲前凸消失，腰 4～5 椎间隙后宽前窄。

要求回答以下问题：

1．提出诊断依据。

2．对本病作出诊断（中西医诊断）。

3．写出中医伤科临床治疗手法的治疗原则、操作步骤。

附：参考答案及评分标准

1．辨证与诊断（50 分）

（1）辨病辨证依据（20 分）

患者 38 岁，男性，腰椎已开始退变，加之外伤及过劳使退变的腰椎间盘纤维环破裂、髓核突出，压迫神经根，故引起腰痛伴右下肢放射痛。本病主要是由于外伤以后筋脉受损，气滞血瘀，经络不通所致。

（2）西医诊断依据（15 分）

患者有腰部外伤史，主症见腰痛伴右下肢放射痛，查体可见腰椎侧弯，直腿抬高试验及挺腹试验和屈髋伸膝试验阳性。X 线片可见腰椎侧凸，腰 4～5 椎间隙后宽前窄等。

（3）中西医诊断（15分）

中医诊断：腰痛（气滞血瘀型）。

西医诊断：腰椎间盘突出症（右 $L_4\sim L_5$）。

2. 辨证治疗（50分）

（1）治法（10分）

舒通经络、理筋整复。

（2）手法（40分）

常用手法：㨰法、按法、揉法、捏拿法、拨法、牵引、扳法等手法。

具体步骤：先在腰部病变部位及周围和患侧右下肢部施行㨰法、按法、揉法、捏拿法、拨法等手法操作，放松腰部及患侧下肢肌肉等，以舒筋活血、通络止痛；再用牵引及整复手法扳法等手法使突出的髓核少量或部分回纳，从而达到治疗目的。

附录 常用方剂汇编

一 画

一贯煎（《柳州医话》）

〔组成〕北沙参 10g　麦冬 10g　当归身 10g　生地黄 18～45g　枸杞子 9～18g　川楝子 4.5g

〔功效与适应证〕滋阴疏肝。主治肝肾阴虚、肝气不舒的胁痛证。

〔用法〕水煎服，每日 1 剂。

二 画

二陈汤（《太平惠民和剂局方》）

〔组成〕半夏（汤洗 7 次）　陈皮各 9g　茯苓 6g　甘草 3g

〔功效与适应证〕燥湿化痰，理气和中。主治伤后咳嗽、痰多色白、胸膈胀满、恶心呕吐、头眩心悸。

〔用法〕加生姜 5 片，乌梅 1 个，水煎服。

二妙散（《丹溪心法》）

〔组成〕苍术　黄柏各 15g

〔功效与适应证〕清热利湿。用于湿热下注，脚膝腰痛。

〔用法〕水煎服。

七厘散（《良方集腋》）

〔组成〕血竭 30g　麝香 0.36g　冰片 0.36g　乳香 4.5g　没药 4.5g　红花 4.5g　朱砂 3.6g　儿茶 7.2g

〔功效与适应证〕活血祛瘀，行气止痛。治跌打损伤，瘀滞作痛，筋伤骨折。还可用于创伤出血。

〔用法〕共研细末。每服 0.2g，每日服 1～2 次，米酒调服或酒调敷患处。

八正散（《太平惠民和剂局方》）

〔组成〕车前子 500g　木通 500g　瞿麦 500g　萹蓄 500g　滑石 500g　栀子 500g　大黄 500g　炙甘草 500g

〔功效与适应证〕清热泻火，利水通淋。治腰部损伤后，少腹急满、尿频、尿急、淋沥不畅或癃闭。

〔用法〕上药共研细末，用灯心汤送服，每服 6～10g，每日服 4 次。亦可酌量水煎服，每日服 1～3 次。

八珍汤（《正体类要》）

〔组成〕党参 10g　白术 10g　茯苓 10g　炙甘草 5g　川芎 6g　当归 10g　熟地黄 10g　白芍

10g　生姜3片　大枣2枚

〔功效与适应证〕补益气血。治损伤中后期气血俱虚,创面脓汁清稀,久不收敛者。

〔用法〕清水煎服,每日1剂。

八仙逍遥汤(《医宗金鉴》)

〔组成〕防风3g　荆芥3g　川芎3g　甘草3g　当归6g　苍术10g　牡丹皮10g　川椒10g　苦参15g　黄柏6g

〔功效与适应证〕祛风散瘀,活血通络。治软组织损伤后瘀肿疼痛,或风寒湿邪侵注、筋骨酸痛。

〔用法〕煎水熏洗患处。

十全大补汤(《太平惠民和剂局方》)

〔组成〕党参10g　白术12g　茯苓12g　当归10g　川芎6g　熟地黄12g　白芍12g　黄芪10g　炙甘草5g　肉桂(焗冲)0.6g

〔功效与适应证〕补气补血。治损伤后期气血衰弱、溃疡脓汁清稀、倦怠气短、不思饮食。

〔用法〕水煎服,每日1剂。

人参养荣汤(《太平惠民和剂局方》)

〔组成〕人参10g　甘草10g　当归10g　白芍10g　熟地黄7g　肉桂(焗冲)1g　大枣10g　黄芪10g　白术10g　茯苓7g　五味子7g　远志5g　陈皮10g　生姜10g

〔功效与适应证〕补益气血,养心安神。治损伤后期气血虚弱或虚损劳热者。

〔用法〕作汤剂,水煎服,每日1剂。亦可以作丸剂,每服10g,每日2次。

十灰散(《十药神书》)

〔组成〕大蓟　小蓟　栀子　大黄　荷叶　侧柏叶　白茅根　茜根　牡丹皮　棕榈皮　以上各药等量。

〔功效与适应证〕凉血止血。主治血热妄行之呕、咯血。

〔用法〕烧灰存性,研成细末,用纸包、碗盖于地上一宿,去火毒。用时用藕汁或萝卜汁磨京墨半碗,调服五钱,食后服下。

丁桂散(《外科传薪集》)

〔组成〕丁香9g　肉桂30g

〔功效与适应证〕祛风散寒,温经通络。治疗阴证肿疡疼痛。

〔用法〕共为细末加在药膏上,贴于患处。

七三丹(《中医外科学讲义》)

〔组成〕熟石膏7份　升药3份

〔功效与适应证〕祛腐提脓。治疗流痰、附骨疽、瘰疬、有头疽等症,溃后腐肉难脱,脓水不净者。

〔用法〕共为细末,掺撒于创面上,或用药线醮药插入疮中,外用膏药或油膏盖贴。

九一丹(《医宗金鉴》)

〔组成〕熟石膏9份　升药1份

〔功效与适应证〕提脓祛腐。治疗溃疡日久流脓未尽者。

〔用法〕共为细末,掺与创面,隔日1次。

三　画

三痹汤(《妇人良方》)

〔组成〕独活6g　秦艽12g　防风6g　细辛3g　川芎6g　当归12g　生地黄15g　芍药10g

茯苓 12g　肉桂（焗冲）1g　杜仲 12g　牛膝 6g　党参 12g　甘草 3g　黄芪 12g　续断 12g

〔功效与适应证〕补肝肾，祛风湿。治气血凝滞、手足拘挛、筋骨痿软、风湿痹痛等。

〔用法〕水煎服，加生姜 3 片，大枣 1 枚，每日 1 剂。

三妙丸(《医学正传》)

〔组成〕苍术 180g　黄柏 120g　牛膝 60g

〔功效与适应证〕清热燥湿。治湿热下注腰膝关节疼痛。

〔用法〕研细末，面糊为丸，每服 9g，空腹姜、盐汤下，忌鱼腥、荞麦、热面、炒等食物。

三仁汤(《温病条辨》)

〔组成〕杏仁 15g　滑石（水飞）18g　通草 6g　豆蔻 6g　竹叶 6g　厚朴 6g　生薏苡仁 18g
半夏 15g

〔功效与适应证〕宣畅气机，清利湿热。用于伤后头痛恶寒、身重疼痛、面色淡黄、胸闷不饥、午后身热、舌白不渴、脉弦细而濡。

〔用法〕水煎服，每日 1 剂。

三七伤药片(成药)

〔组成〕略

〔功效与适应证〕活血止痛，祛瘀通络。主治损伤初期，瘀血肿痛、脉络不通。

〔用法〕内服每次 3 片，每日 3 次。

三色敷药(《中医伤科学讲义》经验方)

〔组成〕蔓荆子（去衣炒黑）8 份　紫荆皮（炒黑）8 份　当归 2 份　五加皮 2 份　木瓜 2 份
丹参 2 份　羌活 2 份　赤芍 2 份　白芷 2 份　姜黄 2 份　独活 2 份　甘草 0.5 份　秦艽 1 份
天花粉 2 份　牛膝 2 份　川芎 1 份　连翘 1 份　威灵仙 2 份　木防己 2 份　防风 2 份　马钱子 2 份

〔功效与适应证〕消肿止痛、祛风湿、利关节。治损伤初、中期局部肿痛，亦治风寒湿痹痛。

〔用法〕共研细末。用蜜糖或饴糖调拌如厚糊状，敷于患处。

三子养亲汤(《韩氏医通》)

〔组成〕苏子 9g　白芥子 6g　莱菔子 9g

〔功效与适应证〕降气消食，温化痰饮。治伤后咳嗽喘逆，痰多胸痞、食少难消，舌苔白腻，脉滑等。

〔用法〕水煎服，每日 1 剂。

三棱和伤汤(《中医伤科学讲义》经验方)

〔组成〕三棱　莪术　青皮　陈皮　白术　枳壳　当归　白芍　党参　乳香　没药　甘草

〔功效与适应证〕活血祛瘀，行气止痛。治胸胁陈伤、隐隐作痛。

〔用法〕根据病情需要决定各药用量，水煎服，每日 1 剂。

大成汤(《仙授理伤续断秘方》)

〔组成〕大黄 20g　芒硝（冲服）10g　当归 10g　木通 10g　枳壳 20g　厚朴 10g　苏木 20g
红花 10g　陈皮 20g　甘草 10g

〔功效与适应证〕攻下逐瘀。用于损伤后瘀血内蓄，见昏睡，二便秘结者，或腰椎损伤后并发肠麻痹、腹胀等症。

〔用法〕水煎服。药后得下即停。

大补阴丸(《丹溪心法》)

〔组成〕黄柏 120g　知母 120g　熟地黄 180g　龟板 180g

〔功效与适应证〕滋阴降火。治肝肾阴虚，虚火上炎者。

〔用法〕为末,猪脊髓蒸熟,炼蜜为丸,每服 6～9g,早晚各 1 次。

大活络丹(《圣济总录》)

〔组成〕白花蛇 100g　乌梢蛇 100g　威灵仙 100g　两头尖 100g　草乌 100g　天麻 100g　全蝎 100g　何首乌 100g　龟板 100g　麻黄 100g　贯众 100g　炙甘草 100g　羌活 100g　肉桂 100g　藿香 100g　乌药 100g　黄连 100g　熟地黄 100g　大黄 100g　木香 100g　沉香 100g　细辛 50g　赤芍 50g　没药 50g　丁香 50g　乳香 50g　僵蚕 50g　天南星 50g　青皮 50g　骨碎补 50g　豆蔻 50g　安息香 50g　附子 50g　黄芩 50g　茯苓 50g　香附 50g　玄参 50g　白术 50g　防风 125g　葛根 75g　虎胫骨(狗骨代)75g　当归 75g　血竭 25g　地龙 25g　牛角 25g　麝香 25g　松脂 25g　牛黄 7.5g　龙脑 7.5g　人参 150g　蜜糖适量

〔功效与适应证〕行气活血,通利经络。用于中风瘫痪,痿痹痰厥,拘挛疼痛,跌打损伤后期筋肉挛痛。

〔用法〕研末,炼蜜为丸。每服 3g,每日服 2 次,陈酒送服。

小活络丹(《太平惠民和剂局方》)

〔组成〕制南星 3 份　制川乌 3 份　制草乌 3 份　地龙 3 份　乳香 1 份　没药 1 份　蜜糖适量

〔功效与适应证〕温经散结,活血通络。治跌打损伤,瘀阻经络,风寒湿邪侵袭经络作痛,肢体不能伸屈及麻木,日久不愈等症。

〔用法〕共研细末,炼蜜为丸,每丸重 3g,每次服 1 丸,每日服 1～2 次。

万应膏(成药)

〔组成〕附子　红花　血余炭　莪术　桂枝　羌活　独活　僵蚕　秦艽　麻黄　当归　川乌　防风　威灵仙　草乌　大黄　赤芍　栀子　桃仁　三棱　白芷　全蝎　五加皮　高良姜各 30g　生地黄　香附　乌药各 60g

〔功效与适应证〕活血祛瘀,温经通络。治跌打损伤,负重闪腰,筋骨疼痛,胸腹气痛,腹胀寒痛。

〔用法〕麻油 7 500g,加丹 3 000g,收膏后,再加肉桂粉 15g,苏合油 15g 及香料药 100g,摊贴。

千金苇茎汤(《备急千金要方》)

〔组成〕苇茎 60g　冬瓜仁 24g　薏苡仁 30g　桃仁 9g

〔功效与适应证〕清肺化痰,逐瘀排脓。治肺痈。

〔用法〕水煎服,每日 1 剂。

上肢损伤洗方(《中医伤科学讲义》经验方)

〔组成〕伸筋草 15g　透骨草 15g　荆芥 9g　防风 9g　红花 9g　千年健 12g　刘寄奴 9g　桂枝 12g　苏木 9g　川芎 9g　威灵仙 9g

〔功效与适应证〕活血舒筋。用于上肢骨折,脱位,扭挫伤后筋络挛缩酸痛。

〔用法〕煎水熏洗患肢。

下肢熏洗方(《中医伤科学讲义》经验方)

〔组成〕伸筋草 15g　透骨草 15g　五加皮 12g　三棱 12g　莪术 12g　秦艽 12g　海桐皮 12g　牛膝 10g　木瓜 10g　红花 10g　苏木 10g

〔功效与适应证〕活血舒筋。治下肢损伤挛痛者。

〔用法〕煎水熏洗患肢。

大红丸(《仙授理伤续断秘方》)

〔组成〕何首乌 500g　制川乌 710g　制南星 500g　芍药 500g　当归 300g　骨碎补 500g　牛膝 300g　细辛 250g　赤小豆 1 000g　煅自然铜 120g　青桑炭 2 500g

〔功效与适应证〕坚筋固骨，滋血生力。治骨折筋断，瘀血留滞，外肿内痛，肢节痛倦。

〔用法〕共研细末，醋煮面糊为丸，如梧桐子大，朱砂为衣，每次服 30 丸，温汤下，醋汤亦可。

小蓟饮子(《济生方》)

〔组成〕生地黄 25g　小蓟 10g　滑石 15g　蒲黄 6g　木通 6g　淡竹叶 10g　藕节 12g　当归 10g　栀子 10g　甘草 6g

〔功效与适应证〕凉血止血，利水通淋。治疗下焦瘀热而致血淋，尿中带血，小便频数，赤涩热痛等。

〔用法〕水煎服，每日 1 剂。

四　画

天王补心丹(《摄生秘剖》成药)

〔组成〕生地黄 8 份　五味子 2 份　当归身 2 份　天冬 2 份　麦冬 2 份　柏子仁 2 份　酸枣仁 2 份　党参 1 份　玄参 1 份　丹参 1 份　茯苓 1 份　远志 1 份　桔梗 1 份　朱砂 1 份　蜜糖适量

〔功效与适应证〕滋阴清热，补心安神。治损伤后心神不定、睡眠不安、心悸等。

〔用法〕每服 10g，每日 2～3 次。

天麻钩藤饮(《杂病证治新义》)

〔组成〕天麻 6g　钩藤 10g　牛膝 12g　石决明 15g　杜仲 12g　黄芩 6g　栀子 6g　益母草 10g　桑寄生 10g　夜交藤 10g　茯神 10g

〔功效与适应证〕清热化痰，平肝潜阳。治脑震荡引起的眩晕，抽搐，以及阴虚阳亢，肝风内动，兼见痰热内蕴之证。

〔用法〕水煎服，每日 1 剂。

五味消毒饮(《医宗金鉴》)

〔组成〕金银花 15g　野菊花 15g　蒲公英 15g　紫花地丁 15g　紫背天葵 10g

〔功效与适应证〕清热解毒。治附骨痈初起，开放性损伤创面感染初期。

〔用法〕水煎服，每日 1～3 剂。

五神汤(《洞天奥旨》)

〔组成〕茯苓 12g　车前子 12g　金银花 15g　牛膝 10g　紫花地丁 12g

〔功效与适应证〕清热解毒，清利湿热。治疗下肢骨痈初起。

〔用法〕水煎服，每日 1 剂。

六味地黄汤(丸)(《小儿药证直诀》)

〔组成〕熟地黄 25g　山药 12g　茯苓 10g　泽泻 10g　山茱萸 12g　牡丹皮 10g

〔功效与适应证〕滋水降火。治肾水不足、腰膝酸痛、头晕目眩、咽干耳鸣、潮热盗汗、骨折后期迟缓愈合等。

〔用法〕水煎服，每日 1 剂。作丸，将药研细末，蜜丸，每丸 10g，每日 3 次。

乌头汤(《金匮要略》)

〔组成〕麻黄 9g　芍药 9g　黄芪 9g　制川乌 9g　炙甘草 9g

〔功效与适应证〕温经通络，祛寒逐湿。治损伤后风寒湿邪乘虚入络者。

〔用法〕水煎服，每日 1 剂。

太乙膏(《外科正宗》)

〔组成〕玄参 100g　白芷 100g　当归身 100g　肉桂 100g　赤芍 100g　大黄 100g　生地黄

100g　土木鳖 100g　阿魏 15g　轻粉 20g　柳枝 100g　血余炭 50g　铅丹 2 000g　乳香 25g　没药 15g　槐枝 100g　麻油 2 500g

〔功效与适应证〕清热消肿,解毒生肌。用于各种疮疡及创伤。

〔用法〕除铅丹外,将其余药入油药,熬至药枯,滤渣,加铅丹(一般每 500g 油加铅丹 20g)熬拌成膏状。隔火炖烊并摊于纸或布料敷贴。

云南白药(成药)

〔组成〕略

〔功效与适应证〕活血止血,祛瘀定痛。治损伤瘀滞肿痛,创伤出血,骨疾病疼痛等。

〔用法〕内服每次 0.5g,4 小时 1 次。外伤创面出血,可直接掺撒在出血处,然后包扎,亦可调服。

双柏膏(《中医伤科学讲义》经验方)

〔组成〕侧柏叶 2 份　黄柏 1 份　大黄 2 份　薄荷 1 份　泽兰 1 份

〔功效与适应证〕活血解毒,消肿止痛。用于损伤早期或疮疡初起,局部红肿热痛,或局部包块形成而无溃疡者。

〔用法〕研末,以水、蜜糖煮热调糊外敷患处。

化斑汤(《温病条辨》)

〔组成〕生石膏 30g　知母 12g　生甘草 10g　玄参 9g　犀角 6g(现用水牛角代,剂量酌情考虑)　粳米 12g

〔功效与适应证〕清热生津,滋阴解毒。治热毒入营、高热发斑、神昏谵语。

〔用法〕水煎服,每日 1 剂。

五加皮汤(《医宗金鉴》)

〔组成〕当归(酒洗)10g　没药 10g　五加皮 10g　芒硝 10g　青皮 10g　川椒 10g　香附 10g　丁香 3g　地骨皮 3g　牡丹皮 6g　老葱 3g　麝香 0.3g

〔功效与适应证〕舒筋和血定痛。用于损伤疾患后期的筋脉不通肢体疼痛者。

〔用法〕水煎外洗,可去麝香。

化坚膏(《中医伤科学讲义》经验方)

〔组成〕白芥子 2 份　甘遂 2 份　地龙 2 份　威灵仙 2.5 份　急性子 2.5 份　透骨草 2.5 份　麻根 3 份　细辛 3 份　乌梅 4 份　穿山甲(穿破石代)4 份　血余炭 1 份　江子 1 份　全蝎 1 份　防风 1 份　生草乌 1 份　紫硇砂 0.5 份(后入)　香油 80 份　铅丹 40 份

〔功效与适应证〕祛风化瘀。用于损伤后期软组织硬化或粘连等。

〔用法〕熬膏后,外敷患处。

<h2 style="text-align:center">五　　画</h2>

四物汤(《仙授理伤续断秘方 》)

〔组成〕川芎 6g　当归 10g　白芍 12g　熟地黄 12g

〔功效与适应证〕养血补血。治损伤后期血虚之证。

〔用法〕水煎服,每日 1 剂。

四生散(原名青州白丸子,《太平惠民和剂局方 》)

〔组成〕生川乌 15g　生南星 90g　生白附子 60g　生半夏 210g

〔功效与适应证〕祛风逐痰,散寒解毒,通络止痛。治跌打损伤肿痛,肿瘤局部疼痛,关节痹痛。

〔用法〕共为细末,存放待用。用时以蜜适量调成糊状外敷患处。用醋调煮外敷亦可。如出现过敏性皮炎即停敷。亦可为丸内服,但须防止中毒。

四君子汤(《太平惠民和剂局方》)

〔组成〕党参 10g　白术 12g　茯苓 12g　炙甘草 6g

〔功效与适应证〕补益中气,调养脾胃。治损伤后期中气不足,脾胃虚弱,肌肉消瘦者。

〔用法〕水煎服,每日 1 剂。

右归丸(《景岳全书》)

〔组成〕熟地黄 4 份　山药 2 份　山茱萸 2 份　枸杞子 2 份　菟丝子 2 份　杜仲 2 份　鹿角胶 2 份　当归 1.5 份　附子 1 份　肉桂 1 份　蜜糖适量

〔功效与适应证〕补益肾阳。治骨及软组织损伤后期,肝肾不足,精血虚损而致神疲气乏,或肢冷酸软无力。

〔用法〕共研细末,炼蜜为小丸。每服 10g,每日 1～2 次。

左归丸(《景岳全书》)

〔组成〕熟地黄 4 份　怀山药 2 份　山茱萸 2 份　枸杞子 2 份　菟丝子 2 份　鹿角胶 2 份　龟板 2 份　牛膝 2 份　蜜糖适量

〔功效与适应证〕补益肾阴。治损伤日久或骨疾病后,肾水不足,精髓内亏,腰膝酸软,头昏眼花,虚热盗汗等症。

〔用法〕药为细末,炼蜜为丸如豆大。每服 10g,每日 1～2 次,饭前服。

生脉散(《内外伤辨惑论》)

〔组成〕人参 1.6g　麦冬 1.6g　五味子 7 粒

〔功效与适应证〕益气敛汗,养阴生津。治损伤后气血耗损或热伤气津之证。

〔用法〕水煎服,或为散冲服,每日 1～4 剂。

生肌玉红膏(《外科正宗》)

〔组成〕当归 5 份　白芷 1.2 份　白蜡 5 份　轻粉 1 份　甘草 3 份　紫草 0.5 份　血竭 1 份　麻油 40 份

〔功效与适应证〕活血祛腐,解毒镇痛,润肤生肌。用于治疗溃疡脓腐不脱,新肌难生者。

〔用法〕先将当归、白芷、紫草、甘草入油药浸 3 日,再慢火熬至微枯,滤过后煎沸,将血竭加入化尽后,加白蜡微火化开,加水片刻后,将轻粉细末撒入并搅拌成膏。同时将膏均匀涂纱布上,敷贴患处。每 3 日 1 次。

正骨水(成药)

〔组成〕略

〔功效与适应证〕活血化瘀,消肿止痛。主治跌打损伤,扭伤挫伤,风湿痹痛。

〔用法〕用时将药水涂搽患处,每日 2～3 次。

正红花油(成药)

〔组成〕略

〔功效与适应证〕活血化瘀,行气止痛。主要用于损伤初期,局部疼痛,肿胀较剧者。

〔用法〕使用时将药涂搽患处,每日 2～3 次。

正骨紫金丹(《医宗金鉴》)

〔组成〕丁香 1 份　木香 1 份　血竭 1 份　儿茶 1 份　熟大黄 1 份　红花 1 份　当归头 2 份　莲子 2 份　茯苓 2 份　白芍 2 份　牡丹皮 0.5 份　甘草 0.3 份

〔功效与适应证〕活血祛瘀,行气止痛。治跌仆堕坠、闪挫伤瘀血凝聚之疼痛。

〔用法〕共研细末,炼蜜为丸。每服 10g,黄酒送服。

归脾汤(《济生方》)

〔组成〕白术 10g　当归 3g　党参 3g　黄芪 10g　酸枣仁 10g　木香 1.5g　远志 3g　炙甘草 4.5g　龙眼肉 4.5g　茯神 10g

〔功效与适应证〕养心健脾,补益气血。治骨折后期气血不足,神经衰弱,慢性溃疡等。

〔用法〕水煎服,每日 1 剂。

代抵当丸(《证治准绳》)

〔组成〕大黄　芒硝　桃仁　当归尾　穿山甲(穿破石代)　桂枝(或玉桂)　生地黄

〔功效与适应证〕攻下逐瘀,通经活络。治瘀浊内阻,经脉闭塞,二便不通者。

〔用法〕按病情酌量,水煎服,每日服 1～2 次。

白虎加桂枝汤(《金匮要略》)

〔组成〕生石膏　知母　甘草　桂枝　粳米

〔功效与适应证〕清热生津,调和营卫。治阳明经证,骨节烦疼时呕等症。

〔用法〕水煎服,每日 1 剂。

仙方活命饮(《校注妇人良方》)

〔组成〕白芷 3g　炙穿山甲(穿破石代)　天花粉　甘草节　乳香　赤芍　贝母　防风　没药　皂角刺(炒)　当归尾各 6g　陈皮　金银花各 9g

〔功效与适应证〕清热解毒,消肿溃坚、活血止痛。治骨痈初期。

〔用法〕水煎服,每日 1 剂。

加味术附汤(《世医得效方》)

〔组成〕白术 6g　附子 4.5g　甘草 4.5g　赤茯苓 4.5g　生姜 7 片　大枣 2 枚

〔功效与适应证〕祛湿散寒。治寒湿腰痛偏于湿重者。

〔用法〕水煎服,每日 1 剂。

四物止痛汤(《中医伤科学讲义》经验方)

〔组成〕地黄　白芍　川芎　当归　乳香　没药

〔功效与适应证〕活血止痛。治疗各部损伤之瘀血疼痛。

〔用法〕水煎服,每日 1 剂。

四肢损伤洗方(《中医伤科学讲义》经验方)

〔组成〕桑枝　桂枝　伸筋草　透骨草　牛膝　木瓜　乳香　没药　红花　羌活　独活　落得打　补骨脂　淫羊藿　萆薢

〔功效与适应证〕温经通络,活血祛风。用于四肢骨折、脱位,挫伤后筋络挛缩酸痛。

〔用法〕煎水熏洗患处。

四黄散(膏)(《证治准绳》)

〔组成〕黄连　黄芩　大黄　黄柏　滑石各 15g　五倍子 7.5g

〔功效与适应证〕清热解毒,消肿止痛。治疗创伤感染及阳痈局部红肿热痛者。

〔用法〕共研细末,每次 6～9g,清油或凡士林调敷患处。

生血补髓汤(《伤科补要》)

〔组成〕生地黄 12g　芍药 9g　川芎 6g　黄芪 9g　杜仲 9g　五加皮 9g　牛膝 9g　红花 5g　当归 9g　续断 9g

〔功效与适应证〕调理气血,舒筋活络。治疗损伤日久未愈而疼痛者。

〔用法〕水煎服,每日 1 剂。

生肌八宝丹(《中医伤科学讲义》经验方)

〔组成〕煅石膏 3 份　铅丹 1 份　龙骨 1 份　轻粉 3 份　血竭 1 份　赤石脂 3 份　乳香 1 份

没药 1 份

〔功效与适应证〕生肌收敛。用于各种创口。

〔用法〕共研细末，外撒创口。

生肌（散）膏（《外伤科学》经验方）

〔组成〕制炉甘石 50 份　滴乳石 30 份　滑石 100 份　琥珀 30 份　朱砂 30 份　冰片 1 份

〔功效与适应证〕生肌收口。治溃疡脓性分泌物少，期待肉芽生长者。

〔用法〕研成细末。掺创面上，外盖膏药或油膏。

生脉注射液或参脉注射液（中西医结合成果）

〔组成〕人参　麦冬　五味子（参麦注射液为前两味药）提纯

〔功效与适应证〕益气生津，滋阴复脉。治疗各种原因引起的低血容量性休克及心源性休克。

〔用法〕静脉滴注或静脉注射。

白虎汤（《伤寒论》）

〔组成〕生石膏（先煎）30g　知母 12g　甘草 4.5g　粳米 12g

〔功效与适应证〕清热生津。治骨关节感染，阳明气分热盛，口干舌燥，烦渴引饮，面赤恶热，大汗出，脉洪大有力或滑数者。

〔用法〕水煎服，每日 1～2 剂。

六　　画

当归四逆汤（《伤寒论》）

〔组成〕当归 15g　桂枝 6g　芍药 9g　细辛 3g　大枣 8 枚　炙甘草 6g　通草 6g

〔功效与适应证〕活血通经，温经止痛。主治素体血虚，阳气不足，感受风寒，妇女月经不调，手足不温，自觉腹中冷或腰背冷，苔白，脉迟；血虚寒凝，四肢周身痹痛及冻疮初起未溃者。

〔用法〕水煎服，每日 1 剂。

当归补血汤（《内外伤辨惑论》）

〔组成〕黄芪 15～30g　当归 3～6g

〔功效与适应证〕补气生血。治血虚发热，以及大出血后，脉芤，重按无力，气血两虚之证。

〔用法〕水煎服，每日 1 剂。

当归鸡血藤汤（经验方）

〔组成〕当归 15g　熟地黄 15g　桂圆肉 6g　白芍 9g　丹参 9g　鸡血藤 15g

〔功效与适应证〕补气补血。用于骨伤患者后期气血虚弱患者。

〔用法〕水煎服，每日 1 剂。

防风汤（《宣明论方》）

〔组成〕防风　当归　茯苓　杏仁　黄芩　秦艽　葛根　麻黄　甘草　桂枝

〔功效与适应证〕祛风散寒，通络除痹。治损伤后风邪侵袭，痛无定处之行痹。

〔用法〕按病情酌量，水煎服。

壮筋养血汤（《伤科补要》）

〔组成〕当归 9g　川芎 6g　白芍 9g　续断 12g　红花 5g　生地黄 12g　牛膝 9g　牡丹皮 9g　杜仲 6g

〔功效与适应证〕活血壮筋。用于软组织损伤。

〔用法〕水煎服，每日 1 剂。

伤湿止痛膏（《中医骨伤科学》）

〔组成〕乳香　没药　冰片等

〔功效与适应证〕祛风湿止痛。用于风湿痛、神经痛、扭伤及肌肉关节酸痛。

〔用法〕洗净皮肤贴于患处。禁用于皮肤开放性伤口及感染过敏者。

地龙散(《医宗金鉴》)

〔组成〕地龙　肉桂　苏木各3g　麻黄2g　黄柏　当归尾各7.5g　桃仁3g　甘草10g

〔功效与适应证〕活血祛瘀，行气通络。治跌打损伤，瘀血留于太阳经引起的腰脊疼痛。

〔用法〕水煎服，饭前服，每日1剂。

血府逐瘀汤(《医林改错》)

〔组成〕当归10g　生地黄10g　桃仁12g　红花10g　枳壳6g　赤芍6g　柴胡3g　甘草3g　桔梗4.5g　川芎4.5g　牛膝10g

〔功效与适应证〕活血逐瘀，通络止痛。治瘀血内阻，血行不畅，经脉闭塞疼痛。

〔用法〕水煎服，每日1剂。

至宝丹(《太平惠民和剂局方》)

〔组成〕生乌犀梢100份　朱砂100份　雄黄4份　生玳瑁屑100份　琥珀100份　龙脑1份　牛黄50份　安息香150份　麝香1份　金银箔各50片

〔功效与适应证〕清热开窍，化浊解毒。治疗中风及痰热内闭之神昏谵语、身热烦躁、痰盛气粗及小儿惊厥属于痰热内闭者。

〔用法〕共为极细末，炼蜜为丸，每丸3g，每服3g，小儿酌减。

托里透脓汤(《医宗金鉴》)

〔组成〕人参　炒白术　穿山甲(穿破石代)　白芷　升麻　甘草节　当归　生黄芪　皂角刺　青皮

〔功效与适应证〕托里透脓。治痈疽已成未破而气血衰弱者。

〔用法〕按病情决定药量，水煎服，每日1剂。

托里消毒散(《医宗金鉴》)

〔组成〕人参　川芎　当归　白术　金银花　茯苓　白芷　甘草　连翘　黄芪　白芍

〔功效与适应证〕补益气血，托毒消肿。用于疮疡体虚邪盛，脓毒不易外达者。

〔用法〕水煎服。

伤油膏(《中医伤科学讲义》经验方)

〔组成〕血竭60g　红花6g　乳香6g　没药6g　儿茶6g　琥珀3g　冰片(后下)6g　香油1 500g　黄蜡适量

〔功效与适应证〕壮骨续筋。治各类骨折、脱位、筋伤中、后期。

〔用法〕共研末，糖水泛丸，每次服12g，温酒下。

伤科熏洗方(经验方)

〔组成〕伸筋草15g　透骨草15g　苏木9g　五加皮9g　红花6g　威灵仙9g

〔功效与适应证〕活血舒筋，通络止痛。治疗损伤肿硬、疼痛或陈伤发痛者。

〔用法〕水煎先熏后洗。

壮骨关节丸(成药)

〔组成〕当归　熟地黄　党参　生姜　红花　补骨脂　刘寄奴各100g　赤芍　杜仲　木瓜　川芎各50g　续断　五加皮各75g　黄芪150g

〔功效与适应证〕补气生血，壮骨养筋，通经活络。治疗肝肾不足、风湿瘀阻所致的关节肿胀、疼痛、麻木、活动受限等症。

〔用法〕蜜丸。每丸重6g，早晚各服1丸。

安宫牛黄丸(《温病条辨》)

〔组成〕牛黄 郁金 黄连 黄芩 栀子 朱砂 雄黄 梅片 珍珠 金箔衣 麝香 水牛角

〔功效与适应证〕清热开窍,豁痰解毒。治疗邪毒感染,热邪内陷心包、痰热壅闭心窍等引起的高热烦躁、神昏谵语及中风昏迷,小儿热邪内闭而致惊厥等症。

〔用法〕共为细末,炼老蜜为丸。

导赤散(《小儿药证直诀》)

〔组成〕生地黄 木通 生甘草梢 竹叶

〔功效与适应证〕清心养阴,利水通淋。治疗心经热盛所致的心烦口渴、面红耳赤、口唇生疮、尿少色黄伴赤涩疼痛者。

〔用法〕水煎服,每日1剂。

阳和汤(《外科证治全生集》)

〔组成〕熟地黄 白芥子 炮姜炭 麻黄 甘草 肉桂 鹿角胶(烊化冲服)

〔功效与适应证〕温阳通脉,散寒化痰。用于流痰附骨疽和脱疽的虚寒型。

〔用法〕水煎服。

如意金刀散(如圣金刀散,《外科正宗》)

〔组成〕松香5份 生矾1份 枯矾1份

〔功效与适应证〕燥湿止血。治疗创面渗血或溃烂流脓。

〔用法〕共为细末,掺撒于创面上。

红油膏(经验方)

〔组成〕九一丹10份 凡士林100份 铅丹1.5份

〔功效与适应证〕防腐生肌。治疗溃疡不敛,以及烫伤、创伤等创面较大者。

〔用法〕先将凡士林烊化,然后徐徐将两丹调入,和匀成膏。用时将药膏均匀涂于纱布上,贴于患处。

七   画

补筋丸(《医宗金鉴》)

〔组成〕沉香30g 丁香30g 牛膝30g 蛇床子30g 茯苓30g 莲子30g 肉苁蓉30g 当归30g 熟地黄30g 牡丹皮30g 木瓜24g 人参9g 木香9g 五加皮30g 茯苓30g 菟丝子30g 山药24g

〔功效与适应证〕补肾壮筋,益气养血,活络止痛。治跌仆伤筋、血脉壅滞、青紫肿痛。

〔用法〕共研细末,炼蜜为丸,如弹子大,每丸重9g,每次服1丸,用无灰酒送下。

补中益气汤(《脾胃论》)

〔组成〕黄芪15g 党参12g 白术12g 陈皮3g 炙甘草5g 当归10g 升麻5g 柴胡5g

〔功效与适应证〕补中益气。治疮疡日久,元气亏损,损伤后气血耗损,中气不足诸证。

〔用法〕水煎服,每日1剂。

补阳还五汤(《医林改错》)

〔组成〕生黄芪120g 当归尾6g 赤芍4.5g 地龙 川芎 桃仁 红花各3g

〔功效与适应证〕补气活血,疏通经络。治气虚而血不行的半身不遂,口眼歪斜,以及头部或脊柱督脉受伤而致的瘫痪。

〔用法〕水煎服,每日1剂。

补肾壮阳汤（经验方）

〔组成〕熟地黄 15g　生麻黄 3g　白芥子 3g　炮姜 6g　杜仲 12g　狗脊 12g　肉桂 6g　菟丝子 12　牛膝 9g　续断 9g　丝瓜络 6g

〔功效与适应证〕温通经络，补益肝肾。用于腰部损伤的中后期。

〔用法〕水煎服，每日 1 剂。

补肾壮筋汤（《伤科补要》）

〔组成〕当归 9g　熟地黄 9g　牛膝 9g　山茱萸 9g　茯苓 9g　续断 9g　杜仲 9g　白芍 9g　青皮 9g　五加皮 9g

〔功效与适应证〕补益肝肾，强壮筋骨。治肾气虚损，习惯性关节脱位。

〔用法〕水煎服，每日 1 剂。或制成丸剂服。

苏合香丸（《太平惠民和剂局方》）

〔组成〕白术 2 份　木香 2 份　乌犀屑（水牛角代）2 份　香附（炒去毛）2 份　朱砂（水飞）2 份　诃子（煨去皮）2 份　檀香 2 份　安息香（分别为末，用无灰酒 1 升熬膏）2 份　沉香 2 份　麝香（研）2 份　荜茇 2 份　龙脑（研）1 份　乳香（研）1 份　苏合香油 1 份（入安息香膏内）　白蜜适量

〔功效与适应证〕温通开窍。治脑震荡昏迷。

〔用法〕炼蜜为丸，每丸 3g，每服 1 丸，温开水送服，小儿酌减。

苏子降气汤（《太平惠民和剂局方》）

〔组成〕紫苏子 9g　法半夏 9g　前胡 6g　厚朴 6g　当归 6g　甘草 4g　肉桂 1.5g

〔功效与适应证〕降气平喘。用于瘀血壅盛之喘咳。

〔用法〕水煎服，每日 1 剂。

杞菊地黄丸（《医级》）

〔组成〕枸杞子 30g　菊花 30g　熟地黄 80g　山茱萸 40g　山药 40g　泽泻 30g　牡丹皮 30g　茯苓 30g

〔功效与适应证〕滋补肝肾，明目。治肝肾阴虚之两眼昏花，视物不明，或眼睛干涩，迎风流泪。

〔用法〕炼蜜为丸，每服 9g，每日 2 次，温开水送下。或作汤剂，用量按原方比例酌定。

身痛逐瘀汤（《医林改错》）

〔组成〕秦艽 9g　川芎 9g　桃仁 6g　红花 6g　甘草 3g　羌活 9g　没药 9g　五灵脂 9g　香附 9g　牛膝 9g　地龙 9g　当归 15g

〔功效与适应证〕活血行气，祛瘀通络，通痹止痛。治气血痹阻经络所致的肩、腰、腿或全身疼痛，经久不愈者。

〔用法〕水煎服，每日 1 剂。

鸡鸣散（《伤科补要》）

〔组成〕当归尾　桃仁　大黄

〔功效与适应证〕攻下逐瘀。用于胸腹部挫伤，疼痛难忍，大便秘结者。

〔用法〕临证确定剂量，水煎服。

花蕊石散（《太平惠民和剂局方》）

〔组成〕花蕊石 1 份　硫黄 2 份

〔功效与适应证〕化瘀止血。治创口出血。

〔用法〕共入瓦罐煅，研末。外掺创面后包扎。

坚骨壮筋膏（《中医伤科学讲义》经验方）

〔组成〕骨碎补　川续断各 90g　马钱子　白及　硼砂　生草乌　生川乌　牛膝　苏木　杜

仲　伸筋草　透骨草各 60g　羌活　独活　麻黄　五加皮　皂角核　红花　泽兰叶各 30g　虎骨（狗骨代）24g

〔功效与适应证〕强壮筋骨。可用于筋伤、骨折后期。

〔用法〕上药加香油 5 000g、黄丹 2 500g，熬成膏药后温烊摊贴。又用血竭 30g，冰片 15g，丁香 30g，肉桂 60g，白芷 30g，甘松、细辛各 60g，乳香、没药各 30g，麝香酌加 1.5g，共研为细末，临贴时撒于药面。

羌活胜湿汤（《内外伤辨惑论》）

〔组成〕羌活　独活　防风　藁本　川芎　蔓荆子　炙甘草

〔功效与适应证〕祛风除湿。治疗肩背痹痛，不可回顾，头痛身重，以及腰脊痹痛难以转侧者。

〔用法〕水煎服，每日 1 剂。

补肾活血汤（《伤科大成》）

〔组成〕熟地黄 10g　杜仲 3g　枸杞子 3g　补骨脂 10g　菟丝子 10g　当归尾 3g　没药 3g　山茱萸 3g　红花 2g　独活 3g　肉苁蓉 3g

〔功效与适应证〕补肾壮筋，活血止痛。治疗损伤后期筋骨酸痛无力诸证。

〔用法〕水煎服，每日 1 剂。

补肾祛寒治尪汤（经验方）

〔组成〕生地黄　桑寄生　地骨皮　炒黄柏　知母　骨碎补　续断　威灵仙　穿山甲（穿破石代）　羌活　独活　赤芍　忍冬藤　桂枝　红花　制乳没　炙虎骨（现用狗骨）

〔功效与适应证〕补肾壮骨，清热治尪。用于类风湿性关节炎热痹型。

〔用法〕据病情酌量，水煎服，每日 1 剂。

陀僧膏（《医宗金鉴》）

〔组成〕密陀僧（研末）600g　赤芍 60g　全当归 60g　乳香（去油，研）15g　没药（去油，研）15g　赤石脂（研）60g　苦参 120g　百草霜（筛，研）60g　银黝 30g　桐油 1 000g　香油 500g　血竭（研）15g　孩儿茶（研）15g　川大黄 250g

〔功效与适应证〕解毒止血。治创伤及局部感染疼痛等。

〔用法〕密陀僧研成细末，用香油把其他药煎熬，去渣后入密陀僧末，制成膏，外用。

八　画

金黄散（膏）（《医宗金鉴》）

〔组成〕大黄 5 份　黄柏 5 份　姜黄 5 份　白芷 5 份　制南星 1 份　陈皮 1 份　苍术 1 份　厚朴 1 份　天花粉 10 份　甘草 1 份

〔功效与适应证〕清热解毒，散瘀消肿。用于跌打肿痛。

〔用法〕共研细末。可用酒、油、花露、丝瓜叶或生葱等捣汁调敷；或用凡士林 8 份，药散 2 份的比例调制成膏外敷。

金匮肾气丸（《金匮要略》）

〔组成〕熟地黄 25g　山药 12g　山茱萸 12g　泽泻 10g　茯苓 10g　牡丹皮 10g　肉桂（焗冲）3g　熟附子 10g

〔功效与适应证〕温补肾阳。治伤后肾阳亏损。

〔用法〕水煎服。或制成丸剂，淡盐汤送服。

定痛和血汤(《伤科补要》)

〔组成〕当归　红花　乳香　没药　五灵脂　续断　蒲黄　秦艽　桃仁

〔功效与适应证〕活血定痛。治扭挫伤后瘀血不散。

〔用法〕按病情酌量,水酒各半煎服。

狗皮膏(《中药制剂手册》)

〔组成〕枳壳　青皮　大枫子　赤石脂　赤芍　天麻　甘草　乌药　牛膝　羌活　黄柏　补骨脂　威灵仙　生川乌　木香　续断　白蔹　桃仁　生附子　川芎　生草乌　杜仲　远志　穿山甲(穿破石代)　香附　白术　川楝子　僵蚕　小茴香　蛇床子　当归　细辛　菟丝子　肉桂　橘皮　青风藤各30g　轻粉　儿茶　丁香　樟脑　没药　血竭　乳香各15g

〔功效与适应证〕散寒止痛,舒筋活络。治跌打损伤及风寒湿痹痛。

〔用法〕先将枳壳等前35味碎断,取麻油1 200g,置于铁锅内,将枳壳等倒入,加热炸枯,过滤取药油,将油微炼,待爆音停止,水气去尽,晾温加入后8味细粉搅匀,制成分摊于狗皮、羊皮或布褙上。温热化开,贴患处。

和营止痛汤(《伤科补要》)

〔组成〕赤芍9g　当归尾9g　川芎6g　苏木6g　陈皮6g　桃仁6g　续断12g　乌药9g　乳香6g　没药6g　木通6g　甘草6g

〔功效与适应证〕活血止痛,祛瘀生新。治损伤积瘀肿痛。

〔用法〕水煎服,每日1剂。

知柏地黄丸(《医宗金鉴》)

〔组成〕熟地黄80g　山药40g　茯苓30g　泽泻30g　山茱萸40g　牡丹皮30g　知母20g　黄柏20g

〔功效与适应证〕滋阴降火,清热除烦。治疮疡皮肤病属阴虚火旺者。

〔用法〕水煎服,或为丸服。

肢伤一方(《外伤科学》经验方)

〔组成〕当归12g　赤芍12g　桃仁10g　红花6g　黄柏10g　防风10g　木通10g　甘草6g　生地黄12g　乳香5g

〔功效与适应证〕行气活血,祛瘀止痛。治跌打损伤,瘀肿疼痛。用于四肢骨折或软组织损伤的初期。

〔用法〕水煎服,每日1剂。

肢伤二方(《外伤科学》经验方)

〔组成〕当归12g　赤芍12g　续断12g　威灵仙12g　生薏苡仁30g　桑寄生30g　骨碎补12g　五加皮12g

〔功效与适应证〕祛瘀生新,舒筋活络。治跌打损伤,筋络挛痛,用于四肢损伤的中、后期。

〔用法〕水煎服,每日1剂。

泽兰汤(《疡医大全》)

〔组成〕泽兰叶9g　当归9g　牡丹皮9g　赤芍6g　青木香6g　桃仁6g　红花3g

〔功效与适应证〕活血祛瘀。治跌打损伤,或损伤致肠中瘀血,二便秘结。如大便不通加炒大黄9g。

〔用法〕水煎服,热酒冲服。

参苓白术散(《太平惠民和剂局方》)

〔组成〕白扁豆12g　人参12g　白术12g　茯苓12g　炙甘草6g　山药12g　莲子肉10g　薏苡仁10g　桔梗6g　砂仁5g　大枣4枚

〔功效与适应证〕补气健脾渗湿。治损伤后期气血受损，脾失健运者。

〔用法〕水煎服，每日1剂。

宝珍膏（成药）

〔组成〕生地黄　苍术　枳壳　五加皮　莪术　桃仁　山柰　当归　川乌　陈皮　乌药　三棱　大黄　首乌　草乌　柴胡　香附　防风　牙皂　肉桂　羌活　赤芍　南星　荆芥　白芷　藁本　续断　良姜　独活　麻黄　甘松　连翘　乳香　没药　阿魏　细辛　刘寄奴　威灵仙　海风藤　小茴香各1份　川芎2份　血余炭7份　麝香　木香　附子各2/3份　铅丹30份

〔功效与适应证〕活血化瘀，消肿止痛。治风湿关节痛及跌打损伤疼痛。

〔用法〕制成药膏贴患处。近年来药厂制黏胶布形膏药，名伤湿宝珍膏，使用方便。

抵当汤（丸）（《伤寒论》）

〔组成〕桃仁（去皮尖）　大黄（酒浸）　水蛭（熬）　虻虫（熬，去翘足）

〔功效与适应证〕攻下逐瘀。治疗瘀结实证。

〔用法〕水煎服，每日1剂（亦可炼蜜为丸，每服一丸，其药效稍缓）。

金枪铁扇散（《中医伤科学讲义》经验方）

〔组成〕乳香　没药　象皮　老材香各2份　明矾　炉甘石　降香　黄柏　血竭各1份

〔功效与适应证〕收敛拔毒。主治各种溃疡。

〔用法〕共研细末，作掺药使用。

肢伤三方（《外伤科学》经验方）

〔组成〕当归12g　白芍12g　续断12g　骨碎补12g　威灵仙12g　川木瓜12g　天花粉12g　黄芪15g　熟地黄15g　自然铜10g　土鳖10g

〔功效与适应证〕益气养血，促进骨合。用于骨折后期。

〔用法〕水煎服，每日1剂。

定痛膏（《证治准绳》）

〔组成〕芙蓉叶4份　紫荆皮1份　生南星1份　白芷1份　独活1份

〔功效与适应证〕祛风消肿止痛。治疗跌打损伤肿痛、疮疡初起肿痛。

〔用法〕共为细末，用姜汁、水、酒调煮后温热敷，或用凡士林调煮成软膏后外敷。

参附汤（《世医得效方》）

〔组成〕人参12g　附子（炮去皮）10g

〔功效与适应证〕回阳救逆。治疗损伤阳气将脱症见面色苍白、冷汗出、呼吸急促、四肢厥冷、气短脉微者。

〔用法〕水煎频服。

九　画

活血散（《中医正骨经验概述》）

〔组成〕乳香15g　没药15g　血竭15g　贝母9g　羌活15g　木香6g　厚朴9g　制川乌3g　制草乌3g　白芷24g　麝香1.5g　炒小茴香9g　甲珠（穿破石代）15g　煅自然铜15g　独活15g　续断15g　虎骨15g（现用狗骨代，剂量酌定）　川芎15g　木瓜15g　肉桂9g　当归24g

〔功效与适应证〕活血舒筋，理气止痛。治跌打损伤、瘀肿疼痛或久伤不愈。

〔用法〕共研细末，开水调成糊状外敷患处。

活血酒(《中医正骨经验概述》)

〔组成〕活血散 15g 白酒 500g

〔功效与适应证〕通经活血。用于陈旧性扭挫伤,寒湿偏胜之腰腿痛。

〔用法〕将活血散泡于白酒中 7～10 日即成。

活血舒筋汤(《中医伤科学讲义》经验方)

〔组成〕当归尾 赤芍 片姜黄 伸筋草 松节 海桐皮 落得打 路路通 羌(独)活 防风 续断 甘草(上肢疾患加用川芎、桂枝;下肢疾患加用牛膝、木香;痛甚者加用乳香、没药)

〔功效与适应证〕活血化瘀,舒筋活络。用于伤筋,关节肿痛,活动功能障碍。

〔用法〕水煎服,每日 1 剂。

活血止痛汤(《伤科大成》)

〔组成〕当归 12g 川芎 6g 乳香 6g 苏木 5g 红花 5g 没药 6g 土鳖虫 3g 三七 3g 赤芍 9g 陈皮 5g 落得打 6g 紫荆藤 9g

〔功效与适应证〕活血止痛。治跌打损伤肿痛。

〔用法〕水煎服,每日 1 剂。

活血祛瘀汤(《中医伤科学》)

〔组成〕当归 25g 红花 10g 土鳖虫 15g 煅自然铜 15g 狗脊 15g 骨碎补 25g 没药 10g 乳香 10g 路路通 10g 桃仁 5g 三七粉(分 3 次冲)5g

〔功效与适应证〕活血化瘀,通络消肿,续筋接骨。治软组织损伤及骨折的初期。

〔用法〕水煎服,每日 1 剂。

茴香酒(《中医伤科学讲义》经验方)

〔组成〕茴香 15g 丁香 10g 樟脑 15g 红花 10g 白酒 300g

〔功效与适应证〕活血行气止痛。治扭挫伤肿痛。

〔用法〕把药浸泡在酒中,1 周以后去渣,取酒即可。外涂擦患处。亦可在施行理伤手法时配合使用。

独参汤(《景岳全书》)

〔组成〕人参 10～20g

〔功效与适应证〕补气、摄血、固脱。治失血后气血虚衰,虚烦作渴,气随血脱之危症。

〔用法〕水炖服。近年来亦有制成注射剂者。

复元活血汤(《医学发明》)

〔组成〕柴胡 15g 天花粉 10g 当归尾 10g 红花 6g 甘草 6g 穿山甲(穿破石代)10g 酒浸大黄 30g 酒浸桃仁 12g

〔功效与适应证〕活血祛瘀,消肿止痛。治跌打损伤,血停积于胁下,肿痛不可忍者。

〔用法〕水煎,分 2 次服。如服完第 1 次后,泻下大便,得利痛减,则停服;如 6 小时后仍无泻下者,则服下第 2 次,以利为度。

复元通气散(《正体类要》)

〔组成〕木香 炒茴香 青皮 炙山甲(穿破石代) 陈皮 白芷 甘草 漏芦 贝母各等份

〔功效与适应证〕行气止痛。治跌仆损伤作痛,或恼怒气滞,血凝作痛者。

〔用法〕共为末,每服 3～6g,温酒调下。

独活寄生汤(《备急千金要方》)

〔组成〕独活 6g 防风 6g 川芎 6g 牛膝 6g 秦艽 12g 杜仲 12g 当归 12g 茯苓 12g 桑寄生 18g 人参 12g 熟地黄 15g 白芍 10g 细辛 3g 甘草 3g 肉桂(焗冲)2g

〔功效与适应证〕补肝肾,壮筋骨,祛风湿,止痹痛。治腰脊损伤后期、肝肾两亏、风湿痛和腿足屈伸不利者。

〔用法〕水煎服，可复煎外洗患处。

骨折挫伤散（成药）

〔组成〕略

〔功效与适应证〕接骨、活血、止血。主治骨折损伤初期瘀肿疼痛。

〔用法〕内服。

骨伤一方（《外伤科学》经验方）

〔组成〕宽筋藤 30g　钩藤 30g　金银花藤 30g　王不留行 30g　刘寄奴 15g　防风 15g　大黄 15g　荆芥 10g

〔功效与适应证〕活血通络，舒筋止痛。治损伤后筋肉拘挛，关节功能欠佳，酸痛麻木或外感风湿作痛等。用于骨折及筋伤中后期或骨伤术后已能解除外固定，行功能锻炼者。

〔用法〕煎水熏洗。

骨伤二方（《外伤科学》经验方）

〔组成〕桂枝 15g　威灵仙 15g　防风 15g　五加皮 15g　细辛 10g　荆芥 10g　没药 10g

〔功效与适应证〕活血通络，祛风止痛。治损伤后肢体冷痛，关节不利及风寒湿邪浸注，局部遇冷则痛增，得温稍适的痹痛。

〔用法〕煎水熏洗，肢体可直接浸泡，躯干可用毛巾湿热敷擦，但需注意防止烫伤。

追风壮骨膏（成药）

〔组成〕略

〔功效与适应证〕祛风散寒，舒筋活血。主治由风寒湿痹引起的肩、背、腰、腿疼痛，筋脉拘挛，肌肤不仁，以及跌仆扭伤，闪腰岔气等症。

〔用法〕加热后贴敷患处。

顺气活血汤（《伤科大成》）

〔组成〕苏梗　厚朴　枳壳　砂仁　当归尾　红花　木香　赤芍　桃仁　苏木　香附

〔功效与适应证〕行气活血，祛瘀止痛。用于治疗胸腹挫伤，气滞胀满作痛者。

〔用法〕临证确定剂量，水煎服。或以少量米酒送服。

活血汤（经验方）

〔组成〕当归尾 9g　柴胡 6g　桃仁 9g　红花 5g　赤芍 9g　枳壳 9g　血竭 3g　鸡血藤 15g

〔功效与适应证〕活血祛瘀，消肿止痛。用于骨折早期。

〔用法〕水煎服，每日 1 剂。

活血散瘀汤（《医宗金鉴》）

〔组成〕当归尾　赤芍　桃仁（去皮尖）　大黄（酒炒）各 6g　川芎　苏木各 4.5g　牡丹皮　瓜蒌仁　枳壳（麸炒）各 3g　槟榔 2g

〔功效与适应证〕活血逐瘀。治疗瘀血流注或损伤瘀血等症。

〔用法〕水煎服，每日 1 剂。

十　　画

桂枝汤（《伤科补要》）

〔组成〕桂枝　赤芍　枳壳　香附　陈皮　红花　生地黄　当归尾　延胡索　防风　独活各等份

〔功效与适应证〕祛风胜湿，和营止痛。用于失枕，上肢损伤，风寒湿侵袭经络作痛等。

〔用法〕童便，陈酒煎服。

桂枝附子汤(《金匮要略》)

〔组成〕桂枝　附子　甘草　生姜　大枣

〔功效与适应证〕散寒祛风除湿,通络止痛。主治身体疼痛,不能自转侧,不呕不渴,脉浮虚而涩。

〔用法〕水煎服,每日1剂。

桂枝加葛根汤(《伤寒论》)

〔组成〕葛根15g　麻黄8g　桂枝15g　白芍15g　甘草5g　生姜3g　大枣5g

〔功效与适应证〕解肌散寒。治颈部损伤兼有风寒乘袭者。

〔用法〕水煎服。煎渣热敷颈部。

消炎解毒汤(《张林卿方》)

〔组成〕赤芍9g　黄芩9g　桑叶9g　车前子9g　菊花9g　牡丹皮9g　天花粉9g　泽泻9g　金银花12g　连翘12g　玄参12g　蒲公英15g　薄荷4.5g

〔功效与适应证〕泻肝清热。用于肝经郁热。

〔用法〕水煎服,每日1剂,每日服2次。

消肿止痛膏(《外伤科学》经验方)

〔组成〕姜黄　羌活　干姜　栀子　乳香　没药

〔功效与适应证〕祛瘀、消肿、止痛。治损伤初期瘀肿疼痛者。

〔用法〕共研细末。用凡士林调成60%软膏外敷患处。

消瘀止痛膏(《中医伤科学讲义》经验方)

〔组成〕木瓜60g　栀子30g　大黄150g　蒲公英60g　土鳖虫30g　乳香30g　没药30g

〔功效与适应证〕活血祛瘀,消肿止痛。用于骨折伤筋,初期肿胀疼痛剧烈者。

〔用法〕共为细末,饴糖或凡士林调敷。

展筋丹(《中医伤科学讲义》经验方)

〔组成〕人参15g　珍珠1.5g　琥珀1.5g　当归1.5g　冰片1.5g　乳香1.5g　没药15g　血竭6g　麝香0.9g　牛黄0.3g

〔功效与适应证〕活血、舒筋、止痛。用于软组织损伤,局部肿痛者。

〔用法〕共研极细末,收贮瓶中待用。宜收藏于阴干之处。搽擦用。

润肠丸(《脾胃论》)

〔组成〕大黄15g　当归尾15g　羌活15g　桃仁(汤浸,去皮尖)30g　麻仁38g

〔功效与适应证〕润肠通便,活血祛风。治饮食劳倦,大便秘结,或干燥秘结不通,不思饮食,以及风结,血结等证。

〔用法〕共为细末,炼蜜为丸,每次12g,每日2次,空腹温开水送服。

透脓散(《外科正宗》)

〔组成〕生黄芪12g　穿山甲(炒,穿破石代)6g　川芎6g　当归9g　皂角刺5g

〔功效与适应证〕托毒排脓。治痈疽诸毒。

〔用法〕共为末,开水冲服。亦可水煎服。

桃仁承气汤(《伤寒论》)

〔组成〕桃仁10g　大黄(后下)12g　桂枝6g　甘草6g　芒硝(冲服)6g

〔功效与适应证〕逐瘀泻下。治跌打损伤、瘀血停聚、疼痛拒按等里实热证。

〔用法〕水煎服,得泻即停。

桃红四物汤(《医宗金鉴》)

〔组成〕当归　川芎　白芍　生地黄　桃仁　红花

〔功效与适应证〕活血祛瘀。治损伤血瘀者。

〔用法〕水煎服,每日 1 剂。

通窍活血汤(《医林改错》)

〔组成〕赤芍 3g 川芎 3g 红花 9g 桃仁(研如泥)9g 鲜生姜(切)9g 老葱(切碎)3 根 红枣(去核)7 个 麝香(冲服)0.15g

〔功效与适应证〕活血通窍。用于头面等上部出血,或颅脑损伤瘀血,或头部损伤后头昏、头痛,或脑震荡等。

〔用法〕将前 7 味加入黄酒 250g,煎一盅,去渣,将麝香入酒内,再煎二沸,临卧服。

柴胡细辛汤(《中医伤科学》)

〔组成〕柴胡 细辛 薄荷 当归尾 土鳖虫 丹参 制半夏 川芎 泽兰 黄连

〔功效与适应证〕祛瘀生新,调和升降。治脑震荡头晕、呕吐。

〔用法〕水煎服,每日 1 剂。

柴胡疏肝散(《医学统旨》)

〔组成〕陈皮 柴胡各 6g 川芎 香附 枳壳 芍药各 5g 炙甘草 3g

〔功效与适应证〕疏肝理气止痛。治胸胁损伤。

〔用法〕水煎服。

海桐皮汤(《医宗金鉴》)

〔组成〕海桐皮 6g 透骨草 6g 乳香 6g 没药 6g 当归 5g 川椒 10g 川芎 3g 红花 3g 威灵仙 3g 甘草 3g 防风 3g 白芷 3g

〔功效与适应证〕活络止痛。治跌打损伤疼痛。

〔用法〕共为细末,布袋装。煎水熏洗患处。

益气养荣汤(《证治准绳》)

〔组成〕人参 3g 茯苓 3g 陈皮 3g 贝母 3g 附子(炒)3g 当归(酒拌)3g 川芎 3g 黄芪(盐水炒)3g 熟地黄 3g 白芍 3g 炙甘草 2g 桔梗 2g 炒白术 6g 柴胡 2g

〔功效与适应证〕补益气血。治损伤或骨疾病耗伤气血以致气血衰弱,正不胜邪者。

〔用法〕水煎服,每日 1 剂。

健步虎潜丸(《伤科补要》)

〔组成〕龟胶 2 份 鹿角胶 2 份 虎胫骨(狗骨代)2 份 何首乌 2 份 牛膝 2 份 杜仲 2 份 锁阳 2 份 当归 2 份 熟地黄 2 份 威灵仙 2 份 黄柏 1 份 人参 1 份 羌活 1 份 白芍 1 份 白术 1 份 附子 1.5 份 蜜糖适量

〔功效与适应证〕补气血、壮筋骨。治跌打损伤,血虚气弱,筋骨痿软无力,步履艰难。

〔用法〕共研细末,炼蜜为丸如绿豆大。每服 10g,空腹淡盐水送下,每日 2~3 次。

真武汤(《伤寒论》)

〔组成〕茯苓 芍药 生姜 白术 炮附子

〔功效与适应证〕温阳利水,除湿消肿。用于阳虚水肿的病证。

〔用法〕按病情酌量,水煎服。

桂麝散(《药奁启秘》)

〔组成〕麻黄 细辛 肉桂 牙皂 丁香 生半夏 生南星 麝香 冰片

〔功效与适应证〕温化痰湿,消肿止痛。治疗疮疡阴证未溃、乳癖等。

〔用法〕掺膏药内贴之。

桃红四物汤(《太平惠民和剂局方》)

〔组成〕当归 12g 川芎 8g 白芍 10g 生地黄 15g 桃仁 6g 红花 6g

〔功效与适应证〕养血活血，祛瘀。治疗疮疡皮肤病，脱疽之属于血瘀者。

〔用法〕水煎服，每日 1 剂。

桃红承气汤(《伤寒论》)

〔组成〕桃仁 10g　大黄(后下)12g　桂枝 6g　甘草 6g　芒硝(冲服)6g

〔功效与适应证〕逐瘀泻下。治跌打损伤，瘀血停聚，疼痛拒按等里实热证。

〔用法〕水煎服。

桃花散(《外科正宗》)

〔组成〕白石灰　大黄

〔功效与适应证〕止血。治疗创伤失血。

〔用法〕将大黄煎汁后泼入白石灰内。再将石灰炒至红色，过筛备用。用时掺撒在患处，纱布包扎。

健脾养胃汤(《伤科补要》)

〔组成〕党参　黄芪　淮山药各 15g　当归身 12g　白术　茯苓　白芍　泽泻各 10g　小茴香 6g　陈皮 5g

〔功效与适应证〕调理脾胃。治损伤后脾胃功能失调者。

〔用法〕水煎服。

消肿散(经验方)

〔组成〕制乳香 1 份　制没药 1 份　玉带草 1 份　四块瓦 1 份　洞青叶 1 份　虎杖 1 份　五香血藤 1 份　天花粉 2 份　生甘草 2 份　叶下花 2 份　七叶一枝花粉 2 份　大黄粉 2 份　黄芩粉 2 份　五爪龙 2 份　白及粉 2 份　红花 1 份　苏木粉 2 份　龙胆草 1 份　土黄连 1 份　飞龙掌血 2 份　绿葡萄根 1 份　大红袍 1 份　凡士林适量

〔功效与适应证〕消瘀退肿止痛。治各种闭合性损伤肿痛。

〔用法〕研末混合，用适量凡士林调煮成膏。处敷患处。

消瘀散(经验方)

〔组成〕栀子　大黄　木瓜　姜黄　黄柏　蒲公英

〔功效与适应证〕消肿祛瘀止痛。治疗损伤瘀肿疼痛。

〔用法〕共为细末，水、蜜各半调匀后敷于患处。

消瘀膏(经验方)

〔组成〕大黄 1 份　栀子 1 份　木瓜 4 份　蒲公英 4 份　姜黄 4 份　黄柏 6 份　蜜糖适量

〔功效与适应证〕祛瘀、消肿、止痛。用于损伤瘀肿疼痛。

〔用法〕共为细末。水蜜各半调敷。

十 一 画

银翘散(《温病条辨》)

〔组成〕连翘 30g　金银花 30g　桔梗 18g　薄荷 18g　淡竹叶 12g　生甘草 15g　荆芥穗 12g　淡豆豉 15g　牛蒡子 18g

〔功效与适应证〕疏散风热，清热解毒。用于温病初起者。

〔用法〕加芦根适量，水煎服。

清营汤(《温病条辨》)

〔组成〕生地黄 25g　玄参 9g　淡竹叶 12g　金银花 15g　连翘 15g　黄连 6g　丹参 12g　麦冬 9g　犀角 1g(现用水牛角代，剂量酌定)

〔功效与适应证〕清营泄热,养阴解毒。用于治疗损伤后感染,温热之邪入营内陷者。

〔用法〕水煎服,每日1剂。

黄芪桂枝五物汤(《金匮要略》)

〔组成〕黄芪　桂枝　芍药　生姜　大枣

〔功效与适应证〕益气温经,和营通痹。用于血痹证引起的肌肤麻木不仁。

〔用法〕水煎服,每日1剂。

黄连阿胶汤(《伤寒论》)

〔组成〕黄连　阿胶　黄芩　鸡子黄　芍药

〔功效与适应证〕滋阴清火,养心安神。用于阴虚火旺,虚火上扰心神之证。

〔用法〕水煎服,每日1剂。

麻桂温经汤(《伤科补要》)

〔组成〕麻黄　桂枝　红花　白芷　细辛　桃仁　赤芍　甘草

〔功效与适应证〕通经活络祛瘀。治损伤之后风寒客注而痹痛者。

〔用法〕按病情决定剂量,水煎服。

理中丸(《伤寒论》)

〔组成〕人参90g　干姜90g　炙甘草90g　白术90g

〔功效与适应证〕温中祛寒,补益脾胃。主治脾胃虚寒,阳虚失血。

〔用法〕丸剂,每服9～12g,开水送下或作汤剂水煎服。

犀角地黄汤(《备急千金要方》)

〔组成〕犀角0.6g(用水牛角代,剂量酌定)　生地黄30g　芍药12g　牡丹皮9g

〔功效与适应证〕清热解毒,凉血散瘀。治热入血分,热扰心营证。

〔用法〕水煎服。

理气止痛汤(《中医伤科学讲义》经验方)

〔组成〕丹参9g　木香3g　青皮6g　炙乳香5g　枳壳6g　制香附9g　川楝子9g　延胡索5g　柴胡6g　路路通6g　没药5g

〔功效与适应证〕活血和营,理气止痛。用于气分受伤郁滞作痛者。

〔用法〕水煎服。

黄连解毒汤(《外台秘要》)

〔组成〕黄连　黄芩　黄柏　栀子

〔功效与适应证〕泻火解毒。治创伤感染、附骨痈疽。

〔用法〕按病情定药量,水煎服。

菟丝子汤(丸)(《太平惠民和剂局方》)

〔组成〕菟丝子　泽泻　鹿茸　附子　肉桂　石斛　石龙齿　熟地黄　茯苓　续断　山茱萸　肉苁蓉　补骨脂　荜澄茄　防风　杜仲　牛膝　巴戟天　沉香　茴香　川芎　五味子　覆盆子　桑螵蛸

〔功效与适应证〕温补肾阳,填精益髓。主治肾虚腰痛。

〔用法〕水煎服,或炼蜜为丸口服。

接骨丹(《证治全生集》)

〔组成〕血竭4.8g　红花12g　儿茶0.72g　雄黄12g　乳香3.6g　没药4.2g　朱砂3.6g　当归尾30g　麝香0.09g　冰片0.36g

〔功效与适应证〕活血止痛接骨。治疗跌打损伤之筋骨断折之症。

〔用法〕共为细末,每次服3g,每日2次口服。

接骨续筋药膏(《中医伤科学讲义》经验方)

〔组成〕自然铜 3 份　荆芥 3 份　防风 3 份　皂角 3 份　五加皮 3 份　续断 3 份　茜草根 3 份　羌活 3 份　乳香 3 份　没药 2 份　接骨木 2 份　骨碎补 2 份　赤芍 2 份　红花 2 份　白及 4 份　血竭 4 份　硼砂 4 份　螃蟹末 4 份　土鳖虫 2 份

〔功效与适应证〕接骨续筋。治疗骨折或筋伤。

〔用法〕共为细末,用饴糖或蜂蜜调煮外敷。

接骨紫金丹(《杂病源流犀烛》)

〔组成〕乳香　没药　自然铜　土鳖虫　骨碎补　大黄　血竭　硼砂　当归各等量

〔功效与适应证〕祛瘀止痛,接骨续损。治疗骨折、瘀血内停者。

〔用法〕共为细末,每次服 5g,每日服 2 次。

接骨膏(《外伤科学》经验方)

〔组成〕五加皮 2 份　地龙 2 份　乳香 1 份　没药 1 份　骨碎补 1 份　土鳖虫 1 份　白及 1 份　蜂蜜适量

〔功效与适应证〕接骨,活血止血。治疗损伤后瘀肿疼痛。

〔用法〕共为细末,蜂蜜或白酒调成厚糊状外敷。亦可用凡士林调煮成膏外敷。

象皮膏(《伤科补要》)

〔组成〕

第 1 组:大黄 10 份　川芎 5 份　当归 5 份　生地黄 5 份　红花 1.5 份　川黄连 1.5 份　荆芥 1.5 份　肉桂 1.5 份　甘草 2.5 份　麻油 85 份

第 2 组:黄蜡 25 份　白蜡 25 份

第 3 组:象皮 2.5 份　血竭 2.5 份　乳香 2.5 份　没药 2.5 份　珍珠 1 份　人参 1 份　冰片 0.5 份　土鳖虫 5 份　白及 1.5 份　龙骨 1.5 份　海螵蛸 1.5 份　百草霜适量

〔功效与适应证〕活血生肌,接骨续损。治疗开放性损伤及各种溃疡腐肉已去,且已控制感染而无明显分泌物,待其生长愈合者。

〔用法〕第 1 组药用麻油熬枯,去渣取油入第 2 组药物炼制成膏,第 3 组药物分别为末,除百草霜外(调解稠度,密封备用),混合后加入膏内搅拌均匀。用时直接摊在敷料上外敷。也可将药粉用凡士林调煮,制成象皮膏油纱外用。

麻子仁丸(《伤寒论》)

〔组成〕麻子仁 500g　芍药 250g　枳实 250g　大黄 500g　厚朴 250g　杏仁 250g

〔功效与适应证〕润肠通便。适用于脾约证及肠胃燥热,便秘。多用于老年人便秘。

〔用法〕共为细末,炼蜜为丸,每次服 9g,每日服 1~2 次。

清心药(《证治准绳》)

〔组成〕当归　牡丹皮　川芎　赤芍　生地黄　黄芩　黄连　连翘　栀子　桃仁　甘草

〔功效与适应证〕祛瘀消肿,清热解毒。用于开放性骨折、脱位及软组织损伤。

〔用法〕水煎服。

清骨散(《证治准绳》)

〔组成〕银柴胡　鳖甲　炙甘草　秦艽　青蒿　地骨皮　胡黄连　知母

〔功效与适应证〕养阴清热。治骨痨日久,骨蒸潮热者。

〔用法〕水煎服。

清营退肿膏(《中医伤科学讲义》经验方)

〔组成〕大黄 2 份　芙蓉叶 2 份　黄芩 1 份　天花粉 1 份　滑石 1 份　铅丹 1 份　凡士林适量

〔功效与适应证〕清热祛瘀，消肿。治骨折、筋伤初期或疮疡、红肿热痛。

〔用法〕共研细末，凡士林调煮成为膏外敷。

续骨活血汤(《中医伤科学讲义》经验方)

〔组成〕红花　土鳖虫　乳香　没药各 6g　赤芍　白芍　煅自然铜　落得打各 10g　续断　骨碎补　当归尾各 12g　生地黄 15g

〔功效与适应证〕活血止血，祛瘀止痛，接骨续损。治疗骨折及软组织损伤。

〔用法〕水煎服，每日 1 剂。

十二画

舒筋汤(《外伤科学》经验方)

〔组成〕当归 10g　白芍 10g　姜黄 6g　宽筋藤 15g　松节 6g　海桐皮 12g　羌活 10g　防风 10g　续断 10g　甘草 6g

〔功效与适应证〕祛风舒筋活络。用于因软组织病变而致之筋络挛痛。

〔用法〕水煎服，孕妇禁用。

舒筋丸(又称舒筋壮力丸,《刘寿山正骨经验》经验方)

〔组成〕麻黄 2 份　制马钱子 2 份　制乳香 1 份　制没药 1 份　血竭 1 份　红花 1 份　自然铜(煅、醋淬)1 份　羌活 1 份　独活 1 份　防风 1 份　钻地风 1 份　杜仲 1 份　木瓜 1 份　桂枝 1 份　牛膝 1 份　贝母 1 份　生甘草 1 份　蜜糖适量

〔功效与适应证〕散寒祛风，舒筋活络。用于各种筋伤及冷痹痛。

〔用法〕共为细末，炼蜜为丸，每丸重 5g，每服 1 丸，每日服 1～3 次。

舒筋活血汤(《伤科补要》)

〔组成〕羌活 6g　防风 9g　荆芥 6g　独活 9g　当归 12g　续断 12g　青皮 5g　牛膝 9g　五加皮 9g　杜仲 9g　红花 6g　枳壳 6g

〔功效与适应证〕舒筋活络。治筋伤及骨折脱位后期筋肉挛痛者。

〔用法〕水煎服，每日 1 剂。

温胆汤(《备急千金要方》)

〔组成〕半夏 9g　竹茹 9g　枳实 9g　橘皮 9g　生姜 5 片　茯苓 9g　炙甘草 6g　大枣 1 枚

〔功效与适应证〕清热化痰，和胃止呕。治肝胃不和，痰热内扰证。

〔用法〕水煎服，每日 1 剂。

温经通络膏(《中医伤科学讲义》经验方)

〔组成〕乳香　没药　麻黄　马钱子各等量，蜂蜜或饴糖适量。

〔功效与适应证〕祛风温经止痛。用于软组织损伤疼痛或风寒湿邪痹痛。

〔用法〕研末，蜂蜜或饴糖调成软膏。

跌打膏(《中医伤科学讲义》经验方)

〔组成〕乳香 150g　没药 150g　血竭 90g　香油 10 000g　三七 17 500g　冰片 90g　樟脑 90g　铅丹 5 000g

〔功效与适应证〕活血祛瘀，消肿止痛。用于跌打损伤、骨折筋伤、肿胀疼痛者。

〔用法〕先将乳香、没药、血竭、三七等药用香油浸，继用慢火煎 2 小时，改用急火煎药至枯去渣，用纱布过滤，取滤液再熬，达浓稠似蜜糖起白烟时，放入铅丹，继煎至滴水成珠为宜。离火后加入冰片、樟脑，调匀摊于膏药纸上即成，外贴患处。

跌打万花油（亦称万花油，成药）

〔组成〕略

〔功效与适应证〕消肿止痛解毒。治跌打损伤肿痛、烫伤等。

〔用法〕①敷贴：将万花油装在消毒容器内，再把消毒纱布块放到容器内浸泡片刻，然后直接敷贴患处。如是敷在伤口处，则每日换药；如无伤口者1～3日换1次。②涂擦：把药直接涂擦在患处。亦可在施行按摩手法时配合使用。

散瘀和伤汤（《医宗金鉴》）

〔组成〕番木鳖15g　红花15g　生半夏15g　骨碎补9g　甘草9g　葱须30g　醋（后下）60g

〔功效与适应证〕活血祛瘀止痛。治疗软组织损伤瘀肿疼痛，以及骨关节脱位后期筋络挛缩疼痛。

〔用法〕用水煎药，沸后入醋，再煎5～10分钟，熏洗患处，每日3～4次。

葛根汤（《伤寒论》）

〔组成〕葛根15g　麻黄8g　桂枝15g　白芍15g　甘草5g　生姜3g　大枣5g

〔功效与适应证〕解肌舒筋。治疗外感风寒，头身疼痛，项背强。临床多用于颈椎病及肩周炎有外感者。

〔用法〕水煎服，每日1剂。

跌打丸（《全国中医成药处方》济南地区经验方）

〔组成〕当归1份　土鳖虫1份　川芎1份　血竭1份　没药1份　麻黄2份　自然铜2份乳香2份

〔功效与适应证〕活血祛瘀，接骨续筋。治跌打损伤，筋断骨折，瘀血攻心等症。

〔用法〕共为细末。蜜丸，每丸5g，每服1～2丸，每日1～2次。

跌打营养汤（《林如高正骨经验》）

〔组成〕西洋参3g（或党参15g）　黄芪9g　当归6g　川芎4.5g　熟地黄15g　白芍9g　枸杞子15g　山药15g　续断9g　砂仁3g　三七4.5g　补骨脂9g　骨碎补9g　木瓜9g　甘草3g

〔功效与适应证〕益气养血，滋补肝肾，强壮筋骨。用于骨折中、后期。

〔用法〕水煎服，每日1剂。

黑虎丹（《外科诊疗学》）

〔组成〕灵磁石（醋煅）　公丁香　母丁香　全蝎　僵蚕　炙甲片　炙蜈蚣　牛黄　蜘蛛（炒炭）　麝香　冰片

〔功效与适应证〕消肿提脓。治疗痈、疽、瘰疬、流痰等症，溃后脓腐不净；亦可用于对升药过敏者。

〔用法〕共为细末，掺撒少许药粉于疮头上，外盖太乙膏，隔日换药1次。

舒筋止痛水（《林如高正骨经验》）

〔组成〕三七粉　三棱　生草乌　生川乌　红花　当归　樟脑　木瓜　五加皮　牛膝　70%的乙醇溶液

〔功效与适应证〕舒筋活血止痛。用于跌打损伤的局部肿痛者。

〔用法〕密封浸泡1个月后备用。用时将药水涂擦患处。

舒筋活血洗方（《中医伤科学讲义》经验方）

〔组成〕伸筋草9g　海桐皮9g　秦艽9g　独活9g　当归9g　钩藤9g　乳香6g　没药6g红花6g

〔功效与适应证〕舒筋活血止痛。治损伤后筋络挛痛。

〔用法〕水煎，温洗患处。

舒筋活络药膏(《中医伤科学讲义》经验方)

〔组成〕红花　赤芍　生蒲黄　南星　苏木　旋覆花　生草乌　生川乌　羌活　独活　生半夏　生大黄　生木瓜　生栀子　路路通

〔功效与适应证〕舒筋活血止痛。治疗跌打损伤之肿痛。

〔用法〕共为细末,用饴糖或蜂蜜调敷。

舒筋活络膏(《林如高正骨经验》)

〔组成〕当归 60g　松节 60g　豨莶 60g　蓖麻仁 60g　木瓜 30g　蚕沙 30g　穿山甲(穿破石代)90g　钩藤 60g　海风藤 60g　五加皮 90g　乳香 30g　没药 30g　蚯蚓(干)30g　蛇蜕 15g　麝香 3g　炒黄丹 500g

〔功效与适应证〕祛风活络,行血止痛。治旧伤兼夹风湿而引起关节或软组织酸痛。

〔用法〕前十味粗料用净菜油 750g,桐油 250g 同入锅内熬炼,滤去药渣,再加入后六味细料。将膏药摊在布上,温贴患处。

十三画以上

新伤续断汤(《中医伤科学讲义》经验方)

〔组成〕当归尾 12g　乳香 3g　没药 3g　丹参 6g　自然铜 12g　骨碎补 12g　泽兰叶 6g　延胡索 6g　苏木 10g　续断 10g　桑枝 12g　桃仁 6g　土鳖虫 6g

〔功效与适应证〕活血祛瘀,止痛接骨。治疗骨损伤的初、中期。

〔用法〕水煎服,每日 1 剂。

膈下逐瘀汤(《医林改错》)

〔组成〕当归 9g　川芎 6g　赤芍 9g　桃仁 9g　红花 6g　枳壳 5g　牡丹皮 9g　香附 9g　延胡索 12g　乌药 9g　五灵脂 9g　甘草 5g

〔功效与适应证〕活血祛瘀。治腰部损伤、蓄瘀疼痛。

〔用法〕水煎服,每日 1 剂。

增液汤(《温病条辨》)

〔组成〕玄参 30g　麦冬 25g　生地黄 25g

〔功效与适应证〕增液润燥。治损伤后津液耗损、口干咽燥、大便秘结。

〔用法〕水煎服,每日 1 剂。

黎洞丸(《医宗金鉴》)

〔组成〕牛黄　冰片　麝香各 1 份　阿魏　雄黄各 5 份　大黄　儿茶　血竭　乳香　没药　三七　天竺黄　藤黄(隔汤煮十数次,去浮珠,用山羊血拌晒,如无山羊血,以子羊血代之)各 10 份

〔功效与适应证〕祛瘀生新。治跌打损伤、瘀阻气滞、剧烈疼痛或瘀血内攻及无名肿毒等证。

〔用法〕共研细末,将藤黄化开为丸,如芡实大焙干稍加白蜜,外用蜡皮封固。每次 1 丸,开水或酒送服。外用时,用茶卤磨涂。

薏苡仁汤(《类证治裁》)

〔组成〕薏苡仁 15g　川芎 6g　当归 9g　麻黄 6g　桂枝 9g　羌活 10g　独活 10g　防风 9g　川乌(制)6g　苍术 10g　甘草 6g　生姜 3 片

〔功效与适应证〕渗利水湿,祛风散寒。治伤后湿气侵袭而致着痹者。

〔用法〕水煎服,每日 1 剂。

橘术四物汤(《证治准绳》)

〔组成〕当归 10g　川芎 6g　白芍 10g　生地黄 12g　桃仁 10g　红花 6g　白术 10g　陈皮 5g

〔功效与适应证〕活血散瘀，行气止痛。治跌打损伤，体内瘀血经攻下而未尽者。

〔用法〕水煎服。

麝香止痛膏（成药）

〔组成〕略

〔功效与适应证〕消肿止痛，活络舒筋。适用于关节痛、扭挫伤、肌肉酸痛等症。

〔用法〕皮肤清洁后外贴患处。

蠲痹汤(《是斋百一选方》)

〔组成〕羌活 6g　姜黄 6g　当归 12g　赤芍 9g　黄芪 12g　防风 6g　炙甘草 3g　生姜 3g

〔功效与适应证〕活血通络，祛风除湿。治损伤后风寒乘虚入络者。

〔用法〕水煎服，每日 1 剂。

主要参考书目

[1] 涂国卿.中医筋伤[M].3 版.北京：人民卫生出版社,2014.

[2] 方家选.中医伤科学[M].4 版.北京：人民卫生出版社,2018.

[3] 施杞,王和鸣.骨伤科学[M].北京：人民卫生出版社,2001.

[4] 施杞.中医骨伤科学[M].北京：中国中医药出版社,2005.

[5] 张安桢,武春发.中医骨伤科学[M].北京：人民卫生出版社,1988.

[6] 岑泽波.中医伤科学[M].上海：上海科学技术出版社,1985.

[7] 谢强.中医骨病[M].3 版.北京：人民卫生出版社,2014.

[8] 黄桂成,王拥军.中医骨伤科学[M].5 版.北京：中国中医药出版社,2021.

[9] 涂国卿,张建忠.推拿学[M].北京：中国中医药出版社,2018.

复习思考题答案要点

模拟试卷

《中医伤科学》教学大纲